U0396218

医疗机构医务人员三基训练指南

内　科

东南大学出版社
·南　京·

图书在版编目(CIP)数据

医疗机构医务人员三基训练指南.内科/陆凤翔主编.
—南京:东南大学出版社,2005.5(2021.07重印)
ISBN 978-7-81089-879-9

Ⅰ.医… Ⅱ.陆… Ⅲ.①医药卫生人员-技术培
训-教材②内科-医药卫生人员-技术培训-教材
Ⅳ.①R192

中国版本图书馆 CIP 数据核字(2005)第 027302 号

医疗机构医务人员三基训练指南——内科

主　　编	陆凤翔
出 版 人	江建中
责任编辑	张　慧
出版发行	东南大学出版社
	(江苏省南京市四牌楼 2 号东南大学校内　邮政编码 210096)
网　　址	http://www.seupress.com
印　　刷	常州市武进第三印刷有限公司
开　　本	710mm×1000mm　1/16
印　　张	36.75
字　　数	642 千字
版 印 次	2005 年 6 月第 1 版　2021 年 7 月第 16 次印刷
书　　号	ISBN 978-7-81089-879-9/R·90
定　　价	80.00 元

(＊东大版图书若有印装质量问题,请直接与营销部联系,电话 025-83791830)。

医疗机构医务人员三基训练指南
编委会

医疗机构医务人员三基训练指南
内　科

编写人员

主　　编　陆凤翔　张小勇

副 主 编　殷凯生　曹克将　施瑞华　刘　超
　　　　　邢昌赢　李建勇　张缪佳　丁新生

主编助理　陆　化　谭家农

序

　　掌握基础理论、基本知识和基本技能(简称"三基")是医疗机构医务人员为广大患者服务的基本功,是提升医务人员业务素质,提高医疗质量,保证医疗安全最基本的条件。我厅曾于1993年编发《江苏省临床医生三基训练标准》(以下称《标准》)和《江苏省各级临床医生三基训练复习题解》(以下称《题解》),作为各级医院评审过程中的三基训练和三基考核的参考用书。十多年来,《标准》和《题解》对提高医务人员业务素质和医疗质量发挥了重要作用。由于医学科学技术的迅猛发展,人民群众医疗需求的日益增长,《标准》和《题解》的内容已显得滞后。为此,从今年3月起,我厅委省医院管理学会组织全省临床各科专家在《标准》和《题解》的基础上,重新编写这套三基训练指南,内容有较大扩充,尤其是充实了十多年来各科的新理论、新知识和新技能,使全书内容丰富、新颖、全面、科学,文字表达准确、简炼,是全省医务人员必读的工具书、"三基"培训的指导书、医疗机构评审中"三基"考核的参考书,也是医务人员规范化培训、在职教育、医学院校实习生"三基"训练参考书。相信它们会成为广大医务人员的良师益友。

　　《医疗机构医务人员三基训练指南》包括16个分册,即:内科分册、外科分册、妇产科分册、儿科分册、眼科分册、耳鼻咽喉科分册、口腔科分册、皮肤及性病科分册、传染科分册、急诊科分册、康复科分册、临床检验科分册、病理科分册、医学影像科分册、药学分册、医院管理分册。为便于各科医务人员阅读,各分册自成一册,内容上相对独立。

　　《医疗机构医务人员三基训练指南》的编撰出版,倾注了各分册主编和编写人员的大量心血,也得益于各医院的大力支持,在此表示衷心感谢。由于本书编撰工作量大,时间紧,不完善之处在所难免,请读者批评指正,以便再版时进一步完善。

唐维新
2004年11月

前　　言

随着现代科学技术的进步,临床医学迅速发展,医疗卫生队伍也日益壮大。为了适应社会发展的需求,造就一支医德高尚、技术精湛的医师队伍,已成为一项十分紧迫的任务。"三基",即基础理论、基本知识与基本技能,是临床医学的基石。对于步入临床医学殿堂不久的年轻的住院医师、主治医师来说,打下坚实的基础,对今后的发展将会产生深远的影响。毋庸置疑,"三基"训练是提高医务人员业务素质、提高医疗质量、建设现代化医院的重要环节。

《医疗机构医务人员三基训练指南》(内科分册)编写的目的旨在对执业医师(主要对象为住院医师、主治医师)进行规范化的培训指导与督促检查。内科学分册的内容包括呼吸、心血管、消化、内分泌、肾脏、血液、风湿免疫与神经内科等 8 个专科。编写时注意突出"三基"(基础理论、基本知识和基本技能)与"五性"(思想性、科学性、先进性、启发性和适用性)。各专科排列为章,下分三节,即基础理论(包括解剖、生理、病理、发病机制基础知识与各系统的共性知识)、基本知识(指各系统疾病临床知识,包括病因、病理、诊断要点与治疗原则)与基本技能(包括各专科常用技术操作的适应证、禁忌证、操作要点与注意事项等)。

《指南》编写力求科学、全面、简明扼要地反映内科领域成熟的、临床医师必须掌握的三基知识,以期在临床医疗实践中起到指导作用。

本书是在江苏省卫生厅医政处、江苏省医院管理学会直接领导下,组织有关专家编写而成。在此,特别要感谢南京医科大学第一附属医院(江苏省人民医院)院、医务处领导及内科各专科的大力支持。各专科主任亲自挂帅,组织具有高级职称或有博士、硕士学位的中青年专家参加了本书的编写(署名于各章节之后)。陆化、王晖、王彤、王颖、何伟春、马向华、张晓艳、张缪佳、董海蓉医师及内科秘书谭家农老师为本书的组织编写、材料整理等工作付出了辛勤的劳动,在此一并表示由衷的感谢。

由于内科学的"三基"知识涉及面广,编写的深度较难掌握,加上编者的水平有限,编写中的疏漏、不足之处在所难免,诚挚地希望读者批评指正。

陆凤翔

二〇〇四年十一月

目　　录

第一章　呼吸内科

第一节　基础理论

一、呼吸道解剖和组织学

呼吸道以环状软骨下缘为界,通常分为上、下呼吸道两部分,上呼吸道由鼻、鼻窦、咽喉构成,下呼吸道由气管、支气管、段支气管、细支气管直至终末细支气管构成。

1. **气管**　从环状软骨至气管分叉,11~13 cm 长,直径 2 cm 左右,横面积约 5 cm²(成人)。它是空气进入肺的唯一通道。

2. **主支气管**　有两支,左右各一,直径约 13 mm,左侧稍细。从气管进入的气流分两股进入两侧肺脏,分别是左右肺的唯一通道。如果阻塞,引起一侧肺不张。

3. **叶支气管**　支配肺叶的支气管。右 3 左 2,即右侧有上、中、下三个肺叶,左侧有上下两个肺叶。每个人共有 5 个肺叶。各叶的支气管是其唯一通道。如果阻塞,则引起一叶肺不张。

4. **段支气管**　是支配一个肺段的支气管。右侧右上叶有尖、后、前 3 段;右中叶有内、外 2 段;右下叶分前、后、内、外、背 5 段,共有 3 叶 10 段。左侧左上叶有尖后、前、上舌、下舌 4 段;左下叶分前内、后、外、背 4 段,共有 2 叶 8 段。全肺共分 5 叶 18 段。各段支气管是其唯一通道。如果阻塞,引起肺段不张。肺叶和肺段都有胸膜分隔,一旦受累,就产生胸痛。

5. **亚段支气管**　从段支气管分出。直径为 1.0~3.0 mm,故又称小支气管。其支配区是亚段,又称第二级肺小叶。

6. **细支气管**　有 4 000~60 000 支,直径为 0.5~1.0 mm,肌肉呈螺旋状。

7. **呼吸性细支气管**　支配第一级肺小叶。有呼吸功能,由扁平立方上皮细胞组成。

8. **肺泡管**　由肺泡组成,肺泡间有肌肉带,黏膜消失。

9. **肺泡囊**　功能与肺泡相同,为盲端,含 17 个。

10. **肺泡**　共有 2 亿~6 亿个,平均 3 亿个,总面积 80 m²。肺泡大小与肺容量成正比。肺泡壁有 2 层肺泡上皮，各有基底膜包围着组织间隙。间隙内有毛细血管、弹性纤维、胶原纤维和神经末梢。

从主支气管至肺泡按一分为二的方式共分 27 级，这种分级具有重大生理意义：使吸入的氧气比较均匀地、迅速地分布到全肺，为广泛的气体交换奠定了良好的基础。随着支气管逐渐分级，气道直径逐渐缩小，而总横截面积逐渐增大，从总气管的 5 cm^2 至肺泡 80 m^2，与相应的血管面积相配比，确保气体交换充分、迅速进行。肺毛细血管的血流运行，从肺动脉端至肺静脉端只需 0.7 秒，大部气体交换 0.3 秒内完成。红细胞循行至肺毛细血管时，呈单行排列，甚至侧身而行。这样运行迅速，与体液管壁接触面积大，便于换气。由于总横面积逐渐增大，气道阻力逐渐减小，也便于气体迅速进入肺泡。气道阻力的改变，早期在小气道，晚期才影响大气道。临床气道阻力测定正常，不能揭示早期小气道阻力改变，只有晚期才能显示出来。气道可分为：① 中心气道，包括气管的胸内部分和主支气管的肺外部分，有 U 形软骨支撑，呼吸时管腔变化不大。当胸内压增加时，管腔缩小，当增至 50 cm 水柱时，可能陷闭。如果软骨软化，用力呼气或剧烈咳嗽时，胸内压增加、膜部内陷、气道狭窄，影响通气。这种骨质软化症常误诊为慢性气管炎。右主支气管较粗，与气管主轴成角较小，气管内异物或插管太深时，容易进入该侧，引起右肺不张。② 大气道，包括主支气管的肺内部分、叶支气管、段支气管和部分小支气管，内径大于 2 mm，软骨不规则，成螺旋板状。③ 小气道，是直径小于 2 mm 的气道，包括直径 2 mm 以下的全部气道。多数与肺动脉平行走行，位于一个含肺淋巴管的包膜内，此包膜可受水肿液的影响而膨胀。用力呼气时，管内压上升超过肺泡压的 80%，足以对抗一般胸内压增加所造成的小气道陷闭趋势。支气管营养来自支气管循环，后者来自体循环。很容易受体动脉气体含量的影响。

二、肺泡的结构和功能、呼吸膜的组成

（一）肺泡的结构和功能

肺泡是气体交换的场所，为多面型薄囊泡。它的一面与肺泡囊、肺泡管（或呼吸性支气管）相通，其他各面则与相邻的肺泡彼此紧密相接，相连接部即为肺泡壁或肺泡隔。肺泡壁表面覆盖有肺泡上皮，壁内有丰富的毛细血管网以及大量的网状纤维、弹力纤维和胶质纤维，网眼内含有巨噬细胞、白细胞等。肺泡壁上有小孔，称肺泡小孔或科恩氏孔，经此孔与邻近肺泡相通，建立侧支通气，为沟通或均衡相邻肺泡之间的压力。呼吸性支气管之间有小交通管道，直径 20～30 μm，称细支气管-肺泡交通支，亦称 Lambert 管道，其对维持侧支通气起重要作用。科恩氏孔一般只能帮助邻近肺泡的侧支通气，而 Lambert 管道则提供了多数肺泡通气的途径。

　　肺泡的平均直径约 0.25 mm，大小因呼吸深度而异。估计每侧肺有约 3 亿个肺泡，肺的总肺泡表面积为 40~80 m²。肺泡由以下结构构成：

　　1. 肺泡上皮细胞　肺泡内表面覆盖着一层上皮细胞，其由两种细胞构成：

　　(1) Ⅰ型细胞：也称为扁平细胞。在肺泡壁覆盖一层连续极薄的上皮膜，其细胞构成主要为扁平细胞。该细胞胞核呈扁圆形，略向肺泡腔突出。上皮下有一层基底膜，可与邻近的毛细血管内皮基底膜融合为一，此处即为肺泡腔内与毛细血管血液内气体进行交换的场所，也称血液空气屏障。因为它仅允许气体通过，液体不易由血管内向肺泡腔渗出。

　　(2) Ⅱ型细胞：也称分泌细胞。此种细胞数目较少，与扁平细胞一起构成肺泡上皮。该细胞体一般呈圆形或立方形，每个肺泡有 5~8 个Ⅱ型细胞，散在于Ⅰ型细胞之间及肺泡角落等处，有时突入肺泡腔内。Ⅱ型细胞占人肺实质细胞总数的 16%，但只占总肺泡面积的 5%。细胞的近腔侧有微绒毛，胞质内有多数的线粒体、糙面内质网和高尔基体等，有较强分泌代谢活力。核位于基底部，胞质内有大小不等的成膜性同心圆排列的板层体，为Ⅱ型细胞的特征。

　　板层体及内中的磷脂、蛋白质、黏多糖，成熟后即释入肺泡腔内，成为饱和性双棕榈磷脂酰胆碱，即肺泡表面活性物质。Ⅱ型细胞为Ⅰ型细胞的前体细胞，有一定的吞噬异物能力，在高氧环境中能显著增加。

　　2. 肺泡吞噬细胞　亦称肺泡巨噬细胞，为较大的圆形细胞，突入到肺泡腔。此种细胞具有明显的吞噬功能，常吞噬吸入的小灰尘颗粒或异物。吞噬细胞可穿过肺泡上皮进入肺泡腔，再经由各级细支气管进入支气管，并借助于纤毛运动排出体外。近年来认为吞噬细胞是由血液内单核细胞迁移至肺泡隔中演变而来。

　　此外尚有一极少见的肺泡上皮细胞，形状如平头椎体，有微纤毛，较Ⅱ型细胞大，称为Ⅲ型细胞或刷细胞，其功能尚未被确认。

　　3. 间质　在肺泡上皮细胞的基底膜与毛细血管内皮细胞的基底膜间存在一空隙，有的地方由于两处基底膜融合，空隙不复存在，因此，此空隙不是连续性的。在有间隙的地方有弹力纤维、少数网状纤维和基质，对毛细血管网起支持作用。同时尚有许多细胞成分存在，有成纤维细胞，有由毛细血管中运动出来的白细胞和上述的吞噬细胞。肺泡壁中间的间质结缔组织正常时量很少，与邻近微支气管、小叶间隔中的结缔组织相延续，可达肺门，构成整个肺的支架。

　　(二) 呼吸膜的组成

　　呼吸膜指肺泡与血液间气体分子交换所通过的结构，又称为气-血屏障，依次由下列结构组成：① 肺泡表面的液体层；② Ⅰ型肺泡上皮细胞及其基膜；③ 薄层结缔组织；④ 毛细血管基膜与内皮。有的部位的肺泡上皮毛细管内皮之间几乎无结缔组织，两层基膜直接相贴而融合。气-血屏障相当薄，总厚度约 0.5 μm，有利于气体交换；但当间质肺炎时，肺泡隔结缔组织水肿，炎症细胞浸润，便导致肺气体交换功能障碍。

（张希龙）

三、肺循环的特点及调节

（一）肺循环的生理特点

肺动脉及其分支较主动脉及其分支粗，管壁薄；右心室的每分输出量和左心室的基本相同；肺循环的全部血管都在胸腔内，而胸腔内的压力低于大气压，这些因素使肺循环有与体循环不同的一些特点。

1. 血流阻力和血压　肺动脉管壁厚度仅为主动脉的三分之一，其分支短而管径较粗，故肺动脉的可扩张性较高，对血流的阻力较小。肺循环动脉部分总的阻力和静脉部分总的阻力大致相等，由于肺循环血管对血流的阻力小，所以，虽然右心室的每分输出量和左心室每分输出量相等，但肺动脉压远较主动脉压为低。

2. 肺的血容量　肺部的血容量占全身血量的 9%。由于肺组织和肺血管的可扩张性大，故肺部血容量的变化范围也较大。在用力呼气时，肺部血容量减少至约 200 ml；而在深吸气时可增加到约 1 000 ml。由于肺的血容量较多，而且变化范围较大，故肺循环血管起着贮血库的作用。当机体失血时，肺循环可将一部分血液转移至体循环起代偿作用。

3. 肺循环毛细血管压　肺循环毛细血管压平均约 7 mmHg，而血浆胶体渗透压平均 25 mmHg，故将组织中的液体吸收入毛细血管的力量较大。肺部组织液的负压使肺泡膜和毛细血管管壁互相紧密相贴，有利于肺泡和血液之间的气体交换。组织液负压还有利于吸收肺泡内的液体，使肺泡内没有液体积聚。在某些病理情况下，如左心衰竭时，肺静脉压力升高，肺循环毛细血管压也随着升高，就可使液体积聚在肺泡或肺的组织间隙中，形成肺水肿。

（二）肺循环血流量的调节

1. 神经调节　肺循环血管受交感神经和迷走神经支配。刺激交感神经的直接作用是引起肺血管收缩和血流阻力增大。但在整体情况下，交感神经兴奋时体循环的血管收缩，将一部分血液挤入肺循环，使肺循环内血容量增加。刺激迷走神经可使肺血管舒张。

2. 肺泡气的氧分压　肺泡气的氧分压对肺部血管的舒缩活动有明显的影响。急性或慢性的低氧都能使肺部血管收缩，使血流阻力增大。引起肺血管收缩的原因是肺泡气的氧分压低，而不是血管内血液的氧张力低。当一部分肺泡内气体的氧分压低时,这些肺泡周围的微动脉收缩。在肺泡气的 CO_2 分压升高时,低氧引起的肺部微动脉的收缩更加显著。可见肺循环血管对局部低氧发生的反应和体循环血管不同。

3. 血管活性物质　肾上腺素、去甲肾上腺素、血管紧张素Ⅱ、血栓素 A_2、前列腺素 $F 2\alpha$ 等能使肺循环的微动脉收缩,而组胺、5-羟色胺能使肺循环静脉收缩,但在流经肺循环后即分解失活。

四、呼吸运动的调节

呼吸运动是一种节律性的活动,其深度和频率随体内、外环境条件的改变而改变。例如劳动或运动时,代谢增强,呼吸加深加快,肺通气量增大,摄取更多的 O_2,排出更多的 CO_2,以使与代谢水平相适应。

(一)肺牵张反射

由肺扩张或肺缩小引起的吸气抑制或兴奋的反射为黑-伯反射(Hering-Breuer reflex)或肺牵张反射。它有两种形式:肺扩张反射和肺缩小反射。

1. 肺扩张反射　是肺充气或扩张时抑制吸气的反射。感觉器位于从气管到细支气管的平滑肌中,是牵张感受器,阈值低,适应慢。当肺扩张牵拉呼吸道,使之也扩张时,感觉器兴奋,冲动经迷走神经走神经粗纤维传入延髓。在延髓内通过一定的神经联系使吸气切断机制兴奋,切断吸气,转入呼气。这样便加速了吸气和呼气的交替,使呼吸频率增加。所以切断迷走神经后,吸气延长、加深,呼吸变得深而慢。

2. 肺缩小反射　是肺缩小时引起吸气的反射。感受器同样位于气道平滑肌内。肺缩小反射在较强的缩肺时才出现,它在平静呼吸调节中意义不大,但对阻止呼气过深和肺不张等可能起一定作用。

(二)呼吸肌本体感受性反射

肌梭和腱器官是骨骼肌的本体感受器,它们所引起的反射为本体感受性反射。如肌梭受到牵张刺激时可以反射性地引起受刺激肌梭所在肌的收缩,为牵张反射,属本体感受性反射。呼吸肌也有牵张反射的主要依据是:在麻醉猫,切断双侧迷走神经,颈7横断脊髓,牵拉膈肌,膈肌肌电活动增强;切断动物的胸脊神经背根,呼吸运动减弱;人类为治病需要曾做过类似手术,术后相应呼吸肌的活动发生可恢复的或可部分恢复的减弱。说明呼吸肌本体感受性反射参与正常呼吸运动的调节,在呼吸肌负荷改变时将发挥更大的作用。

(三)防御性呼吸反射

在整个呼吸道都存在着感受器,它们是分布在黏膜上皮的迷走传入神经末梢,受到机械或化学刺激时,引起防御性呼吸反射,以清除激惹物,避免其进入肺泡。

1. 咳嗽反射　是常见的重要防御反射。它的感受器位于喉、气管和支气管的黏膜。大支气管以上部位的感受器对机械刺激敏感,二级支气管以下部位的感受器对化学刺激敏感。传入冲动经迷走神经传入延髓,触发一系列协调的反射反应,引起咳嗽反射。

2. 喷嚏反射 是和咳嗽类似的反射,不同的是:刺激作用于鼻黏膜感受器,传入神经是三叉神经,反射效应是腭垂下降,舌压向软腭,而不是声门关闭,呼出气主要从鼻腔喷出,以清除鼻腔中的刺激物。

(四)肺毛细血管旁感受器(J感受器)引起的呼吸反射

J感受器位于肺泡毛细血管旁,在肺毛细血管充血、肺泡壁间质积液时受到刺激,冲动经迷走神经无髓C纤维传入延髓,引起反射性呼吸暂停,继以浅快呼吸,血压降低,心率减慢。J感受器在呼吸调节中的作用尚不清楚,可能与运动时呼吸加快或肺充血、肺水肿时的急促呼吸有关。

(五)某些穴位刺激的呼吸效应

针刺人中穴可以急救全麻手术过程中出现的呼吸停止。针刺动物人中穴可以使膈肌呼吸运动增强,电刺激家兔人中穴对膈神经和管髓呼吸神经元电活动有特异性影响。穴位的呼吸效应及其机制值得探讨。

(六)血压对呼吸的影响

血压大幅度变化时可以反射性地影响呼吸,血压升高,呼吸减弱减慢;血压降低,呼吸加强加快。

(崔学范)

五、肺通气

肺通气是肺与外界环境之间的气体交换过程。实现肺通气的器官包括呼吸道、肺泡和胸廓等。呼吸道是沟通肺泡与外界的通道;肺泡是肺泡气与血液气进行交换的主要场所;而胸廓的节律性呼吸运动则是实现肺通气的动力。

(一)肺通气的动力

气体进出肺是由于大气和肺泡气之间存在着压力差的缘故。在自然呼吸条件下,此压力差产生于肺的张缩所引起的肺容积的变化。肺本身不具有主动张缩的能力,它的张缩是由胸廓的扩大和缩小所引起,而胸廓的扩大和缩小又是由呼吸肌的收缩和舒张所引起。呼吸肌收缩、舒张所造成的胸廓的扩大和缩小,称为呼吸运动。呼吸运动是肺通气的原动力。

(二)肺通气的阻力

肺通气的动力需要克服肺通气的阻力方能实现肺通气。阻力增高是临床上肺通气障碍最常见的原因。肺通气的阻力有两种:弹性阻力(肺和胸廓的弹性阻力),是平静呼吸时主要阻力,约占总阻力的70%;非弹性阻力,包括气道阻力、惯性阻力和组织的黏滞阻力,约占总阻力的30%,其中又以气道阻力为主。

（三）肺泡表面活性物质

肺泡表面活性物质是复杂的脂蛋白混合物,主要成分是二棕榈酰卵磷脂,由肺泡Ⅱ型细胞合成并释放,具有降低肺泡表面张力的重要的生理功能。表面活性物质使肺泡液-气界面的表面张力降至 10^{-4} N/cm 以下,比血浆的 5×10^{-4} N/cm 低得多,这样,就减弱了表面张力对肺毛细血管中液体的吸引作用,防止了液体渗入肺泡,使肺泡得以保持相对干燥。此外,由于肺泡表面活性物质的密度大,降低表面张力的作用强,表面张力小,使小肺泡内压力不致过高,防止了小肺泡的塌陷;大肺泡表面张力则因表面活性物质分子的稀疏而不致明显下降,维持了肺内压力与小肺泡相等,不致过度膨胀,这样就保持了大、小肺泡的稳定性,有利于吸入气在肺内得到较为均匀的分布。

（四）呼吸功

在呼吸过程中,呼吸肌为克服弹性阻力而实现肺通气所做的功为呼吸功。正常人平静呼吸时,呼吸功不大,每分钟约为 0.3～0.6 kg·m,其中 2/3 用来克服弹性阻力,1/3 用来克服非弹性阻力。劳动或运动时,呼吸频率、深度增加,呼气也有主动成分的参与,呼吸功可增至 10 kg·m。病理情况下,弹性或非弹性阻力增大时,也可使呼吸功增大。平静呼吸时,呼吸耗能仅占全身耗能的 3%。剧烈运动时,呼吸耗能可升高 25 倍,但由于全身总耗能也增大 15～20 倍,所以呼吸耗能仍只占总耗能的 3%～4%。

（五）基本肺容积和肺容量

了解肺通气量的简单方法是用肺量计记录进出肺的气量。主要包括:

1. 基本肺容积 包括潮气量、补吸气量、补呼气量、残气量。

2. 肺容量 是基本肺容积中两项或两项以上的联合气量。包括深吸气量、功能残气量、肺活量和时间肺活量 、肺总量。

（六）肺通气量

1. 每分通气量 每分通气量是指每分钟进或出肺的气体总量,等于呼吸频率乘潮气量。

2. 无效腔和肺泡通气量 每次吸入的气体,一部分将留在从上呼吸道至呼吸性细支气管之间的呼吸道内,这部分气体均不参与肺泡与血液之间的气体交换,故称为解剖无效腔,其容积约为 150 ml。进入肺泡内的气体,也可因血流在肺内分布不均而未能都与血液进行气体交换,未能发生气体交换的这一部分肺泡容量称为肺泡无效腔。肺泡无效腔与解剖无效腔一起合称生理无效腔。健康人平卧时生理无效腔等于或接近于解剖无效腔。

六、呼吸气体的交换

肺通气使肺泡不断更新,保持了肺泡气 PO_2、PCO_2 的相对稳定,这是气体交换得以顺利进行的前提。气体交换包括肺换气和组织换气,这两处换气的原理一样。

(一)气体在肺的交换

1. 交换过程 混合静脉血流经肺毛细血管时,血液中 PO_2 是 40 mmHg,比肺泡气的 104 mmHg 低,肺泡气中 O_2 便由于分压的差向血液扩散,血液中的 PO_2 便逐渐上升,最后接近肺泡气的 PO_2。CO_2 则向相反的方向扩散,因为混合静脉血的 PCO_2 是 46 mmHg,肺泡的 PCO_2 是 40 mmHg。O_2 和 CO_2 的扩散都极为迅速,仅需约 0.3 秒即可达到平衡。通常情况下血液流经肺毛细血管的时间约 0.7 秒,所以当血液流经肺毛细血管全长约 1/3 时,已经基本上完成交换过程。

2. 影响肺部气体交换的因素 气体扩散速率受分压差、扩散面积、扩散距离、温度和扩散系数的影响。这里只说明肺的扩散距离和扩散面积以及影响肺部气体交换的其他因素。

(1)呼吸膜的厚度:在肺部肺泡气通过呼吸膜与血液气体进行交换。气体扩散速率与呼吸膜厚度成反比关系。呼吸膜很薄,总厚度不到 1 μm,有的部位只有 0.2 μm,气体易于扩散通过。此外,因为呼吸膜的面积极大,肺毛细血管总血量不多,只有 60~140 ml,这样少的血液分布于这样大的面积,所以血液层很薄。肺毛细血管平均直径不足 8 μm,因此,红细胞膜通常能接触至毛细血管壁,所以 O_2、CO_2 不必经过大量的血浆层就可到达红细胞或进入肺泡,扩散距离短,交换速度快。

(2)呼吸膜的面积:气体扩散速率与扩散面积成正比。正常成人肺约有 3 亿个肺泡,总扩散面积约 70 m^2。安静状态下,呼吸膜的扩散面积约 40 m^2,故有相当大的贮备面积。运动时,因肺毛细血管开放数量和开放程度的增加,扩散面积也大大增加。

(3)通气/血流比值的影响:通气/血流比值是指每分肺通气量(V_A)和每分肺血流量(Q)之间的比值(V_A/Q),正常成年人安静时约为 4.2/5＝0.84。如果 V_A/Q 值增大,这就意味着通气过剩,血流不足,部分肺泡气未能与血液气充分交换,致使肺泡无效腔增大。反之,V_A/Q 下降,则意味着通气不足,血流过剩,部分血液流经通气不良的肺泡,混合静脉血中的气体未能得到充分更新,未能成为动脉血就流回了心脏,犹如发生了动-静脉短路,只不过是功能性的而不是解剖结构所造成的动-静脉短路。由此可见,V_A/Q 增大,肺泡无效腔增加;V_A/Q 减小,发生功能性动-静脉短路。两者都妨碍了有效的气体交换,可导致血液缺 O_2 或 CO_2 潴留,但主要是血液缺 O_2。

3. 肺扩散容量 气体在 0.133 kPa(1 mmHg)分压差作用下,每分钟通过呼吸膜扩散的气体的毫升数为肺扩散容量(pulmonary diffusion capacity,

D_L)。肺扩散容量是测定呼吸气通过呼吸膜的能力的一种指标。正常人安静时氧的肺扩散容量平均约为 20 ml/(min·0.133 kPa),CO_2 的为 O_2 的 20 倍。运动时 D_L 增加,是因为参与气体交换的肺泡膜面积和肺毛细血管血流量增加以及通气、血流的不均分布得到改善所致,D_L 可因有效扩散面积减小、扩散距离增加而降低。

(二)气体在组织的交换

气体在组织的交换机制、影响因素与肺泡处相似,所不同的是交换发生于液相(血液、组织液、细胞内液)之间,而且扩散膜两侧的 O_2 和 CO_2 的分压差随细胞内氧化代谢的强度和组织血流量而异。血流量不变时,代谢强、耗 O_2 多,则组织液 PO_2 低,PCO_2 高;代谢率不变时,血流量大,则 PO_2 高,PCO_2 低。

在组织处,由于细胞有氧代谢,O_2 被利用并产生 CO_2,所以 PO_2 可低至 4 kPa(30 mmHg)以下,PCO_2 可高达 6.67 kPa(50 mmHg)以上。动脉血流经组织毛细血管时,O_2 便顺分压差由血液向细胞扩散,CO_2 则由细胞内向血液扩散,动脉血因失去 O_2 和得到 CO_2 而变成静脉血。

七、气体在血液中的运输

从肺泡扩散入血液的 O_2 必须通过血液循环运送到各组织,从组织扩散入血液的 CO_2 的也必须由血液循环运送到肺泡。

(一)氧和二氧化碳在血液中存在的形式

O_2 和 CO_2 的都以两种形式存在于血液:物理溶解的和化学结合的。

气体在溶液中溶解的量与分压和溶解度成正比,和温度成反比。温度 38 ℃时,1 个大气压(760 mmHg,101.08 kPa)的 O_2 和 CO_2 和在 100 ml 血液中溶解的量分别是 2.36 ml 和 48 ml。按此计算,静脉血 PCO_2 为 6.12 kPa(46 mmHg),则每 100 ml 血液含溶解的 CO_2 为(48×6.12)/101.08=2.9 ml;动脉血 PO_2 为 13.3 kPa(100 mmHg),每 100 ml 血液含溶解的 O_2 为(2.36×13.3)/101.08 =0.31 ml。

虽然溶解形式的 O_2、CO_2 很少,但也很重要。因为在肺或组织进行气体交换时,进入血液的 O_2、CO_2 都是先溶解,提高分压,再出现化学结合;O_2、CO_2 从血液释放时,也是溶解形式的先逸出,分压下降,结合形式的再分离补充所失去的溶解的气体。物理溶解和化学结合两者之间处于动态平衡。

(二)氧的运输和氧离曲线

1. 血液中的 O_2 以溶解的和结合的两种形式存在。溶解的量极少,仅占血液总 O_2 含量的约 1.5%,结合的占 98.5% 左右。O_2 的结合形式是氧合血红蛋白(HbO_2)。血红蛋白是红细胞内的色蛋白,它的分子结构特征使之成为极好的运 O_2 工具。血红蛋白(Hb)还参与 CO_2 的运输,所以在血液气体运输方面 Hb 占极为重要的地位。

2. 氧离曲线

(1)氧离曲线或氧合血红蛋白解离曲线是表示 PO_2 与 Hb 氧结合量或 Hb 氧饱和度关系的曲线。该曲线表示不同 PO_2 时，O_2 与 Hb 的结合情况。曲线呈 S 形，是 Hb 变构效应所致。曲线的 S 形具有重要的生理意义。

① 氧离曲线的上段：相当于 PO_2 60～100 mmHg，即 PO_2 较高的水平，可以认为是 Hb 与 O_2 结合的部分。这段曲线较平坦，表明 PO_2 的变化对 Hb 氧饱和度影响不大。

② 氧离曲线的中段：该段曲线较陡，相当于 PO_2 40～60 mmHg，是 HbO_2 释放 O_2 的部分。

③ 氧离曲线的下段：相当于 PO_2 15～40 mmHg，也是 HbO_2 与 O_2 解离的部分，是曲线坡度最陡的一段，意即 PO_2 稍降，HbO_2 就可大大下降。在组织活动加强时，PO_2 可降至 15 mmHg，HbO_2 进一步解离，Hb 氧饱和度降至更低的水平，血氧含量仅约 4.4 ml，这样每 100 ml 血液能供给组织 15 ml O_2，是安静时的 3 倍。可见该段曲线代表 O_2 贮备。

(2)影响氧离曲线的因素：Hb 与 O_2 的结合和解离可受多种因素影响，使氧离曲线的位置偏移，亦即使 Hb 对 O_2 的亲和力发生变化。通常用 P_{50} 表示 Hb 对 O_2 的亲和力。P_{50} 是使 Hb 氧饱和度达 50% 时的 PO_2，正常为 26.5 mmHg。P_{50} 增大，表明 Hb 对 O_2 的亲和力降低，曲线右移；P_{50} 降低，指示 Hb 对 O_2 的亲和力增加，曲线左移。血液 Hb 的运 O_2 量可受多种因素影响，包括 PO_2、Hb 本身的性质和含量、pH、PCO_2、温度、2，3-DPG 和 CO 等。pH 降低，PCO_2 升高，温度升高，2，3-DPG 增高，氧离曲线右移；pH 升高，PCO_2 降低、温度、2，3-DPG 降低和 CO 中毒，氧离曲线左移。

（三）二氧化碳的运输

1. 血液中 CO_2 的运输形式　血液中 CO_2 也是以溶解和化学结合的两种形式运输。化学结合的 CO_2 主要是碳酸氢盐和氨基甲酸血红蛋白。溶解的 CO_2 约占总运输量的 5%，结合的占 95%（碳酸氢盐形式的占 88%，氨基甲酸血红蛋白形式占 7%）。

2. CO_2 解离曲线　CO_2 解离曲线是表示血液中 CO_2 含量与 PCO_2 关系的曲线。与氧离曲线不同，血液 CO_2 含量随 PCO_2 上升而增加，几乎呈线性关系而不是 S 形，而且没有饱和点。

3. 氧与 Hb 的结合对 CO_2 运输的影响　O_2 与 Hb 结合将促使 CO_2 释放，这一效应称作何尔登效应。在相同 PCO_2 下，动脉血（HbO_2）携带的 CO_2 比静脉血少。这主要是因为 HbO_2 酸性较强，而去氧 Hb 酸性较弱的缘故。所以去氧 Hb 易和 CO_2 结合生成 $HbNHCOOH$，也易于和 H^+ 结合，使

H_2CO_2 解离过程中产生的 H^+ 被及时移去,有利于反应向右进行,提高了血液运输 CO_2 的量。于是,在组织中,由于 HbO_2 释出 O_2 而成去氧 Hb,经何尔登效应促使血液摄取并结合 CO_2;在肺,则因 Hb 与 O_2 结合,促使 CO_2 释放。

八、肺功能检查的主要指标及意义

(一)检查目的

肺功能是一项重要的检查,对呼吸系统疾病的诊断、治疗和预后判断均有一定的价值。它可以较客观地评价疾病对肺的呼吸功能损害的性质和程度,评价人的劳动能力和需要手术的病人所能承受外科手术的风险。

(二)主要检查项目

1. 肺通气功能测定 是一项常规的肺功能检查。检查的主要内容包括每分通气量、最大通气量、肺泡通气量以及用力肺活量—时间曲线、最大呼气流量—容积曲线等。

2. 肺容量测定 是指人的呼吸道和肺组织(肺泡)的总容量,肺容量的大小随呼吸运动的强弱而改变,它对肺的通气功能和换气功能有直接影响。肺容量测定的内容包括潮气容积、补呼气容积、补吸气容积、残气容积以及肺活量、深吸气量、功能残气量和肺总量。

3. 肺换气功能测定 人体所需要的氧气和代谢所产生的二氧化碳在肺组织内进行气体交换的过程即是肺的换气功能。目前测定肺换气功能的指标有肺一氧化碳弥散量、肺泡-动脉血氧分压差、肺泡死腔、通气/血流比值等。

4. 呼吸力学参数 呼吸力学参数是从力学的观点对呼吸运动进行分析,有助于为疾病的诊断和治疗提供依据。呼吸力学参数测定内容主要有肺顺应性、气道阻力、呼吸肌力等。

上述各项肺功能测定的意义在于经过综合分析有助于判断:① 病人有没有气道阻塞及其阻塞的严重程度、阻塞的大致部位,如可帮助判断病人有没有肺气肿以及肺气肿到了什么程度。② 病人有无呼吸肌功能不全,如肺不张、肺纤维化等对呼吸肌功能的影响程度。③ 病人能否承受胸腔的手术。④ 支气管哮喘的辅助诊断。⑤ 区别呼吸困难是由于心脏疾患引起还是由于肺部疾病引起,并可早期发现肺间质疾病(如肺纤维化、肺水肿等)。

5. 气道反应性测定 气道反应性是指气道对各种刺激(如花粉、气味、冷空气等)的收缩反应。

气道反应性的测定主要指支气管激发试验,试验中用某种刺激(如药物、运动等)促使病人的支气管发生收缩,然后用肺功能指标判断病人支气管狭窄的程度。支气管激发试验主要适用于:① 怀疑有非典型哮喘及气道高反应者;② 鉴别病人得的是支气管哮喘还是慢性支气管炎;③ 评价哮喘的治疗效果;④ 判断平喘药物的疗效。

试验前对病人有一定要求:① 病人病情稳定(缓解期),无呼吸困难和哮鸣音;② 做此试验前一月内病人无呼吸道感染的病史;③ 做试验前 12~48 h 病人需停用喘乐宁、沙丁胺醇、普米克、氨茶碱及阿司咪唑等一类药物;④ 试验前病人的肺功能检查基本正常或仅有轻度异常。但对于有心肺功能不全、高血压、甲状腺功能亢进、妊娠、怀疑哮喘发作期的病人不宜做此试验。

支气管舒张试验也是用于哮喘诊断的一项检查方法,病人使用一定剂量的舒张支气管药物,使原本狭窄的气道扩张,以测定支气管的舒张程度。做此试验前病人的肺功能必须是异常的,其他要求同支气管激发试验。

(王　彤)

九、血气分析的主要指标、正常值及临床意义

(一)动脉血氧分压

动脉血氧分压(PaO_2)是血液中物理溶解的氧分子所产生的压力。正常范围为 12.6~13.3 kPa(95~100 mmHg),其年龄预计公式为 $PaO_2 = 13.3$ kPa一年龄$\times 0.04$(或:100 mmHg一年龄$\times 0.33$)。主要临床意义是判断有无缺氧及其程度。$PaO_2 < 8.0$ kPa(60 mmHg)时示机体已达失代偿边缘,也是诊断呼衰的标准;$PaO_2 < 5.33$ kPa(40 mmHg)为重度缺氧;$PaO_2 < 2.67$ kPa(20 mmHg,相应血氧饱和度 32%)示严重缺氧,脑细胞有氧代谢停止,生命难以维持。

(二)肺泡-动脉血氧分压差

肺泡-动脉血氧分压差 $P(A-a)O_2$ 系指肺泡氧分压(P_AO_2)与 PaO_2 之差,是反映肺换气(摄氧)功能的指标。正常青年人约为 2~2.7 kPa(15~20 mmHg),随年龄增大而增大,但上限一般应小于 4.0 kPa(30 mmHg)。$P(A-a)O_2$ 产生的主要原因是肺内存在少量静一动脉血的生理分流。病理情况下 $P(A-a)O_2$ 增大示肺本身受累所致氧和障碍,$P(A-a)O_2$ 正常但同时 PaO_2 降低,可由于肺外(呼吸中枢或神经肌肉等)病变所致。

(三)动脉血氧饱和度

动脉血氧饱和度(SaO_2)指动脉血氧与 Hb 结合的程度,即单位 Hb 含氧百分数,正常范围为 95%~98%。SaO_2 与 PaO_2 的相关曲线称氧合血红蛋白解离曲线(ODC),受 pH、$PaCO_2$、温度和红细胞内 2,3 二磷酸甘油酸(2,3-DPG)含量等因素影响而左右移动。ODC 的位置常以 P_{50} 来表示,P_{50} 指 SaO_2 50%时的 PaO_2 值,代表 Hb 与 O_2 亲和力状况,是内呼吸的重要指标。正常人 37℃、pH7.40、$PaCO_2$ 5.33 kPa 时 P_{50} 为 3.55kPa(26.6 mmHg)。ODC 右移时 P_{50} 升高;ODC 左移时 P_{50} 降低。

（四）动脉血二氧化碳分压

动脉血二氧化碳分压（$PaCO_2$）指动脉血中物理溶解的 CO_2 分子所产生的压力。正常范围 $4.67 \sim 6.0$ kPa（$35 \sim 45$ mmHg），平均 5.33 kPa。测定 $PaCO_2$ 的临床意义在于：① 结合 PaO_2 判断呼吸衰竭的类型及程度，$PaO_2 <$ 8.0 kPa、$PaCO_2 < 4.67$ kPa 或在正常范围，为 Ⅰ 型呼吸衰竭；$PaO_2 <$ 8.0 kPa、$PaCO_2 > 6.67$ kPa（50 mmHg），为 Ⅱ 型呼衰，或称通气功能衰竭；肺性脑病时，$PaCO_2$ 一般应 > 9.33 kPa（70 mmHg）。② 判断有否呼吸性酸碱平衡失调，$PaCO_2 > 6.67$ kPa 提示呼吸性酸中毒，$PaCO_2 < 4.67$ kPa 提示呼吸性碱中毒。③ 判断代谢性酸碱失调的代偿反应。④ 判断肺泡通气状态，$PaCO_2$ 升高，提示肺泡通气不足，$PaCO_2$ 降低，提示肺泡通气过度。

（五）碳酸氢根离子

碳酸氢根离子（HCO_3^-）是反映体内酸碱代谢状况的指标。包括实际碳酸氢（actual bicarbonate，AB）和标准碳酸氢（standard bicarbonate，SB）。AB 是指血标本在实际条件下测得的血浆 HCO_3^- 实际含量，正常范围 $22 \sim$ 27 mmol/L，平均 24 mmol/L；SB 是血标本在体外经标准条件（38 ℃，$PaCO_2$ 5.33 kPa，SaO_2 100%）平衡后的 HCO_3^- 含量。正常人 AB、SB 两者无差异。因 SB 一般不受呼吸因素影响，被认为能准确反映代谢性酸碱平衡的指标，AB 则受呼吸性和代谢性双重因素影响。一般 AB 与 SB 的差值，可反映呼吸性因素对 HCO_3^- 的影响程度。呼吸性酸中毒时，HCO_3^- 增加，AB>SB；呼吸性碱中毒时，HCO_3^- 降低，AB<SB。相反代谢性酸中毒时，HCO_3^- 减少，AB =SB，且小于正常值；代谢性碱中毒时，HCO_3^- 增加，AB=SB，且大于正常值。

（六）pH 值

pH 值表示体液中氢离子浓度[H^+]的指标或酸碱度，正常范围为 $7.35 \sim$ 7.45。pH<7.35 为酸血症，存在失代偿性酸中毒；pH>7.45 为碱血症，存在失代偿性碱中毒。pH $7.35 \sim 7.45$ 可见于三种情况：无酸碱失衡、代偿性酸碱失衡、复合性酸碱失衡。

（张希龙）

十、平喘药的种类和主要药理作用、用法、不良反应及注意事项

平喘药种类繁多，有 2 种分类方法。根据其对气道变态反应炎症有无抑制作用，分为解痉平喘药和抗炎防喘药 2 类；根据其药理学特点，平喘药可分为下列 5 种：

（一）β_2 肾上腺素受体激动剂

1. 主要药理作用

（1）选择性地激动呼吸道内 β_2 受体，通过增加细胞内 cAMP 水平的方式松弛支气管平滑肌。

（2）稳定肥大细胞膜,减少其脱颗粒时释放出的炎性介质。

（3）通过激动气道内副交感神经突触前膜上的 β_2 受体,抑制乙酰胆碱过多释放。

2. 使用方法

（1）速效 β_2 受体激动剂（SABA）:包括短效 β_2 受体激动剂（沙丁胺醇、特布他林）的气雾剂和部分长效 β_2 受体激动剂（如福莫特罗）吸入剂型,按需使用以缓解哮喘症状。

（2）长效 β_2 受体激动剂（LABA）:每日 2 次吸入,适用于夜间哮喘的治疗,与吸入型糖皮质激素联合应用,适用于中或重度持续哮喘的长期治疗。

3. 不良反应

（1）心悸、手抖、失眠、头痛等。

（2）低血钾等。

4. 注意事项

（1）心肌梗死、甲亢和嗜铬细胞瘤患者禁用。

（2）妊娠 3 个月内的孕妇和未控制的糖尿病患者慎用。

（二）糖皮质激素

1. 主要药理作用　① 抑制炎症细胞向呼吸道的迁移和活化;② 抑制致喘细胞因子的合成;③ 抑制炎性介质的释放;④ 增强细胞膜 β_2 受体的数量等。

2. 使用方法　采用气雾剂、干粉或溶液吸入。

常用吸入型激素有 3 种:倍氯米松（BDP）每日低、中、高剂量分别为 $200\sim500~\mu g$、$500\sim1~000~\mu g$、$1~000~\mu g$ 以上;布地奈德（BUD）$400~\mu g$ 相当于 $500~\mu g$ BDP;氟替卡松（fluticasone）$250~\mu g$ 相当于 $500~\mu g$ BDP。

3. 不良反应　全身不良反应较少,局部不良反应主要有口咽部念珠菌感染、声嘶、失音等。

4. 注意事项　除了溶液雾化吸入外,吸入激素一般需 1 周才能发挥较大作用;

（三）茶碱类药物

1. 主要药理作用　可能通过多种机制治疗哮喘:① 抑制磷酸二酯酶,提高平滑肌细胞内 cAMP 浓度;② 拮抗腺苷受体;③ 低浓度茶碱有一定的抗炎作用。

2. 使用方法　口服氨茶碱一般剂量为每日 $6\sim10$ mg/kg,缓（控）释茶碱 $200\sim600$ mg/d,后者因昼夜血药浓度平稳,疗效较好,不良反应少;静脉注射首次剂量 $4\sim6$mg/kg,注射速度不宜超过 0.25 mg/(kg·min),静脉滴注维持量为 $0.6\sim0.8$ mg/(kg·min)。每日剂量一般不超过 1.0 g。

3. 不良反应　较多,包括:① 胃肠道症状,如恶心、呕吐等;② 心血管症状:如心动过速、心律失常、血压下降等;③ 严重者可引起抽搐乃至死亡。

4. 注意事项　① 本品治疗窗窄,影响血药浓度的因素多,有条件者应检测血药浓度;② 发热、妊娠、小儿或老人,以及有肝、心、肾功能障碍及甲状腺功能亢进者应慎用;③ 西咪替丁(甲氰咪胍)、喹诺酮类、大环内酯类药物可延缓本品的代谢,本品与这些药物同时应用时应酌情减少剂量。

(四)抗胆碱药物

1. 主要药理作用　通过阻断节后迷走神经,减少乙酰胆碱释放量的机制舒张支气管平滑肌。与 β_2 受体激动剂联合应用有协同平喘作用。

2. 使用方法　溴化异丙托品气雾剂每次 $25\sim75$ μg,每日 $3\sim4$ 次吸入,或用 $100\sim150$ $\mu g/ml$ 的溶液持续雾化吸入,每日 $2\sim3$ 次。

3. 不良反应　发生少,少数患者有口干、口苦感。

4. 注意事项　前列腺肥大和青光眼患者慎用。

(五)白三烯调节剂

1. 主要药理作用　炎性介质白三烯(LTC_4、LTD_4)可收缩支气管平滑肌,加重气道的变态反应炎症,是一种重要的致喘介质。白三烯调节剂通过竞争性抑制白三烯受体等机制抑制白三烯,可减轻哮喘症状,减少糖皮质激素的需要量。

2. 使用方法　扎鲁司特 20 mg,每日 2 次,口服;孟鲁司特 10 mg,每日 1 次,口服。

3. 不良反应　轻微,可能出现胃肠道症状、皮疹和转氨酶升高等。

4. 注意事项　起效较慢,不宜用于急性哮喘发作时的治疗。

(殷凯生)

十一、抗结核药物的种类、药理作用及临床应用

结核病在本世纪仍然是严重危害人类健康的主要传染病,是全球关注的公共卫生和社会问题,也是我国重点控制的主要疾病之一。近些年来,由于耐药结核菌感染和耐多结核病的产生,结核病与人类免疫缺陷病毒(HIV)的双重感染,以及许多国家结核病控制规划的不完善,使得全球结核病疫情明显回升,结核病的药物治疗就显得尤为重要。

(一)抗结核药物的种类

1. 抗生素

(1)氨基糖苷类:链霉素、卡那霉素、阿米卡星等。

(2)多肽类:卷曲霉素。

(3)利福霉素类:利福霉素 SV、利福平、利福喷汀、利福布汀及利福布坦。

(4)氟喹诺酮类:氧氟沙星、左氧氟沙星、环丙沙星、司氟沙星、氟罗沙星、莫西沙星等。

（5）新大环内酯类：红霉素、罗红霉素、克拉霉素、阿奇霉素等。

2. 合成药物

（1）异烟肼、异烟腙、乙（丙）硫异烟胺及力克非疾等。

（2）对氨基水杨酸类：对氨基水杨酸钠。

（3）硫脲类：氨硫脲。

（4）吡嗪酰胺类。

（5）其他类：乙胺丁醇。

3. 固定剂量复合剂　卫非特、卫非宁等，前者为利福平＋异烟肼＋吡嗪酰胺的固定复合糖衣片，后者为利福平＋异烟肼的固定复合糖衣片。

（二）药理作用

1. 抑制蛋白质合成　如：链霉素、卡那霉素、卷曲霉素等氨基糖苷类及新大环内酯类。

2. 阻碍核糖核酸之合成与代谢　如：利福平、异烟肼、乙胺丁醇、氟喹诺酮类。

利福平与 RNA 聚合酶结合，形成稳定的化合物，阻碍核糖核酸的合成。

异烟肼抑制结核杆菌的类脂，使细菌膜通透性增加，影响细菌代谢。

氧氟沙星抑制结核杆菌旋转酶的活性，使其 DNA 复制终止，导致 DNA 降解及细菌死亡，并可直接抑制分枝杆菌的分枝菌酸代谢。

3. 阻碍细胞壁合成　如：环丝氨酸、乙胺丁醇。

4. 干扰细菌代谢　如：异烟肼、对氨基水杨酸钠、乙胺丁醇、乙（丙）硫异烟胺。

此类药物分别夺取或取代细菌正常生活中必需的物质、影响酶活性、干扰代谢过程、妨碍细菌的新陈代谢。

对氨基水杨酸与结构近似的对氨苯甲酸在体内竞争二氢叶酸合成酶。

吡嗪酰胺可由结核杆菌体内的吡嗪酰胺酶代谢而成为具有杀菌作用的吡嗪酸。

（三）临床应用

1. 治疗原则　早期、联合、适量、规则、全程。

2. 常用药物　见表 1-1。

表 1-1　常用抗结核药物剂量和主要不良反应

药名	缩写	每日剂量(g)	间歇疗法	制菌作用机制	主要不良反应
异烟肼	N,INH	0.30	6～0.8	DNA 合成	周围神经炎，偶有肝功能损害

药名	缩写	每日剂量(g)	间歇疗法	制菌作用机制	主要不良反应
利福平	R,RFP	0.45~0.60	6~0.9	mRNA 合成	肝功能损害,过敏反应
链霉素	S,SM	0.75~1.0	0.75~1.0	蛋白质合成	听力障碍、眩晕、肾功能损害
吡嗪酰胺	Z,PZA	1.5~2.0	2~3	吡嗪酸抑菌	胃肠不适、肝功能损害、高尿酸血症、关节痛
乙胺丁醇	E,EMB	0.75~1.0	1.5~2.0	RNA 合成	视神经炎
对氨基水杨酸钠	P,PAS	8~12	10~12	中间代谢	胃肠不适、肝功能损害、过敏反应
丙硫异烟胺	1 321 Th	0.5~0.75	0.5~1.0	蛋白质合成	胃肠不适、肝功能损害
卡那霉素	K,KM	0.75~1.0	0.75~1.0	蛋白质合成	听力障碍、眩晕、肾功能损害
卷曲霉素	Cp,CPM	0.75~1.0	0.75~1.0	蛋白质合成	听力障碍、眩晕、肾功能损害

3. 治疗方案

(1) 初治涂阳肺结核方案

① 每日用药方案

强化期:异烟肼、利福平、吡嗪酰胺和乙胺丁醇,顿服,2 个月。

巩固期:异烟肼、利福平,顿服,4 个月。简写为 2HRZE/4HR。

② 间歇用药方案

强化期:异烟肼、利福平、吡嗪酰胺和乙胺丁醇。隔日 1 次或每周 3 次,2 个月。

巩固期:异烟肼、利福平,顿服,4 个月。简写为 $2H_3R_3Z_3E_3/4H_3R_3$。

(2) 复治涂阳肺结核方案

① 每日用药方案

强化期:异烟肼、利福平、吡嗪酰胺、链霉素和乙胺丁醇。顿服,2 个月。

巩固期:异烟肼、利福平、和乙胺丁醇,顿服,4~6 个月。巩固期治疗 4 个月时,痰菌未转阴,可继续延长治疗期 2 个月。简写为 2HRZSE/4~6HRE。

② 间歇用药方案

强化期:异烟肼、利福平、吡嗪酰胺、链霉素和乙胺丁醇,隔日 1 次或每周 3 次,2 个月。

巩固期:异烟肼、利福平、和乙胺丁醇,隔日 1 次或每周 3 次,6 个月。简写为 $2H_3R_3Z_3S_3E_3/6H_3R_3E_3$。

(3) 初治涂阴肺结核方案

① 每日用药方案

强化期:异烟肼、利福平、和吡嗪酰胺,顿服,2个月。

巩固期:异烟肼、利福平,顿服,4个月。简写为 2HRZ/4HR。

② 间歇用药方案

强化期:异烟肼、利福平、吡嗪酰胺,隔日1次或每周3次,2个月。

巩固期:异烟肼、利福平,隔日1次或每周3次,4个月。简写为 $2H_3R_3Z_3/4H_3R_3$。

(俞婉珍)

十二、休克性肺炎的发病机制

由于病原微生物感染、中毒等发生急性肺炎(中毒性肺炎),原有心肺功能损害者更易发生。严重者可导致末梢循环衰竭。致病菌多为革兰阴性杆菌,有时亦可为金黄色葡萄球菌及肺炎双球菌等。发病者以年老体弱者多见,青壮年亦可发病。发病急骤、高热,但亦有体温不升者。收缩压下降至 10.6 kPa(80 mmHg)以下,脉压小,脉搏细弱,四肢厥冷,多汗,尿量减少,V/Q 比例失调,口唇及指端发绀,呼吸表浅。虽有过度通气,仍有缺氧,常伴有呼吸性碱中毒,因为严重缺氧可产生乳酸性代谢性中毒。

急性休克性肺炎的基本原因是有效循环血容量不足,引起组织器官的微循环障碍。如不积极抢救,由微循疼挛期(组织缺血缺氧),过渡到微循环扩张期,全部毛细血管网开放,容积大增,血液滞留在内(淤滞性缺血缺氧),回心血量锐减,心排出量进一步降低,血压下降,而进入微循环衰竭期。滞留在微循环的血液,由于血液黏稠度和酸性血液的高凝特性,使红细胞和血小板发生凝聚,在毛细血管内形成微细血栓,出现弥散性血管凝血(DIC)。由于加重组织细胞缺氧,使细胞内的溶酶体膜破裂,释放出蛋白水解酶,结果造成细胞自溶,细胞死亡,最终出现严重出血倾向。晚期神志模糊甚至昏迷,兼有心、肺、肾重要器官功能衰竭而死亡。

十三、肺水肿的病理生理

过多的体液积聚于肺组织内称为肺水肿。根据水肿积累部位,肺水肿可分为间质型和肺泡型两种;根据水肿病因,肺水肿可分为心源性肺水肿和非心源性肺水肿。间质型常发生在肺泡型之前,肺循环的血浆胶体渗透压相同,均为 28 mmHg,而肺泡毛细血管血压仅为 7 mmHg。只有在肺泡毛细血管血压快速超过 30 mmHg 才出现急性肺水肿。在慢性肺水肿发生过程中,肺组织淋巴回流量的大量增加,也具有主要的抗水肿作用,例如当二尖瓣狭窄患者的肺泡毛细血管平均血压逐渐升高达 35~45 mmHg 时,仍可无明显肺水肿发生。

肺水肿是毛细血管膜(肺毛细血管、肺泡、肺间质和肺淋巴管)液体交换失调的结果。其发生机制主要为四个方面：

1. 肺泡毛细血管压增高 左心衰竭时，左心室泵血功能减弱，可相继引起左心房、肺静脉和肺泡毛细血管压增高，当肺泡毛细血管血压超过血浆胶体渗透压，使组织间液生成过多，而血管和淋巴管又未能充分回流时，就发生肺水肿。如急性心肌梗死、重度二尖瓣狭窄、急性肾小球肾炎、高血压性心脏病等患者。

2. 肺泡毛细血管通透性增高 某些生物性、物理性、化学性和药物等因素能使肺泡毛细血管的通透性增高，因而可引起血浆蛋白滤出增多和肺水肿，如休克、DIC、超敏反应等，肺内血管活性物质如组胺、5-羟色胺、前列腺素等大量释放，也可引起肺毛细血管通透性增高，导致肺水肿。

3. 血浆胶体渗透压降低 肝肾疾病、严重营养不良等引起的血浆蛋白含量明显减少，并有严重感染或毒血症时，如给这些病人输液过快过多则较易引起肺水肿。

4. 肺淋巴回流障碍 肺部肿瘤压迫周围淋巴管等。

四种因素，任何一种发生障碍均可导致间质水肿或合并肺泡水肿。外渗液的多少，决定于肺毛细血管和肺间质间的压差，为 Starling's 公式所左右。此外，任何原因使肺泡表面活性物质减少时，均可使肺泡表面张力增加，肺泡过度缩小，甚至萎陷，间质负压加大，继而发生或加重间质和肺泡水肿。

十四、呼吸衰竭的病理生理及发病机制

缺氧和二氧化碳潴留是形成呼吸衰竭的病理生理基础，缺氧和二氧化碳潴留对人体的作用往往是相互交叉影响的，致使呼吸衰竭的病理生理较为复杂。

（一）缺氧和二氧化碳潴留的发生机制

1. 通气不足 静息状态下，呼吸室内空气时，总肺泡通气量达 4 L/min，才能使肺泡-毛细血管二氧化碳分压差保持正常，进行有效的氧和二氧化碳的气体交换。当肺泡通气量减少时，肺泡氧分压下降，二氧化碳分压上升，导致缺氧和二氧化碳潴留。

2. 通气、血流比例失调 正常的气体交换既要有足够的通气量（4 L/min），又要有足够的血流（5 L/min）及两者在数量上的协调，保持比例为 0.8。通气/血流比例小于 0.8 产生的生理静动脉分流，或通气/血流比例大于 0.8 的无效通气，均为比例失调所致。通气/血流比例失调通常仅产生缺 O_2，而无 CO_2 潴留，其原因主要是：① 动脉与混合静脉血的氧分压差为 59 mmHg，比 CO_2 分压差 5.9 mmHg 大 10 倍；② 氧解离曲线呈 S 形，正常肺泡毛细血管血氧饱和度已处于曲线的平台，无法携带更多的氧以代偿低 PaO_2 区的血氧含量下降，而 CO_2 解离曲线在生理范围内呈直线，有利于通气良好区对通气不足区的代偿,排出足够的 CO_2,不致出现 CO_2 潴留。然而,严重的通气/血流比例失调亦可导致 CO_2 潴留。

3. 弥散障碍 肺内气体交换是通过弥散过程实现的。弥散量受很多因素影响,包括:① 弥散面积;② 肺泡膜的厚度和通透性;③ 气体和血液接触的时间;④ 气体弥散能力(系数);⑤ 气体分压低;⑥ 其他,如心排血量、血红蛋白含量、V/Q 比值等。氧弥散能力仅为二氧化碳的 1/20,故在弥散障碍时,通常以低氧为主。

4. 肺动-静脉样分流 由于肺部病变如肺泡萎陷、肺不张、肺水肿和肺炎实变等均可引起肺动-静脉样分流增加,使静脉血没有接触肺泡气进行气体交换的机会,直接流入肺静脉。

5. 氧耗量 氧耗量增加是加重缺 O_2 的原因之一。发热、寒战、呼吸困难和抽搐均增加氧耗量。氧耗量增加,肺泡氧分压下降,正常人通过增加通气量以防止缺氧。氧耗量增加的患者,如同时伴有通气功能障碍,会出现严重的低氧血症。

(二)缺氧、二氧化碳潴留对机体的影响

1. 对中枢神经的影响 缺氧可引起脑细胞功能障碍,脑毛细血管通透性增加,脑水肿,最终引起脑细胞死亡。CO_2 潴留使脑脊液氢离子浓度增加,影响脑细胞代谢,降低脑细胞兴奋性,抑制皮质活动。缺 O_2 和 CO_2 潴留均会使脑血管扩张,血流阻力减少,血流量增加以代偿之。严重缺 O_2 和 CO_2 潴留会发生血管通透性增加,引起脑间质水肿和脑细胞内水肿。

2. 对心脏、循环的影响 缺 O_2 可使心率加快和心排血量增加,血压上升。缺 O_2 能引起肺小动脉收缩而增加肺循环阻力,导致肺动脉高压和增加右心负荷,最终导致肺源性心脏病。CO_2 潴留可使心率加快,心排血量增加,使脑血管、冠状血管舒张,皮下浅表毛细血管和静脉扩张。

3. 对呼吸影响 缺 O_2 对呼吸的影响远较 CO_2 潴留的影响为小。CO_2 是强有力的呼吸中枢兴奋剂,但临床上慢性高碳酸血症患者,并无通气量相应增加,反而有所下降。

十五、肺性脑病的发病机制

肺性脑病是由于慢性肺胸疾患伴有呼吸衰竭,出现低氧血症、高碳酸血症而引起的精神障碍、神经症状的综合征。应注意与脑动脉硬化、严重电解质紊乱、单纯性碱中毒、感染中毒脑病等相鉴别。其作用机制如下:

1. 低氧血症引起 ATP 形成减少和乳酸、丙酮酸堆积,不能维持细胞内外的电平衡,使离子运转发生障碍,氯离子进入细胞内与阻留于细胞内的钠离子结合形成氯化钠,使细胞内渗透压增加,促使水分进入脑细胞,引起细胞内水肿,导致脑机能不全,出现神经精神症状。

2. 高碳酸血症引起脑血管扩张充血,毛细血管通透性增加,引起脑间质水肿,同时大量氢离子进入细胞内,引起细胞内酸中毒,从而导致脑机能不全,出现不同程度的神经精神症状。

3. 代谢性碱中毒可抑制外呼吸和内呼吸,进一步加重缺氧和二氧化碳潴留,从而使组织缺氧加重,酸中毒加重,使脑机能障碍加重,出现神经精神症状。

十六、酸碱平衡的调节及肺心病发生酸碱失衡的种类、特点及机制

(一)酸碱平衡的调节机制

1. 缓冲系统 有碳酸氢盐系统(最重要的组合)、磷酸盐系统、血红蛋白系统和血浆蛋白系统,能使强酸强碱转变为弱酸弱碱。

2. 离子交换 对细胞内外酸碱度的调解有重要意义。

3. 肺调节 肺脏通过调整通气量,增加或减少二氧化碳的排除,以调节酸碱平衡。

4. 肾调节 肾脏通过排除机体内的固定酸及碱性物质来调节酸碱平衡,其机理较为复杂,主要有碳酸氢钠的再吸收,肾小管内缓冲盐的酸化,钾的排泄与钾钠交换,氨的分泌和铵盐的生成等方式,达到对酸碱平衡的调节。

(二)肺心病酸碱失衡的种类

呼吸性酸中毒、呼吸性酸中毒并代谢性碱中毒、呼吸性酸中毒并代谢性酸中毒、代谢性碱中毒、呼吸性碱中毒、代谢性酸中毒、呼吸性酸中毒并代谢性碱中毒并代谢性酸中毒。

(三)肺心病酸碱失衡的特点

1. 较为普遍,发生率高。

2. 类型多,最基本的类型是呼吸性酸中毒,经常可出现双重或三重酸碱失衡。

3. 变化快,死亡率高。

(四)肺心病酸碱失衡的发生机制

1. 呼吸性酸中毒是通气不足引起二氧化碳潴留,碳酸增加所致。

2. 呼吸性碱中毒是通气过度,使二氧化碳排出过多,碳酸减少所致。

3. 代谢性酸中毒是由于严重缺氧,无氧代谢产物乳酸、丙酮酸等有机酸在体内堆积所引起。

4. 代谢性碱中毒是由于长期厌食、频繁呕吐或应用利尿剂、肾上腺皮质激素及葡萄糖等促发低钾、低氯性碱中毒,可由于碱性药物应用过量,或呼吸性酸中毒纠正过速,致使碳酸氢盐相对增加而发生。

十七、急性呼吸窘迫综合征(ARDS)的常见原因及发病机制

多发生于原心肺功能正常的患者,由于肺外或肺内的严重疾病引起肺毛

细血管炎症性损伤,通透性增加,继发急性高通透性肺水肿和进行性缺氧性呼吸衰竭(Ⅰ型)。虽其病因各异,但有共同的生理学、病理学和影像学特征。临床表现为急性呼吸窘迫、难治性低氧血症。ARDS 是急性肺损伤(acute lung injury,ALI)发展到后期的典型表现。

（一）常见病因

严重休克、严重感染(败血症、肺炎等)、严重创伤、弥散性血管内凝血(DIC)、吸入刺激性气体或胃内容物、溺水、大量输血、急性胰腺炎、药物或麻醉品中毒、骨折时脂肪栓塞、氧中毒等。

（二）发病机制

肺损伤的过程除与基础疾病的直接损伤有关外,更重要的是炎症细胞及其释放的介质和细胞因子的作用。主要参与的细胞是中性粒细胞、巨噬细胞和肺泡毛细血管内皮等。其中中性粒细胞在肺内的渗出和聚集是 ARDS 发病的细胞学上的重要环节。聚集在肺内的中性粒细胞在多种介质和细胞因子的作用下,产生"呼吸暴发",释放多种造成肺损伤的物质如蛋白酶、超氧化物和细胞因子等。最终引起肺毛细血管损伤,通透性增加和微血栓形成;肺泡上皮损伤,表面活性物质减少或消失,导致肺水肿,肺泡内透明膜形成和微肺不张。

由于肺毛细血管内皮细胞和肺泡上皮细胞受损,引起肺间质和肺泡水肿;肺表面活性物质减少,导致小气道闭陷、肺泡萎陷不张,肺顺应性降低,功能残气量减少;通气/血流比例失调、肺内动-静脉样分流增加。上述因素综合作用引起弥散障碍和肺内分流,造成严重的低氧血症和呼吸窘迫。

呼吸窘迫的产生机制主要有:① 低氧血症刺激颈动脉窦和主动脉体化学感受器,可反射刺激呼吸中枢,产生过度通气;② 肺水肿刺激肺毛细血管旁感受器(J 感受器),引起反射性呼吸增快。在 ARDS 早期,常由于过度通气而出现呼吸性碱中毒,但在终末期,可发生通气不足,使缺 O_2 更为严重,伴 CO_2 潴留,形成混合性酸中毒。

（戴山林）

第二节　基本知识

一、急性气管-支气管炎

急性气管-支气管炎是由感染、物理、化学刺激或过敏等因素引起的气管-支气管黏膜的急性炎症。临床主要症状有咳嗽和咳痰。常见于寒冷季节或气候突变时节。也可由急性上呼吸道感染迁延而来。

（一）病因和发病机制

1. 感染　可以由病毒、细菌直接感染,也可因急性上呼吸道感染的病毒或细菌蔓延引起本病。常见致病菌为流感嗜血杆菌、肺炎链球菌、链球菌、葡萄球菌等。奴卡菌感染有所增加。也可在病毒感染的基础上继发细菌感染。

2. 物理、化学因素　过冷空气、粉尘、刺激性气体或烟雾(如二氧化硫、二氧化氮、氨气、氯气)等的吸入,对气管-支气管黏膜急性刺激等亦可引起。

3. 过敏反应　常见的致敏原包括花粉、有机粉尘、真菌孢子等;或对细菌蛋白质的过敏,引起气管-支气管的过敏炎症反应。

（二）诊断要点

1. 症状　全身症状一般较轻,可有发热,38 ℃左右,多于3～5 天降至正常。咳嗽、咳痰,先为干咳或少量黏液性痰,随后可转为黏液脓性或脓性,痰量增多,咳嗽加剧,偶可痰中带血。咳嗽、咳痰可延续2～3 周才消失,如迁延不愈,日久可演变成慢性支气管炎。如支气管发生痉挛,可出现程度不等的气促,伴胸骨后发紧感。

2. 体征　体征不多,呼吸音常正常,可以在两肺听到散在干、湿性啰音。啰音部位不固定,咳嗽后可减少或消失。

3. 实验室和其他辅助检查　周围血中白细胞计数和分类多无明显改变。细菌感染较重时,白细胞总数和嗜中性粒细胞增高。痰培养可发现致病菌。X 线胸片检查,大多数表现正常或仅有肺纹理增粗。

4. 鉴别诊断　需与下列疾病相鉴别:

（1）流行性感冒:起病急骤,发热较高,全身中毒症状如全身酸痛、头痛、乏力等明显。常有流行病史,并依据病毒分离和血清学检查,可供鉴别。

（2）急性上呼吸道感染:鼻咽部症状明显,一般无咳嗽、咳痰,肺部无异常体征。

（3）其他:支气管肺炎、肺结核、肺癌、肺脓肿、麻疹、百日咳等多种肺部疾病可伴有急性支气管炎的症状,应详细检查,以资鉴别。

（三）治疗原则

1. 一般措施　休息、保暖、多饮水、摄入足够的热量。

2. 抗菌药物治疗　根据感染的病原体及药物敏感试验选择抗菌药物治疗。一般未能得到病原菌阳性结果前,可以选用大环内酯类(红霉素、罗红霉素、乙酰螺旋霉素、阿奇霉素等),青霉素类(青霉素、阿莫西林等),氟喹诺酮类(左氧氟沙星、环丙沙星、莫西沙星等),头孢菌素类(第一代头孢菌素、第二代头孢菌素等)。多数患者用口服抗菌药物即可,症状较重者可用肌内注射或静脉滴注。

3. 对症治疗　咳嗽无痰,可用右美沙芬、喷托维林(咳必清)或可待因。

咳嗽有痰而不易咳出,可选用复方氯化铵合剂、溴己新(必嗽平)、盐酸氨溴索(沐舒坦)等,也可雾化帮助祛痰。中成药止咳祛痰药也可选用。发生支气管痉挛,可用平喘药如:茶碱类、β_2肾上腺素受体激动剂等(详见"支气管哮喘")。发热可用解热镇痛剂。

二、慢性支气管炎

慢性支气管炎(chronic bronchitis,简称慢支)是指气管、支气管黏膜及其周围组织的慢性非特异性炎症。临床上以咳嗽、咳痰或伴有喘息及反复发作的慢性过程为特征。病情若缓慢进展,常并发阻塞性肺气肿,甚至肺动脉高压、肺源性心脏病。

(一)病因和发病机制

慢支的病因较复杂,迄今尚未明了。认为有关因素如下:

1. 大气污染。

2. 吸烟。

3. 感染 感染是慢支发生、发展的重要因素。

4. 过敏因素。

5. 其他 除上述主要因素外,尚有机体内在因素参与慢支的发生,如:① 自主神经功能失调;② 老年人呼吸道防御功能下降;③ 营养因素;④遗传也可能是慢支的易患因素。

(二)诊断要点

根据咳嗽、咳痰或伴喘息,每年发病持续 3 个月,连续 2 年或以上,并排除其他心、肺疾患(如肺结核、尘肺、哮喘、支气管扩张、肺癌、心脏病、心力衰竭等)时,可作出诊断。如每年发病持续不足 3 个月,而有明确的客观检查依据(如 X 线、呼吸功能等)亦可诊断。

1. 症状 多缓慢起病,病程较长,反复急性发作而加重。主要症状有慢性咳嗽、咳痰、喘息。

(1)咳嗽:咳嗽严重程度视病情而定,一般晨间咳嗽较重,白天较轻,晚间睡前有阵咳或排痰。

(2)咳痰:常以清晨排痰较多,痰液一般为白色黏液或浆液泡沫性,偶可带血。急性发作伴有细菌感染时,则变为黏液脓性,痰量亦随之增加。

(3)喘息或气促:部分患者有支气管痉挛而出现喘息,常伴有哮鸣音。

2. 体征 早期可无任何异常体征。急性发作期可有散在的干、湿啰音,多在背部及肺底部,咳嗽后可减少或消失。喘息型者可听到哮鸣音及呼气延长,而且不易完全消失。

3. 实验室和其他检查

(1)X 线检查:早期可无异常。病变反复发作,可见两肺纹理增粗、紊乱,呈网状或条索状、斑点状阴影,以下肺野较明显。

（2）呼吸功能检查:早期常无异常。如有小气道阻塞时,最大呼气流量—容量曲线在50％和25％肺容量时,流量明显降低,闭合容量可增加。发展到气道狭窄或有阻塞时,就有阻塞性通气功能障碍的肺功能表现。

（3）血液检查:慢支急性发作期或并发肺部感染时,可见白细胞及中性粒细胞增多。喘息型者嗜酸性粒细胞可增多。

（4）痰液检查:涂片或培养可见肺炎链球菌、流感嗜血杆菌、甲型链球菌、奈瑟球菌等。涂片中可见大量中性粒细胞,喘息型者常见较多的嗜酸性粒细胞。

4. 分型　可分为单纯型和喘息型两型。单纯型的主要表现为咳嗽、咳痰;喘息型除有咳嗽、咳痰外尚有喘息,伴有哮鸣音,喘鸣在阵咳时加剧,睡眠时明显。

（三）治疗原则

1. 控制感染　视感染的主要致病菌和严重程度或根据病原菌药物敏感试验选用抗菌药物。轻者可口服,较重者用肌注或静脉滴注抗菌药物。常用的有青霉素类、大环内酯类、氟喹诺酮类、头孢菌素类等。

2. 祛痰、镇咳　对急性发作患者,在抗感染治疗的同时,应用祛痰、镇咳药物,以改善症状。迁延期患者尤应坚持用药,以求消除症状。常用药物复方氯化铵合剂、溴己新（必嗽平）、盐酸氨溴索（沐舒坦）等。中成药止咳祛痰药也可选用。对老年体弱无力咳痰者或痰量较多者,应以祛痰为主,应避免应用强镇咳剂,如可卡因等。

3. 解痉、平喘　常选用氨茶碱、特布他林（terbutaline,喘康速）等口服或用沙丁胺醇（salbutamol,舒喘灵）、异丙托溴铵（ipratropine,异丙托品）等吸入剂或雾化吸入。若气道舒张剂使用后气道仍有持续阻塞,可试用糖皮质激素,泼尼松20～40 mg/d。

4. 气雾疗法　生理盐水气雾湿化吸入或加溴己新、异丙托溴铵,可稀释气管内的分泌物,有利排痰。

三、阻塞性肺气肿

阻塞性肺气肿（obstructive pulmonary emphysema,肺气肿）是由于吸烟、感染、大气污染等有害因素的刺激,引起终末细支气管远端（呼吸细支气管、肺泡管、肺泡囊和肺泡）的气道弹性减退,过度膨胀、充气和肺容量增大,并伴有气道壁的破坏。

（一）病因和发病机制

肺气肿的发病机制至今尚未完全阐明,一般认为是多种因素协同作用形成的。引起慢支的各种因素如感染、吸烟、大气污染、职业性粉尘和有害气体的长期吸入、过敏等,均可引起阻塞性肺气肿,其中主要因素是吸烟。

(二)诊断要点

1. 症状　慢支并发肺气肿时,在原有咳嗽、咳痰等症状的基础上出现逐渐加重的呼吸困难。最初仅在劳动、上楼或登山、爬坡时有气促。随着病变的发展,在平地活动时,甚至在静息时也感气促。当慢支急性发作时,进一步加重通气功能障碍,使胸闷、气促加剧,严重时可出现呼吸衰竭的症状。

2. 体征　早期体征不明显。随着病情的发展,可出现桶状胸,呼吸运动减弱,触诊语颤减弱或消失;叩诊呈过清音,心浊音界缩小或不易叩出,肺下界和肝浊音界下移;听诊心音遥远,呼吸音普遍减弱,呼气延长。并发感染时肺部可有湿啰音。如剑突下出现心脏搏动及其心音较心尖部明显增强时,提示并发早期肺源性心脏病。

3. 实验室和其他检查

(1) X线检查:胸廓扩张,肋间隙增宽,肋骨平行,活动减弱,膈降低且变平,两肺野的透亮度增加。有时可见局限性透亮度增高。肺血管纹理外带纤细、稀疏和变直,而内带的血管纹理可增粗和紊乱。心脏常呈垂直位,心影狭长。

(2) 心电图检查:有时可呈低电压。

(3) 呼吸功能检查:慢支合并肺气肿时,呼吸功能既有通气功能障碍,如第一秒用力呼气量占用力肺活量比值(FEV_1/FVC)小于60%,最大通气量低于预计值的80%;尚有残气量增加,残气量占肺总量的百分比增加,超过40%。

4. 动脉血气分析　早期可无变化,随着病情发展,动脉血氧分压降低,进一步发展出现二氧化碳分压升高,并可出现代偿性呼吸性酸中毒,pH降低。

(三)治疗原则

治疗的目的在于改善呼吸功能,提高患者工作、生活能力。为此,就应注意:① 解除气道阻塞中的可逆因素;② 控制咳嗽和痰液的生成;③ 消除和预防气道感染;④ 控制各种并发症,如动脉低氧血症和血管收缩等;⑤ 避免吸烟和其他气道刺激物、麻醉和镇静剂、非必要的手术或所有可能加重本病的因素;⑥ 解除患者常伴有的精神焦虑和忧郁。

1. 舒张支气管　应用舒张支气管药物,如抗胆碱药、茶碱类、β_2肾上腺素受体激动剂。如有过敏因素存在,可适当选用糖皮质激素。

2. 抗菌治疗　急性发作期根据病原菌或经验应用有效抗菌药物。

3. 呼吸肌功能锻炼　进行腹式呼吸,缩唇缓慢呼气,以加强呼吸肌的活动,增强膈肌的活动能力。

4. 家庭氧疗　每天10～15 h(1～2 L/min)持续的给氧能延长寿命,改善生活质量。

5. 康复治疗 视病情制订方案,由训练有素的物理治疗师指导治疗。可用气功、太极拳、呼吸操、定量行走或登梯练习。

6. 手术治疗 局限性肺气肿或肺大疱可选择合适的手术治疗。合适的减容手术已取得可喜的近期疗效。肺移植术治疗也取得进展,单侧移植比全肺效果好。

四、慢性肺源性心脏病

慢性肺源性心脏病(chronic pulmonary heart disease)是由肺组织、肺动脉血管或胸廓的慢性病变引起肺组织结构和功能异常,产生肺血管阻力增加,肺动脉压力增高,使右心扩张、肥大,伴或不伴右心衰竭的心脏病。

(一)病因和发病机制

1. 病因

(1)支气管、肺疾病:以慢支并发阻塞性肺气肿引起的慢性阻塞性肺疾病(COPD)最为多见,约占 80%～90%。

(2)胸廓运动障碍性疾病:较少见。

(3)肺血管疾病:甚少见。

(4)其他:原发性肺泡通气不足及先天性口咽畸形、睡眠呼吸暂停综合征等亦可导致肺源性心脏病。

2. 发病机制

(1)引起右心室肥大的因素很多,有些还不很清楚,但先决条件是肺的功能和结构的不可逆性改变,发生反复的气道感染和低氧血症,导致一系列的体液因子和肺血管的变化,使肺血管阻力增加,肺动脉血管的结构重构,产生肺动脉高压。

(2)心脏病变和心力衰竭:肺循环阻力增加时,右心发挥其代偿功能,以克服肺动脉压升高的阻力而发生右心室肥大。随着病情的进展,特别是急性加重期,肺动脉压持续升高且严重,超过右心室的负荷,右心失代偿,舒张末压增高,促使右心室扩大和右心室功能衰竭。

(3)其他重要器官的损害:缺氧和高碳酸血症尚对其他重要器官如脑、肝、肾、胃肠及内分泌系统、血液系统等发生病理改变,引起多脏器的功能损害。

(二)诊断要点

1. 临床表现 本病发展缓慢,临床上除原有肺、胸疾病的各种症状和体征外,主要是逐步出现肺、心功能衰竭以及其他器官损害的征象。按其功能的代偿期与失代偿期进行分述。

(1)肺、心功能代偿期(包括缓解期):此期主要是慢阻肺的表现。慢性咳嗽、咳痰、气促,活动后可感心悸、呼吸困难、乏力和劳动耐力下降。体检可有明显肺气肿体征,听诊多有呼吸音减弱,偶有干、湿性啰音,下肢轻微水肿,下午明显,次晨消失。心浊音界常因肺气肿而不易叩出。心音遥远,但肺动脉瓣区可有第二心音亢进,提示有肺动脉高压。三尖瓣区出现收缩期杂音或剑突下见心脏搏动,多提示有右心室肥大。部分病例因肺气肿使胸膜腔内压升高,阻碍腔静脉回流,可见颈静脉充盈。又因膈下降,使肝上界及下缘明显地下移,应与右心衰竭的肝淤血征相鉴别。肺心病患者常有营养不良的表现。

(2) 肺、心功能失代偿期(包括急性加重期):本期临床主要表现以呼吸衰竭为主,有或无心力衰竭。

2. X线检查 除肺、胸基础疾病及急性肺部感染的特征外,尚可有肺动脉高压征,如右下肺动脉干扩张,其横径≥15 mm;其横径与气管横径之比值≥1.07;肺动脉段明显突出或其高度≥3 mm;右心室肥大,皆为诊断肺心病的主要依据。

3. 心电图检查 主要表现有右心室肥大的改变,如电轴右偏,重度顺钟向转位,$RV_1 + SV_5 \geq 1.05$ mV 及肺型 P 波。也可见右束支传导阻滞及低电压图形,可作为诊断肺心病的参考条件。在 V_1、V_2 甚至延至 V_3,可出现酷似陈旧性心肌梗死图形的 QS 波,应注意鉴别。

4. 超声心动图检查 通过测定右心室流出道内径(≥30 mm),右心室内径(≥20 mm),右心室前壁的厚度,左、右心室内径的比值(<2),右肺动脉内径或肺动脉干及右心房肥大等指标,以诊断肺心病。

5. 动脉血气分析 肺心病肺功能代偿期可出现低氧血症或合并高碳酸血症,当 $PaO_2 < 8$ kPa(60 mmHg)、$PaCO_2 > 6.67$ kPa(50 mmHg),表示有呼吸衰竭。

(三)治疗原则

1. 急性加重期 积极控制感染;通畅呼吸道,改善呼吸功能;纠正缺氧和二氧化碳潴留;控制呼吸和心力衰竭。

(1) 控制感染:参考痰菌培养及药物敏感试验选择抗菌药物。在还没有培养结果前,根据感染的环境及痰涂片革兰染色选用抗菌药物。院外感染以革兰阳性菌占多数;院内感染则以革兰阴性菌为主。或选用两者兼顾的抗菌药物。常用的有青霉素类、氨基糖苷类、氟喹诺酮类及头孢菌素类等抗菌药物。选用广谱抗菌药物时必须注意可能继发的真菌感染。

(2) 通畅呼吸道,纠正缺氧和二氧化碳潴留。参阅"呼吸衰竭"。

(3) 控制心力衰竭:肺心病心力衰竭的治疗与其他心脏病心力衰竭的治疗有其不同之处,因为肺心病患者一般在积极控制感染、改善呼吸功能后心力衰竭便能得到改善。但对治疗后无效或较重患者可适当选用利尿剂、正性肌力药或血管扩张药。

① 利尿剂：原则上宜选用作用轻、小剂量的利尿剂。如氢氯噻嗪（双氢克尿塞）25 mg，每日 1～3 次，一般不超过 4 天；尿量多时需加用 10％氯化钾 10 ml，3 次/日，或加用保钾利尿剂，如氨苯蝶啶 50～100 mg，3 次/日。重度而急需行利尿的患者可用呋塞米（速尿）20 mg，肌注或口服。利尿剂应用后易出现低钾、低氯性碱中毒，使缺氧加重，痰液黏稠不易排痰和血液浓缩，应注意预防。

② 正性肌力药：肺心病患者由于慢性缺氧及感染，对洋地黄类药物耐受性很低，疗效较差，且易发生心律失常。洋地黄类药物的剂量宜小，一般约为常规剂量的 1/2 或 2/3，同时选用作用快、排泄快的洋地黄类药物，如毒毛花苷 K（毒毛旋花子苷 K）0.125～0.25 mg，或毛花苷 C（西地兰）0.2～0.4 mg，加于 10％葡萄糖液内静脉缓慢推注。用药前应注意纠正缺氧，防治低钾血症，以免发生药物毒性反应。应用指征是：a. 感染已被控制，呼吸功能已改善，利尿剂不能得到良好的疗效而反复水肿的心力衰竭患者；b. 以右心衰竭为主要表现而无明显感染的患者；c. 出现急性左心衰竭者。

③ 血管扩张剂：血管扩张剂可减轻心脏前、后负荷，降低心肌耗氧量，增加心肌收缩力，对部分顽固性心力衰竭有一定效果。但血管扩张剂在扩张肺动脉的同时也扩张体动脉，往往造成体循环血压下降，反射性使心率增快，血氧分压下降、二氧化碳分压上升等副作用，因而限制了一般血管扩张剂在肺心病的临床应用。钙通道阻滞剂、中药川芎嗪、一氧化氮（NO）等有一定降低肺动脉压效果而无副作用。

（4）控制心律失常：一般心律失常经过治疗肺心病的感染、缺氧后可自行消失。如果持续存在，可根据心律失常的类型选用药物。

（5）加强护理工作。

2. 缓解期　长期氧疗，调整免疫功能，营养支持治疗等。

（刘　文）

五、支气管哮喘

支气管哮喘（bronchial asthma）是气道的一种慢性变态反应性炎症性疾病。它是由肥大细胞、嗜酸细胞、淋巴细胞等多种炎症细胞介导的气道炎症。它的存在引起气道高反应性（AHR）和广泛的、可逆性气流阻塞。

这是一种常见疾病，约半数哮喘病人从 12 岁以前起病。1995 年由 WHO 和美国国立卫生院心肺血液研究所组织各国专家共同制定的《哮喘防治的全球创议》（简称 GINA），已成为指导全世界哮喘病防治工作的指南。

（一）病因和发病机制

1. 气道炎症学说　是近年来公认的最重要的哮喘发病机制。外源性过敏原使肥大细胞颗粒所释放出的多种介质,除了能引起速发相哮喘反应外,还可使嗜酸性粒细胞、淋巴细胞、中性粒细胞、巨噬细胞等炎症细胞从外周循环血液募集到气道,并活化、释放出许多炎性介质,导致迟发相哮喘反应(LAR)。其他主要学说还有变态反应学说、神经-受体失衡学说等。

2. 发病机制　可能与哮喘发病有关的机制包括:呼吸道的病毒感染,药物(阿司匹林等解热镇痛药和含碘造影剂),运动,遗传,胃-食管反流和心理因素等影响所致。

(二)诊断要点

1. 反复发作喘息、气急、胸闷或咳嗽。多与接触变应原、物理或化学性刺激、呼吸道感染、运动等有关。

2. 发作时两肺可闻及散在或弥漫的、以呼气相为主的哮鸣音。

3. 哮喘症状可经治疗后缓解或自行缓解。

4. 除外其他疾病引起的喘息、气急、胸闷或咳嗽。

5. 临床表现不典型者应至少具备以下一项试验阳性:① 支气管激发试验或运动试验阳性。② 支气管舒张试验阳性(FEV_1 改善>15％,且 FEV_1 增加绝对值>200 ml)。③呼气流量峰值(PEF)日内变异率或昼夜波动率≥20％。

符合 1～4 条或 4、5 条者,可以诊断为支气管哮喘。

(三)分期分级

1. 分期　根据临床表现哮喘可分为:① 急性发作期;② 慢性持续期——在相当长的时间内,每周均有不同频度和(或)不同程度出现症状(喘息、气急、胸闷或咳嗽等);③ 缓解期——经治疗或未经治疗症状、体征消失,肺功能恢复到急性发作前水平,并维持 4 周以上。

2. 病情严重程度分级　分为三个部分。

(1)治疗前病情严重程度分级:包括新发生的哮喘患者和既往已诊断为哮喘而长时间未应用药物治疗的患者(表 1-2)。

表 1-2　治疗前哮喘病情严重程度的分级

分级	临床特点
间歇发作 (第 1 级)	症状<每周 1 次 短暂发作 夜间哮喘症状≤每月 2 次 FEV_1≥80％预计值或 PEF≥80％个人最佳值, PEF 或 FEV_1 变异率<20％

分级	临床特点
轻度持续 （第2级）	症状≥每周1次,但＜每天1次 可能影响活动和睡眠 夜间哮喘症状＞每月2次,但＜每周1次 FEV_1≥80％预计值或PEF≥80％个人最佳值, PEF或FEV_1变异率20％～30％
中度持续 （第3级）	每日有症状 影响活动和睡眠 夜间哮喘症状≥每周1次 $FEV_1$60％～79％预计值或PEF60％～79％ 个人最佳值,PEF或FEV_1变异率＞30％
重度持续 （第4级）	每日有症状 频繁发作 经常出现夜间哮喘症状 体力活动受限FEV_1＜60％预计值或 PEF＜60％个人最佳值,PEF或FEV_1变异率＞30％

（2）治疗期间病情严重程度的分级：当患者已经处于规范化分级治疗期间,哮喘病情严重程度分级则应根据临床表现和目前每日治疗方案的级别综合判断（表1-3）。

表1-3　治疗期间哮喘病情严重程度的分级

目前患者的症状和肺功能	原设定的治疗级别		
	间歇发作 （第1级）	轻度持续 （第2级）	中度持续 （第3级）
间歇发作（第1级）	间歇发作	轻度持续	中度持续
轻度持续（第2级）	轻度持续	中度持续	重度持续
中度持续（第3级）	中度持续	重度持续	重度持续
重度持续（第4级）	重度持续	重度持续	重度持续

（3）哮喘急性发作时病情严重程度的分级：哮喘急性发作是指气促、咳嗽、胸闷等症状突然发生,或原有症状急剧加重（表1-4）。

表1-4　哮喘急性发作时病情严重程度的分级

临床特点	轻度	中度	重度	危重
气短	步行、上楼时	稍事活动	休息时	
体位	可平卧	喜坐位	端坐呼吸	
讲话方式	连续成句	单词	单字	不能讲话
精神状态	可有焦虑尚安静	时有焦虑或烦躁	常有焦虑、烦躁	嗜睡或意识模糊

临床特点	轻度	中度	重度	危重
出汗	常无	有	大汗淋漓	
呼吸频率	轻度增加	增加	常＞30 次/分	
辅助呼吸肌活动及三凹征	常无	可有	常有	胸腹矛盾运动
哮鸣音	散在,呼吸末期	响亮、弥漫	响亮、弥漫	减弱,乃至无
脉率	＜100 次/分	100～120 次/分	＞120 次/分	脉率变慢不规则
奇脉	无,＜10 mmHg	可有 10～25 mmHg	常有,＞25 mmHg	无,提示呼吸肌疲劳
使用 β_2 激动剂后 PEF 预计值或个人最佳值%	＞80%	60%～80%	＜60%或＜100 L/min 或作用时间＜2 h	
PaO_2（吸空气）	正常	≥8 kPa（60 mmHg）	＜8 kPa	
$PaCO_2$	＜6 kPa（45 mmHg）	≤6 kPa	＞6 kPa	
SaO_2（吸空气）	＞95%	91%～95%	≤90%	
pH				pH 降低

（四）治疗原则

目前尚无特效的根治方法,但哮喘症状能得到有效控制,减少复发乃至不发作。

1. 消除病因 尽量避免和消除可能引起哮喘发作的变应原和其他刺激,去除各种诱发因素。

2. 常用药物 药物种类很多,可分为分为解痉平喘药和抗炎防喘药两大类。能在较短时间内缓解气喘症状的药物主要有:① β_2 受体激动剂;② 茶碱类;③ 抗胆碱类药物等。能抑制气道的过敏性炎症,预防和减轻哮喘发作的药物:① 吸入型糖皮质激素;② 色苷酸钠或酮替芬;③ 白三烯受体拮抗剂等(详见第一节中平喘药的种类和主要药理作用、用法及不良反应与注意事项部分)。

3. 长期治疗方案的确定 哮喘治疗方案的选择基于其疗效及其安全性。药物治疗可以酌情采取不同的给药途径,包括吸入、口服和肠道外途径(皮下、肌内或静脉注射)。吸入给药的主要优点是可以将药物直接送入气道以提高疗效,而避免或使全身不良反应减少到最低程度。哮喘治疗应以患者的严重程度为基础,并根据病情控制变化增减(升级或降级)的阶梯治疗原则选择治疗药物(表1-5)。

表 1-5　哮喘患者长期治疗方案的选择

严重度	每天控制治疗药物	其他治疗选择＊＊
第1级间歇 发作＊＊＊	不必	
第2级轻度 持续	吸入糖皮质激素(≤500 μg BDP 或相当剂量)	缓释茶碱,或色甘酸钠,或白三烯调 节剂
第3级中度 持续	吸入糖皮质激素 (200～1 000 μg BDP或相当剂量),联合吸入长效 β₂ 激动剂	• 吸入糖皮质激素(500～1 000 μg BDP或相当剂量),合用缓释茶碱,或 • 吸入糖皮质激素(500～100 μg BDP 或相当剂量),合用长效口服 β₂ 激动 剂,或 • 吸入大剂量糖皮质激素(>1000 μg BDP或相剂量),或 • 吸入糖皮质激素(500～1 000 μg BDP或相当剂量),合用白三烯调 节剂
第4级重度 持续	吸入糖皮质激素(>1 000 μg BDP 或相当剂量),联合吸入长效 β₂ 激 动剂,需要时可再增加 1 种或 1 种以上下列药物: • 缓释茶碱 • 白三烯调节剂 • 长效口服 β₂ 激动剂 • 口服糖皮质激素	

注:＊各级治疗中除了规则的每日控制药物治疗以外,需要时可吸入短效 β₂ 激动剂以缓解症状;＊＊
其他选择的缓解药包括:吸入抗胆碱能药物、口服短效 β₂ 激动剂、短作用茶碱;＊＊＊间歇发作哮
喘,但发生严重急性发作者,应按中度持续患者处理。

　　4. 哮喘急性发作期治疗　哮喘急性发作的严重性决定其治疗方案,哮喘
急性发作时病情严重程度的分级为根据检查时所确定的哮喘急性发作严重
度制定的标准,各类别中的所有特征并不要求齐备。如果患者对起始治疗不
满意,或症状恶化很快,或患者存在可能发生死亡的高危因素,应按下一个更
为严重的级别治疗。

　　5. 辅助机械通气治疗　重度或危重哮喘发作时,经氧疗,应用糖皮质激
素、β₂ 激动剂等药物治疗后,病情继续恶化者,应及时给予辅助机械通气治
疗。其指征包括神志改变,呼吸肌疲劳,$PaCO_2$ 由低于正常转为正常甚或>
6 kPa(45 mmHg)。可以先试用鼻(面)罩等非创伤性通气方式,若无效,则应
及早插管机械通气,并加用适当呼气末正压通气(PEEP),防止呼吸肌疲劳,
减轻氧耗,清除呼吸道分泌物,改善通气和动脉血气,挽救生命。可试用允许
性高碳酸血症通气策略。

　　重度哮喘发作,有人称为哮喘持续状态,除了上述治疗措施外,尚应酌情

给予下列治疗：

（1）补液：根据失水及心脏情况，静脉补充液体，纠正因哮喘持续发作时张口呼吸、出汗、进食少等原因引起的脱水，可避免痰液黏稠导致气道堵塞。每日补液量一般为 2 500～3 000 ml，应遵循补液的一般原则，即先快后慢、先盐后糖、见尿补钾。

（2）纠正酸中毒：严重缺氧可引起代谢性酸中毒，后者可使病人的支气管对平喘药的反应性降低。可用 5％碳酸氢钠静脉滴注或缓慢静脉注射。

（3）抗生素：重度哮喘发作病人气道阻塞严重，易于产生呼吸道和肺部感染，故应酌情选用广谱抗生素静脉滴注。由于部分哮喘病人属于特应征（atopy），对多种药物过敏，应防止药物变态反应的发生。

（4）纠正电解质紊乱：部分病人可因反复应用 β_2 激动剂和大量出汗而出现低钾、低钠等电解质紊乱，应及时予以纠正。

（5）并发症的处理：当病人出现张力性气胸、痰栓阻塞或呼吸肌衰竭时应及时诊断、及时处理。否则，病人常因此而死亡。

6. 随访　哮喘病人应由有经验的呼吸专科医师定期随访、观察，指导预防和治疗。病人写的"哮喘日记"有助于医师们的随访。

（殷凯生）

六、支气管扩张

支气管扩张（bronchiectasis）是支气管慢性异常扩张的疾病。多因呼吸道感染和支气管阻塞破坏支气管管壁，使支气管扩张和变形所致。多起病于儿童和青少年时期的麻疹、百日咳后的支气管炎，临床主要表现为慢性咳嗽、咳脓痰和反复咳血。

（一）病因、病理

主要有支气管 - 肺组织感染和阻塞，如婴幼儿支气管肺炎、麻疹、百日咳、肺结核等；支气管先天发育缺损和遗传因素，如巨大气管 - 支气管症、肺囊性纤维化、Kartagener 综合征、原发性纤毛动力异常、先天性丙种球蛋白缺乏症等。

支气管扩张的形态可分为柱状和囊状两种，亦常混合存在。黏膜表面常有急慢性炎症征象、杯状细胞和黏液腺增生，常伴毛细血管扩张，或支气管动脉和肺动脉的终末支扩张和吻合形成血管瘤，引起反复大量咳血。

支气管扩张多见于下叶，尤其左下叶，而舌叶开口靠近下叶背段，常被累及。右中叶支气管细长，周围有多组淋巴结分布，淋巴结肿大挤压，易导致扩张。

（二）诊断要点

1. 病史　儿时有迁延不愈的支气管肺炎史。

2. 症状　有慢性咳嗽、咳大量脓痰、间断咳血等；仅有反复咳血而平时无咳嗽、咳痰症状,称"干性支气管扩张"。

3. **体征** 早期轻度支气管扩张可无明显异常体征,继发感染或病变严重时可闻及患侧肺部有粗湿性啰音,啰音的位置固定。慢性重症支气管扩张肺功能障碍时,可出现呼吸困难、发绀、杵状指(趾)等。

4. **实验室及辅助检查** ① X线检查典型表现为肺纹理粗乱,伴有不规则蜂窝状、环状透亮阴影或沿支气管分布的卷发状影,并发感染时可出现液平。② CT检查对支气管扩张有重要的诊断价值。表现为支气管管壁增厚,呈囊状和柱状扩张改变。支气管造影能确诊,可明确支气管扩张的部位、形态、范围和病变严重程度,为外科手术和切除范围提供重要的参考依据。③ 痰液检查有助于指导抗生素的应用。

5. **鉴别诊断** 注意排除肺脓肿、肺结核、先天性肺囊肿等疾病。

(三)治疗原则

1. **保持呼吸道通畅** ① 祛痰可采用溴己新、氨溴索等祛痰药物;雾化吸入生理盐水以稀释痰液。② 支气管扩张剂氨茶碱、β_2 受体激动剂等,可以解除支气管痉挛,使痰液易于排出。③ 引流是治疗支气管扩张的重要措施,据不同的病变部位采取不同的体位,使病肺处于高位,其引流支气管开口向下。常采用俯卧、头低脚高位,每日引流 2～4 次,每次 15～30 min。经体位引流仍不能排出痰液者,则考虑应用纤维支气管镜吸痰。

2. **控制感染** 是支气管扩张急性感染期的主要治疗措施,可根据痰培养及药敏试验结果选用有效抗生素。

3. **外科治疗** 适用于病灶比较局限、在一叶和一侧肺组织,余肺部功能比较正常,无其他严重并发症,均可施行外科手术;反复大量咳血和呼吸道急性感染患者,内科疗法不能控制的,也应考虑手术治疗。

4. **咳血的处理** 对症治疗包括休息、止咳、镇静;应用垂体后叶素等药物止血,但忌用于高血压、冠状动脉粥样硬化性心脏病患者;适用于内科药物治疗效果欠佳的支气管扩张大咳血患者,可采用支气管动脉栓塞术。

七、肺不张

肺不张(pulmonary atelectasis)是指各种原因引起的肺内含气量减少或肺内无气,伴肺膨胀不全或肺萎缩的病理状态。

(一)病因、发病机制

1. **阻塞性肺不张** ① 支气管外因素:由炎症、结核、肿瘤等所致的重大淋巴结压迫支气管形成外压性闭塞。② 支气管壁本身因素:多见于支气管内膜结核、炎症所致黏膜水肿或纤维瘢痕增生收缩,支气管内生肿瘤等所致支气管狭窄、闭塞。③ 支气管内因素:支气管内黏稠分泌物、结核干酪物质、积血块等阻塞支气管。

2. 压迫性肺不张　大量胸腔积液、气胸、胸膜巨大肿瘤、大量腹水、膈肌抬高等均可压迫邻近肺组织。

3. 限制性肺不张　增殖性肺结核等所致纤维增生,牵拉肺脏,限制肺扩张。

4. 肺泡表面活性物质异常性肺不张　炎症、外伤、休克等病因致肺组织破坏,Ⅱ型肺泡上皮细胞分泌表面活性物质减少。临床常见于急性呼吸窘迫综合征(ARDS)、急性肺水肿等。

5. 反射性肺不张　肺梗死时,由于迷走神经肺支或中枢神经刺激可反射性地使肺泡收缩,引起神经反射性肺不张。

(二)诊断要点

1. 症状　① 原发病症状。② 肺段不张或病情缓慢、无感染并发症的肺叶不张常无症状。③ 一侧全肺、数叶肺不张或急性肺不张,可有胸痛、胸闷、气促和心悸等症状。

2. 体征　① 肺段、肺小叶不张,无明显体征。② 一侧肺不张,患侧胸廓塌陷,肋间隙变窄,呼吸运动减弱或消失,语颤减弱或增强,叩诊呈浊音或实音,听诊呼吸音减弱或消失,邻近肺呈代偿性肺气肿体征。

3. 实验室及辅助检查　① X线检查的直接征象包括:不张的肺叶、肺段容积变小,密度增高,不张肺的阴影呈尖端指向肺门底靠胸壁的三角形或楔形,叶间裂向不张肺叶移位,肺血管、支气管聚拢等;间接征象包括:纵隔向患侧移位,上叶肺不张多见,患侧肺门移位,肋间隙变窄以及健侧肺代偿性膨胀过度充气等。② 纤维支气管镜检查是肺不张病因诊断最可靠的手段,能直接观察阻塞性病变部位形态,且能行分泌物、灌洗液脱落细胞学检查,并可行刷检及活组织检查。③ CT扫描可明确肺不张形态及部分原因。

(三)治疗原则

1. 病因治疗。

2. 痰栓引起的肺不张,首先要有效地湿化呼吸道,在化痰的条件下,配合体位引流、拍背、深呼吸,加强肺叶的扩张,促使分泌物排出,必要时可行纤维支气管镜吸引。

3. 异物引起的肺不张,通过气管镜取出异物,必要时可行手术治疗。

4. 压迫性肺不张,应抽气、抽液,以促使肺复张。

5. 肺肿瘤引起的肺不张,依其细胞类型及分期行化疗、放疗或手术切除。

6. 支气管结核引起的肺不张,除全身用抗结核治疗外,可配合局部喷吸抗结核药。

(毛　辉　殷凯生)

八、呼吸衰竭

呼吸衰竭(respiratory failure)是各种原因引起的肺通气和(或)换气功能严重障碍,以致在静息状态下亦不能维持足够的气体交换,导致缺氧伴(或不伴)二氧化碳潴留,从而引起一系列生理功能和代谢紊乱的临床综合征。明确诊断有赖于动脉血气分析,表现为在海平面正常大气压、静息状态、呼吸空气条件下,动脉血氧分压(PaO_2)低于 8 kPa(60 mmHg),或伴有二氧化碳分压($PaCO_2$)高于 6.67 kPa(50 mmHg),并排除心内解剖分流和原发于心排血量降低等因素,即为呼吸衰竭(简称呼衰)。

(一)病因、分类

1. 病因

(1)呼吸道阻塞性病变:气管-支气管炎症、痉挛、肿瘤、异物等。

(2)肺组织病变各种累及肺泡和(或)肺间质的病变:如肺炎、重度肺结核、肺气肿、弥漫性肺纤维化、肺水肿、急性呼吸窘迫综合征(ARDS)、矽肺等。

(3)肺血管疾病:如肺动脉栓塞等。

(4)胸廓胸膜病变:如胸廓外伤、畸形、手术创伤后气胸和胸腔积液等。

(5)神经中枢及其传导系统和呼吸肌疾患等。

2. 分类

(1)按动脉血气分为以下两种类型:

① Ⅰ型:缺氧而无 CO_2 潴留($PaO_2 < 8$ kPa,$PaCO_2$ 降低或正常)。见于换气功能障碍(通气/血流比例失调、弥散功能损害和肺动-静脉样分流)的病例,如 ARDS 等。

② Ⅱ型:缺 O_2 伴 CO_2 潴留($PaO_2 < 8$ kPa,$PaCO_2 > 6.67$ kPa)。系肺泡通气不足所致。单纯通气不足,缺 O_2 和 CO_2 的潴留的程度是平行的,若伴换气功能损害,则缺 O_2 更为严重。如慢性阻塞性肺疾病。

(2)按病程可分为急性和慢性病变。

(3)按病理生理亦可将呼衰分为泵衰竭(如神经肌肉病变引起者)和肺衰竭(呼吸器官如气道、肺和胸膜病变引起者)。

(二)诊断要点

1. 发病史　各种引起呼吸衰竭的疾病史。

2. 症状、体征　主要是缺 O_2 和 CO_2 潴留所致的呼吸困难和多脏器功能紊乱的表现。

(1)呼吸困难:多数患者有明显的呼吸困难,表现在频率、节律和幅度的改变。

(2)发绀:是缺 O_2 的典型表现。

(3)精神神经症状:可出现精神错乱、狂躁、昏迷、抽搐等症状。慢性缺

O_2 多表现为智力或定向功能障碍。肺性脑病表现为神志淡漠、肌肉震颤或扑翼样震颤、间歇抽搐、昏睡甚至昏迷等。

（4）血液、循环系统症状：皮肤充血、湿暖多汗、搏动性头痛、心律失常、右心衰竭等。

（5）消化和泌尿系统症状：部分病例可出现丙氨酸氨基转移酶、血浆尿素氮升高，上消化道出血等。

3. 血气分析　动脉血气分析除能确诊呼吸衰竭外，还能反映其性质和程度，对指导氧疗、机械通气各种参数的调节以及纠正酸碱平衡和电解质紊乱均有重要价值。

（三）治疗原则

1. 建立通畅的气道　包括清除口咽部分泌物或胃内反流物，鼓励患者咳痰、多翻身拍背，应用祛痰药、解痉平喘药，气管插管和气管切开建立人工气道等。

2. 氧疗

（1）缺氧不伴二氧化碳潴留的氧疗：应给予高浓度吸氧（>35%）。

（2）缺氧伴明显二氧化碳潴留的氧疗：应低浓度（<35%）持续给氧。

3. 增加通气量、减少 CO_2 潴留　包括对原发病的治疗、保持气道通畅、减低呼吸阻力、呼吸兴奋剂的应用及机械通气治疗。

4. 纠正酸碱平衡失调和电解质紊乱。

5. 抗感染治疗　根据痰菌培养和药物敏感试验结果，选择有效药物控制呼吸道感染。

6. 并发症的防治　慢性呼衰常见的并发症是慢性肺源性心脏病、右心功能不全，急性加重时可能并发消化道出血、休克和多器官功能衰竭等，应积极防治。

7. 营养支持。

（戴山林）

九、急性呼吸窘迫综合征

急性呼吸窘迫综合征（ARDS）是在严重感染、创伤、休克等打击后出现的以肺实质细胞损伤为主要表现的临床综合征。临床特点：严重低氧血症、呼吸频速、X 线胸片示双肺斑片状阴影；病理生理特点：肺内分流增加、肺顺应性下降；病理特点：肺毛细血管内皮细胞和肺泡上皮细胞损伤导致的广泛肺水肿、微小肺不张等。

（一）病因、发病机制

1. 病因　ARDS 的病因很多，主要有：① 休克（感染性、心源性、血容量性）；② 创伤；③ 严重感染与脓毒血症；④ 误吸；⑤ 吸入有害气体；⑥ 药物（麻醉药物过量、镇静剂、服毒等);⑦ 血液疾病(多次大量输血、弥散性血管内凝血等);⑧ 代谢性疾病(糖尿病、酮症酸中毒等);⑨ 妇产科疾病(子痫及子痫前期、羊水栓塞等);⑩ 其他(急性胰腺炎、结缔组织疾病、体外循环、心律转复后、器官移植术后等)。

2. 发病机制　颇为复杂,尚未阐明。全身炎症反应综合征(SIRS)可导致急性肺损伤(ALI)、休克、肾衰竭和多器官功能衰竭(MOF)等,约有 25% 的SIRS 患者发生 ARDS。SIRS→器官功能衰竭→MOF 是一个动态过程,肺是这一连串病理过程着最容易受损害的首位靶器官,而 MOF 则是这一病理过程的严重结局,ARDS 是 MOF 在肺部的表现。

ARDS 病理生理特点是:① 肺微血管壁通透性增加,间质水肿;② 肺表面活性物质缺失、肺泡萎陷。这些改变使通气/血流比例失调,肺内分流增大,导致严重的低氧血症。

(二)诊断要点

ARDS 的诊断标准由中华医学会呼吸病分会于 1999 年制定。

(1) 应具有发病的高危因素。

(2) 急性起病,呼吸频数和(或)呼吸窘迫。

(3) 低氧血症,$PaO_2/FiO_2 \leqslant 200$($PaO_2$ 单位为 mmHg)。

(4) 胸部 X 线显示双肺浸润阴影。

(5) 肺毛细血管楔压(PCWP)$\leqslant 18$ mm Hg,或临床除外心源性因素。

凡具备上述 5 项中 1、2、3、5 项者可诊断为 ARDS。

(三)治疗原则

1. 积极治疗原发病　尽早除去导致 ARDS 的原发病或诱因是 ARDS 治疗的首要措施。特别强调感染的控制、休克的纠正、骨折的复位和伤口的清创等。

2. 迅速纠正低氧血症,保证组织供氧　ARDS 时氧耗明显增加,只有保证组织细胞的供氧,才能避免 MOF。鼻导管给氧一般不能纠正 ARDS 的低氧血症,加压面罩给氧疗效也不肯定。当 $FiO_2 > 0.50$,$PaO_2 < 60$ mmHg,动脉血氧饱和度小于 90% 时,应予机械通气。

(1) 通气策略:① 压力控制通气(PCV、BIPAP)加 PEEP;② 反比通气(IRV);③ 小潮气量(约 5 ml/kg);④ 高呼吸频率(约 25 次/分)以防止气道压力急剧增加,使用低容量高频率通气,可忍受 $PaCO_2$ 增加(允许性高碳酸血症)。

(2) PEEP 是常用的模式。PEEP 能扩张萎陷的肺泡,纠正 V/Q 比值失调,增加功能残气量和肺顺应性,有利于氧通过呼吸膜弥散。目前治疗 ARDS的呼吸模式几乎都与 PEEP 联用,以改善通气效果。但 PEEP 本身不能防治

ARDS,只是作为一种支持手段,延长患者的存活时间,为综合治疗赢得机会。使用PEEP必须注意:① 一般从 $3\sim5$ cmH_2O 开始,酌情增加,但最高不应超过 20 cmH_2O。②峰吸气压(PIP)不应太高,以免影响静脉回流及心功能,并减少气压伤的发生。③ 如 PaO_2 达到 80 mmHg,$SaO_2 \geqslant 90\%$,$FiO_2 \leqslant 0.4$,且稳定 12 h 以上者,可逐步降低 PEEP 至停用。

(3) 改善气体交换的其他措施还有:控制性辅助通气、液体通气、反比通气、体外膜肺、静脉内气体交换等,确切疗效有待进一步临床评价。

3. 加强液体管理,维持组织氧合　对于急性期患者,应保持较低的血管内容量,予以液体负平衡,故应控制补液量,以免肺循环流体静压增加。此期胶体液不宜使用,以免其通过渗透性增加的 ACM,在肺泡和间质积聚,加重肺水肿。但肺循环灌注压过低,又会影响心输出量,不利于组织氧合。一般认为,理想的补液量应使 PCWP 维持在 $14\sim16$ cmH_2O,有人提出应以末梢器官灌注的好坏为指标(如尿量、动脉血 pH 和精神状态),来评估补液量。在血流动力学状态稳定的情况下,可酌用利尿剂以减轻肺水肿。为了更好地对 ARDS 患者实施液体管理,必要时可放置 Swan-Ganz 导管,动态监测 PCWP。

4. 药物治疗,调控全身炎症反应,改善临床病情　针对 ARDS 主要发病环节,进行药物治疗,以调控全身炎症反应,防止或减轻肺等脏器损伤,是目前研究的热点之一。如布洛芬及其他新型非固醇类抗炎药、N-乙酰半胱氨酸等抗氧化剂和蛋白酶抑制剂,以及针对炎症细胞及其介质和某些致病因子的免疫疗法。近年来用一氧化氮(NO)吸入治疗 ARDS,已有成功的报道,但长期吸入对机体的影响以及最终疗效等均尚待观察。

肾上腺皮质激素有广泛的抗炎症、抗休克、抗毒素及减少毛细血管渗出等药理作用,早就应用于 ARDS 治疗。但近年有实验表明,皮质激素既不能预防,也不能治愈 ARDS,反倒显著增加感染的发生率,14 天的病死率也较安慰剂对照组高。但对脂肪栓塞综合征(ARDS 的代名词)患者,仍主张应用激素治疗,对误吸、呼吸道烧伤和有毒气体(含高浓度氧)吸入、脓毒性休克以及急性胰腺炎并发的 ARDS,亦主张应用激素治疗。在 ARDS 病情后期,为防止广泛性肺纤维化,也可应用激素。

5. 维持重要脏器功能,减少 MOF 的发生。

6. 其他治疗措施

(1) 营养支持。ARDS 患者处于高代谢状态,故应尽早给予营养支持。

(2) 外源性肺泡表面活性物质已开始用于 ARDS 的治疗。

(3) 肺外气体交换技术(体外模式氧合器 ECMO)。

(4) 俯位通气。

(殷凯生)

十、肺炎

肺炎(pneumonia)是指肺实质(包括终末细支气管、肺泡管、肺泡囊及肺泡和肺间质)的炎症。由多种病原体(如细菌、病毒、真菌、寄生虫等)或物理、化学、过敏性因素引起。

在临床上,肺炎可根据解剖学、病因学的不同加以分类。

1. 按解剖学分类

(1) 大叶性肺炎:又称肺泡性肺炎。炎症始发于肺泡,然后通过肺泡间孔(Cohn)向其他肺泡蔓延,使整个肺叶或肺段发生炎变,支气管一般未被累及。X线显示以肺叶或段分布的大片均匀致密影。

(2) 小叶性肺炎:又称支气管性肺炎。病原菌通过支气管侵入,引起细支气管、终末细支气和肺泡的炎症。X线检查显示为沿着肺纹理分布的不规则斑片状阴影,边缘模糊。

(3) 间质性肺炎:以肺间质为主的炎症。病变主要累及支气管壁和支气管周围组织,有肺泡壁增生和间质水肿。X线检查显示为一侧或两侧肺下部的不规则条索状阴影,从肺门向外延伸,可呈网状变。

2. 按病因分类　按照肺炎的病因可将其分为感染性和非感染性两大类。非感染性肺炎主要由物理、化学和过敏性因素引起。感染性肺炎种类很多,几乎涉及所有的病原体,其中以细菌性肺炎最为常见,约占肺炎的80%。

3. 按患病环境分类

(1) 社区获得性肺炎:是指在医院外罹患的感染性肺实质炎症,包括具有明确潜伏期的病原体感染而在入院后平均潜伏期内发病的肺炎。

(2) 院内获得性肺炎:是指患者入院时不存在、也不处于潜伏期,而于入院48～72小时后在医院内发生的肺炎。

(一)肺炎球菌肺炎(pneumococcal pneumonia)

1. 病因、发病机理　为由肺炎球菌(又称肺炎链球菌)引起的肺炎,约占社区获得性肺炎的一半。本病起病急骤,有时可引起循环衰竭。近年来,耐青霉素菌株引起的感染开始受到重视。

肺炎球菌为革兰染色阳性球菌。现已知有86个血清型,其中1～9型和12型多为成人致病菌,易致成年人肺炎,其中第3型的毒力最强;儿童肺炎以6、14、19、23型致病多见。

肺炎球菌本身不产生毒素,不引起原发性组织坏死,其致病力是由于含有高分子多糖的荚膜对肺组织的侵袭作用。病变消散后肺组织结构多无损害,不留纤维瘢痕。

2. 诊断要点

(1) 典型病例

① 流行病学特点:冬春季多见,男性、青壮年多见,有使呼吸道抵抗力降低的诱因。

② 临床症状:起病急骤,寒战高热,咳嗽胸痛,咯铁锈色痰。

③ 体征:肺实变征:望诊可见患侧呼吸活动度减小;触诊时语颤增强;叩诊为浊音;听诊时可闻及支气管呼吸音和湿啰音。部分患者可见鼻扇、发绀、口周疱疹等。

④ 辅助检查:a. 周围血象 WBC 增高,可高达$(10\sim20)\times10^9$/L,中性粒细胞比例增加,有核左移。b. 痰涂片可见大量白细胞,细胞内革兰染色阳性成对或短链状球菌。c. 痰培养见肺炎球菌。d. 胸部 X 线可见大片均匀致密影,按肺叶或肺段分布。

(2) 不典型肺炎(根据临床表现分型,辅助检查标准同典型肺炎)

① 急腹症型:以腹痛为主要表现(可误为胆囊炎,甚至阑尾炎)。

② 胃肠炎型:可表现为恶心、呕吐、腹泻和腹痛。

③ 休克型肺炎:可表现为:a. 休克(BP<80/50 mmHg)常在肺实变前出现,微循环衰竭(四肢发冷、少尿、脉搏细速);b. 气急、发绀;c. 体温过高热或体温不升;d. 血常规明显增高;e. 全身中毒症状,表现为:中毒性脑病——神志淡漠或谵妄;中毒性心肌炎——心音低钝、心动过速、心力衰竭;中毒性肠麻痹等。应及时抢救。

3. 治疗原则

(1) 一般治疗

① 对症治疗,包括物理降温、止咳和止痛。

② 卧床休息,注意血压。

(2) 抗菌治疗:青霉素 G 每日 480 万～960 万 U,分 2～4 次静脉滴注。青霉素过敏或耐药者可酌情给予红霉素、头孢唑啉、头孢拉定等静脉滴注。病程 5～7 天或退热后 3 天停药。

(3) 休克型肺炎的治疗

① 补充血容量,应予在心功能可承受的情况下补充晶体和胶体溶液。

② 血管活性药物的应用,如阿拉明 40 mg＋多巴胺 80 mg 置于 5％葡萄糖氯化钠注射液 250～500 ml 中静脉滴注,以维持血压。

③ 积极控制感染,大剂量青霉素每 6～8 小时 1 次,静脉滴注,或给予头孢菌素等静脉滴注。选用抗生素应以有效、足量、联合静脉用药为原则,最好能根据病原菌的药敏试验结果加以调整。

④ 糖皮质激素,每日可予 5～20 mg 地塞米松,静脉滴注。

⑤ 纠正酸中毒、电解质紊乱。

⑥ 支持治疗,包括给氧、保暖、保持呼吸道通畅,保护心、脑、肾功能,防止

多器官功能衰竭。避免使用易损害心、肾功能的药物。

（二）葡萄球菌肺炎（staphylococcal pneumonia）

1. 病因、发病机理　本病是由葡萄球菌引起的急性肺化脓性感染。病情多数较重，常发生于糖尿病、血液病（白血病、淋巴瘤等）、慢性肝病、营养不良、酒精中毒、艾滋病等免疫功能缺陷的患者和原先已患支气管-肺病者。本病多见于儿童。近年来，耐甲氧西林的金黄色葡萄球菌（MRSA）和耐甲氧西林的表皮葡萄球菌（MRSE）已经成为医院内获得性肺炎的重要致病菌之一。

葡萄球菌为需氧或兼性厌氧革兰阳性球菌，主要分为金黄色葡萄球菌和表皮葡萄球菌两类。葡萄球菌的致病物质主要是毒素和酶，具有溶血、坏死、杀白细胞及血管痉挛等作用。能产生血浆凝固酶的葡萄球菌（主要是金葡菌）致病力强，是化脓性感染的主要原因。

2. 诊断要点

（1）有皮肤疖肿挤压史。

（2）全身中毒症状，如寒战高热（弛张型）、气急、发绀、脓血痰。

（3）WBC＞$1.5×10^9$/L，N＞90％，胞浆内有中毒颗粒。

（4）痰、血、骨髓培养，金黄色葡萄球菌阳性者占50％。

（5）胸部X线表现为多发性肺化脓灶，密度不匀，常形成肺脓肿、气囊肿、脓（气）胸，X线征象具易变性。

3. 治疗原则

（1）一般治疗及对症支持治疗：如物理降温、止咳、祛痰，必要时吸氧等。

（2）原发感染灶的清除或引流：皮肤疖肿局部手术引流；肺多发性化脓灶可考虑纤维支气管镜下予生理盐水50～200 ml脓腔冲洗。

（3）抗菌治疗：首选耐酶的β内酰胺类抗生素。

① 耐酶青霉素，如苯唑西林（新青Ⅱ）每日4.0～6.0 g，静脉滴注。

② 头孢菌素，第一代如头孢唑林（先锋Ⅳ）或头孢拉定（先锋Ⅵ），每日5.0～6.0 g静脉滴注，第二代如头孢呋辛，每日2.25～3.0 g，静脉滴注，第三代如头孢噻肟钠、头孢他啶，第四代如头孢匹肟等。

③ 其他抗菌药物如氨基糖苷类，每日0.2～0.4 g，静脉滴注，氟喹诺酮类、大环内酯类、链霉素和利福平等对葡萄球菌也有一定的疗效，可酌情使用。

④ 对于耐甲氧西林的金葡菌（MRSA）和耐甲氧西林的表皮葡萄球菌（MRSE），首选糖肽类抗生素如万古霉素0.5 g，每8小时1次，静脉滴注。

（三）军团菌肺炎（legionaires disease）

1. 病因、发病机理　军团菌病是由嗜肺军团杆菌引起的一种以肺炎为主要表现的全身性疾病。军团菌为革兰阴性需氧杆菌，无荚膜，属于细胞内寄生菌，菌株有34种、59个血清型，其中引起人类肺炎的军团菌最常见的为嗜肺军团杆菌1、6、4血清型及米克戴德军团菌和博杰曼军团菌。该菌常规培养基不能生长,在含有L-半胱氨酸亚铁盐酵母浸膏和活性酵母浸液琼脂培养基(B-CYE培养基)上才能生长。该菌存在于水和土壤中,常常经供水系统、空调和雾化吸入治疗而引起呼吸道感染。

2. 诊断要点

(1)临床表现有发热、寒战、咳嗽、胸痛等呼吸道感染症状。

(2)胸部X线具有炎症性阴影。

(3)呼吸道分泌物、痰、血或胸水在活性炭酵母浸液琼脂培养基(B-CYE)或其他特殊培养基培养,有军团菌生长。

(4)呼吸道分泌物直接荧光法检查阳性。

(5)血间接荧光法(1FA)检查前后两次抗体滴度呈4倍或以上增高,达1∶128或以上;血试管凝集试验(TAT)检测前后两次抗体滴度呈4倍或以上增高,达1∶160或以上;血微量凝集试验检测前后两次抗体滴度呈4倍或以上增高,达1∶64或以上。

凡符合(1)、(2),同时又具有(3)~(5)项中任何一项者可诊断为军团菌肺炎。

对于间接荧光抗体试验或试管凝集试验效价仅一次增高(1FA≥1∶256,TAT≥1∶320),同时有临床及X线胸片炎症表现的病例可考虑为可疑军团菌肺炎。

3. 治疗原则　首选大环内酯类抗生素,如红霉素每日1.5~2 g,分4次口服;或静脉滴注,待病情缓解后改为口服,疗程2~4周。也可加用利福平,每日10 mg/kg,1次口服。氟喹诺酮类(如氧氟沙星或左旋氧氟沙星)药物对本病也有一定疗效,但一般不单独使用。由于大部分军团菌产生β-内酰胺酶,青霉素类及头孢菌素类对其无效,氨基糖苷类在机体内杀菌作用不理想,应避免使用。

(四)克雷白杆菌肺炎(Klebsiella pneumonia)

1. 病因、发病机理　是由肺炎克雷白杆菌引起的肺部感染。肺炎克雷白杆菌是革兰阴性杆菌,属于机会感染菌。本病易感人群为老年、营养不良、慢性酒精中毒和全身衰竭者。病死率高,是医院内感染的常见疾病。近年来该菌的耐药菌株不断增多,尤其是产超广谱酶(ESBLs)菌株,对多种抗菌药物耐药。

2. 诊断要点

(1)中老年男性患者多见,起病急,中毒症状重(可早期出现虚脱)。

(2)典型病例痰量多,且呈棕红色胶冻状,难咯出。

(3)体征与其他类型肺炎相似,患部可闻及湿啰音,大叶性肺炎可有肺实变体征。

（4）胸部 X 线：肺叶实变，上叶多见，叶间隙下坠，可伴有空洞与胸腔积液。

（5）痰培养：肺炎杆菌阳性。

3. 治疗原则

（1）抗菌治疗

① 轻症：首选氨基糖苷类抗生素，如丁胺卡那每日 0.4 g，分 1～2 次静脉滴注。

② 重症：氨基糖苷类抗生素加用第二代头孢菌素（如头孢孟多）或加用第三代头孢菌素（如头孢噻肟等）。

③ 产超广谱酶（ESBLs）克雷白杆菌引起的肺炎，首选碳青霉烯类抗生素，如泰能（亚胺培南＋西司他丁）、美洛培南或克倍宁（帕尼培南＋倍他米隆）。

（2）对症处理及支持疗法：除应酌情给予物理降温、止咳、祛痰等对症处理外，尚应注意水、电解质平衡及营养支持。

（五）支原体肺炎（mycoplasmal pneumonia）

1. 病因、发病机理　是由肺炎支原体引起的肺部感染。支原体不同于细菌（因无细胞壁），也不同于病毒（因能在无细胞培养基上生长）。本病青少年多见，临床症状较轻。肺炎支原体经口、鼻的分泌物在空气传播，可引起散发的呼吸道感染或小流行。肺炎支原体侵入呼吸道后可引起咽炎，并向气管-支气管和肺蔓延，生长于呼吸道纤毛上皮之间，其致病性在于产生过氧化物损害气道黏膜细胞，还可能与机体对支原体代谢产物过敏有关。

2. 诊断要点

（1）青少年多见、秋冬季多发。

（2）起病缓慢、隐袭（50％无症状，仅由 X 线检查发现）。症状一般不重，少数有发热、头痛、刺激性咳嗽，儿童可有鼓膜炎。

（3）肺部体征少（偶有啰音，10％～15％有少量胸水）。

（4）胸部 X 线表现为单侧、下叶多见，多形态。典型者可见肺门向外下延伸呈“扫帚状”。特点是：体征与 X 线呈分离现象，即临床表现轻而胸部 X 线显示较多浸润阴影。肺部阴影可在 3～4 周后自行消失。

（5）血常规正常。

（6）血沉增速。

（7）血清学检查：起病后 2 周，约 2/3 患者冷凝集试验结果阳性（滴定效价＞1：32）；约半数病例对链球菌 MG 凝集试验呈阳性。血清中支原体的抗体的测定有助于确定本病。

（8）支原体培养或经 PCR 检测。

3. 治疗原则

（1）对症治疗：咳嗽剧烈可服用镇咳药物，如复方可待因口服液（泰洛其），5～10 ml/次，每日 3 次。

（2）病因治疗：首选大环内酯类抗生素，如红霉素，每次 0.3 g，每日 4 次，口服；也可服用阿奇霉素，每日 0.5 g，每日 1 次，或服用罗红霉素每次 0.15 g，每日 2 次，口服。氟喹诺酮类抗菌药对肺炎支原体也有一定疗效，如氧氟沙星、环丙沙星、司氟沙星等，但不宜用于儿童和孕妇。

（六）肺真菌病

1. 病因、发病机理 是指由真菌引起的一组肺部感染性疾病。真菌的感染途径主要有：① 皮肤黏膜入侵。② 吸入带有真菌孢子的粉尘。③ 各种原因造成机体抵抗力低下的条件致病，如长期大量使用广谱抗生素、肾上腺皮质激素、免疫抑制剂、抗癌药物等。④ 各种基础病及外界原因，如肺结核、糖尿病、恶性肿瘤、营养不良、气管插管、静脉插管等。⑤ 颈部、膈下病灶中的放线菌也可经淋巴或血流到达肺部，引起肺部真菌感染。

真菌侵入人体后引起病变的决定因素是真菌的毒力、数量和侵入途径。本病的发病率在逐年增高，已经成为医院内感染的常见病因之一。

2. 诊断要点

（1）肺念珠菌病（candidiasis）

① 病人有长期应用广谱抗生素、糖皮质激素、细胞毒性药物、免疫抑制剂或插管（气管、深静脉置管）等病史。

② 临床有咳嗽、咳痰和不同程度的发热等症状，X 线显示两肺中下野纹理增粗或有弥漫点状或片状阴影。

③ 连续 3 次痰培养有念珠菌生长；在念珠菌败血症时，血、尿、骨髓、脑脊液中可查到念珠菌。

（2）肺曲菌病（pulmonary aspergillosis）

① 变态反应性支气管肺曲菌病（ABPA）

• 临床表现为发热、咳嗽、咳痰（痰中带血丝）和气喘；听诊可闻及哮鸣音。

• 外周血嗜酸性粒细胞增多。

• X 线可见肺部浸润影和肺不张。

• 痰涂片可见大量嗜酸性粒细胞和烟曲菌，痰烟曲菌培养阳性。

② 曲菌球病灶

• 临床表现为反复咳嗽和咯血。

• X 线可见慢性空洞内有一团球影，随体位改变而在空腔内移动。

- 抗烟曲菌的沉淀血清抗体阳性。
- 痰培养烟曲菌阳性。

③ 侵入性肺曲菌病

- 病情严重,有发热、咳嗽、咯脓性痰、胸痛、咯血和呼吸困难;肺部可闻及干湿性啰音。
- X 线检查正常或见肺部浸润灶,可形成空洞或转化为结节状病变。
- 有烟曲菌丝侵入组织的病理形态学表现。
- 部分本病患者可伴有烟曲菌感染肺外器官的情况,如胃肠道、脑、肝脏、心脏和甲状腺,出现相应器官的感染征象。

3. 治疗原则

(1) 肺念珠菌病

① 消除诱因:避免长期使用广谱抗生素、糖皮质激素和免疫抑制剂,加强口腔护理。较轻微的感染在去除诱因后可以自愈而不需治疗。

② 抗真菌治疗:氟康唑口服,每次 50 mg,每日 2 次,首剂加倍;或氟康唑每日 100 mg 静脉滴注,首剂加倍。严重的念珠菌感染者一般需用两性霉素 B 治疗,第一天用 0.1 mg/kg,以后逐渐增加至每日 1 mg/kg,疗程 6～12 周,总剂量 2～3 g。两性霉素 B 的不良反应有寒战、发热,低血钾和肝、肾功能损害,心律不齐等。两性霉素 B 脂质体可减少其毒性,并可因此加大剂量而提高疗效。

(2) 肺曲菌病

① 变态反应性曲菌病用糖皮质激素和支气管解痉剂治疗。

② 曲菌球病灶局限,且反复大量咯血者,宜行外科手术治疗。

③ 侵入性肺曲菌病

- 主要采用抗真菌药物治疗,首选两性霉素 B 静脉滴注,每日剂量 0.7～1.0 mg/kg,一个疗程总剂量为 1～2 g。
- 两性霉毒 B 治疗仍不能控制病情时,可联合应用利福平,每日 0.45 g,1 日 1 次,空腹口服;或给予伊曲康唑口服治疗,从每日 200 mg 开始,逐渐增至 400 mg(若肝功能正常),分 1～2 次服用,连用 4 周。
- 大咯血者,若出血部位明确,可考虑外科手术治疗,予病灶切除。

(七) 病毒性肺炎(viral pneumonia)

1. 病因、发病机理　病毒性肺炎是由病毒引起的肺部炎症。绝大多数是由于上呼吸道病毒感染向下蔓延所致,主要经飞沫和直接接触传播。能引起肺炎的病毒很多,患者可同时受一种以上病毒感染,并常继发细菌感染。本病多发于冬春季节,可散发或引起暴发流行。病毒性肺炎的基本病理改变为细支气管及其周围炎和间质性肺炎。

2. 诊断要点

(1) 好发于病毒性疾病流行季节。

(2) 临床症状多较轻,但起病较急,咽痛、发热、乏力及全身酸痛等。在急性上呼吸道病毒感染症状尚未消退时,即出现咳嗽、咯少量白色黏液痰。

(3) 重症病毒性肺炎可出现呼吸困难、嗜睡、精神萎靡,甚至出现休克、心力衰竭、呼吸衰竭等并发症。严重者可发生急性呼吸窘迫综合征。

(4) 常无明显的胸部体征或出现较迟。

(5) 血白细胞计数多减少或正常,或稍增高。

(6) 痰涂片所见的白细胞以单核细胞居多,痰培养常无致病菌生长。

(7) 胸部 X 线检查呈间质性肺炎或(和)支气管肺炎的表现。

(8) 病毒分离、血清学检查及病毒抗原检测等有一定诊断价值。

(9) 排除由其他病原体引起的肺炎。

3. 治疗原则

(1) 卧床休息、保持居室空气流通,适当饮水,予足量维生素及蛋白质,维持水、电解质平衡,保持呼吸道通畅。

(2) 抗病毒药物治疗:目前已证实有效的病毒抑制剂有:① 利巴韦林(三氮唑核苷,病毒唑)为广谱抗病毒药物。宜早期使用,孕妇忌用。② 阿昔洛韦(无环鸟苷)临床主要用于疱疹病毒、水痘病毒肺炎的治疗,尤其对于应用免疫抑制剂或有免疫缺陷者应尽早使用。③ 更昔洛韦(丙氧鸟苷)可用于疱疹病毒、水痘带状病毒及巨细胞病毒肺炎的治疗,尤适用于治疗骨髓移植和AIDS 患者的巨细胞病毒肺炎。④ 奥司他韦为神经氨酸酶抑制剂,对甲、乙型流感病毒均有很好的作用。⑤ 阿糖腺苷主要用于疱疹病毒、水痘病毒及巨细胞病毒肺炎的治疗,尤适用于免疫缺陷患者。⑥ 金刚烷胺和金刚乙胺有阻止病毒进入人体细胞及退热的作用,主要用于流感病毒等感染,且在发病 24～48 小时内应用效果最好。⑦ 膦甲酸钠可作为免疫缺陷患者疱疹病毒耐药株病毒性肺炎的首选药物。

(八) 传染性非典型性肺炎

1. 病因、发病机理　是由 SARS 冠状病毒(SARS - CoV)引起的一种具有明显传染性、可累及多个脏器系统的特殊肺炎,世界卫生组织(WHO)将其命名为严重急性呼吸综合征(severe acute respiratory syndrome,SARS)。SARS 病毒通过短距离飞沫、气溶胶或接触污染的物品传播。发病机制未明,推测 SARS 病毒通过其表面蛋白与肺泡上皮等细胞上的相应受体结合,导致肺炎发生。

2. 诊断要点

(1) 有与 SARS 患者密切接触或传染给他人的病史。

（2）起病急骤，发热、干咳、呼吸困难。

（3）乏力、头痛、肌肉关节酸痛，部分病例可有腹泻等消化道症状。

（4）胸部 X 线检查可见肺部炎性浸润影。

（5）外周血白细胞计数正常或降低。

（6）抗菌药物治疗无效。

（7）SARS 病原学检测阳性，分泌物 SARS－CoV RNA 检测阳性或血清 SARS－CoV 抗体阳性或抗体滴度 4 倍及以上增高。

（8）排除其他表现类似的疾病。

3. 治疗原则

（1）一般治疗和抗病毒治疗：参阅"病毒性肺炎"。

（2）病情严重者可酌情使用糖皮质激素，具体剂量及疗程根据病情而定。

（3）低氧血症者可使用无创机械通气。

（4）如无创机械通气出现 ARDS，应及时进行有创机械通气。

（5）支持治疗。

（王　彤）

十一、肺脓肿

肺脓肿（lung abscess）是由于多种多种病原菌引起的肺部化脓性炎症，其早期为肺组织的感染性炎症，继而坏死、液化，由肉芽组织包绕形成脓肿。临床表现为高热、咳嗽，脓肿破溃进入支气管后咳出大量脓痰。典型 X 线显示肺实质圆形空腔伴含气液平面。依据肺脓肿发生途径不同，可将其分为原发吸入性肺脓肿和血源性肺脓肿两大类。

（一）病因、病理

正常人呼吸道的鼻腔、口咽部有细菌寄殖。病原体经口、鼻咽腔随鼻咽部分泌物或胃－食道内容物误吸导致的肺脓肿多为混合菌感染，吸入性肺脓肿的厌氧菌感染率达 80％以上；各种感染所致败血症和脓毒血症时可引起血源性肺脓肿。如金黄色葡萄球菌的脓毒性肺栓塞可形成多发性脓肿；肺部疾病（如支气管扩张、肺炎、肺囊肿、肺癌及肺结核空洞等）继发的感染可引起继发性肺脓肿；肺邻近脏器的化脓性病变如膈下脓肿、肾周脓肿等穿破至肺，可形成肺脓肿。

细支气管受感染物阻塞，小血管炎性栓塞，肺组织化脓性炎症、坏死，形成肺脓肿，脓肿破溃入支气管形成有液平的脓腔，并咳出大量脓性痰，带菌的脓性分泌物也可沿支气管播散至其他肺部产生病变。急性肺脓肿经积极的抗生素治疗，若气道通畅，则脓液经气道排出，而脓腔逐渐消失。若急性期治疗不彻底，或支气管引流不通畅，大量坏死组织残留脓腔，脓腔壁肉芽组织产生，形成慢性肺脓肿。脓肿形成过程中，坏死组织中残存的血管失去肺组织的支持,管壁损伤部分可形成血管瘤,此为反复咳血的病理基础。肺脓肿的上述病理改变可累及周围细支气管,致其变形或扩张。临床上将3～6个月或更久不能愈合的脓肿称为慢性肺脓肿。

吸入性肺脓肿常为单发,好发于上叶后段、下叶背段及后基底段,右肺多于左肺;血源性肺脓肿常为两肺外周部的多发性病变。

(二)诊断要点

1. 病史 吸入性肺脓肿有口咽部炎症、鼻窦炎等化脓性病灶,或有昏迷、呕吐、惊厥、异物吸入、吞咽障碍等病史。血源性肺脓肿有疖、痈、化脓性感染病史。

2. 症状 起病急,有寒战、高热、胸痛、咳嗽等症状,伴全身乏力、食欲减退,1～2周后可因脓肿破溃,与支气管相通而痰量突然增加,为脓痰或脓血痰,合并有厌氧菌感染时为臭痰。部分患者可出现咳血症状。

3. 体征 与脓肿的大小、部位有关。初起时肺部可无阳性体征;随病情发展,相应局部可出现实变体征,或可闻及湿啰音;脓肿腔增大时,可出现空瓮音;病变累及胸膜可闻及胸膜摩擦音或呈现胸腔积液体征。慢性肺脓肿时可有杵状指(趾)及贫血。血源性肺脓肿体征大多阴性。

4. 实验室及辅助检查 ① 血常规血白细胞计数增多,中性粒细胞增高。慢性肺脓肿患者的白细胞无明显变化,但可有轻度贫血。② X线早期可见大片浓密模糊的浸润阴影,脓腔形成后出现圆形透亮区,内有液平面,其周围有浓密的炎性浸润阴影。慢性肺脓肿脓腔周围纤维组织增生,脓腔壁增厚,周围的细支气管受累,致变形或扩张。血源性肺脓肿可见两肺多发性散在的炎性病灶,边缘相对整齐,其中可见透亮区和液平面。③ 痰培养、血培养对确定病因诊断,指导抗菌药物的选用有重要价值。

5. 鉴别诊断 排除细菌性肺炎、空洞型肺结核继发感染、支气管肺癌等疾病。

(三)治疗原则

1. 抗感染治疗 ① 青霉素G为首选药物,其对厌氧菌和革兰阳性球菌等需氧菌效果均佳,必要时加用甲硝唑抗厌氧菌。② 对青霉素过敏或耐药时可选用克林霉素等,若疗效欠佳时,依据细菌培养的药敏试验选用有效抗生素。

2. 引流 ① 加强痰液的引流,包括使用祛痰药物、气道湿化、体位引流等。有明显痰液阻塞征象时,可经纤维支气管镜冲洗并吸引。② 伴发脓胸时,除全身应用抗菌药物外,尚应作局部胸腔抽脓或肋间切开引流排脓,脓腔内可注入抗菌药物。

3. 外科手术 以下情况考虑手术治疗:① 积极抗感染治疗3～6个月无

明显吸收,表现为厚壁空洞的慢性纤维组织增生者。② 慢性肺脓肿或有反复大咳血、感染,经内科治疗无效者。③ 不能排除肿瘤或异物阻塞气道所致感染引起的肺脓肿。④ 疑为癌性空洞者。

(毛　辉　殷凯生)

十二、肺结核

结核病是由结核杆菌引起的慢性传染病,可侵及许多脏器,以肺部受累形成肺结核(pulmonary tuberculosis)最为常见。排菌患者为其重要的传染源。在 21 世纪仍然是严重危害人类健康的主要传染病,是全球关注的公共卫生和社会问题。

(一)病因、发病机制

1. 结核菌　属放线菌目,分枝杆菌科的分枝杆菌属,其中引起人类结核病的主要为人型结核菌,少数为牛型和非洲型分枝杆菌。结核分枝杆菌的生物学特性可表现为多型性、抗酸性、生长缓慢、抵抗力强和菌体结构复杂。

2. 感染途径　呼吸道感染是肺结核的主要途径,飞沫感染为最常见的方式。传染源主要是排菌的肺结核患者的痰液。健康人吸入患者咳嗽、打喷嚏时喷出的带菌飞沫而受感染。直径小于 10 μm 的痰滴可进入肺泡腔,或因其重量轻而飘浮于空气中较长时间,在通风不良环境中的带菌飞沫,亦可被吸入引起感染。感染的次要途径是经消化道进入体内。少量、毒力弱的结核菌多能被体内免疫防御机制所杀灭,仅当受大量毒力强的结核菌侵袭而机体免疫力不足时,感染后才能发病。其他途径,如经皮肤、泌尿生殖系统等,均很少见。

3. 人体的反应性　人体对结核菌的自然免疫力是非特异性的。接种卡介苗或经过结核菌感染后所获得的免疫力则具有特异性,能将入侵的结核菌杀死或严密包围,制止其扩散,使病灶愈合。人体对结核菌的免疫主要是细胞免疫,表现为淋巴细胞的致敏与吞噬细胞功能增强。入侵的结核菌被吞噬细胞吞噬后,经加工处理,将抗原信息传递给 T 细胞,使之致敏。当致敏的 T 淋巴细胞再次接触结核菌,可释放出许多淋巴因子,使吞噬细胞聚集在细菌周围,吞噬并杀灭细菌,然后变成类上皮细胞及朗汉(Langhans)巨细胞,最终形成结核结节,使病变局限化。

(二)诊断要点

1. 病史和症状、体征

(1)有肺结核的接触史。

(2)有低热、盗汗、无力、咳嗽、咯血、胸痛史。

(3)有结节性红斑或环形红斑、多发性关节炎、疱疹性结膜炎。

2. 影像学诊断　可以发现肺内病变的部位、范围、有无空洞或空洞大小、洞壁厚薄等。凡胸部 X 线上显示渗出性或渗出增殖性病变、干酪样肺炎、干酪样病灶、空洞均提示活动性病变;增殖性病变、纤维包裹紧密的干酪硬结灶及纤维钙化灶等,均属非活动性病变。

胸部 CT 检查对于发现微小或隐蔽性病变,了解病变范围及与其他胸肺疾病的鉴别诊断等有帮助,也可用于引导穿刺、引流和介入治疗。

3. 痰结核分枝杆菌检查　是确诊肺结核的主要方法,也是制订化疗方案和考核治疗效果的主要依据。

(1) 痰涂片检查:是简单、快速、易行和可靠的方法,但欠敏感,每毫升痰中至少含 5 000~10 000 个细菌时才呈阳性结果。

(2) 培养法:结核分枝杆菌培养为痰结核分枝杆菌检查提供了准确可靠的结果,常作为结核病诊断的金标准,同时也为药物敏感性测定和菌种鉴定提供菌株。常用的方法为改良罗氏法。近期采用测定细菌代谢产物的 BACTEC460 或 BACTEC MGTT960 法,约 2 周可获得结果。

(3) 其他检测技术:如 PCR、核酸探针检测特异性 DNA 片段、色谱技术检测结核硬脂酸和分枝酸等菌体特异成分,仍在研究阶段,尚需改进和完善。

4. 结核菌素试验　结核菌素试验广泛应用于检出结核分枝杆菌的感染,而非检出结核病。结核菌素试验对儿童、少年和青年的结核病诊断有参考意义。

5. 纤维支气管镜检查　纤维支气管镜检查常应用于支气管结核和淋巴结支气管瘘的诊断。支气管结核表现为黏膜充血、溃疡、糜烂、组织增生、形成瘢痕和支气管狭窄,可以在病灶部位钳取活体组织进行病理学检查、结核分枝杆菌培养。对于肺内结核病灶,可以采集分泌物或冲洗液标本做病原体检查,也可以经支气管肺活检获取标本检查。

6. 分类　肺结核可分为:

Ⅰ. 原发型肺结核;

Ⅱ. 血行播散型肺结核;

Ⅲ. 继发型肺结核;

Ⅳ. 结核性胸膜炎;

Ⅴ. 其他肺外结核。

(三) 治疗原则

抗结核化学药物治疗对控制结核病起决定性的作用,合理和化疗可使病灶内细菌消灭,最终达到痊愈。休息与营养疗法仅起辅助作用。

1. 抗结核治疗(见基础理论之十一)。

2. 咯血的对症治疗

(1) 患侧卧位。

（2）垂体后叶素 5～10 U 加入 25%葡萄糖液 40 ml 缓慢静脉注射（15～20 min），然后将垂体后叶素加入 5%葡萄糖液静脉滴注［按 0.1 U/(kg・h)速度］。垂体后叶素收缩小动脉，使肺循环血量减少而达到较好的止血效果。高血压、冠状动脉粥样硬化性心脏病、心力衰竭患者和孕妇禁用。

（3）支气管动脉栓塞术。

（4）手术治疗。

3. 皮质激素在结核病中的应用 仅用于结核毒性症状严重者，必须确保在有效的抗结核药物治疗的情况下使用。

十三、间质性疾病

间质性疾病（interstitial lung disease，ILD）是一组主要累及肺间质、肺泡和（或）细支气管的肺部弥漫性疾病，通常亦称作弥漫性实质性肺疾病（diffuse parenchymal lung disease，DPLD），并不是一种独立性的疾病，它包括 200 多个病种。它们具有一些共同的临床、呼吸病理生理学和胸部 X 线特征，表现为渐进性劳力性气促、限制性通气功能障碍伴弥散功能（Dlco）降低、低氧血症和影像学上的双肺弥漫性病变，病程多缓慢进展，逐渐丧失肺泡-毛细血管功能单位，最终发展为弥漫性肺纤维化和蜂窝肺，导致呼吸功能衰竭。

（一）特发性肺间质纤维化（idiopathic pulmonary fibrosis，IPF）

1. 病因、发病机理 该病的病因及发病机理尚不清楚，可能与接触粉尘或金属、自身免疫功能低下、慢性反复的微量胃内容物吸入、病毒感染和吸烟有关。

2. 诊断要点

（1）病史：隐袭性起病。

（2）体征：杵状指，两肺可及爆裂音（吸气性 Velcro 啰音）。

（3）胸部 X 线：双肺弥漫的网格状或网格小结节状浸润影，HRCT 有利于发现早期病变，如肺内呈现不规则线条、网格样改变，伴有囊性小气腔形成，较早在胸膜下出现，小气腔互相连接可形成胸膜下线等。

（4）肺功能：提示进行性限制性通气功能障碍和弥散功能下降。

3. 治疗原则

（1）皮质激素如泼尼松或其他等效剂量的糖皮质激素，每日 0.5 mg/kg，口服 4 周；然后每日 0.25 mg/kg，口服 8 周；继之每日 0.125 mg/kg 或 0.25 mg/kg，隔日 1 次口服。

（2）环磷酰胺按每日 2 mg/kg 给药，开始剂量可为 25～50 mg/d，每 7～14 天增加 25 mg，直至最大量 150 mg/d。

（3）硫唑嘌呤按每日 2～3 mg/kg 给药，开始剂量为 25～50 mg/d，之后每 7～14 天增加 25 mg，直至最大量 150 mg/d。

（4）N－乙酰半胱氨酸（富露施）600 mg/d，至少 3～6 个月。

（5）秋水仙碱每日 0.5 mg，至少 3 个月。

（二）肺泡蛋白质沉积症（pulmonary alveolar proteinosis，PAP）

肺泡蛋白质沉积症是指肺泡和细支气管腔内充满不可溶性富磷脂蛋白质物质的疾病。属于少见病，好发于青中年，男性发病率约 2 倍于女性。

1. 病因、发病机理 病因不明，可能与感染因素、肺表面活性物质清除异常，肺泡吞噬细胞功能缺陷或吸入有害气体或粉尘有关。

2. 病理 肺大部分实变，胸膜下可见黄色或黄灰色结节，切面有黄色液体渗出。镜检示肺泡及细支气管内充填有富磷脂蛋白质物质，嗜酸性、过碘酸雪夫（PAS）染色阳性，肺泡隔及周围结构基本完好。电镜下可见肺泡巨噬细胞大量增加，吞噬肺表面活性物质，细胞肿胀，呈空泡或泡沫外观。

3. 诊断要点

（1）症状：隐袭，活动后气促，进展至休息时亦感气促，咳白色痰。

（2）体征：常不明显，肺底偶闻及少量捻发音。

（3）胸部 X 线：两肺弥散性磨玻璃影，常有支气管气相，胸部 CT：肺泡充填。

（4）肺泡灌洗液：牛奶状，放置后沉淀，脂蛋白含量高，PAS 染色阳性。

4. 治疗原则

（1）目前无明确有效的药物治疗；

（2）灌洗治疗，首选在全麻下经双腔气管导管实行一侧肺通气、另一侧肺灌洗的方法。灌洗液用 37℃生理盐水，每次灌洗 200～500 ml，直至回收液体清亮。通常灌洗总量为 5 000～12 000 ml。一侧灌洗完后，根据患者的具体情况决定继续做另一侧肺灌洗或间隔几天后再做对侧灌洗。灌洗治疗后，多数患者的呼吸困难和肺功能显著改善或恢复正常，X 线胸片可变清晰。缓解状态多数可保持数年以上。少数患者复发，可再做肺灌洗。

（俞婉珍）

十四、结节病

结节病（sarcoidosis）是一种多器官、多系统受累的非干酪性类上皮细胞肉芽肿性疾病。常侵犯肺、双侧肺门淋巴结，也可侵犯皮肤、眼、浅表淋巴结以及肝、脾、肾、骨髓、心脏和神经系统等众多器官。

（一）发病机制

结节病的病因尚未明了。可能与下列多种因素有关：

1. 遗传因素 结节病可能为一种多基因遗传病。目前公认，白细胞组织相容性抗原（HLA）中的 HLA－A_1、HLA－B_8、HLA－DR_3 与结节病的发病密切相关。

2. 免疫学因素　最近认为 Th_1/Th_2 失衡可能与结节病的发病有关。也有人认为,T 淋巴细胞受体的质或量的异常与结节病的发生有关。

3. 环境与职业因素　有人报道,结节病易于在冬、春季节发病。金属铝、锆、铍,滑石粉,松树花粉,黏土等也可能与本病的发生有关。

4. 感染因素　已知病毒、螺旋体、粉刺丙酸杆菌、结核分枝杆菌、非结核分枝杆菌和支原体属等均有可能诱发本病。

（二）诊断要点

1. 临床表现

（1）临床症状:将近半数的结节病病人无临床症状,约 1/3 的病人有低热,伴无力、盗汗和体重减轻。结节病可累及下列许多器官:

① 肺:约 86%～97% 的病人有肺门淋巴结肿大,31%～48% 的病人有肺浸润。本病可累及气道(包括喉、气管和支气管),导致气道阻塞和支气管扩张,还可引起胸腔积液、乳糜胸、气胸、胸膜肥厚及钙化等。

② 肝脏:肝活检证实,约 50%～80% 的结节病病人有肝脏浸润。表现为肝功能异常,肝脏 B 超或 CT 检查可见结节影。B 超引导下或腹腔镜下肝活检有助于本病的诊断。

③ 皮肤:约 25%～33% 的结节病患者有皮肤损害。表现为结节性红斑、冻疮样狼疮、斑丘疹、色素沉着、皮下结节或鱼鳞样皮肤改变。

④ 淋巴系统:约 1/3 病人可在颈部、腋窝或腹股沟等处触及肿大的淋巴结,部分病人出现脾大。

⑤ 眼:约 11%～83% 的结节病病人有眼损害。常见有眼色素膜炎、结膜滤泡、泪腺肿大、泪囊炎、角膜结膜炎及视网膜炎等。

⑥ 肌肉与关节:约 25%～39% 的病人有关节痛。受累关节多为膝、踝、肘、腕及手足小关节,但罕见变形性关节炎。女性病人常见慢性肌痛。

⑦ 神经:不足 10% 的结节病病人有神经损害。常见为面神经麻痹、下丘脑及垂体损伤。头颅 CT 和 MRI 有助于诊断。

⑧ 血液:约 4%～20% 的结节病病人有贫血,约 40% 病人有轻度白细胞减少。

⑨ 心脏:约 5% 的结节病患者有心脏浸润。临床表现为心功能不全,心电图或心脏 B 超检查结果异常,核素心肌成像有缺损等。

⑩ 部分病人还会有内分泌系统、腮腺、胃肠道、生殖系统、肾脏等脏器损害表现。

2. 肺部影像学特点

（1）胸片:根据胸片表现对结节病进行分期(表 1-6)。

结节病病人的胸部 X 线表现依次为:双肺门异常、纵隔淋巴结肿大、单侧肺门异常等。肺内表现多样化：可出现间质性改变、肺泡性改变和肺内结节等。

表 1-6　结节病的胸部 X 线表现与分期

分　期	X　　线　　表　　现
0	无异常
Ⅰ	双侧肺门淋巴结肿大，无肺部异常
Ⅱ	双侧肺门淋巴结肿大，伴有肺部网状、结节状或片状阴影
Ⅲ	肺部网状、结节状或片状阴影，无双侧肺门淋巴结肿大
Ⅳ	肺纤维化，蜂窝肺，肺大泡，肺气肿

（2）胸部 CT 呈典型的 HRCT 表现：对称性肺门，纵隔（气管前、气管旁、隆突下）淋巴结增大，沿着支气管血管束和淋巴管分布的结节和微结节（＜3 mm）和融合成球的肺泡渗出，晚期可见间质改变。以上中肺的细小结节及斑片状影多见，肺底部相对正常。

3. 支气管镜下表现　有的病例可见支气管黏膜有弥漫性小结节，呈铺路石样改变。

4. 肺功能　结节病病人中约 1/3～1/2 有肺功能障碍。主要表现为限制性通气功能、弥散量降低及氧合障碍。

5. PPD 试验　多数结节病病人结素试验结果阴性。

6. 支气管肺泡灌洗术　支气管肺泡灌洗液（BALF）中淋巴细胞增加，CD4＋/CD8＋比值增加。当 BALF 中 CD4＋/CD8＋＞3.5 时，本病的确诊率为 74％。

7. 血液检查　活动期结节病的血清血管紧张素转化酶（sACE）增高。少数病人有高钙血症、高尿钙症。此外，血清 γ-球蛋白、血沉和碱性磷酸酶也可增加，但无特异性。

8. ^{67}镓核素扫描　活动性结节病可见病灶部位同位素标记浓集。约 80％的病人 ^{67}镓核素扫描异常，典型的改变为"熊猫样变化"。

9. 结节病抗原（Kveim）试验　以急性结节病患者的淋巴结或脾组织制成 1∶10 生理盐水混悬液体为抗原，取混悬液 0.1～0.2 ml 做皮内注射，10 天后注射处出现紫红色丘疹，4～6 周后扩散到 3～8 mm。病理切片见结节病肉芽肿改变者为阳性反应，阳性率在 75％～85％。因无标准抗原，近年来该试验已趋淘汰。

10. 病理学诊断　非干酪样坏死性肉芽肿改变，支气管黏膜活检确诊率为 41％～57％；经支气管活检确诊率为 40％～90％。必要时可行胸腔镜、纵隔镜检查或开胸肺活检,其确诊率高达 100%。

结节病的诊断决定于临床症状和体征及组织活检,其诊断标准可归纳为:① 胸部影像学检查显示双侧肺门及纵隔淋巴结对称肿大,伴或不伴有肺内网格、结节状或片状阴影;② 组织学活检证实有非干酪性坏死性肉芽肿,且抗酸染色阴性;③ SACE 活性增高;④ PPD 试验阴性或弱阳性;⑤ BALF 中淋巴细胞>10%,且 CD4+/CD8+>3.5;⑥ 高血钙、高尿钙症;⑦ Kveim 试验阳性;⑧ 除外结核病或其他肉芽肿性疾病。以上八个条件中,①、②、③为主要条件,其他为次要条件。

（三）治疗原则

1. 无症状和肺功能正常的 Ⅰ 期和 Ⅱ 期结节病病人一般不需要给予特殊的治疗,但应当跟踪观察。

2. 有急性炎症表现(发热、多发性关节炎、结节性红斑)者先给予非甾体类抗炎药(NSAIDs)治疗。如果症状明显,治疗无效,则改为激素治疗。

3. 对于症状明显或进行性发展的肺内或肺外结节病,应首选糖皮质激素。即使症状比较轻、肺功能基本正常,但肺部病变持续 1~2 年,而无明显吸收者,可以给予激素试验性治疗(泼尼松 20~30 mg/d,持续 3~4 个月),以观察有无好转的可能。对于前葡萄膜炎,可以局部使用激素,但对于后葡萄膜炎则应全身应用激素。

4. 对激素抵抗的严重病例或病情进行性加重的病人可以使用免疫抑制剂(甲氨蝶呤或硫唑嘌呤),用药期间应密切观察病情变化和药物不良反应。

5. 虽然烷基化制剂(环磷酰胺和苯丁酸氮芥)对本病也有一定的治疗作用,但因它们有潜在的致癌性,应慎用。

6. 抗疟疾药物如氯喹和盐酸氯喹,适用于皮肤、黏膜结节病的治疗,但相关资料尚少。

7. 肺移植。

（殷凯生）

十五、原发性支气管肺癌

（一）病因、发病机理

原发性支气管肺癌(primary bronchogenic carcinoma)病因及发病机理迄今尚未明确,一致认为与下列因素有关:

1. **吸烟**　已经公认吸烟是肺癌的危险因素,吸纸烟者比吸雪茄、烟斗者患病率高。纸烟中含有各种致癌物质,其中苯丙芘(benzopyrene)为致癌的主要物质。

2. **职业致癌物质**　已被确认的致人类肺癌的职业因素包括石棉、无机砷化合物、二氯甲醚、铬及其化合物、镍、氡、芥子气、氯乙烯、煤烟、焦油和石油中的多环芳烃、烟草的加热产物等。

3. 空气污染　包括室内环境和室外环境污染。如室内被动吸烟、燃料燃烧和烹调过程中可能产生的致癌物。

4. 电离辐射　大剂量电离辐射可引起肺癌。

5. 饮食与营养　维生素缺乏可能导致肿瘤的发生。

6. 其他　慢性肺部疾病(如肺结核、肺间质纤维化及慢性支气管炎)患者比正常人群发生肺癌的危险性大。

（二）诊断要点

一般依靠详细的病史询问、体格检查和有关辅助检查进行综合判断，80%～90%的患者可以确诊。

1. 病史　注意高危人群，年龄 40 岁以上；男性；吸烟每年超过 400 支。女性患者要注意其丈夫是否吸烟，其危险度随丈夫吸烟量增加而增加。

2. 症状和体征　顽固性的咳嗽、咯血、胸痛及发热，呼吸困难、吞咽困难、声音嘶哑等。可有淋巴结肿大、杵状指（趾）、肥大性骨关节炎、上腔静脉阻塞综合征、Horner 综合征、胸腔积液及心包积液体征。

3. 胸部影像学

（1）胸部 X 线：是发现肺癌最重要的方法。

① 中央型肺癌：多为一侧肺门类圆形阴影，边缘大多毛糙，有时有分叶表现，或为单侧不规则的肺门部肿块，为肺癌本身与转移性肺门或纵隔淋巴结融合而成的表现；也可以与肺不张或阻塞性肺炎并存，形成所谓"S"形的典型X线征象。肺不张、阻塞性肺炎、局限性肺气肿，均为癌肿完全或部分阻塞支气管所引起的间接征象。

② 周围型肺癌：早期常呈局限性小斑片状阴影，边缘不清，密度较淡，易误诊为炎症或结核。如动态观察，阴影渐增大，密度增高，呈圆形或类圆形，边缘清楚常呈分叶状，有切迹或毛刺，尤其是细毛刺或长短不等的毛刺。如发生癌性空洞，其特点为空洞壁较厚，多偏心，内壁不规则，凹凸不平。

③ 细支气管-肺泡细胞癌：有结节型与弥漫型两种表现。结节型与周围型肺癌的圆形病灶不易区别。弥漫型为两肺大小不等的结节状播散性病灶，边界清楚，密度较高，随病情发展逐渐增多和增大，常伴有增深的网状阴影。

（2）胸部 CT：有利于肺癌的分期，同时可显示早期肺门和纵隔淋巴结肿大。

（3）磁共振显像（magnetic resonance imaging，MRI）：能明确肿瘤与大血管的关系。

（4）单光子发射计算机断层显像（SPECT）：进行肿瘤的定位、定性诊断和诊断肺癌骨转移，方法简便、无创。

（5）正电子发射计算机体层显像（PET）：可探查局部组织细胞代谢有无异常。

4. 脱落细胞检查 中心型肺癌的阳性率高，检出率为 $70\%\sim80\%$。

5. 纤维支气管镜检查 可获取组织，供组织学诊断。

6. 经胸壁细针穿刺活检 对可疑的周边病灶比纤维支气管镜更为可靠，可在 X 线、CT 或超声引导下进行。

7. 纵隔镜检查 可对转移的纵隔淋巴结进行评价。

8. 胸腔镜检查 可用于确定胸腔积液或胸膜肿块的性质。

9. 其他细胞或病理学检查 可用于淋巴结、胸膜、肝及骨髓的活检。

10. 肿瘤标记学检查 癌胚抗原（CEA）、细胞角蛋白（CYFRA）、神经烯醇酶（NSE）检查等。

（三）治疗原则

要根据患者的机体状况、肺癌的病理类型、侵犯的范围及发展趋向，合理地、有计划地应用现代多学科综合治疗手段，以期较大幅度地提高治愈率和患者的生活质量。

根据肺癌的生物学特点及预后，多数肿瘤学家将肺癌分为非小细胞肺癌和小细胞肺癌两大类，两种肺癌的治疗原则不同。有以下几种方法可选择：

1. 化学治疗。

2. 手术治疗。

3. 放射治疗。

4. 其他局部治疗方法。

5. 生物反应调节剂治疗。

6. 中药治疗。

（俞婉珍）

十六、气胸

（一）病因、发病机制

任何原因使壁层或脏层胸膜破损，空气进入胸膜腔，称为气胸（pneumothorax）。为诊治胸内疾病用人工方法将滤过的空气注入胸膜腔，称为人工气胸。由于胸外伤、针刺治疗等所引起的气胸，称为外伤性气胸。因肺部疾病使肺组织和脏层胸膜破裂，或者靠近肺表面的肺大疱、细小气肿泡自行破裂，空气逸入胸膜腔，称为自发性气胸。自发性气胸常继发于如慢性阻塞性肺疾患、肺结核、肺癌、肺脓肿、尘肺等。有时胸膜上具有异位子宫内膜，在月经期可以破裂而发生气胸（月经性气胸）。

自发性气胸分为以下三种类型：① 闭合性（单纯性）气胸：脏层胸膜破口很小，容易自行封闭，胸膜腔压力抽气后即恢复负压。② 交通性（开放性）气胸：因两层胸膜间有粘连和牵拉，使破口持续开启，空气自由进出胸膜腔。③ 张力性（高压性）气胸：胸膜破口形成活瓣性阻塞，吸气时开启，空气漏入胸膜腔；呼气时关闭，胸膜腔内气体越积越多。

（二）诊断要点

1. 常由持重物、剧烈运动、用力动作、咳嗽、喷嚏、屏气或高喊大笑等诱发。

2. 突然一侧胸痛，伴有呼吸困难，少量气胸者症状不明显，仅限于活动后气短，严重者可出现有发绀、冷汗、脉速，甚至有呼吸衰竭、意识不清。

3. 体检示气管多移向健侧，患侧胸部隆起，呼吸运动和语颤减弱，叩诊呈过度清音或鼓音，听诊呼吸音减弱或消失。右侧气胸可使肝浊音界下降。有液气胸时，则可闻及胸内振水声。

4. X线检查是诊断气胸的确诊依据，可以显示肺脏萎缩的程度、胸腔积液和纵隔移位等。纵隔旁出现透光带提示有纵隔气肿。气胸线以外透亮度增高，无肺纹可见。

肺结核或肺部炎症使胸膜多处粘连，多呈局限性包囊。如果并发胸腔积液，则见液平面（液气胸）。局限性气胸的后前位 X 线检查有时漏诊，在透视下缓慢转动体位，方能发现气胸。

胸膜腔穿刺气胸器测压可判断气胸类型，指导治疗。

（三）治疗原则

治疗原则在于根据气胸的不同类型适当进行排气，以解除胸腔积气对呼吸、循环所生成的障碍，使肺尽早复张，恢复功能，同时也要治疗并发症和原发病。

1. 排气减压

（1）闭合性气胸：积气量少于该侧胸腔容积的 20％时，气体可在 2～3 周内自行吸收，不需抽气。气量较多时，可每日或隔日抽气 1 次，每次抽气不超过 1 L，直至肺大部分复张，余下积气任其自行吸收。

（2）高压性气胸：病情急重，危及生命，必须尽快排气。紧急时，可用大注射器接连三路开关抽气，或者经胸壁插针，尾端用胶管连接水封瓶引流，使高压气体得以单向排出。为了有效地持续排气，通常安装胸腔闭式水封瓶引流。插管部位一般多取锁骨中线外侧第 2 肋间，或腋前线第 4～5 肋间。如果是局限性气胸，或是为了引流胸腔积液，则须在 X 线透视下选择适当部位进行插管排气引流，使胸膜腔内压力保持在 12 cmH$_2$O 的以下，若胸腔内积气超过此正压，气体便会通过导管从水面逸出。

（3）交通性气胸：积气量小且无明显呼吸困难者，在卧床休息并限制活动或者安装水封瓶引流后，有时胸膜破口可能自行封闭而转变为闭合性气胸。

如果呼吸困难明显,或慢阻肺病人肺功能不全者,可试用负压吸引,在肺复张过程中,破口也随之关闭。若是破口较大,或者因胸膜粘连牵扯而持续开启,病人症状明显,单纯排气措施不能奏效者,可经胸腔镜窥察,行粘连烙断术,促使破口关闭。

2. 并发症及其处理

(1) 复发性气胸:约1/3的气胸2~3年内可同侧复发,可考虑胸膜粘连疗法。可供选用的粘连剂有四环素粉针剂、灭菌精制滑石粉,是通过生物、理化刺激,产生无菌性变态反应性胸膜炎症,使两层胸膜粘连,胸膜腔闭锁,达到防治气胸的目的。

(2) 脓气胸:除适当应用抗生素(局部和全身)外,还应根据具体情况考虑外科治疗。

(3) 血气胸:若继续出血不止,除抽气排液和适当输血外,应考虑开胸结扎出血的血管。

(4) 纵隔气肿和皮下气肿:皮下气肿和纵隔气肿随着胸膜腔内气体排出减压而能自行吸收。吸入浓度较高的氧气可以加大纵隔内氧的浓度,有利于气肿的消散。纵隔气肿张力过高而影响呼吸和循环者,可行胸骨上窝穿刺或切开排气。

(5) 其他处理:安静休息,吸氧,镇静止咳,通便,胸痛剧烈者可用止痛药,应用抗生素防治胸膜腔感染,处理并发症。

(崔学范)

十七、睡眠呼吸暂停综合征

(一) 病因、发病机制

睡眠呼吸暂停综合征(sleep apnea syndrome,SAS)是在睡眠时多种病因引起反复发作的低通气或呼吸暂停,导致低氧、高碳酸血症,甚至发生酸血症,是常见具有一定潜在危险的疾患。近年流行病学调查表明在国人中的发病率约为4%,其中阻塞性睡眠呼吸暂停综合征(OSAS)约占鼾症人群的$20\%\sim30\%$。

呼吸暂停系指口鼻气流均停止至少10秒以上;低通气系指呼吸气流降低至正常气流强度的50%以上,并伴有氧饱和度(SaO_2)下降至少4%。SAS指每晚7小时睡眠中,每次发作呼吸暂停10秒以上,呼吸暂停反复发作30次以上或睡眠呼吸紊乱指数(respiratory disturbance index,RDI)即呼吸暂停低通气指数(apnea hypoventilation index,AHI)(平均每小时睡眠的呼吸暂停+低通气次数)超过5次以上。

SAS分三型:① 阻塞型(obstructive sleep apnea,OSA):指鼻和口腔无气流,但胸腹式呼吸仍然存在。② 中枢型(central sleep apnea,CSA):指鼻和口

腔气流与胸腹式呼吸同时暂停。③ 混合型（mixed sleep apnea，MSA）：指一次呼吸暂停过程中，开始时出现中枢型呼吸暂停，继之同时出现阻塞型呼吸暂停。

SAS 的症状主要表现为以下几个方面：

1. 睡眠期的症状　打鼾，睡眠时行为异常如多动、梦游，夜间睡眠混乱如 REM 及 NREM 的 3、4 期睡眠减少，睡眠中憋醒，心律失常如窦性心动过缓、心动过速、室性早搏、房室传导阻滞等，夜间多汗，夜尿增加，食道反流症状如胃部烧灼感、反酸等。

2. 白日的症状　嗜睡，晨起头痛、口干，记忆力和注意力下降，性格改变如性急、易激惹、突发焦虑、反应迟钝、乱猜忌，性功能减退等。

（二）诊断要点

1. 推测性诊断

（1）有睡眠时打鼾、呼吸暂停、白天嗜睡等症状。

（2）有肥胖、颈围粗大、高血压等体征。

2. 初筛　根据口、鼻气流，血氧饱和度同步检测可进行。

3. 确诊　金标准仍为多导睡眠图（PSG）诊断。多导睡眠呼吸监测仪（包括口、鼻气流，胸、腹呼吸运动，脉搏氧饱和度，鼾声，脑电图、眼动图、心电图、肌电图、腿动图，体位，红外线摄像等）。SAS 分度见表 1-7。

表 1-7　SAS 分度

项　目	轻　度	中　度	重　度
AHI(次/小时)	5～20	21～40	≥41
最低 SaO$_2$(%)	86～89	80～85	≤79

（三）治疗原则

1. 内科治疗

（1）减少危险因素：减肥，治疗心脑血管疾病，控制血糖，戒酒（尤睡前 3 小时），戒烟，睡前勿服镇静催眠药或 β 阻滞剂。其中减肥方法有：饮食减肥，运动减肥，空回肠搭桥术。

（2）体位训练侧卧位睡，可采用乒乓球或网球背心。

（3）睡眠期正压通气治疗：经鼻持续正压通气（CPAP），包括普通型及自动调压型 CPAP。必要时可应用双水平正压通气（BiPAP）。

（4）使用口腔内矫正器。

2. 外科治疗　包括鼻腔重建术，悬雍垂软腭咽成形术（UPPP 术），气管切开术，双颌前移术，上气道射频消融术等。

（张希龙）

十八、肺栓塞

肺栓塞（pulmonary embolism）指嵌塞物质进入肺动脉及其分支,引起肺组织血流减少或中断的病理和临床状态。常见的嵌塞物是血栓。

（一）病因、病理

1. 血栓形成 ① 血流淤滞、血液凝固性高和静脉内皮损伤是血栓形成的促进因素。② 创伤、长期卧床、静脉曲张、静脉插管、肥胖、糖尿病等或其他凝血机制亢进者,容易诱发静脉血栓形成。

2. 心脏病 是我国肺栓塞的最常见原因,合并房颤、心力衰竭和亚急性细菌性心内膜炎者发病率较高。以右心腔血栓最多见。

3. 肿瘤 以肺癌、消化系统肿瘤、绒癌较多见,恶性肿瘤并发肺栓塞仅约1/3为瘤栓,其余均为血栓。

4. 妊娠和分娩 肺栓塞在孕妇数倍于年龄相仿的非孕妇,产后和剖宫产术后发生率最高。妊娠时腹腔内压增加,孕激素松弛,血管平滑肌及盆腔静脉受压可引起静脉血流缓慢,促进静脉血栓形成。

5. 其他 少见的原因有长骨骨折致脂肪栓塞,意外事故和减压病造成空气栓塞等。

最常见栓子的是下肢深静脉血栓,其次有右心房和右心室血栓、感染性血栓、瘤栓、脂肪栓等。大多数急性肺栓塞可累及多支肺动脉,栓塞的部位以右肺多于左肺,下叶多于上叶。

栓子是否引起肺梗死由受累血管大小、阻塞范围、支气管动脉供血能力及阻塞区通气适当与否决定。肺梗死的组织学特征是肺泡内出血和肺泡壁坏死。

（二）诊断要点

1. 病史 如长期卧床、心脏病、创伤等。

2. 症状 ① 原有疾病突然发生变化,突然出现呼吸困难,伴胸痛、咳血、干咳等症状。② 不明原因的呼吸困难、呼吸频速、昏迷、晕厥及休克。

3. 体征 ① 低热占40%。② 呼吸加快和心动过速是本病的重要体征。③ 病变部位叩诊呈浊音,肺部可闻及哮鸣音、湿啰音、胸膜摩擦音或胸腔积液体征,肺动脉瓣第二音亢进。④ 可有右心衰竭体征。

4. 实验室及辅助检查 ① 白细胞增加,血沉增快,血清胆红素升高,乳酸脱氢酶及肌酸磷酸激酶升高。② 胸部 X 线检查未发生肺梗死的肺栓塞征象包括:浸润阴影,由于肺出血、水肿造成,呈非阶段性分布,多分布于两肺下野,以右肺多发;肺血流减少,表现为阻塞区域内的肺血管和纹理减少,以及局限性肺野透亮度增加;肺动脉高压征象。发生肺梗死时的胸部 X 线表现为梗死区域实变阴影,一般于梗死后 12 h 出现。典型的阴影为楔状或截断的圆锥体,位于肺的外周,底部朝向胸膜面,顶端指向肺门,也可表现为带状、球形、不规则形等。③ 心电图可表现出急性右心负荷增加,电轴右偏,顺钟向转位。④ 放射性核素肺扫描可显示出被阻塞的肺动脉血管供应区放射性分布减少或缺损。⑤ 血气分析多数急性肺栓塞患者有低氧血症、低碳酸血症。⑥ 肺动脉造影是确诊肺栓塞的最可靠方法,并可检测肺血流动力学和心脏功能。它可直接确定阻塞的部位和范围。肺动脉造影常见的征象有:肺动脉及其分支充盈缺损;栓子阻塞造成肺动脉截断现象;肺动脉堵塞引起肺野无血流灌注,不对称的血管纹理减少;肺动脉分支充盈和排空延迟,系栓子不完全堵塞的结果。

5. 排除其他病变 排除肺炎、胸膜炎、冠状动脉供血不足及急性心肌梗死等疾病。

(三) 治疗原则

1. 对症治疗 包括吸氧、镇静、止痛、抗休克以及纠正右心衰竭等,尽量避免一切突然用力,保持大便通畅。

2. 抗凝治疗 可防止血栓形成和再度栓塞。除有潜在出血危险不能接受者外,所有肺血栓、栓塞病人均应给予抗凝治疗。首选肝素,肝素治疗 48 h 后开始口服抗凝剂,最常用的药物是华法林,持续治疗 6 个月。治疗期间凝血酶原活动度维持在 20%～30%,凝血时间为正常的 1.5～2 倍。

肝素应用的禁忌证:① 两个月内曾患脑出血;② 肝、肾功能不全;③ 全身出血性疾病;④ 活动性消化性溃疡;⑤ 亚急性细菌性心内膜炎;⑥ 10 天内刚做过大手术。

3. 溶血栓治疗 对急性大面积肺栓塞及血流动力学不稳定的病人可给予纤维蛋白溶解剂,增强对新鲜栓子的溶解。在发病开始 24 h 内可使肺灌注恢复,但尚未证明可降低病死率,且可增加出血发生率,故不宜常规应用。

常用的溶栓剂包括:链激酶、尿激酶或组织性纤溶酶原激活因子。经右心导管于栓塞肺动脉局部注入尿激酶或链激酶,用药量小,效果好,不良反应少。

4. 外科手术治疗 ① 肺动脉血栓摘除术,对于大的肺动脉栓塞伴休克,内科治疗无效或抗凝、溶栓治疗有禁忌时,可采用此方法。② 导管肺动脉血栓摘除术,适用于新近(15 天以内)发生的大块肺栓塞。

(毛 辉 殷凯生)

十九、矽肺

(一) 病因、发病机理

矽肺(silcosis)是由于长期吸入含游离二氧化硅的粉尘所引起的肺部疾病,在肺部及肺部淋巴结形成分散的或融合的纤维结节。通常将接触含有

10%以上游离的二氧化硅的粉尘作业称为矽尘作业。

矽肺的基本病理变化是矽结节形成和伴有弥漫性肺间质纤维化。

矽肺临床表现有三种形式即慢性矽肺、急性矽肺和介于两者之间的加速性矽肺(表1-8)。

表1-8　不同临床形式矽肺的主要特征

临床类型	暴露浓度	矽尘(%)	接尘年限	接尘至胸片显示(年)
慢性矽肺	中等	<30	20～40	20
加速性矽肺	中等至高度	47～84	5～15	4～8
急性矽肺	重度	90～100	<3～6	<1～3

(二)诊断要点

1. 有明确的职业性含二氧化硅粉尘接触史,包括接触矽尘浓度、粉尘中游离 SiO_2 含量、作业工龄及流行病学等。

2. 质量良好的 X 线胸片并符合我国的尘肺 X 线诊断标准的要求。对矽肺病例应按我国尘肺 X 线诊断标准(1986)进行诊断和分期。

3. 早期可仅有 X 线影像学异常而无任何自觉症状,随病情进展逐渐出现气短,也可有胸痛、胸闷、咳嗽、咯血,晚期病人常并发肺心病。

矽肺主要并发症有肺结核、呼吸功能不全和特异性肺部感染,这些并发症也是最常见的致死原因。

矽肺的诊断只能由国家有关的专门机构做出,一般的医院发现可疑病人,只能将其介绍到有关机构进行检查和诊断。

(三)治疗原则

1. 矽肺确诊后立即调离粉尘作业。早期发现并及时调离粉尘作业可大大延缓矽肺的进展和肺功能障碍。

2. 呼吸道感染和肺结核的预防和治疗。

3. 适当的体育锻炼,可增强身体的抗病能力。

4. 药物治疗,但迄今对矽肺尚缺乏可靠而有效的药物。

(1)克矽平(聚乙烯砒啶氮氧化合物,PVNO 或 P204):能阻止和延缓矽肺病变进展。每周 20～40 mg/kg,分次雾化吸入或肌内注射,3 个月为一疗程,间隔 1～3 个月后可重复治疗,用药可长达 2～3 年。或按 30～40 mg/kg,以生理盐水 200 ml 稀释后,按每分钟 40 滴,静脉滴注,第一个月每周给药一次,第二个月每两周给药一次,第三个月以后每月给药一次,持续治疗一年。

(2)哌喹:为抗肿瘤药物,同时具有抗纤维化作用,可阻止某些矽肺发展,且可使某些病变好转。目前认为对融合灶及新形成的结节性病变或病变发展较快的急性矽肺和快速性矽肺有一定疗效,而对长期稳定或进展缓慢者则疗效较差。用于矽肺预防每次 400 mg,10～15 天口服一次。用于治疗每次 500～700 mg,每周一次,半年为一疗程;间歇一月后进行第二疗程,总疗程 2～5 年。有减慢心率的副作用,若心率少于 50 次/分应停药。

(3)粉防己碱:临床应用对急性及快速性矽肺疗效较好,可能为现今所发现治疗急性及快速进展型矽肺较为满意之药物。口服,每天 200 mg,每周 6 次,3 个月为一疗程,停药 1 个月,继续下一个疗程。

(4)柠檬酸铝(简称柠铝):0.05％柠铝 2 ml,肌内注射,每周 6 次,3 个月为一疗程。

以上诸药不良反应较小,并可采用联合用药的方法进行治疗,对快速性矽肺效果明显。

5. 大容量肺灌洗术。在全麻下经口腔插入双腔支气管导管,确认左右分隔完全后,在严密监护下(心电图、血压、血气分析等),通过三通导管将灌洗液分次注入肺内,并立即利用虹吸和加压给氧的方法使灌洗的液体流出,每次注入 1 000～1 500 ml 灌洗液,可用预热 37℃ 的无菌生理盐水或用 0.04％克矽平生理盐水。治疗后对改善呼吸系统症状有一定作用。

(王　彤)

第三节　基本技能

一、痰液检查

痰液(sputum)是气管、支气管和肺泡所产生的分泌物。当呼吸道黏膜和肺泡受刺激时,分泌物增多,痰量增加。在病理情况下不仅痰量增多,其性质成分也发生改变,如痰中出现细菌、寄生虫、血液及肿瘤细胞等,因此通过痰液检查可以协助某些呼吸道疾病的诊断。

(一)标本采集

为得到正确的分析结果,必须采集符合检查目的的、真正的痰液标本。

1. 一般检查包括常规检查、癌细胞检查、细菌及结核菌检查,应以清晨第一口痰为宜,留痰前应先漱口,清洁口腔,然后用力咳出气管深处痰液,盛于清洁容器内送检。

2. 做细菌培养时应将痰液留于无菌容器中,并及时送检。

3. 作漂浮或浓集法检查结核菌时,最好留 12～24 小时痰液送检,可提高阳性率。

4. 观察痰量和分层检查时,应留 24 小时痰,嘱病人将痰留在无色广口瓶内,必要时加少许苯酚以防腐。

5. 对无痰或痰少患者,可给予化痰药物、蒸气吸入或气管灌洗,使痰液稀释,易于咳出。

6. 为避免痰液经口、咽部受细菌污染,可作环甲膜穿刺术吸痰送细菌学检查,结果较为可靠。但由于技术要求高,不作为常规方法应用。

(二)检验项目

1. 显微镜检查

(1)不染色涂片:可检出白细胞、红细胞、肺泡巨噬细胞(吞噬炭粒者称为炭末细胞,吞噬含铁血黄素者称含铁血黄素细胞)、寄生虫及虫卵等。

(2)染色涂片:有 Wright 染色、Gram 染色、抗酸染色、HE 染色及巴氏染色等。

① 脱落细胞检查:对肺癌有较大诊断价值。

② 细菌检查:一般细菌检查常用 Gram 染色。

③ 分枝菌检查:使用抗酸染色法检查结核杆菌。为提高检出阳性率,可行沉淀集菌法或漂浮集菌法。PCR 法可进一步提高结核杆菌的检出率。

2. 细菌培养　根据所患疾病有目的地进行细菌、真菌和支原体培养,如结核菌、厌氧菌等均需有特殊培养基,取材也应严格。进行厌氧菌培养不能用咳出之痰,而必须由环甲膜穿刺术取痰,按厌氧菌培养要求进行。

(三)临床应用

1. 肺部感染性疾病的病原学诊断。

2. 开放性肺结核的诊断　痰涂片抗酸染色,若发现分枝杆菌,则可确诊为开放性肺结核。若用集菌法进行结核杆菌培养,还可做药物敏感试验和菌型鉴定。

3. 肺癌的诊断　痰脱落细胞检查阳性是确诊肺癌的组织学证据,正确采集标本,反复送验(3～4 次为宜),鳞癌、腺癌及大细胞癌阳性率为 70%～80%。

4. 肺部寄生虫病的诊断　如肺吸虫病、卡氏肺孢子虫病等诊断。

(刘　文)

二、胸水检查

(一)检查目的

1. 了解胸水的性质,以明确诊断。

2. 大量胸水,压迫症状明显,抽液减压。

3. 肺及胸膜病变,腔内给药局部治疗。

(二)采集胸水的主要步骤

1. 病人取坐位,面向椅背,两前臂平放于椅背上,头部伏于前臂上,病重不能坐起者可取半坐卧位,患侧前臂上举抱于枕部。术前胸部叩诊结合超声波检查选择穿刺点。通常肩胛线、腋后线第 7~9 肋间,腋中线第 6~7 肋间或腋前线第 5 肋间为穿刺点。包裹性积液需经超声波定位。

2. 常规消毒皮肤,戴无菌手套,覆盖消毒洞巾,用 2% 利多卡因在穿刺点沿肋骨上缘自皮肤至胸膜壁层局部浸润麻醉。

3. 左手食指、中指固定穿刺处皮肤,右手将穿刺针沿肋骨上缘缓缓刺入,针尖抵抗感突然消失时,示已穿过胸膜壁层,取注射器接上橡皮管,松开血管钳,抽吸积液,记录液量并送检。

4. 抽液毕拔出穿刺针,覆盖无菌纱布并用胶布固定。

(三) 注意事项

1. 术前向病人说明穿刺目的,消除其顾虑。对精神紧张者,术前半小时给地西泮 10 mg 或可待因 30 mg。

2. 术中病人如有头昏、心悸、胸闷、出汗面色苍白、剧痛、昏厥等胸膜反应,或出现连续咳嗽、气短、咯泡沫痰等肺水肿现象时,应立即停止抽液,并予皮下注射 0.1% 肾上腺素 0.5 ml,吸氧及其他对症处理。

3. 抽液不可过快过多,一般首次不超过 600 ml,以后每次不超过 1 000 ml。脓胸应尽量抽净。检查肿瘤细胞至少需 100 ml,并立即送检以免细胞自溶。

4. 严格无菌操作,并防止空气进入胸膜腔。

5. 应避免在第 9 肋以下穿刺,以免穿透横膈损伤腹腔脏器。

(崔学范)

三、结核菌素试验

(一) 检查目的

应用于检出结核分枝杆菌的感染,对儿童、少年和青年的结核病的诊断有参考意义,对成人的细胞免疫功能的测定有一定的帮助。

(二) 检查方法、主要步骤

1. 检查方法　旧结核菌素(old tuberculin,OT)是结核菌的代谢产物,由液体培养长出的结核菌提炼而成,主要含有结核蛋白。OT 抗原不纯,可能引起非特异性反应。现用结素的衍化物(purified protein derivative,PPD),由旧结素滤液中提取结核蛋白精制而成,为纯结素,不产生非特异性反应。国际上常用的是 PPD - RT$_{23}$。

2. 主要步骤　用 1：2000(5IU),在左前臂屈侧做皮内试验,经 48~72 h 测定皮肤硬结的直径。手指轻摸硬结边缘,测量硬结的横径和纵径,得出平均直径＝(横径＋纵径)/2,而不是测量红晕直径。硬结为特异性反应,而红晕为非特异性反应。

(三) 结果判断

如硬结直径小于 5 mm 为阴性,5~9 mm 为弱阳性(提示结核菌或结核分枝杆菌感染),10～19 mm 为阳性反应,20 mm 以上或局部出现水泡与坏死者为强阳性反应。

（四）临床意义

1. 阳性 判断是否有结核菌的感染,特别是婴幼儿,若呈强阳性反应,常表示为活动性的结核病,结素试验阳性反应仅表示曾有结核感染。我国城市成年居民曾患结核感染率在 60% 左右。

2. 阴性 除表示没有结核菌感染外,尚应考虑以下情况:

（1）结核感染 4～8 周前。

（2）应用糖皮质激素等免疫抑制药物。

（3）营养不良、麻疹、百日咳等患者。

（4）严重的结核病及各种重危患者。

（5）淋巴细胞免疫系统缺陷(白血病、淋巴瘤、结节病、艾滋病等)。

（俞婉珍）

四、过敏原检测

（一）检查目的

过敏原也称变应原,包括螨虫、屋尘、工业粉尘、花粉、真菌、羽毛、动物毛、垫料、烟草、昆虫、蛋类、肉类、鱼、虾、蟹类、谷类、蔬菜类、饮料类等。用变应原浸液进行体内外实验,观察病人是否对某种抗原过敏,有助于诊断变态反应性疾病,如支气管哮喘。

（二）检查方法及结果判定

1. **体内特异性诊断试验**

（1）皮肤斑贴试验(path test):取 100 mg 致过敏药物、食物或吸入物粉末置于病人前臂腹面皮肤上,滴一滴 0.1 mol/L NaOH 溶液或生理盐水,轻轻混匀,外面覆盖一片不吸水的玻璃纸,包扎,使其与皮肤接触 24 ～ 48 h,一般可在 24 h、48 h、72 h 观察结果。

结果判定:① 可疑局部瘙痒或有轻度发红。② 弱阳性单纯红斑、瘙痒。③ 阳性红肿斑片。④ 强阳性显著红肿、丘疹和水疱。⑤ 极强阳性显著红肿、水疱或坏死。⑥ 阴性 72 h 皮肤无改变。

（2）点刺激试验(prick test):先在皮试部位滴一滴抗原,然后用点刺针在滴有抗原的皮肤中央点刺一下,将针头按至皮内即可。也可将灌有少量抗原溶液的 16 ～ 17 号平头注射针头点刺病人皮肤,20min 后观察结果。

结果判定:① 阳性:丘疹直径大于 3 mm,有明显红晕。② 强阳性:丘疹直径大于 5 mm,有明显红晕及伪足。③阴性:无丘疹及红晕或仅有轻度红晕,直径小于 1 mm。

（3）皮内试验(intradermal test):选取上臂外侧皮肤为受试区,以抗原皮试液(浓度因抗原而异,1∶10～1∶1 000)自上而下,自左而右逐个进行皮试,每一皮试区间隔 3～4 cm,进针 2～3 mm,注入试液 0.01～0.02 ml,15 min后观察结果。

结果判定:① 可疑丘疹直径小于 5 mm,周围有轻微红斑。② 阳性丘疹直径 5～10mm,有红斑反应。③ 中阳性丘疹直径 10～15 mm,周围有明显红斑。④ 强阳性丘疹直径大于 15 mm 或丘疹形成不规则,出现伪足和显著红斑。⑤ 极强阳性局部反应同强阳性,同时出现周身反应如皮疹、皮肤潮红、气促、哮喘发作等。

2. 体外特异性试验

(1) 放射性过敏原吸附试验(radio allergosborbent test):将患者血清与抗原吸附物共同孵育 4h,然后洗去未被抗原结合的待测血清,再使抗原吸附物与^{125}I标记血清共同孵育过夜,洗去多余的^{125}I,最后用 γ - 计数测定抗原吸附物的放射活性。

结果判定:正常值核素脉冲小于 1 000 cpm,如果大于正常值 3.5 倍以上判定为阳性。

(2) 嗜碱细胞组胺释放试验(basophil degranulation test):取肝素抗凝的静脉血 10 ml,加入 3%葡萄糖液 2 ml,分离白细胞,洗涤 2 次,用 Tris - ACM 缓冲液制成每毫升 $3×10^5$ 个白细胞的混悬液,加样孵育,然后用荧光分光光度计测定组胺荧光强度,计算组胺释放率。

结果判定:正常人小于 50%。

(三) 诊断价值及影响因素

阳性反应提示对受试物过敏;阴性反应提示不过敏,但需排除假阳性及假阴性反应。

影响过敏原皮试结果的因素较多,因此阳性与阴性结果均应科学评判。导致假阳性的因素有:抗原剂量过大;注入空气;皮肤损伤反应;抗原浸液受细菌污染;高敏体质;溶媒非特异性刺激等。导致假阴性的因素有:抗原剂量过小;抗原变性,失去抗原性;老年或恶病质患者,机体反应低下;激素或免疫抑制剂的使用;患者首次接触抗原,特异性抗体尚未形成;受试皮肤局部循环不良等。

(四) 注意事项

1. 过敏原已明确者且疾病正在急性发作期,不做体内特异性诊断试验。

2. 试敏前糖皮质激素、抗组胺药等应停用一周。

3. 发生过敏症状时应予以相应处理。

(毛 辉 殷凯生)

五、肺功能检查

（一）适应证

1. 呼吸系统疾病的诊断，如 COPD、支气管哮喘、特发性肺间质性纤维化。

2. 药物疗效的评估，例如平支气管哮喘药物。

3. 手术前肺功能的评估。

4. 呼吸生理的研究。

（二）禁忌证

1. 心脏病、高血压、严重的心律失常或心力衰竭者。

2. 有肺大疱且反复有气胸者。

3. 各种原因不能配合检查者。

（三）常规肺功能检查

1. 肺容量

（1）测定方法

① 肺量计测定法：即受试者安静休息 15 min 后，取坐位或仰卧位，口含口器，夹好鼻夹，平静呼吸，待潮气曲线稳定后，从平静呼气末做深吸气，从而得出深吸气量；或从平静呼气末做深呼气，从而得出补呼气量。当受试者做最深吸气后最大努力所呼出气体的量为肺活量。

② 肺功能残气测定法：需应用惰性气体或人体体积描计仪测定功能残气量。功能残气量减去补呼气量即为残气量；功能残气量加深吸气量为肺活量。

（2）主要指标

潮气容积（VT）：平静呼吸时每次吸入或呼出的气量。

补吸气容积（IRV）：平静吸气后能吸入的最大气量。

补呼气容积（ERV）：平静呼气后能继续呼出的最大气量。

残气容积（RV）：补呼气后，肺内不能呼出的残留气量。

以上容积互不重叠，称为基础容积。

① 深吸气量（IC）：平静呼气后能吸入的最大气量，由 VT+IRV 组成。

② 肺活量（VC）：最大吸气后能呼出的最大气量，由 IC+ERV 组成。

③ 功能残气量（FRC）：平静呼气后肺内所含有的气量，由 ERV+RV 组成。

④ 肺总量（TLC）：深吸气后肺内所含有的气量，由 VC+RV 组成。

2. 通气功能

（1）每分钟静息通气量（minute ventilation，ＶＥ）：静息状态下或基础代谢情况下每分钟所呼出的气量，是维持基础代谢所需要的每分通气量。

方法：应用肺量计，从平静呼吸曲线测得。

(2) 最大通气量(MVV):单位时间内以尽快的速度和尽可能深的幅度重复最大自主努力呼吸所得到的通气量。

方法:应用肺量计,嘱受试者在一定时间内(一般为 15 秒或 12 秒)做深而快的呼吸。

(3) 用力肺活量(FVC):最大吸气至 TLC 位后,以最大的努力、最快的速度做深呼气达 FRV 位。同时可测定 FEV_1(1 秒钟用力呼气容积),FEV_3(3 秒钟用力呼气容积),FEV_1/FVC(1 秒率),其中 FEV_3 可反映早期气道阻力增高。用力呼气中段流量($FEF_{25\%\sim75\%}$):即将用力肺活量分为四等分,测量中间部分呼气量与时间的关系。

方法:应用肺量计。

3. 最大呼气流量-容积曲线(MEFV 曲线)　是指受试者在作最大用力呼气过程中,将其呼出的气体容积与相应的呼气流量所描记的曲线。高肺容积阶段($>75\%VC$),为用力依赖部分,即 MEFV 的升支部分;低肺容积阶段($<75\%VC$),MEFV 的降支部分,为非用力依赖部分。

方法:应用流量仪。

4. 肺弥散功能　肺弥散途径:① 肺泡内气体弥散;② 气体通过肺泡毛细血管膜的弥散:CO_2 和 O_2 从肺泡弥散至肺泡毛细血管内红细胞血红蛋白中相对速率为 20.6/1;③ 气体与血红蛋白的结合。

肺弥散量测定:目前临床多应用一氧化碳(CO)进行测定。CO 弥散量(D_{LCO}):系指气体在单位时间(1 min)及单位压力差(1 kPa)条件下所能转移量(ml)。

方法:临床目前常采用单次呼吸法(SB)测定弥散功能。受试者呼气至残气位,然后吸入含有 0.3%一氧化碳、10%氦、20%氧以及氮平衡的混合气体。受试者吸气至肺总量位,屏气 10 秒后呼气。仪器连续测定一氧化碳和氦的浓度,最后计算出肺一氧化碳的弥散量(D_{LCO}),D_{LCO} 除以 V_A(肺泡容积)称弥散常数或比弥散量。

(四) 临床意义

1. 肺通气功能的临床评价(国内)

(1) 阻塞型通气功能障碍(表 1-9)

表 1-9　阻塞型通气功能障碍临床评价

程度	$FEV_1(\%)$	$FEV_1/FVC(\%)$
轻度	$<75\%$	70~60
中度	$<60\%$	60~40
重度	$<40\%$	<40

（2）限制型通气功能障碍（表 1-10）：

表 1-10 限制型通气功能障碍临床评价

程度	TLC(%)
轻度	<80
中度	<60
重度	<40

（3）阻塞型肺气肿通气功能障碍（表 1-11）：

表 1-11 阻塞型肺气肿通气功能障碍临床评价

程度	RV/TLC(%)
无肺气肿	<35
轻度	$36\sim45$
中度	$46\sim55$
重度	>56

2. MVV 的临床意义　是综合评价神经肌肉系统、胸膜腔与呼吸道的指标。慢性气道疾患、肺间质疾病、大量胸腔积液以及重症肌无力患者 MVV 可出现降低。

3. 对手术的评价　Block 于 1976 年等推荐肺切除术标准：$FEV_1>2L$，$FVC>50\%$，$MVV>50\%$，$RV/TLC<0.5$。Gracey 于 1979 年对 157 例 COPD 患者手术后有无并发症显示：MVV 和 $MMF<50\%$，$FVC<75\%$，经服用支气管扩张剂后测定上述参数无明显改善，手术后发生肺合并症的可能性增高。Jenkinson 于 1980 年对上腹部手术的观察显示：手术后第一天 FVC 下降为术前的 35%，术后一周恢复正常。1987 年 Tisi 认为 $FEV_1<1L$，$MVV<50\%$不能行肺切除尚有功能的肺组织，否则术后死亡率增高。

4. 流量容积-曲线的意义　有利于鉴别上、下气道阻塞性疾病，及区分是阻塞型还是限制型肺疾患。下气道阻塞性疾病如 COPD，在流量-容积曲线上表现为曲线下降支突向容积轴，病情越重，弯曲越明显，且最大流量、各阶段流量及肺活量均减少。限制型通气功能障碍，流量-容积曲线表现为流量高、肺活量小，因而曲线高耸，倾斜度大。

5. 弥散功能测定的意义　有利于鉴别是心源性的还是肺源性的呼吸困难；可早期发现肺间质疾患，以区分阻塞性的肺部疾病。

（孙培莉）

六、血气分析

（一）目的、意义

1. 确定呼吸衰竭的类型和程度　根据血气分析结果并结合临床症状，对呼吸衰竭患者病情可进行如下分级(表 1-12)。

2. 判断酸碱平衡失调类型和程度　判断酸碱平衡失调主要依据动脉血气分析 pH、$PaCO_2$、HCO_3^- 指标的变化及预计代偿公式计算所得结论,但要准确无误,仅凭实验室的诊断是不够的,特别是对复合性酸碱失衡,必须结合临床资料、血电解质检查并测算阴离子间隙(AG),方能得出正确结论(表 1-13、表 1-14)。

表 1-12　呼吸衰竭病情分级

指　标	轻　度	中　度	重　度
PaO_2/kPa(mmHg)	<8.0(60)	>6.67(50)	<5.33(40)
$PaCO_2$/kPa(mmHg)	<6.67(50)	>9.33(70)	>12.0(90)
SaO_2/%	>80	80~40	<40
意识	清楚	嗜睡、谵语、半昏迷	昏迷
紫绀	无	+~++	+++

表 1-13　单纯性酸碱紊乱的判断

项目	代谢性酸中毒	代谢性碱中毒	呼吸性酸中毒	呼吸性碱中毒
pH	↓	↑	↓	↑
HCO_3^-(AB)	↓	↑	↗	↘
$PaCO_2$	↘	↗	↑	↓

备注:↑:增高;　↓:减低;　↘:稍减;　↗:稍增。

表 1-14　二重型酸碱紊乱的判断

项目	代谢性酸中毒合并呼吸性碱中毒	代谢性酸中毒合并呼吸性酸中毒	代谢性碱中毒合并呼吸性酸中毒	代谢性碱中毒合并呼吸性碱中毒
PH	→↗	↓↓	→↗	↑↑
HCO_3^-(AB)	↓↓	→↗	↑↑	→↘
$PaCO_2$	↓↓	→↗	↑↑	→↘

备注:↓↓:明显减少;↑↑:明显增高;→不变。

三重酸碱失衡(TABD):呼吸性酸中毒或呼吸性碱中毒同时伴有代谢性酸中毒和代谢性碱中毒的存在,称为三重酸碱失衡。

① 呼吸性酸中毒合并代谢性酸中毒和代谢性碱中毒。常见于严重肺心病呼吸衰竭时。酸碱指标特点:AG 升高、$PaCO_2$ 升高、HCO_3^- 变化与 AG 升高不成比例,pH 偏酸、偏碱或正常主要取决于三种失衡的相对严重程度,但

往往偏酸。

② 呼吸性碱中毒合并代谢性酸中毒和代谢性碱中毒。可发生在呼吸性碱中毒合并代谢性碱中毒基础上同时有高 AG 代谢性酸中毒。酸碱指标特点：AG 升高、$PaCO_2$ 降低、HCO_3^- 变化与 AG 升高不成比例，pH 值取决于三种失衡的相对严重程度，但常偏碱。

（二）血样采集、保存及注意事项

1. 血气分析应取动脉血，这样可排除因休克、组织水肿等末梢血供不良因素的影响。动脉化的末梢血对 PaO_2 值影响较大。

2. 血标本必须严格隔绝空气，标本中不应有气泡，不然影响数值的正确性。

3. 用 2 ml 注射器，先抽取肝素 1 ml(1 ml＝1 mg)冲洗针筒数次，针尖向上推出肝素液，使死腔内均为肝素液占有，针筒内无气泡。

4. 停吸氧 15 min 后采血，部位可取股动脉、肱动脉和桡动脉，穿刺应准确，动作要轻。如反复穿刺病人，因疼痛呼吸加快会影响血标本的酸碱度。当血刚进入针管时，血随心脏搏动而自动进入针管，切勿抽吸，避免气泡进入针管。针头用橡皮塞密封。穿刺点用消毒棉球压迫 5 min 以上，以免出血。然后用手搓针筒数次，使血和针筒内肝素充分搅匀，以防凝血。

5. 标本应立即送检，因为血细胞仍继续耗氧及排泄酸性产物，pH 会降低。如不能及时送检，标本必须放入冰箱中不能超过 1 h。

6. 采血时要测病人体温，因温度对气体溶解度和 pH 均有影响，所以血气检测时应该输入病人抽血时的体温值来校正检测结果。

（张希龙）

七、纤维支气管镜检查

（一）适应证

1. 诊断

（1）原因不明的咯血或痰中带血，需明确出血部位和原因。

（2）原因不明的持续性咳嗽，或原有的咳嗽在性质上发生了变化，特别是中老年人。

（3）疑有支气管腔内阻塞，如阻塞性肺炎、肺不张等。

（4）性质不明的肺内肿块或空洞。

（5）痰细胞学检查发现癌细胞或可疑癌细胞，但肺部 X 线检查阴性。

（6）原因不明的喉返神经麻痹或膈神经麻痹、胸腔积液、纵隔增宽或肺门增大者。

（7）重症或难以控制的肺部感染，收集下呼吸道分泌物做细菌学检查。

（8）弥漫性肺间质疾病或肺周边块影，可在 X 线电视辅助下做经支气管镜肺活检或支气管肺泡灌洗术,进行组织病理学及灌洗液的细胞学与生化及免疫学等分析。

(9) 协助选择性支气管造影,以了解有无支气管扩张或阻塞。

(10) 胸外科手术前了解病变范围、确定外科手术方式,术后评价治疗效果等。

2. 治疗

(1) 有效清除支气管扩张、肺脓肿、肺部手术后等病人气道分泌物,或经支气管镜局部注入药物。

(2) 通过支气管镜向气管内出血部位注入无菌冰盐水或 0.1% 肾上腺素等协助止血,或将带气囊的导管插至出血处压迫止血。

(3) 通过支气管镜钳取气道内的异物。

(4) 经支气管镜放置气管或支气管支架,引导经鼻气管插管等。

(5) 经支气管镜激光、高频电刀、微波等治疗支气管腔内息肉、肉芽肿或肿瘤。

(6) 选择性支气管肺泡灌洗,治疗肺泡蛋白沉积症、尘肺等。

(二) 禁忌证

1. 一般情况极差,体质十分虚弱,不能耐受检查者。

2. 严重肺功能损害,明显呼吸困难与缺氧者。

3. 严重心脏病,如心功能不全、频发心绞痛或严重心律失常,严重高血压者。

4. 出、凝血机制异常,有出血倾向者。

5. 近期有大咯血,或哮喘急性发作,则需暂缓进行。

6. 急性上呼吸道感染,体温超过 38.5℃。

7. 咽喉结核、喉水肿、咽后壁脓肿。

8. 对麻醉药过敏且无其他药替代。

9. 严重的上腔静脉阻塞综合征。

(三) 术前准备与检查方法

1. 检查之前,应作胸部 X 线检查以及必要的常规检查,如血小板、凝血酶原时间、部分凝血活酶时间、心电图等。有呼吸功能不全者,应做血气分析或肺功能检查等。年龄较大且有心脏病病人,最好在心电监护下进行。

2. 向病人及家属解释支气管镜检查的必要性和检查过程。

3. 术前 4～6 h 禁食,体弱者可静脉注射 50% 葡萄糖液 40 ml。

4. 术前半小时肌内注射阿托品 0.5 mg,地西泮 10 mg 或鲁米那钠 0.1 g,必要时肌内注射吗啡 6～10 mg。术前一般用 2% 利多卡因作咽喉部及鼻咽部局部麻醉,必要时可作环甲膜穿刺注入 1%～2% 利多卡因 5 ml,在插入支气管镜后可在检查同时再滴入 2% 利多卡因。

5. 病人取仰卧位。插管途径可经鼻腔,也可经口腔。术中病人应全身放松,支气管镜在穿过声门进入气管后,由于刺激局部组织可能会引起咳嗽,此时病人可张开嘴,缓慢进行深呼吸,不要紧张。

6. 依次观察声门、气管、隆突、两侧主支气管、叶支气管和段支气管各腔内黏膜外观,以及有无肿瘤、分泌物、出血等情况,发现病变,根据需要做活检或刷检。

7. 术后 2 h 内禁食和禁水,以免食物误吸入气管造成肺部感染。术后可能出现鼻咽喉不适、疼痛、声嘶、痰中带血等,可于短时或数日内自愈,一般无须处理。如做了活检,应注意有无气胸或活动性出血,有变化随时就诊,及时处理。一般不需用抗生素,若有术后发热,可适当应用抗生素。出血量较大者可给予止血剂。

(四)并发症和局限性

1. 麻醉意外。

2. 喉头痉挛或支气管痉挛。

3. 出血。

4. 低氧血症。

5. 气胸。

6. 心律失常。

7. 发热,要进行抗感染处理。

纤维支气管镜检查是肺部疾病诊断、鉴别诊断和治疗的一项重要手段,但它也有一定的局限性。有部分病人(约 20%～30%),特别是支气管壁外压及支气管远端病变的病人,通过此检查可能仍不能确定诊断,需结合其他方法如开胸探查等方能确诊。

(五)临床意义

纤维支气管镜是由透光玻璃纤维有规则排列成的纤维束组成。经支气管镜可用活检钳做支气管黏膜或肺组织活检、毛刷刷检、穿刺针吸引、支气管肺泡灌洗等,也可经支气管镜做激光等治疗。近年来电子支气管镜的发展又使其清晰度明显增加,使诊断准确率进一步提高。

八、胸膜腔穿刺术

(一)适应证

1. 胸腔积液的病因诊断。

2. 排除胸腔积液(包括积脓)或积气,缓解压迫症状。

3. 向胸膜腔注入药物(如粘连剂、抗生素、抗肿瘤药物等)治疗难治性气胸或胸腔积液,或恶性胸腔积液等。

（二）禁忌证

1. 呼吸功能不全者,但治疗性胸腔穿刺缓解症状者除外。

2. 休克或严重心律失常、不稳定性心绞痛。

3. 凝血功能障碍未纠正或正接受抗凝治疗者。

4. 患者不合作。

5. 疑为胸腔包虫者,以避免感染扩散。

6. 正在应用呼吸机的病人和原有肺大疱者为相对禁忌证。

（三）操作方法

1. 首先证实胸腔积液或气胸的存在并定位,对胸腔积液可通过胸部 X 线片与超声波确定,气胸主要依靠胸部 X 线片确定。通常胸腔穿刺抽液选择背部肩胛下角线第 7～9 肋间或腋中线第 6～7 肋间为穿刺点,胸腔穿刺抽气则选择胸前锁骨中线第 2 前肋间或腋前线第 3、4 肋间为穿刺点。包裹性胸腔积液或局限性气胸需根据超声或胸片结果选择局限性的积液或积气相对应的最佳穿刺点。

2. 胸腔穿刺抽液的最佳体位为:患者取舒适的坐姿并轻度前倾,通常为病人面向椅背坐于椅上,两前臂置于椅背上;不能起床者也可取半坐卧位,患侧前臂置于枕部,但操作难度增大;胸穿抽气通常选择半卧位。

3. 常规消毒皮肤、铺巾,2％利多卡因局部麻醉,在有液体或气体的肋间隙沿下一肋骨的上缘进针,当穿刺针抵抗感突然消失时,表明已进入胸膜腔,此时即可接上注射器进行抽液或抽气。

4. 一次抽液不可过多、过快,一般首次不超过 800 ml,以后每次不超过 1 000 ml,大量胸液或气胸者原则上也不应超过 1 200 ml,可间隔 2～3 天后再抽。抽出的胸液应送实验室做细胞计数、化学检查、细胞学检查等。

5. 操作过程中应不断观察病人的反应,如有头晕、面色苍白、出汗、心慌、胸部剧痛、昏厥等胸膜过敏反应时,应立即停止抽液,给予对症处理,必要时皮下注射肾上腺素 0.3～0.5 mg。

（四）临床意义和局限性

胸腔穿刺抽液是胸腔积液诊断的重要手段,通过胸液分析可对胸腔积液的性质做出初步诊断甚至明确诊断,对恶性肿瘤引起的胸腔积液还有助于分期。胸穿抽液也是结核性胸膜炎等重要的治疗方法,对减少胸膜增厚、改善症状有重要意义。

胸穿抽气通常是气胸病人的最初治疗方法,多数单纯性气胸病人经 2～3 次胸穿可好转或气体消失,但部分病人（约 30％）,特别是交通性气胸或张力性气胸经胸穿抽气可能仍难以解决,需要做胸腔闭式引流术或外科手术治疗。

胸腔穿刺的并发症主要包括气胸、胸膜腔或胸壁出血、晕厥、胸膜腔感染、复张性肺水肿等。

九、胸膜活检术

（一）适应证

1. 不明原因的胸腔积液。

2. 不明原因的胸膜腔内局限性肿块。

（二）禁忌证

1. 胸膜腔积液过少者。

2. 心肺功能及全身情况差而不能耐受手术者。

3. 出血性疾病或有出血倾向或正接受抗凝治疗者。

4. 患者不合作。

5. 疑有血管疾病者。

6. 有胸膜腔内感染者。

（三）操作方法

1. 活检前行 B 超检查，确定穿刺活检的部位。

2. 常规皮肤消毒、铺巾，2％利多卡因局部麻醉。

3. 证实有液体后在肋骨上缘将带有针芯的套管针刺入胸膜腔，拔出针芯见有液体流出后，再将钩针插入套管，缓慢向后退，直至有阻力感时说明已经钩到胸膜，此时嘱患者屏气并钩取胸膜。一般选择相当于时钟的 3、6、9 点 3 个方向钩取壁层胸膜 3～4 块，立刻置于 10％甲醛溶液或 95％乙醇固定后送检。

（四）临床意义和并发症

胸膜活检是应用胸膜活检针获取胸膜组织，是协助诊断原因不明的胸膜疾病的一种方法，对胸膜疾病特别是胸腔积液的病因诊断具有重要意义。除胸膜活检针外，也可采用胸腔镜或纤维支气管镜活检。

胸膜活检总的阳性率约为 60％，其并发症主要为气胸、出血、感染等。部分病例可能钩取为非胸膜组织，活检不成功，可重复进行。

（王　彤）

十、环甲膜穿刺术

环甲膜穿刺术是紧急情况下，建立人工气道的一种方法。

（一）适应证

1. 在咽喉部梗阻时，在无经口气管插管设备或插管有困难的紧急情况下采用穿刺术，为气管造口或气管插管赢得时间。

2. 取未被咽部细菌污染的痰标本。

3. 病人痰咳不出，通过穿刺吸痰。

4. 注射治疗药物。

（二）操作方法

1. 先向患者说明施术目的，消除不必要的顾虑。

2. 体位：取平卧或斜坡卧位，头后仰，肩部垫以物品，充分暴露颈部。

3. 确定部位：颈前部皮肤常规消毒，铺巾，操作者用左手食指及拇指触按甲状软骨与环状软骨间的环甲膜，并将皮肤固定，利多卡因局麻。

4. 环甲膜穿刺术者右手持穿刺针，与气管中线呈 45°角，斜面朝上，针尖指向近心，当进针 1.5 cm 左右有脱空感，患者有反射性咳嗽，注射器抽吸有气体抽出，说明穿刺针已进入气管内。

5. 插入导管：证实穿刺成功后，拔除针筒，迅速将导管插入气管。

6. 术毕，拔出针头后，用乙醇棉球压迫穿刺点片刻，并将导管固定。

7. 根据需要分别采取下一步步骤，如建立人工气道，则接上高频呼吸机或常规呼吸机；如吸取标本，则连接注射器吸取痰液送检。

（三）注意事项

1. 气管内出血　在穿刺前应查明有无出血倾向，如出现危及通气的咯血时，应立即拔除。

2. 皮下或纵隔气肿　空气由穿刺部位进入皮下或纵隔所致，所以剧烈咳嗽病人不能采取此法，术毕穿刺部位压迫 5 min。

3. 心律失常或心搏骤停　低氧状态下刺激迷走神经易引起心律失常，甚至心搏骤停。

4. 导管断裂　如操作不当，导管从针内拉出时易被针尖斜面切断，导管断端可留在气管内或皮下，应及时取出。

（戴山林）

十一、吸入疗法

吸入疗法包括呼吸道湿化疗法和雾化吸入疗法。湿化疗法就是通过湿化装置产生水蒸气，对吸入气体进行加温和湿化，从而湿化气道，使气道内不易产生痰栓或痰痂，痰液稀释，易于排出。雾化吸入疗法是以超声波或压缩空气为动力，将药物或水散成烟雾状吸入气道，起到湿化和局部治疗作用。其优点是，药物可直接作用于呼吸道局部，使局部药物浓度高，药效明显，对呼吸道疾病疗效快，用药省，全身不良反应少。此外，药液在超声作用下形成的雾滴具有空气离子的作用。

（一）适应证

1. 湿化疗法

（1）需要长期吸氧的呼吸道疾病病人，如肺气肿、肺心病病人。

（2）痰液黏稠和排痰困难的病人，如肺炎、慢性支气管炎、支气管扩张等病人。

（3）气管插管或气管切开应用呼吸机的病人。

（4）气道干燥失水的病人，如高热脱水。

2. **雾化吸入疗法**

（1）有气道阻塞性疾病，如支气管哮喘、慢性支气管炎、阻塞性肺气肿以及肺心病等。

（2）各种急慢性呼吸道感染，如咽炎、喉炎、气管炎、支气管炎、肺炎、支气管扩张等。

（3）呼吸道炎症，痰液黏稠、排痰困难。

（4）胸外科手术后、声带息肉术后、呼吸道烧伤及麻醉后呼吸道并发症的预防和治疗。

（5）纤维支气管镜检查前的局部麻醉。

（6）还可改善家庭、病房内的微小气候，以供疾病防治，有保健疗养和康复治疗之用。

（三）常用装置和药物

1. **常用湿化器**　① 气泡式湿化器：常用于吸氧治疗时。② 电热式湿化器：多用于机械通气者。③ 超声雾化器：利用超声波将药液进行雾化。④ 气动式雾化器：以压缩空气或氧气为动力。⑤ 定量吸入雾化器：将药物溶解或悬浮于液态的助推剂，高压封闭在储药罐中，揿动阀门时，气雾即可从罐中喷出。⑥ 干粉吸入器：通过病人的吸气动作将药物的粉末吸入气道。

2. **常用药物**　① 湿化剂：0.45％盐水或 0.9％生理盐水，用于湿化痰液。② 黏痰分解剂：如氨溴索、溴己新、α-糜蛋白酶等。③ 支气管扩张药：如沙丁胺醇、特布他林、溴化异丙托品等。④ 激素：如丙酸培氯米松气雾剂或干粉吸入剂（商品名：必可酮和必酮碟等）、布地奈德气雾剂、干粉吸入剂和吸入溶液（商品名：普米克气雾剂、都保和令舒等）、丙酸氟替卡松气雾剂或干粉吸入剂（商品名：施立稳等）。⑤ 抗生素。

（四）注意事项

1. **湿化疗法注意事项**

（1）防止湿化过度，时间不宜过长，否则会引起气管黏膜水肿和低氧血症等不良反应。

（2）控制湿化温度，温度过低或过高都会影响湿化疗效，一般应控制在 35～37 ℃。

（3）防止细菌污染，添加湿化液时要严格无菌操作，每 24 h 至少消毒湿化用具一次，并加强病人的口腔清洁护理。

（4）防止窒息，因为湿化疗法虽然有助于排痰，但不能代替病人的自主排痰，应鼓励病人咳嗽咳痰，并帮助病人翻身、给病人拍背，促进排痰，或及时吸痰,以防止痰液因湿化而膨胀,引起气道阻塞。

2. 雾化吸入疗法注意事项

(1) 雾化液每日新鲜配制,每次吸入药用蒸馏水或生理盐水 30～50 ml 稀释后放入雾化罐内。

(2) 治疗前先将痰液咳出或吸尽,以免妨碍雾滴深入。

(3) 治疗时嘱患者进行慢而深的吸气,吸气末稍停片刻,使雾滴吸入更深。

(4) 治疗开始后要注意有无呛咳和支气管痉挛。因为在雾量过大、雾化吸入时间过长、水分过多或应用对呼吸道有刺激的药物时,可引起支气管痉挛或水中毒。

(5) 治疗后 1～2 h 内注意拍击患者胸背,并鼓励患者咳嗽。

(6) 每日治疗结束时,面罩、雾化罐及管道等用具要清洗,并用 1‰ 新洁而灭浸泡消毒。有绿脓杆菌污染的要用福尔马林在密闭箱内熏蒸。

(7) 雾化吸入支气管扩张剂如沙丁胺醇、特布他林、溴化异丙托品等时,要防止药物过量使用,以减少不良反应发生。

(8) 雾化吸入激素后,应立即漱口,防止口腔霉菌感染。

(9) 对呼吸道刺激性大的药物应避免雾化吸入。

(王　彤)

十二、氧气疗法

(一) 适应证

1. 低氧血症。

2. 组织缺氧休克、严重贫血、一氧化碳中毒、高代谢状态(如高热、惊厥、烧伤)等病理生理过程都可使组织发生严重缺氧。

3. 在间质性肺气肿、气胸、气体栓塞、肠胀气等病理情况下,如给予无氮的纯氧吸入可在数小时内减少组织和体腔的空气,从而大大加快气胸、气栓及肠内气体的吸收。

4. 预防性给氧。

(二) 操作方法

1. 双鼻导管法　适用于慢性病人及急性病人恢复期。

2. 改良鼻导管　改良鼻导管是在粗橡皮管上挖出一侧孔,将管的一端反折结扎,另一端与氧源连接。其间若有加温、加湿装置更佳。使用时将其固定在上唇,使侧孔对准患者鼻孔即可。

3. 头罩及氧帐法　目前多用于儿童。

4. 面罩法

(1) 简易面罩:最大吸入氧浓度小于 50%,适用于中度缺氧的病人。

（2）简易有袋面罩:吸氧浓度可达 80%～100%。

（3）活瓣有袋面罩:吸入氧浓度可达 100%。

（4）简易呼吸器给氧法:主要在呼吸、心搏骤停时做人工呼吸之用。在使用呼吸机的病人,吸痰时常需以简易人工呼吸器作临时通气及过度通气之用。

（三）注意事项

1. 氧对新生儿的毒性　在未成熟婴儿,当血氧分压超过 10.67 kPa（80 mmHg）时可导致视网膜血管痉挛等。

2. 氧对肺的毒性　吸入纯氧 48 h 后,可导致不可逆的变化如肺出血、肺水肿及肺上皮细胞特别是Ⅱ型上皮细胞及毛细血管上皮细胞的破坏。在紧急状态下吸入 100% 氧的极限时间为 24 小时,对于需长期吸氧的病人其吸氧浓度不应超过 50%。

3. 氧对慢性缺氧病人的影响　慢性阻塞性肺部疾病合并Ⅱ型呼吸衰竭的病人一般给氧浓度不应超过 35%,以免加重病情。

（戴山林）

十三、体位引流术

体位引流是利用重力作用使受累肺段内支气管内的分泌物流向气管,然后用力咳嗽排出体外的过程。

（一）治疗目的

1. 达到最佳的引流效果。

2. 提高氧合水平。

3. 改善呼吸肌力和效力,产生咳嗽反射。

（二）注意事项

1. 至少在饭后 2 h 进行,以避免发生呕吐。

2. 根据临床情况,每天维持 2～6 次。

3. 每次引流位置保持不应少于 15 min。

4. 依据病变部位,采取相应的体位进行引流:

上叶尖后段:取坐位,身体略前倾;

上叶前段:取平卧位,床脚抬高;

中叶或舌段:患侧背部抬高 45°左右,床脚抬高;

下叶背段:俯卧,床脚抬高;

下叶基底段:俯卧,患侧在上,床脚抬高。

5. 体位引流前,予以支气管扩张剂、祛痰剂或生理盐水雾化吸入以稀释痰液,在引流过程中嘱患者深呼吸及咳嗽,配合轻拍、捶打等动作,促进痰液排出。

6. 对于体质较弱、脓痰量极多者,体位引流应慎重,避免大量脓性痰液的排出,造成气道阻塞和窒息。

（三）禁忌证

1. 近2周内有大咯血。

2. 呼吸衰竭或严重心血管疾病。

3. 老年体弱不能耐受者。

十四、胸腔闭式引流

（一）适应证

1. 外伤性血气胸,影响呼吸、循环功能者。

2. 气胸压迫呼吸者(单侧气胸肺压缩在50%以上时)。

（二）操作方法

患者取半卧位(生命体征未稳定者,取平卧位)。积液(或积血)引流选腋中线第6～7肋间进针,气胸引流选锁骨中线第2～3肋间。术野皮肤以碘酊、70%乙醇常规消毒,铺无菌手术巾,术者戴灭菌手套。局部浸润麻醉切口区胸壁各层,直至胸膜;沿肋间走行切开皮肤2 cm,沿肋骨上缘伸入血管钳,分开肋间肌肉各层直至胸腔,见有液体涌出时立即置入引流管。引流管伸入胸腔深度不宜超过4～5 cm,以中号丝线缝合胸壁皮肤切口,并结扎固定引流管,敷盖无菌纱布,纱布外再以长胶布环绕引流管后粘贴于胸壁。引流管末端连接于消毒长橡皮管至水封瓶,并用胶布将接水封瓶的橡皮管固定于床面上。

（三）注意事项

1. 如大量积血(或积液),初放引流时应密切监测血压,以防病人突然休克或虚脱,必要时间断施放,以免突发危险。

2. 注意保持引流管畅通,不使其受压或扭曲。

3. 每日帮助患者适当变动体位,或鼓励病人做深呼吸,使之达到充分引流。

4. 记录每天引流量及其性状变化,并酌情X线透视或摄片复查。

5. 如发现引流液性状有改变,为排除继发感染,可做引流液细菌培养及药敏试验。

6. 拔引流管时,应先消毒切口周围皮肤,拆除固定缝线,以血管钳夹住近胸壁处的引流管,用12～16层纱布及2层凡士林纱布(含凡士林稍多为佳)覆盖引流口处,术者一手按住纱布,另一手握住引流管,迅速将其拔除。并用面积超过纱布的大块胶布,将引流口处的纱布完全封贴在胸壁上,48～72 h后可更换敷料。

（崔学范）

十五、机械通气治疗

呼吸机是利用机械装置,改变患者气道或胸腔压力产生通气,以代替、控制和辅助病人呼吸运动的一种工具,包括体外负压呼吸机、常规正压呼吸机、高频通气型呼吸机、无创伤性呼吸机。

（一）适应证

1. 严重通气不足:如慢阻肺(COPD)引起的呼吸衰竭,哮喘持续状态,各种原因引起的中枢性呼吸衰竭和呼吸机麻痹。

2. 严重换气障碍:严重肺部感染,严重肺水肿,呼吸窘迫综合征,肺间质病变引起的呼吸衰竭等。

3. 减少呼吸功耗:胸部或心脏外科手术后,严重胸部创伤。

4. 心肺复苏。

（二）相对禁忌证

1. 未经引流排气的张力性气胸,纵隔气肿。

2. 大咯血。

3. 急性心肌梗死。

4. 低血容量性休克,未补足血容量前。

5. 肺大疱。

在出现致命的通气与氧合障碍时,使用呼吸机无绝对禁忌证。

（三）操作方法

1. 呼吸机与患者的连接方式:面罩、气管插管和气管切开等。

2. 呼吸机参数的调节:潮气量、吸气/呼气时间、通气压力、给氧浓度、同步触发的灵敏度等。

3. 通气方式:辅助通气(AV)、控制通气(CV)、辅助-控制通气(A-CV)、呼气末正压通气(PEEP)、持续气道正压通气(CPAP)、间歇指令通气(IMV)、同步间歇指令通气(SIMV)、压力支持通气(PSV)、双水平气道内正压(BIPAP)、反比通气(IRV)等。

（四）呼吸机的撤离

1. 病人一般情况好转,神志恢复,呼吸、咳嗽、咯痰能力恢复,肺部感染基本控制。

2. 呼吸次数<35 次/分,自主呼吸潮气量>400 ml。

3. 血气分析:PaO_2>8 kPa(60 mmHg),$PaCO_2$ 无明显升高,pH 基本正常。

4. 肺功能:肺活量达 15 ml/kg 以上,最大吸气压大于−1.96 kPa(−20 cm H_2O)。

5. 做好病人的思想工作。

6. 利用 SIMV、PSV、CPAP 等装置进行自主呼吸锻炼,逐步停用呼吸机。

7. 有创与无创机械通气序贯撤机等。

(五) 使用呼吸机的并发症

1. 气道并发症:气管溃疡、坏死、出血等。

2. 压力损伤:气胸、纵隔气肿、肺间质气肿、皮下气肿等。

3. 通气过度:每分通气量过大可导致呼吸性碱中毒。

4. 心排血量下降与低血压。

5. 呼吸机相关性肺炎。

6. 肺不张。

7. 撤机困难。

8. 其他:可引起胃肠充气,肝、肾淤血等。

(戴山林)

十六、膈肌起搏术

体外膈肌起搏器(external diaphragm pacer,FDP)通过体表电极刺激膈神经,使膈神经有规律的收缩,达到改善通气功能之目的。与体内植入式膈肌起搏器比较,具有无创性、操作简便、安全有效、价格便宜等优点。

(一) 适应证

1. 慢性肺心病高碳酸血症和低氧血症的抢救。

2. 慢性阻塞性肺病(如:慢性支气管炎、肺气肿)通气功能不全。

3. 慢性肺患者膈肌功能康复训练。

4. 睡眠性呼吸困难综合征。

5. 配合慢性呼吸衰竭氧疗,预防高碳酸血症和呼吸性酸中毒。

6. 脊髓、脑干和呼吸中枢麻醉引起的低通气抢救。

7. 顽固性呃逆。

8. 支气管哮喘的治疗。

(二) 操作步骤

以中山医科大学生物医学工程开发中心研制的 FDP-Ⅱ型体外膈肌起搏器为例:

1. 病人取半卧位。

2. 将 FDP 的两个治疗电极分别置于病人左、右胸锁乳突肌外缘下 1/3 处,无关电极分别置于两侧前胸皮肤,每次治疗 30 min,10 次为 1 疗程。作 EDP 时吸氧量 2～3 L/min,治疗前后行血气检查。

(三) 注意事项

1. 体位与电极位置 患者体位可取卧位、坐位或半卧位,头略后仰,对颈短、较胖者,一定要注意使胸锁乳突肌充分暴露,这样才能准确安放电极,并防止极板活动。

2. 尽量减少极板与皮肤之间隙,这样病人在电讯号刺激时无刺痛和烧灼感,否则病人无法耐受。同时,治疗电极与无关电极的距离以稍远为好,否则烧灼感明显。

3. 刺激强度选择　如病人可以耐受则越强越好。

4. 皮肤护理　治疗前用温盐水将准备皮肤洗净,才能使电极接触性良好。

5. 患者密切配合　每次刺激时,患者做深吸气动作,其余时相做缩唇呼吸,方可取得较好的疗效。

(四)禁忌证

1. 肺气肿、肺心病并发气胸、液气胸。

2. 明显肺大疱者,尤其是肺大疱接近膈面的病人。

3. 伴咯血、肺脓疡的肺气肿、肺心病患者。

4. 严重的心功能不全、心律失常、主动脉瘤、近期心肌梗死。

5. 严重皮肤病。

6. 并发高热的肺气肿、肺心病患者。

(俞婉珍)

第二章　心血管内科

第一节　基础理论

一、循环系统的解剖生理特点

（一）心脏的位置

心脏位于纵隔内,前方平对胸骨体和第 2～6 肋软骨,后方平对第 5～8 胸椎。前面大部分被肺和胸膜遮盖,仅下部有一小三角形区域（心包裸区)借心包直接与胸骨体下半和左第 4～6 肋软骨相邻。心脏两侧与胸膜腔和肺相邻。后方邻支气管、食管、迷走神经和胸主动脉。心脏下方隔膈肌中心腱与肝左叶和胃底相邻。

（二）心脏各腔的形态结构

1. 右心房　心房内腔分为两部:前部为固有心房,其前部向左突出为右心耳;固有心房内壁粗糙,内有平行的肌肉隆起,称梳状肌。右心房后部为腔静脉窦,内壁光滑,其前界是一束上下行的肌性隆起,称为界嵴。界嵴上端的后方有上腔静脉口,下端的后方有下腔静脉口;下腔静脉口与右房室口之间有冠状窦口。右房内侧壁的后部为房间隔,中下部有卵圆窝;冠状窦口前内缘、三尖瓣隔尖附着缘和 Todaro 腱(心内膜下的纤维索)之间的三角区,称Koch 三角。

2. 右心室　分流入道和流出道两部分,以室上嵴分界。由右房室口至右室心尖为流入道,室面粗糙,形成许多隆起的肉柱;由流入道转向肺动脉口的部分为流出道,此部室面光滑,其前壁自下向上逐渐变薄,又称为动脉圆锥。右房室口具防止血液逆流的结构称为三尖瓣复合体,包括右房室口纤维环、右房室瓣(三尖瓣)、乳头肌和腱索。

3. 左心房　左心房向左前突出的部分为左心耳。左心房壁较右心房壁厚,内壁光滑。两侧有肺静脉通入,前下方借左房室口通左心室。

4. 左心室　左心室略呈圆锥形,肌壁约为右心室肌壁厚度的 3 倍。分流入道与流出道两部分,两者以二尖瓣前瓣为界。流入道由左房室口至心尖,室壁布满肉柱;流出道位于主动脉口下方,室壁光滑,称为主动脉前庭。左房室口防止血液逆流的结构称为二尖瓣复合体,包括左房室口纤维环、左房室瓣、乳头肌和腱索。

（三）心壁的构造

心壁由心内膜、心肌层和心外膜组成。

1. 心内膜 与血管的内膜相延续，心脏各瓣膜即由心内膜折叠而成。

2. 心肌层 心壁的主要组成部分，主要由心肌细胞组成。心房肌和心室肌不相连续，两者分别附于心脏的纤维支架。

3. 心外膜 即浆膜性的脏层心包。

（四）心脏支架结构

心脏的纤维支架位于主动脉口、肺动脉口和左、右房室口周围以及主动脉口与左、右房室口之间，作为心肌纤维束和瓣膜的附着点。它由致密结缔组织构成，其质地坚韧而富有弹性，在心脏的运动中起支点和稳定的作用。心脏的纤维支架主要包括左、右房室口纤维环、主动脉口纤维环、肺动脉口纤维环以及左、右纤维三角等。

（五）心脏传导系统

传导系统由特殊分化的心肌细胞构成，其主要功能是产生并传导激动。心脏传导系统包括：

1. 窦房结 窦性心律的起搏点，位于上腔静脉与右心房交界处的心外膜下。

2. 结间束 窦房结与房室结之间为结间束连接，分为前、中、后三束。

3. 房室结 位于右房 Koch 三角的顶点处，向下与希氏束相连。房室连接区包括冠状窦区、房室结、房室结与房室束的连接区。许多心律失常的发生与房室连接区的传导功能异常有密切关系。

4. 房室束及左右束支系统（希浦系统） ① 房室束（希氏束）：房室结穿入中心纤维体变成房室束的传入部分；② 左束支：左束支下行至室间隔上、中 1/3 交界处分成两组纤维，分别称为前上及后下分支，前上分支扇形分布于室间隔的前半部及左心室前侧壁，后下分支扇形分布于室间隔后半部及左心室膈壁；③ 右束支：右束支细小，沿室间隔右侧面走行，分布至整个右心室；④ 浦肯野纤维网左、右束支的分支在心内膜下分成无数呈网状的传导纤维，即浦氏纤维，其末端与普通心肌纤维相连接。

（六）心脏的血管

1. 心脏的动脉

（1）左冠状动脉起自主动脉左冠窦，主干长 0.5～2 cm，在左冠状沟起始部分为前降支和左回旋支。

① 前降支：为左冠状动脉直接延续，沿前室间沟下行至心尖部。主要分支有：a. 左室前支（对角支）：左心室前壁的主要血管，向心左缘或心尖斜行。

b. 右室前支,分布到右室前壁。c. 前室间隔支,分布到室间隔。

② 回旋支:起自主干后,沿左心耳内侧,经左房室沟向左绕至左心室后壁。分支有:a. 左室前支:主要分布于病人左室前壁的上部。分布于心室钝缘的动脉支往往较粗大,称钝缘支。b. 左室后支,分布于左室后壁。c. 左房支,分布于左心房。

(2) 右冠状动脉:起自右冠窦,在右侧冠状沟内行走,绕过锐缘,在膈面的冠状沟内行走,至房室交点区附近发出后降支。主要分支:① 右室前支:分布于右室前壁;分布于肺动脉漏斗部,称右室漏斗支;分布至锐缘者称锐缘支。② 右室后支:多数细小。③ 左室后支:供应左心室膈面的一部分或全部。④ 后降支:多数心脏为右冠状动脉的分支。⑤ 右心房支。

2. 心脏的静脉 心脏的静脉通过三条途径回流至心腔,即冠状窦、右室前静脉和心最小静脉。

(1) 冠状窦:位于左心房与左心室之间的冠状沟后部内,为心脏最大的静脉干。心壁绝大部分的静脉血(70%~90%)经冠状窦回流至右心房。

(2) 右室前静脉:右心室前壁起始的2~3支静脉,向右上跨越冠状沟直接注入右心房。

(3) 心最小静脉:心壁内的小静脉,直接开口于心房或小室腔,直径约1 mm。

(七) 心包

心包分为脏、壁两层。脏层心包覆盖在心脏表面,为浆膜层,又叫心外膜;壁层心包为纤维结缔组织,包被在外表。脏壁两层之间为心包腔,内有少量浆液具有润滑作用。心包包绕出入心脏的大血管并返折形成心包窦和隐窝。

(八) 血液循环的神经、体液调节

循环系统的功能受神经、体液因素的调节。

1. 交感神经通过兴奋心脏肾上腺素能 β_1 受体,使心率加速、传导加快和心脏收缩力增强,兴奋 α 受体使血管收缩(α 和 β_2 受体兴奋使冠状血管和骨骼肌内血管舒张)。

2. 副交感神经通过兴奋乙酰胆碱能受体,使心率减慢、传导抑制、心肌收缩力减弱和周围血管扩张。

3. 激素、电解质和一些代谢产物是调节循环系统的体液因素。儿茶酚胺、钠和钙等起正性心率和心力作用,而乙酰胆碱、钾和镁等起负性心率和心力作用。儿茶酚胺、肾素、血管紧张素、精氨酸加压素、血栓烷 A_2、内皮素等使血管收缩,而激肽、环磷酸腺苷、前列环素(PGI_2)、组胺、酸性代谢产物等使血管扩张。

二、动脉粥样硬化发病机制

动脉粥样硬化(atherosclerosis,AS)是指动脉内膜下脂质沉积,同时伴有单核-巨噬细胞浸润,以及血管平滑肌细胞和纤维基质成分的增殖,逐步发展形成动脉粥样硬化性斑块(atherosclerosis plaque)。发生斑块部位的动脉壁增厚、变硬,斑块内细胞成分坏死后与沉积的脂质结合,故称粥样硬化。

动脉粥样硬化斑块是散在性的动脉内膜病变,最常见于冠状动脉,其次是脑动脉、颈动脉、主动脉,也可发生在肢体动脉。在乳房内动脉则很少发生。

1. 病因 本病由多因素引起,这些因素称为危险因素或易感因素。主要的易患因素有:

(1)年龄、性别:40岁以上中、老年人尤以男性多见,女性于绝经期后发病迅速增多。

(2)高脂血症:总胆固醇(TC)、甘油三酯(TG)、低密度脂蛋白(LDL),特别是氧化的低密度脂蛋白或极低密度脂蛋白(VLDL)增高,高密度脂蛋白(HDL)、载脂蛋白A降低,均属易患因素。

(3)血压收缩压和舒张压增高都与本病相关。

(4)吸烟。

(5)糖尿病和糖耐量异常。

2. 发病机制有多种学说

(1)脂质浸润学说。

(2)血小板聚集和血栓形成学说。

(3)单克隆学说。

(4)损伤反应学说:近年内皮损伤反应学说多得到支持,认为本病各种主要危险因素最终都损伤动脉内膜,而粥样硬化的形成是动脉对内膜损伤做出的炎症-纤维增生性反应的结果。

动脉内膜受损后可表现为功能紊乱或解剖损伤。增高的脂蛋白主要是氧化低密度脂蛋白(oxLDL)和胆固醇,对动脉内膜造成功能性损伤,使内皮细胞和白细胞表面特性发生变化,黏附分子表达增加。这些黏附分子使血流中的单核细胞与血管内皮细胞发生黏附,并进入内皮下间隙。内皮功能障碍还使促凝和抗凝物质的平衡失调,内皮的抗凝作用减弱,有利于斑块的形成和发展。单核细胞通过内皮并向内皮下迁移过程中,本身也被活化,开始摄取脂质,部分转化为巨噬细胞,两者均通过其细胞上的清道夫受体(scavenger receptor)大量摄入脂质,转变为泡沫细胞。巨噬细胞合成和分泌多种生长因子,刺激平滑肌细胞和成纤维细胞增生和游移。

在血流动力发生变化的情况下,如血压增高、动脉分支、血管局部狭窄等产生湍流和切应力,使动脉内膜发生解剖损伤,内皮细胞间的连续性中断,内皮细胞回缩,从而暴露内膜下的组织。此时血液中的血小板得以黏附、聚集于内膜,形成附壁血栓。血小板释出生长因子在内的许多因子,这些因子进入动脉壁,促使平滑肌细胞增生,吞噬脂质,形成粥样硬化病变。

3. 病理　动脉硬化主要累及体循环系统的大型弹力型动脉和中型弹力型动脉(冠状动脉和脑动脉最多),最早出现的部位多在主动脉后壁及肋间动脉开口等血管分支处。动脉粥样硬化时,相继出现脂质点和条纹、粥样和纤维斑块、复合病变 3 类变化。

(王　晖)

三、脂质代谢与调脂治疗

由于脂肪代谢或运转异常使血浆中一种或几种脂质高于正常,称为高脂血症,可表现为高胆固醇血症、高甘油三酯血症,或两者兼有(混合型高脂血症)。高脂血症常为高脂蛋白血症的反映。高密度脂蛋白降低也是一种血脂代谢紊乱。以上可统称为血脂异常。

(一)血脂、脂蛋白和载脂蛋白及代谢

1. 血脂　是血浆中脂肪(胆固醇、甘油三酯)和类脂(磷脂、糖脂、固醇、类固醇)的总称。脂蛋白是由蛋白质、胆固醇、甘油三酯和磷脂所组成的球形大分子复合体。载脂蛋白有 20 多种,分为 apoA、apoB、apoC、apoD、apoE,每一型又分若干亚型。

(1)乳糜微粒(CM):CM 颗粒最大,富含甘油三酯。其主要作用是将外源性甘油三酯(来源与食物)运送至肝和脂肪组织。在运送过程中被脂蛋白酯酶(LPL)水解。CM 一般不致动脉粥样硬化,但易诱发胰腺炎。

(2)极低密度脂蛋白(VLDL):密度较 CM 高,主要功能是将内源性甘油三酯(主要由肝脏和小肠合成)运送至肝外组织。在 VLDL 合成中 apoB 是主要的。在 LPL 的催化下 VLDL 中甘油三酯不断水解。血浆 VLDL 升高是冠心病的危险因素。

(3)低密度脂蛋白(LDL):是 VLDL 降解产物,密度较 VLDL 高,主要含内源性胆固醇,apoB 占蛋白质部分的 95%。其主要作用是将胆固醇从肝内运到肝外组织。LDL 在动脉粥样硬化形成中起重要作用。

(4)高密度脂蛋白(HDL):HDL 密度最高,蛋白质以 apoA I 及 apoA II 为主,主要在肝合成。其主要作用是将肝外组织细胞中的胆固醇转运出来,然后被肝脏分解代谢。HDL 被认为是抗动脉粥样硬化因子。

(5)脂蛋白(a)[LP(a)]:LP(a)可能是动脉粥样硬化的独立危险因素。

2. 脂蛋白代谢中的主要酶

(1)脂蛋白酯酶(LPL):LPL 是一个参与清除富含甘油三酯的脂蛋白(如 CM 和 VLDL)的重要组织酶。

（2）磷脂酰胆碱胆固醇转移酶（LCAT）：LCAT 催化胆固醇形成胆固醇酯。

（3）羟甲基戊二酸单酰辅酶 A 还原酶（HMG-CoA 还原酶）：是体内由乙酰辅酶 A 合成胆固醇的限速酶。

3. 临床分类 脂质代谢紊乱临床分为：

（1）原发性：属遗传性脂质代谢紊乱疾病。

（2）继发性：常见于控制不良的糖尿病、饮酒、甲状腺功能减退、肾病综合征、透析、肾移植、胆道阻塞、口服避孕药等。

（二）调脂治疗

1. 防治目标水平

（1）无动脉粥样硬化，无冠心病危险因子，TC＜5.72 mmol/L，TG＜1.70 mmol/L，LDL-C＜3.64 mmol/L。

（2）无动脉粥样硬化，有冠心病危险因子，TC＜5.20 mmol/L，TG＜1.70 mmol/L，LDL-C＜3.12 mmol/L。

（3）有动脉粥样硬化，TC＜4.68 mmol/L，TG＜1.70 mmol/L，LDL-C＜2.60 mmol/L。

ATP Ⅲ对 LDL-C 目标治疗建议：冠心病或同等危险者，小于 2.6 mmol/L；无冠心病，危险因素多于 2 个的，小于 3.4 mmol/L；无冠心病，危险因素少于 2 个者，小于 4.1 mmol/L。

2. 运动和饮食治疗 对超重者，积极运动和控制总热量摄入非常重要。

3. 药物治疗

（1）胆酸螯合树脂类：此类药阻止胆酸和胆固醇从肠道吸收，促进胆固醇降解。主要有考来烯胺 4～5 g，每日 3～4 次，总量不超过 24 g/d，有胃肠道反应。同类药还有考来替泊。

（2）烟酸及其衍生物：烟酸开始 0.1 g，3 次/日，后酌情增至 1～2 g，3 次/日。可降低 TC、TG、LDL-C，升 LDL-C。衍生物有阿昔莫司等。

（3）羟甲基戊二酸单酰辅酶 A 还原酶抑制剂：有洛伐他汀、辛伐他汀、普伐他汀、氟伐他汀等。可降低 TC、LDL-C、TG 水平，升 HDL-C。严重不良反应有肝损伤及横纹肌溶解症等。

（4）氯贝丁酯类：有氯贝丁酯、苯扎贝特、非诺贝特、吉非贝齐等。

（5）其他：多双键不饱和脂肪酸如亚油酸、鱼油制剂等。有不同程度的降低 TG 和升 HDL-C 作用。还有某些中药制剂等。

TC 升高为主者，轻者可选用烟酸类，重者可选用 HMG-CoA 还原酶抑制剂；以 TG 升高为主者，选用氯贝丁酯类、烟酸类。混合型高脂血症，如 TC、LDL-C 增高为主，可用 HMG-CoA 还原酶抑制剂；以 TG 升高为主者，选用氯贝丁酯类;如 TC、LDL-C、TG 均显著升高,可考虑联合用药,选氯贝丁酯类加胆酸螯合树脂类,或烟酸加胆酸螯合树脂类。谨慎采用 HMG-CoA 还原酶抑制剂加氯贝丁酯类,或加烟酸的联合用药。应谨慎毒性副作用增强和可能出现的横纹肌溶解症等。

(朱铁兵　于圣永)

四、心律失常的电生理学基础

心脏传导系统由负责正常冲动形成与传导的特殊心肌组成。它分为窦房结、结间束、房室结、希氏束、左束支和右束支以及蒲氏纤维网。心律失常(cardiac arrhythmia)是指心脏冲动的频率、节律、起源部位、传导速度与激动次序的异常。心律失常的发生机制为:

1. 折返　是所有快速性心律失常最常见的发生机制。产生折返的条件是:① 心脏两个或多个部位的传导性与不应期各不相同,相互连结形成一个闭合环;② 其中一条通道发生单向传导阻滞;③ 另一通道传导缓慢,使原先发生阻滞的通道恢复兴奋性;④ 原先阻滞的通道再次激动,从而完成一次折返激动。

2. 自律性增高　自主神经系统兴奋性改变或传导系统内在病变可引起正常自律性的改变,导致不适当的冲动发放;或在心肌缺血、药物、电解质紊乱、儿茶酚胺增高等情况下导致异常自律性的形成。

3. 触发活动　是指局部出现儿茶酚胺浓度增高、低血钾、高血钙及洋地黄中毒时,产生后除极,当后除极的幅度超过域值则可引起反复激动。

程序刺激或快速起搏能诱发或终止折返性心律失常,但不能诱发或终止自律性增高所致的心动过速。超速起搏可加速由触发活动引起的心律失常。

(邹建刚)

五、抗心律失常药物的分类及临床应用

目前临床常用抗心律失常药物分类采用 Vaughan Williams 分类法。此分类法以药物抗心律失常作用的电生理效应为分类依据,共分为四大类,各类抗心律失常药物的药理作用、适应证和不良反应见表 2-1。

表 2-1　抗心律失常药物的分类、作用、适应证与不良反应

分类	药理作用	适应证	不良反应
Ⅰ类 钠通道阻滞剂	阻断快速钠通道		
ⅠA类	减慢动作电位 0 相上升速度(V_{max}),延长动作电位时程		

分类	药理作用	适应证	不良反应
奎尼丁		房性与室性早搏;心房扑动与颤动,室上性与室性心动过速	恶心、呕吐、腹泻、腹痛、厌食;视觉、听觉障碍、意识模糊;皮疹、发热、血小板减少、溶血性贫血;心脏方面:窦停、AVB、QT 间期延长与尖端扭转性室速、晕厥
ⅠB类	不减慢 V_{max},缩短动作电位时程		
利多卡因		复发性室性快速心律失常,室颤复苏后防止复发	眩晕、感觉异常、意识模糊、谵妄、昏迷;心脏方面:窦房结抑制、室内传导阻滞
美西律		各种快速性心律失常,常用于小儿先心病与室性心律失常	恶心、呕吐、运动失调、震颤、步态障碍、皮疹;心脏方面:低血压(静脉注射时)、心动过缓、心律失常加重
苯妥英钠		洋地黄中毒引起的房性、室性心律失常;麻醉、手术引起的室性心律失常;LQTS	眼球震颤、共济失调、嗜睡、昏睡、昏迷;恶心、上腹痛、厌食;低血糖、低血钙;巨幼细胞贫血、牙龈增生、淋巴结增生;周围神经病、药物性狼疮
ⅠC	减慢 V_{max},减慢传导与轻微延长动作电位时程		
普罗帕酮		各类室上速;室性早搏、室速	眩晕、味觉障碍、视力模糊;胃肠道不适;心脏方面:窦房结抑制、房室阻滞、加重心衰
莫雷西嗪	兼有ⅠB和ⅠC类作用	室上性、室性早搏,室性心动过速的预防	恶心、呕吐、腹泻、眩晕、震颤
Ⅱ类 β受体阻滞剂	阻断β肾上腺素能受体		
普萘洛尔	非选择性 $β_1$ 受体阻滞剂	早搏、窦性或室上性心动过速	胃肠道反应。禁用于支气管哮喘、严重心衰、高度 AVB

分类	药理作用	适应证	不良反应
美托洛尔	β₁受体阻滞剂,较弱的膜稳定作用,无内源性拟交感活性	室上性心律失常	头痛、眩晕、噩梦。禁用于支气管哮喘、严重心衰、高度AVB
阿替洛尔	β₁受体阻滞剂,无膜稳定作用和内源性拟交感活性	快速性室上性心律失常	胃肠道反应。禁用于支气管哮喘、严重心衰、Ⅱ~Ⅲ度AVB
Ⅲ类 动作电位延长剂	阻断钾通道,延长动作电位时程		
胺碘酮	兼有Ⅰ、Ⅱ、Ⅲ和Ⅳ类抗心律失常药物的作用	各种室上性、室性心律失常、肥厚性心肌病和心梗后室性心律失常;复苏中顽固性、难治性室颤	肺纤维化、光过敏、角膜色素沉着、胃肠道反应、甲亢或甲减;心脏方面:心动过缓,较少发生尖端扭转性室速
索他洛尔	兼有Ⅰ、Ⅱ类抗心律失常药物的作用	各种室早、房早和室速	胃肠道反应;尖端扭转性室速;禁用LQTS、严重心衰、低血压、高度AVB
Ⅳ类 钙通道阻断剂	阻断慢钙通道		
维拉帕米		各类室上性心动过速;房扑或房颤时减慢心室率;分支型室速	增加地高辛血浓度;已应用β受体阻滞剂或有血流动力学障碍者易引起低血压、心动过缓、房室阻滞等;禁用于严重心衰、Ⅱ~Ⅲ度AVB、房颤伴房室旁道前传者
地尔硫䓬		房颤时减慢心室率	易引起低血压,禁用于严重心衰、Ⅱ~Ⅲ度AVB、房颤伴房室旁道前传者
其他类			
洋地黄		房颤伴心衰时减慢心室率	禁用于Ⅱ~Ⅲ度AVB、房颤伴房室旁道前传者
腺苷		各类室上速;儿童室上速终止的首选药物;对伴心衰、低血压者均适用;鉴别宽QRS波心动过速	潮红、呼吸困难、胸部压迫感,持续时间小于1 min

　　抗心律失常药物治疗可导致新的心律失常或使原有心律失常加重,称为促心律失常作用。其发生率约为5％～10％,发生机制与复极延长、早期后除极导致尖端扭转性室速有关。充血性心力衰竭、已应用洋地黄与利尿剂、QT间期延长者更易发生。大多数促心律失常作用发生在开始治疗数天或改变剂量时,通常表现为持续性室速、QT间期延长与尖端扭转性室速。

　　1987年,心律失常抑制试验(cardiac arrhythmia suppression trial, CAST)中,选用恩卡尼、氟卡尼和莫雷西嗪治疗心肌梗死后无症状或有轻微症状的室性早搏患者,结果显示,恩卡尼、氟卡尼治疗组死亡率显著高于对照组;莫雷西嗪增加早期死亡率,对长期死亡率无影响。

　　抗心律失常药物除了有促心律失常作用外,还有负性变力作用、脏器毒性作用和其他不良反应。因此,对一个心律失常的病人做出是否给予抗心律失常药物治疗的决定,应认真权衡利弊,评估病人使用药物可能获得的利益与面临风险的比率,严格掌握适应证。临床上使用抗心律失常药物的适应证为:① 心律失常导致与心律失常直接相关的临床症状,影响病人生活质量和工作能力;② 心律失常存在直接或潜在的导致或增加猝死风险。

　　临床常用抗心律失常药物的常用剂量和药代动力学特性见表2-2。

表 2-2　常用抗心律失常药物剂量与药代动力学

药　物	剂量范围				有效血浆浓度 ($\mu g/ml$)	清除半衰期 (h)	生物利用度 (％)	排泄途径
	静脉给药		口服					
	负荷量	维持量	负荷量	维持量				
奎尼丁			200～400 mg, q 6 h	200～300 mg, q6～8 h	3～6	5～9	60～80	肝
利多卡因	1～3 mg/kg, 20～50 mg/min	1～4mg/min			1～5	1～2		肝
美西律			400～600mg	150～300mg, q6～8 h	0.75～2	10～17	90	肝
苯妥英钠	100 mg,q 5 min, 总量≤1 000 mg		1 000 mg	100～400 mg, q12～24 h	10～20	18～36	50～70	肝
普罗帕酮	1～1.5 mg/kg		600～900mg	150～300 mg, q8～12 h	0.2～3.0	5～8	25～75	肝
莫雷西嗪			300 mg	100～400 mg, q8 h	0.1	1.5～3.5	35～40	肝
普萘洛尔	0.25～0.5 mg, q 5 min, 总量≤5 mg			10～60 mg, q 6～8 h	0.04～0.9	3～6	30	肾

药　物	剂量范围				有效血浆浓度（μg/ml）	清除半衰期（h）	生物利用度（%）	排泄途径
	静脉给药		口服					
	负荷量	维持量	负荷量	维持量				
美托洛尔	开始 2～5 mg，隔 5 min 可重复 1 次，总量 10～15 mg			12.5～100mg，q 12 h				
阿替洛尔				25～100 mg，q 12 h				
胺碘酮	5 mg/kg，20～120 min 内	600～800mg/24 h	600 mg/d，8～10 d	100～400 mg，q d	1～2.5	1 200	35～65	肝
索他洛尔				40～80 mg，q 12 h，max 320 mg/d	2.5	12	90～100	肾
维拉帕米	5 mg，2～3 min 必要时 10～15 min 重复 1 次	0.005 mg/（kg·min）		80～120mg，q 6～8 h	0.10～0.15	3～8	10～35	肝
洋地黄	0.4 mg，30 min 可重复 1 次，总量≤1.2 mg							
腺苷（ATP）	6～12 mg（10～20 mg）							

（邹建刚）

六、抗血小板、抗凝和溶栓药物在心血管领域的应用

（一）分类

1. 抗血小板药　包括阿司匹林、噻氯匹定、氯吡格雷、血小板Ⅱb/Ⅲa受体拮抗剂阿昔单抗等。

2. 抗凝药

（1）间接凝血酶抑制剂（抗凝血酶Ⅲ依赖性）：肝素类、低分子肝素。

（2）直接凝血酶抑制剂：水蛭素及其衍生物等。

（3）凝血酶生成抑制剂：因子Ⅹ抑制剂、因子Ⅶ抗体等。

（4）重组内源性抗凝剂：激活的蛋白C。

（5）维生素K依赖性抗凝剂：双香豆素类如华法林。

3. 溶栓药　链激酶（SK）、尿激酶（UK）、重组组织型纤维蛋白溶酶原激活剂（rt-PA）等。

（二）临床应用

1. 抗血小板治疗

(1) 阿司匹林:用于:① 冠心病:一级预防量 50～100 mg/d。稳定心绞痛长期服用 75～300 mg/d。不稳定心绞痛(UA)急性期剂量应在 150～300 mg/d,3 天后改为 50～150 mg/d 维持。AMI 患者急性期首诊即服水溶性阿司匹林或嚼服肠溶阿司匹林 150～300 mg/d,3 天后改为 75～150 mg /d。② PCI 术:术前 2～3 天予阿司匹林 100～300 mg/d,支架后阿司匹林长期维持。③ 房颤的抗血小板治疗:对年龄低于 65 岁、无高危因素的永久性或持续性非瓣膜病房颤者可用阿司匹林。对 65～75 岁、无高危因素者首选华法林,也可用阿司匹林。④ 其他:阿司匹林对动脉血栓高危的病人效果较好。以上应用均应除外禁忌证。注意毒副作用,阿司匹林的不良反应有胃肠道反应、加重或诱发溃疡病、增加出血危险、过敏等。

(2) 氯吡格雷:用于:① 冠心病:UA 及 AMI 患者可予氯吡格雷,初始 300 mg,以后 75 mg/d 维持;② PCI 术:支架植入术前 6 h 予氯吡格雷 300 mg,以后 75 mg/d,支架术后维持,连用 6～9 月或以上。注意出血风险、有无粒细胞、血小板减少等。

2. 抗凝治疗

(1) 肝素:用于:① 冠心病:在非 ST 段抬高的急性冠状动脉综合征患者,可用低分子肝素皮下注射,也可用普通肝素,不予溶栓治疗。在 ST 段抬高的 AMI 患者,UK 溶栓后 12 h 皮下注射肝素 7 500 U,q 12 h,持续 3～5 天。如用 rt - PA 溶栓,用药前给肝素 5 000 U,溶栓完毕后再继续用肝素 700～1 000 U/h,持续静滴 48 h,以后改为皮下 7 500 U,q 12 h,连用 3～5 天。用肝素时 APTT 维持在 60～80 秒;② PCI 术:一般于介入治疗开始给予肝素 7 500～10 000 U 或根据体重调整用量(100 U/kg)。手术每延长 1 h 补加 1 000 U,保持 ACT≥300 秒,但超过 400 秒出血并发症增高。对无并发症的 PCI,不主张术后常规使用普通肝素,但对于有血栓形成高危患者可予低分子量肝素 3～5 天;③ 其他如深静脉血栓形成,抗凝治疗也可取得一定疗效。若在肝素应用过程中,出现严重出血并发症,可用鱼精蛋白进行拮抗(1 mg 鱼精蛋白中和 100 U 普通肝素)。

(2) 华法林:用于:① 房颤:对非瓣膜病永久性或持续性房颤者,65 岁以下者并存在一个以上高危因素时应用华法林;65～75 岁者无高危因素时可选用阿司匹林或华法林,有危险因素者应用华法林;75 岁以上者,一律用华法林。在风湿性心脏瓣膜病合并房颤,尤其经过置换人工瓣膜的患者,应用华法林抗凝。超过 48 h 未自行恢复的房颤,在需要直流电或药物复律前,投以华法林 3 周,复律后服华法林 4 周。华法林起始量一般为 2～3 mg,应用时监测 INR,使其值在 2～3,老年人 INR 推荐靶目标为 2.5,对于 75 岁以上的老人,INR 的靶目标应为 2.0～2.5;② 心脏瓣膜置换术后抗凝治疗。

INR 过高的处理方法:停用华法林、补充维生素 K_1、输入新鲜血浆。

3. 溶栓治疗

(1) AMI 溶栓治疗:常用溶栓剂有 SK、UK、rt-PA。① UK 溶栓:150 万 IU,30 min 内静脉滴入;② SK:150 万 U,60 min 内静脉滴入;③ rt-PA:rt-PA100 mg,90 min 内给予,先静注 15 mg,然后 30 min 内静滴 50 mg,其后 60 min 内静滴 35 mg。溶栓药应用过程中注意出血等副作用。

(2) 其他:如周围动脉、深静脉血栓形成,溶栓治疗可取得一定疗效。

(朱铁兵 于圣永)

七、抗高血压药物分类和合理应用

目前常用降压药物可归纳为六大类,即利尿剂、β 受体阻滞剂、钙离子拮抗剂、血管紧张素转换酶抑制剂、血管紧张素 Ⅱ 受体拮抗剂、α 受体阻滞剂。

1. 利尿剂 通过减少肾小管对钠离子和水的重吸收,使细胞外液容量减少,长期应用可使小动脉壁钠离子含量降低,减弱小动脉平滑肌对去甲肾上腺素的缩血管效应,从而引起血管扩张、血压下降。作为降压药的利尿剂应用最普遍的是噻嗪类,如氢氯噻嗪和氯噻酮等;髓襻利尿剂如呋塞米仅适用于高血压伴肾功能不全或急性心功能不全时;而保钾利尿剂如螺内酯、氨苯蝶啶等一般与呋塞米合用以防血钾降低,或用于高血压合并心力衰竭时。另有制剂吲达帕胺,同时具有利尿及扩张血管作用,能有效降低血压而较少引起低血钾。利尿剂适用于轻、中度高血压,特别适用于老年高血压、单纯收缩期高血压和伴心力衰竭的高血压。但长期高剂量应用可引起血钾降低,血糖、尿酸、胆固醇升高,因此痛风患者禁用,有糖尿病倾向者宜用低剂量。

2. β 受体阻滞剂 通过阻滞中枢 β 受体,使兴奋性神经元活动减弱,造成外周交感神经张力降低,血压下降。另外通过减慢心率,减少心输出量,阻滞肾脏近球细胞 β 受体减少肾素释放,发挥降压作用。常用的 β 受体阻滞剂包括普萘洛尔、美托洛尔、阿替洛尔、比索洛尔、卡维地洛尔、拉贝洛尔等十余种,适用于轻、中度高血压,特别适用于伴心绞痛、心肌梗死、充血性心力衰竭、妊娠和快速性心律失常的高血压。主要不良反应有抑制心肌收缩力、房室传导和窦房结功能,也可引起血脂升高、低血糖、末梢循环障碍及加重气管痉挛,因此禁用于伴哮喘、慢性阻塞性肺病和 Ⅱ 度以上房室传导阻滞的高血压病人,对伴外周血管病变、糖耐量异常、运动员和体力活动多的高血压病人慎用。冠心病患者长期应用 β 受体阻滞剂后不宜突然停药,因可诱发心绞痛。由于其抑制心肌收缩力,不宜与维拉帕米、地尔硫䓬类钙离子拮抗剂合用。

3. 钙离子拮抗剂(CCB) 通过阻滞钙离子 L 型通道,抑制血管平滑肌及心肌的钙离子内流,从而使血管平滑肌松弛,心肌收缩力下降,血压降低。CCB 有维拉帕米、地尔硫䓬和二氢吡啶类三组药物。前两组药物除抑制血管平滑肌外,还抑制心肌收缩力及心肌自律性和传导性,故在Ⅱ度以上房室传导阻滞及充血性心力衰竭患者中禁用。二氢吡啶类CCB包括硝苯地平、尼群地平、尼卡地平、尼索地平、非洛地平、氨氯地平、拉西地平等,以阻滞血管平滑肌为主,由于血管扩张,可引起反射性交感神经兴奋,心率加快。面色潮红、头痛及下肢踝关节水肿等副作用,最常见于短作用制剂的CCB。上述副作用在缓释型二氢吡啶类CCB较少。二氢吡啶类CCB尤其适用于心绞痛、颈动脉粥样硬化和妊娠合并的高血压,非二氢吡啶类CCB尤其适用于心绞痛、颈动脉粥样硬化和室上性心动过速合并的高血压。

4. 血管紧张素转换酶抑制剂(ACEI) 通过抑制血管紧张素转换酶,使血管紧张素生成减少,同时抑制缓激肽酶使缓激肽降解减少,两者均有利于血管扩张,血压下降。常用的ACEI包括卡托普利、依那普利、贝那普利、赖诺普利、雷米普利、培哚普利、福辛普利、西拉普利、咪哒普利、喹那普利、群多普利拉、地拉普利等十余种。对各种程度的高血压均有一定的降压作用,特别适用于伴有充血性心力衰竭、心肌梗死后、糖尿病肾病的高血压。最常见的副作用是干咳。ACEI禁用于双侧肾动脉狭窄、肾功能不全(血肌酐>265 μmol/L)、高钾血症和妊娠患者。

5. 血管紧张素Ⅱ受体拮抗剂(ARB) 通过对血管紧张素Ⅱ受体的阻滞,直接阻断血管紧张素Ⅱ对血管的收缩、水钠潴留及细胞增生等不利作用。现有的ARB包括氯沙坦、缬沙坦、依贝沙坦、坎地沙坦等。可用于大多数高血压病人,特别适用于伴糖尿病肾病、左心室肥厚和不能耐受ACEI所致咳嗽的高血压。禁忌证同ACEI。

6. α受体阻滞剂 通过对突触后α_1受体的阻滞,对抗去甲肾上腺素的动静脉收缩作用,使血管扩张,血压下降。常用α阻滞剂有多沙唑嗪、哌唑嗪、特拉唑嗪等,对血脂、血糖代谢无不良影响,但可能引起体位性低血压。特别适用于伴前列腺增生和高脂血症的高血压患者。禁用于有体位性低血压的高血压患者,慎用于伴心力衰竭的高血压患者。

(钱卫冲)

第二节 基本知识

一、心功能不全

心功能不全(cardiac dysfunction)是指在有适量静脉回流的情况下,心脏排出的血液不足以维持组织代谢需要的一种病理状态。以血流动力学而言,由于心肌舒缩功能障碍,使心腔压力高于正常(左室舒张末期压>18 mmHg,

右室舒张末期压＞10 mmHg)，又称充血性心力衰竭。

（一）慢性心功能不全

慢性心功能不全是一种渐进性衰竭的疾病，以呼吸困难、易疲劳和周围性水肿为特征，最终导致左室射血功能的下降。

1. 病因、病理　原发性心肌损害及心脏负荷过重。前者包括缺血性心肌损害、心肌炎、心肌病、心肌代谢障碍性疾病；后者包括压力负荷及容量负荷过重。主要诱因是感染、心律失常、电解质紊乱、肺动脉栓塞、体力或精神负担过大、治疗不当、原有疾病加重或合并有其他并发症。

心功能异常导致心力衰竭后，发生一系列代偿反应，如心腔扩张、心肌肥厚和心率增加，多种神经内分泌被激活，其中较重要的有交感神经系统、肾素-血管紧张素系统、抗利尿因子的释放。这些机制可使心功能在一定时间内维持在相对正常水平，同时也产生负性效应。在心功能代偿过程中，Frank - Starling 机制、心室重构和神经体液的激活发挥了重要作用。

2. 诊断要点　心功能不全的诊断是综合病因、病史、症状、体征及客观检查而做出的。首先有明确的器质性心脏病，并符合下列条件：① 存在心力衰竭的症状(运动或休息时)；② 有心功能不全的证据(休息时)；③ 对抗心力衰竭治疗有较好的临床反应。第一和第二条是诊断所必需的，第三条仅供参考。

（1）左心衰竭：以肺淤血及心排血量降低表现为主。① 程度不同的呼吸困难包括劳力性呼吸困难、端坐呼吸、夜间阵发性呼吸困难及急性肺水肿；② 咳嗽、咳痰、咯血；③ 乏力、疲倦、头昏、惊慌；④ 少尿及肾功能损害症状；⑤ 肺部湿啰音；⑥ 心脏体征，心脏扩大、肺动脉瓣区第二心音亢进及舒张期奔马律。

（2）右心衰竭：以体循环淤血为主。① 消化道症状包括胃肠及肝淤血引起腹胀、食欲不振、恶心、呕吐等，是右心功能不全的最常见症状；② 劳力性呼吸困难；③ 水肿，严重时可引起胸腔积液，以右侧多见；④ 颈静脉征，如颈动脉搏动增强、充盈、怒张、肝颈反流征阳性；⑤ 肝大；⑥ 心脏体征，除基础心脏病的相应体征外，右心衰时可因右室显著扩大而出现三尖瓣关闭不全的反流性杂音。

（3）全心衰竭：右心衰继发于左心衰竭而形成全心衰竭。当右心衰竭出现之后，右心排血量减少，阵发性呼吸困难等肺淤血症状反而有所减轻。

心功能分级采用纽约心脏病协会(NYHA)分级，仅适用于单纯左心衰竭、收缩性心力衰竭患者的心功能分级。

Ⅰ级：患者有心脏病，但体力活动不受限制。一般体力活动不引起过度疲劳、心悸、气喘或心绞痛。

Ⅱ级：患者有心脏病，以至体力活动轻度受限制。休息时无症状，一般体力活动引起过度疲劳、心悸、气喘或心绞痛。

Ⅲ级：患者有心脏病，以至体力活动明显受限制。休息时无症状，但轻于一般体力活动即引起过度疲劳、心悸、气喘或心绞痛。

Ⅳ级：患者有心脏病，休息时也有心功能不全或心绞痛症状，进行任何体力活动均使不适增加。

3. 治疗原则　除缓解症状外，还应提高运动耐量，改善生活质量，防止心肌损害加重，降低死亡率。

(1) 病因治疗：包括治疗原发病和消除诱因。

(2) 减轻心脏负荷：① 适当休息；② 控制水、钠摄入；③ 合理使用利尿剂；④ 血管扩张剂。

(3) 增加心排出量：对于已有心功能不全患者，应用正性肌力药物可增强心肌收缩，明显提高心排血量。① 洋地黄类仍然是治疗心力衰竭的主要药物，毛花苷 C 0.2～0.4 mg/次，酌情重复使用多次；地高辛 0.25 mg/d，5～7 d 后可达稳定治疗血药浓度。注意其适应证、禁忌证、不良反应及处理措施。② 非洋地黄类正性肌力药，肾上腺素受体兴奋剂如多巴酚丁胺 2.5～7.5 μg/(kg·min) 静脉滴注；磷酸二酯酶抑制剂如米力农 50 μg/kg 静脉注射，然后 0.25～0.5 μg/(kg·min)静脉滴注，每疗程不超过 1 周。

(4) 抗肾素-血管紧张素系统相关药物的应用：① 血管紧张素转换酶抑制剂(ACEI)；② 抗醛固酮制剂的应用。

(5) β受体阻滞剂：在标准治疗基础上，无论是缺血性或非缺血性的稳定轻、中、重度心力衰竭患者均应使用。目前有明确循证医学证据、被认为可用于治疗心衰的 β 受体阻滞剂主要有：美托洛尔、比索洛尔、卡维地洛。治疗过程应从小剂量开始，缓慢递增，尽量到达靶剂量。

(6) 舒张性心功能不全的治疗：与收缩性心功能不全的治疗有所差别，宜选用β受体阻滞剂、钙通道阻滞剂、ACEI，尽量维持窦性心律。对肺淤血症状明显者，可适量应用静脉扩张剂或利尿剂。无收缩功能障碍时禁用正性肌力药。

(7) 顽固心力衰竭及不可逆性心力衰竭的治疗：顽固心力衰竭又称难治性心力衰竭，是指尽管经 ACEI 和(或)其他血管扩张剂以及利尿剂和洋地黄系统治疗，但严重的心力衰竭症状仍不见好转的状况。顽固心力衰竭的治疗首先是努力寻找其可能的病因，并设法纠正。在对因治疗基础上，调整心衰治疗，并加强利尿剂、血管扩张剂和正性肌力药的联合应用。必要时使用血液超滤治疗顽固性水肿。

(二) 急性心功能不全

急性心功能不全系指由于急性的心脏病变引起心排血量显著、急骤的降低,导致组织器官灌注不足和急性淤血的综合征。临床上以急性左心衰竭较为常见,表现为急性肺水肿,重者伴心源性休克。急性右心衰竭较少见,可发生于急性右室心肌梗死。由大块肺栓塞引起的急性右心衰竭,即为急性肺源性心脏病。

1. 病因、病理　任何突发的心脏解剖或功能异常,使心排血量急骤降低和肺静脉压升高,均可发生急性左心衰竭。常见的病因有:急性广泛性心肌梗死,急性瓣膜反流(由感染性心内膜炎或急性心肌梗死等原因引起的瓣膜穿孔、乳头肌功能不全、腱索断裂等),高血压危象,缓慢性或快速性心律失常,输血、输液过快。原有瓣膜狭窄或左室流出道梗阻突发心律失常,因输液过多,可使肺静脉压显著升高而发生肺水肿。

2. 诊断要点

(1) 结合病史。

(2) 症状:突发重度呼吸困难、端坐呼吸,频频咳嗽,咯粉红色泡沫样痰。患者常极度烦躁不安,大汗淋漓,皮肤湿冷,面色灰白,发绀。因急性心肌梗死引起者常有剧烈胸痛。

(3) 体征:听诊时两肺满布湿啰音和哮鸣音,心尖部第一心音减弱,心率增快,同时有舒张早期第三心音而构成奔马律,肺动脉瓣第二心音亢进。

3. 治疗原则

(1) 抢救措施:① 患者取坐位,双腿下垂,以减少静脉回流;② 高流量氧气吸入,应用酒精吸气或有机硅消泡剂,有利于肺泡通气的改善;③ 吗啡5～10 mg静脉缓注,必要时每间隔15 min重复1次,共2～3次,老年患者酌情减量或改为肌内注射;④ 快速利尿,用呋塞米20～40 mg静注,于2 min内推完,可持续3～4 h,4 h后可重复1次;⑤ 血管扩张剂,硝普钠初始量20～10 μg/min,每5 min增加5 μg/min,维持量300 μg/min,或硝酸甘油初始量5～10 μg/min,每3 min增加5 μg/min,维持量50～100 μg/min,直至肺水肿缓解或动脉压降至100 mmHg,如有低血压,宜与多巴酚丁胺合用;⑥ 强心苷适用于有房颤伴快速心室率或已知有心脏增大伴左室收缩功能不全者,可选用毛花苷C静脉给药,首次用0.4～0.8 mg,2 h后可酌情再给0.2～0.4 mg,不宜用于重度二尖瓣狭窄伴窦性心律者;⑦ 氨茶碱可解除支气管痉挛,并有一定的正性肌力及扩血管作用,可起辅助作用。

(2) 待急性症状缓解后,应着手对诱因及基本病因进行治疗。

(卢新政　李新立)

二、心律失常

心律失常(cardiac arrhythmia)是指心脏冲动的频率、节律、起源部位、传导速度与激动次序的异常。

1. 心律失常的分类

(1) 按冲动形成异常分类

① 窦性心律失常：窦性心动过速，窦性心动过缓，窦性心律不齐，窦性停搏。

② 异位心律：包括主动性异位心律和被动性异位心律。

主动性异位心律包括：早搏（房性、房室交界区性、室性）；心动过速（房性、房室交界区性、室性）；扑动（心房扑动、心室扑动）；颤动（心房颤动、心室颤动）。

被动性异位心律包括：逸搏（房性、房室交界区性、室性）；逸搏心律（房性、房室交界区性、室性）。

(2) 按冲动传导异常分类

① 生理性：干扰与房室分离。

② 病理性：窦房传导阻滞；房内传导阻滞；房室传导阻滞；室内传导阻滞（束支与分支阻滞）。

③ 房室间传导途径异常：预激综合征。

(3) 心律失常还可按发生的频率分为快速性心律失常和缓慢性心律失常。

2. 心律失常的病因与机制　心律失常的发生人群相当广泛，包括：各种器质性心脏病患者、心脏以外的其他致病因素（发热、贫血、甲亢、电解质紊乱）、老年退行性病变及相当部分的健康人群。

(1) 快速性心律失常的机制：自律性增高、触发活动、折返激动。

(2) 缓慢性心律失常的机制：冲动形成障碍、传导阻滞。

3. 诊断要点

(1) 症状：心律失常的症状比较多样化，多数患者有心悸、胸闷、心前区不适等感觉，有时有重击感、停搏感，严重患者有头昏、黑蒙甚至昏厥症状。询问症状时必须询问：① 发作诱因；② 频繁程度；③ 持续时间。

(2) 体格检查：除检查心率与节律外，某些心脏体征有助于心律失常的诊断。当房室失去顺序性收缩，如完全性房室传导阻滞、心房颤动或室性心动过速时，可出现第一心音强弱不等。完全性房室分离时，可出现心房收缩与房室瓣关闭同时发生，此时可见颈静脉巨大 a 波，听诊可及"开炮音"。完全性左束支传导阻滞时，可伴随第二心音反常分裂。

(3) 实验室及器械检查

① 心电图检查：是诊断心律失常最重要的一项非侵入性检查技术。应记录 12 导联心电图，并记录清楚显示 P 波导联的心电图长条以备分析，通常选择 V_1 或 II 导联。

② 动态心电图（Holter ECG monitoring）：一种小型便携式记录器，连续记录患者 24 h 的心电图，患者日常工作与活动均不受限制。这项检查便于了解心悸与晕厥等症状的发生是否与心律失常有关，明确心律失常或心肌缺血发作与日常活动的关系以及昼夜分布特征，协助评价抗心律失常药物疗效、起搏器或埋藏式心脏复律除颤器的疗效以及是否出现功能障碍。

③ 事件记录器：若患者心律失常间歇发作且不频繁，有时难以被动态心电图检查发现。此时，可应用事件记录器（event recorder），记录发生心律失常及其前后的心电图，通过直接回放或经电话传输图形至医院。尚有一种记录装置，可交由患者自行启动，便于检测症状性心律失常。

④ 运动试验：患者在运动时出现心悸等症状，可做运动试验协助诊断。

⑤ 食道心电图：与体表心电图相比，食道心电图可以清楚显示心房电活动和心室电活动，因而对少数复杂类型心律失常可帮助鉴别诊断。

⑥ 临床电生理检查：通过血管插管，将几根多电极导管置入心腔内不同的部位，测量心内的各激动间期，或行程序电刺激来诱发和终止心律失常。检查目的在于：诊断性应用，治疗性应用，判断预后。

4. 治疗原则　对于任何心律失常，首先必须明确有无器质性心脏病，其次必须对心律失常作危险度分层，以决定是否需要治疗及治疗的积极程度。

（1）快速性心律失常

① 早搏：非器质性心脏病患者伴任何类型早搏，以减轻症状为主，可服用 β 受体阻滞剂或不良反应较小的抗心律失常药物。器质性心脏病患者伴早搏原则上以治疗心脏病本身为主，但心功能Ⅲ级以上伴室性早搏的患者应积极控制，可推荐服用胺碘酮治疗。另外，室性早搏伴低血钾、洋地黄中毒、急性心肌梗死、QT 间期延长、晕厥、R-on-T 现象者均应积极控制。

② 心动过速：均需治疗，包括发作期的急性终止和间隙期的预防发作。任何心动过速，发作时频率过快伴血流动力学障碍者均首选电复律治疗。

窦性心动过速：绝大多数窦性心动过速均有诱因，治疗以去除诱因为主。极少数不恰当性窦性心动过速可选用 β 受体阻滞剂或导管消融治疗。

房性心动过速：包括自律性增高性房速和大折返性房速。急性发作时可静注普罗帕酮治疗，间隙期可服用普罗帕酮或Ⅲ类药物控制。导管射频消融对此类患者的成功率在 70%～80% 左右。

阵发性室上性心动过速：急性发作时的非药物治疗包括电复律和食道调搏。药物治疗可选用普罗帕酮和维拉帕米，间隙期也可用普罗帕酮、维拉帕米或Ⅲ类药物控制发作。导管射频消融治疗此类心动过速的成功率在 98% 左右。

室性心动过速：特发性右室流出道室速可用普罗帕酮或 ATP 治疗；特发

性左室室性心动过速首选维拉帕米治疗。导管射频消融治疗该两种心动过速的成功率在 90% 左右。

器质性心脏病室性心动过速急性发作时Ⅰ类和Ⅲ类药物均可选用;血流动力学不稳定时首选电复律;药物治疗不能终止时可行腔内程序电刺激。间隙期控制复发以Ⅲ类药物为主,多数患者药物不能完全预防,应行 ICD 治疗。导管射频消融治疗此类心动过速的成功率仅 30%～40%。

（2）扑动与颤动

① 心房扑动:房扑可分为典型房扑和非典型房扑。房扑急性发作时如血流动力学不稳定应首选电复律;药物终止以Ⅰa类药物和Ⅲ类药物为主,Ⅰc类药物应慎用。洋地黄类药物和维拉帕米可减慢心室率,改善患者的症状。预防发作以Ⅲ类药物为主。典型房扑的导管消融成功率在 90% 左右,而非典型房扑的成功率仅 30%～40%。

② 心房颤动:房颤的治疗包括转律与维持窦律、控制心室率和抗凝治疗三个方面。房颤伴旁道前传或本身血流动力学不稳定者应首选电复律治疗;普罗帕酮急性转复率为 60%;Ⅲ类药物的急性转复率为 70% 左右。维持窦律治疗以Ⅲ类药物为主。控制心室率以 β 受体阻滞剂、洋地黄及钙拮抗剂。持续性房颤必须抗凝,药物以华法林首选。导管射频消融对阵发性房颤的治疗成功率为 85% 左右,而非器质性心脏病的持续性房颤或慢性房颤的治疗成功率为 60%。

③ 心室扑动与颤动:首选直流电除颤。对有一过性诱因者应解除诱因;非一过性诱因而反复发作者应置入 ICD 治疗。

（3）缓慢性心律失常:具有一过性诱因引起的缓慢性心律失常在积极去除诱因的同时给予阿托品或异丙肾上腺素治疗,或予以临时起搏行过渡式治疗。非一过性诱因且伴临床症状者应予以埋藏式起搏治疗。

（陈明龙）

三、心脏骤停和心源性猝死

心源性猝死（sudden cardiac death,SCD）是指由于心脏原因引起的无法预料的自然死亡,通常在急性症状开始的 1 小时内（亦有规定为 24 小时）发生心脏骤停,导致脑血流突然中断,出现意识丧失。心脏骤停是指心脏射血功能的突然终止。

1. 病因、病理　冠心病、心肌病、充血性心力衰竭、心瓣膜病、先天性心脏病、传导系统疾病、LQTS、Brugada 综合征、神经内分泌等所致的电不稳定性导致猝死。导致心脏骤停的病理生理机制最常见的是心室颤动,其次为缓慢性心律失常或心室停顿、持续性室性心动过速,较少见为无脉性电活动。

2. 临床表现　SCD 大致可分为四个时期:前驱期、终末事件开始、心脏骤停与生物学死亡。心脏骤停的判断:意识丧失,大动脉搏动消失,呼吸断续或停止,皮肤苍白或发绀。如听诊心音消失更可确立诊断。

3. 心脏骤停的处理 一旦确诊为心脏骤停,应立即进行下列两项处理:首先,立即尝试捶击复律,方法是从 20~25 cm 高度向胸骨中下 1/3 段交界处捶击 1~2 次,部分患者可瞬间复律。捶击复律应在有监护条件下进行,以防室速捶击后转为室颤。对于频率极快的心动过速或意识未完全丧失的患者,不应施行捶击复律。如患者处于清醒状态,尽量鼓励患者用力咳嗽,行咳嗽复律。其次是清理患者呼吸道,保持气道通畅。再紧接行人工呼吸、胸外按压、电击复律等基本生命支持措施。

进行心肺复苏(CPR)中应当注意的"十要"和"十不要":

(1) 时间就是生命,要尽早进行 CPR,不要因任何原因延误复苏时间。复苏开始越早,存活率越高,实践证明,4 min 内进行复苏者可有一半人被救活;而 4~6 min 开始复苏者,仅 10% 可以救活;超过 6 min 者存活率仅 4%;10 min 以上开始进行复苏者,存活可能性更低。

(2) 心搏呼吸骤停的判断,要看反应、看呼吸,不要像过去那样花太多的时间去摸脉搏、听心音。

(3) 一旦确定为心脏骤停,要立即进行基础生命支持措施,不要惊慌失措,或因为忙于求助而延误时机。

(4) 人工呼吸要强调效果,每次要吹入一定量的气体,吹气时要持续一定的时间,不要流于形式,或盲目随意地操作。

(5) 判断有无脉搏,要检查颈动脉,手法要快而准确,不要刻意地去触摸桡动脉,更不要长时间、反复触脉。

(6) 胸部按压要迅速确定正确位置,不要随意操作,更不要因定位而延误按压时间。

(7) 胸部按压频率要达到 100 次/分,不是 80 次/分;按压深度 4~5 cm,不是 3~4 cm。心肺复苏时,心脏按压与人工呼吸的比例,无论单人与双人,都以 15:2 的比例施行,按压频率为 100 次/分;新生儿胸外按压 3 次配合 1 次人工呼吸,心脏按压频率为 120 次/分;儿童按压与呼吸比例为 5:1,心脏按压频率为 100 次/分。

(8) 要尽早复律,及时使用除颤器,能量自 200 J 开始,不要反复使用小能量放电。如首次除颤无效,则改用 300 或 360 J 再次除颤。必要时应行非同步放电;三次除颤失败,仍继续行胸外按压,同时给予相关药物,以提高除颤效果。

(9) 心肺复苏过程中要及时、合理用药,不要盲目地滥用药物。目前国际复苏联盟和欧洲复苏委员会推荐的一线复苏用药仍为肾上腺素,抗心律失常药如胺碘酮、利多卡因,迷走神经拮抗药如阿托品,以及纠正酸中毒的药物等。

① 利多卡因:在 CPR 期间静脉注射利多卡因有利于保持心电的稳定性,室颤时除颤无效时,可静脉注射 $1\sim1.5$ mg/kg 或气管内给药($2\sim4$ mg/kg),但急性心肌梗死时为预防室颤不主张用此药。

② 胺碘酮:对于电击后难治性室性心动过速和心室颤动,首选胺碘酮,初始剂量 300 mg,稀释于 $20\sim30$ ml 生理盐水中静脉注射,复发性或顽固性室速/室颤可重复注射 150 mg,然后以 1 mg/min 持续静脉点滴 6 h,后减量为 0.5 mg/min 静脉点滴,维持 24 h,总量一般不超过 $2\,000\sim3\,000$ mg。

③ 碳酸氢钠($NaHCO_3$):以往心脏骤停多习惯大量快速注射 $NaHCO_3$,现在限制了其适应证。当明确有高钾血症时,一次静注 1 mEq/kg。心脏复苏时间延迟,长时间 CPR 时也应使用,但当 CO_2 潴留引起酸中毒时禁用。

心肺复苏时,临床常用的补碱原则是"宁酸勿碱",即补碱应适度,不宜过碱。首先要尽量保证充分通气和有效的胸部按压,不要过早、过多地使用碳酸氢钠。

④ 血管升压素:在心搏骤停的复苏中,血管升压素适用于心搏停止、无脉性电活动和电除颤无效的顽固性室颤。首剂血管升压素 40 U 或 0.8 U/kg 静脉注射,如未恢复自主循环,5 分钟后可重复 1 次。血管升压素也可气管内滴入,剂量为静脉用量的 2 倍。非心搏骤停者禁用高浓度血管升压素快速静脉推注,预防发生心搏停止、心肌梗死和高血压危象等严重不良反应。

(10) 心肺复苏时,要及时开放中心静脉,不要浪费时间反复穿刺末梢浅静脉。可及时行颈外静脉或肘前静脉或锁骨下静脉或股静脉穿刺,一般不主张常规使用心内注射。

(邹建刚)

四、心脏瓣膜病

心脏瓣膜病(Valvular heart disease)是由于心瓣膜或瓣膜下装置(腱索、乳头肌、瓣环)的病变,导致瓣膜狭窄或关闭不全,最常受累的部位是二尖瓣,其次为主动脉瓣。

(一)二尖瓣狭窄(mitral stenosis,MS)

1. 病因、病理　90% 以上为风湿性心脏病引起,系 A 组链球菌感染后 3 周左右引起的自身免疫反应。风湿性心肌炎遗留永久性瓣膜损害,即导致本病,其中 2/3 为女性。

二尖瓣狭窄引起左房、右室增大和肺动脉高压,临床上表现为左房、右室衰竭。

正常二尖瓣口面积 $4.0\sim6.0$ cm^2,2.0 cm^2 以上为轻度狭窄:无症状或有轻度呼吸困难;$1.1\sim2.0$ cm^2 为中度狭窄:轻度呼吸困难,端坐呼吸;1.0 cm^2

以下为重度狭窄:静息呼吸困难,肺水肿;0.8 cm² 以下为极重度狭窄;严重肺动脉高压,右心衰竭,静息时呼吸困难、疲乏、发绀等。

2. 诊断要点

(1) 风湿病史。

(2) 症状:有呼吸困难、咯血、胸痛、血栓栓塞和声音嘶哑等。

(3) 体征:二尖瓣面容;心脏体征:心前区隆起与抬举性搏动、可有 S_1 亢进和开瓣音(OS)、心尖部可闻及隆隆样收缩期前加强的舒张期杂音(DM)、P_2 亢进以及 Graham Steell 杂音;颈静脉扩张、肝脏肿大、肝颈回流征阳性、下肢水肿和腹水等右心衰表现。

(4) 实验室及器械检查:① 心电图示二尖瓣型 P 波,右心室肥厚与电轴右偏;② X 线示左房、右室大,肺血流重新分布至上肺野,二尖瓣钙化、肺动脉增宽、肺静脉压升高表现为 Kenley A 线和 B 线以及间质性肺水肿;③ M 型超声心动图(M-Echo)示二尖瓣回声增强,二尖瓣前叶 EF 斜率减慢,呈城墙型改变,前后瓣同向运动,二维超声心动图(2DE)示二尖瓣回声增强,开放受限,呈小鱼嘴样改变,有助于确诊。

3. 治疗原则

(1) 一般治疗:包括病因治疗,限制体力活动,预防感染和风湿热复发。

(2) 药物治疗:① 心力衰竭:利尿剂、硝酸酯类药物。② 心房颤动:快速型房颤合并心衰:洋地黄毛花苷 C(西地兰)或地高辛、β 受体阻滞剂和钙拮抗剂(维拉帕米、地尔硫䓬):电复律;抗凝治疗。③ 预防风湿热复发:苄星青霉素 120 万 U,每 4 周 1 次,皮下注射,用前皮试。对青霉素过敏者,用磺胺嘧啶(SD),体重 27 kg 以上者,1 g/d,27 kg 以下者,0.5 g/d,或红霉素 250 mg 或克林霉素 0.3 g,一日 2 次口服,连用 10 d。

(3) 介入和手术治疗:① 经皮球囊二尖瓣成形术;② 闭式分离术;③ 直视分离术;④ 人工瓣膜置换术。

(二) 二尖瓣关闭不全(mitral regurgitation,MR)

1. 病因、病理   二尖瓣装置(瓣膜、腱索、乳头肌、瓣环)的结构异常,导致收缩期血流自左房向左室反流。常见的病因有风湿性、变性、二尖瓣脱垂、腱索断裂、乳头肌功能不全、感染性心内膜炎、人工瓣瓣周漏、肥厚型心肌病、继发于左心室扩大、Marfan 综合征、结缔组织疾病(SLE 等)、原发孔型房间隔缺损伴二尖瓣裂等。

二尖瓣关闭不全可分为急性与慢性两类。前者可致急性肺水肿;后者因慢性左室容量负荷过重导致左房、左室增大,左室舒张末期压和左房压升高,出现肺淤血、肺动脉高压和心力衰竭。

2. 诊断要点

（1）病史。

（2）症状：急性严重二尖瓣反流，可迅速出现呼吸困难，甚至急性肺水肿和心源性休克。慢性轻度二尖瓣反流可无症状；严重者可有活动后呼吸困难、端坐呼吸、夜间发作性呼吸困难、疲乏以及肺水肿等左心衰表现，最终导致周围水肿、腹水等右心衰症状。二尖瓣反流可合并感染性心内膜炎；伴房颤者，可并发体循环栓塞。

（3）体征：心脏向左下扩大，心尖部抬举性搏动，心尖部闻及粗糙的、吹风样全收缩期杂音（SM），向左腋窝及左肩胛角传导，S_1 减弱。

（4）实验室及器械检查：① 心电图示左房、左室增大，心房颤动，非特异性 ST-T 异常；② X 线示左房、左室增大、肺淤血、肺水肿等表现；③ 超声心动图示左房、左室增大等左心容量负荷过重表现，并可见二尖瓣腱索断裂、二尖瓣脱垂，瓣膜赘生物等相应的超声征象，Doppler 超声可确诊二尖瓣反流，并可大致判断其严重程度。

3. 治疗原则

（1）内科治疗：① 心力衰竭：应用利尿剂、血管扩张剂、洋地黄制剂；② 风湿性二尖瓣关闭不全者应预防风湿热复发，以及介入性手术前预防感染性心内膜炎；③ 伴心房颤动者，应用抗心律失常药维持窦性心律或控制心室率，并使用抗凝剂。

（2）外科治疗：二尖瓣膜修复术或人工瓣膜置换术。

（三）主动脉瓣狭窄（aortic stenosis，AS）

1. 病因、病理　主动脉狭窄是指瓣膜、瓣膜下和瓣膜上病变引起的左室流出道梗阻。常见病因包括风湿性、变性与钙化性以及先天性（二叶主动脉瓣、散在性主动脉瓣瓣膜下狭窄）。

主动脉狭窄致左室压力负荷过重，引起左心室向心性肥厚，左室顺应性减低，左室舒张末期压升高，乃至左心室扩大和左心衰竭。

2. 诊断要点

（1）结合病史。

（2）症状：呼吸困难、心绞痛和晕厥是典型主动脉瓣狭窄的三联症，可并发心律失常、心源性猝死、感染性心内膜炎、心力衰竭和体循环栓塞。

（3）体征：心界向左下移位，心尖部抬举性搏动，A_2 减弱，可闻及 S_4，主动脉瓣区可闻及粗糙的、喷射样、递增递减型收缩期杂音，向右颈部及心尖部传导，可伴收缩期喷射音，常可扪及收缩期震颤。

（4）实验室及器械检查：① 心电图示左心室肥厚伴 ST-T 改变及左束支传导阻滞和心房颤动等改变；② X 线示左房、左室增大和主动脉瓣钙化等；③ 超声心动图示主动脉瓣回声增强，开放受限（<15 mm）；Doppler 超声可确

诊，并可估测左室流出道与主动脉的跨瓣压差。

3. 治疗原则

（1）内科治疗：无症状者无特殊治疗，注意预防感染性心内膜炎；症状性主动脉狭窄不宜手术治疗者，应用利尿剂、洋地黄暂时改善心衰症状和应用硝酸酯类药物缓解心绞痛。血管扩张剂与血管紧张素能转换酶抑制剂（ACEI）禁用。

（2）外科治疗：主动脉瓣口面积小于 $0.7\ cm^2$、平均收缩压差大于 50 mmHg，宜手术治疗，以人工瓣膜置换为首选。主动脉瓣球囊扩张成形术适用于先天性主动脉瓣非钙化性主动脉瓣狭窄。

（四）主动脉瓣关闭不全（aortic regurgitation，AR）

1. 病因、病理　主动脉瓣关闭不全是指因主动脉瓣或主动脉根部病变，引起舒张期血液自主动脉反流至左心室，可分为急性和慢性两种病变。

急性主动脉瓣关闭不全常由风湿性心内膜炎、主动脉夹层（高血压、Marfan 综合征、特发性升主动脉扩张）和外伤所致；慢性主动脉瓣关闭不全可由风湿性、瓣膜变性与钙化性、先天性畸形、感染性心内膜炎、结缔组织疾病（强直性脊柱炎、系统性红斑狼疮等）以及特发性主动脉扩张等引起。

主动脉瓣关闭不全引起左房、左室增大等左心容量负荷过重，最终可导致左心衰竭。

2. 诊断要点

（1）结合病史。

（2）症状：急性主动脉瓣关闭不全可突发呼吸困难、端坐呼吸和夜间阵发性呼吸困难。慢性主动脉瓣关闭不全可多年无症状，以后可有心悸、疲乏、多汗、呼吸困难并逐渐加重。严重者可伴心绞痛。最终累及右心，导致全心衰竭。

（3）体征：周围血管征，心尖搏动弥散有力，向左下移位。主动脉瓣区闻及高音调、叹气样、递减型舒张期杂音，A_2 减弱。心尖部可闻及 Austin Flint 杂音。

（4）实验室及器械检查：① 心电图示左室肥大伴劳损；② X 线示左房、左室增大、肺淤血和肺水肿体征；③ 超声心动图可见左房、左室增大等左室容量负荷过重表现，并可明确其病因（如瓣膜赘生物、连枷状主动脉瓣等），Doppler超声可确诊主动脉瓣反流并可大致估计反流的程度。

3. 治疗原则

（1）内科治疗：轻、中度病人应避免重体力活动，预防风湿活动与感染性心内膜炎；严重主动脉瓣关闭不全伴左心功能不全者，均应积极内科治疗，包括限制钠盐摄入和避免过劳以及利尿剂、血管扩张剂和洋地黄的应用。

（2）外科治疗：人工瓣膜置换术是本病的主要治疗方法。凡有心绞痛或呼吸困难等充血心衰症状，心功能（NYHA）在Ⅱ级及Ⅱ级以上者以及左室短轴缩短率（D％）＜27％、左室射血分数（LVEF）≤55％、左室收缩末期内径（LVEDS）～55 mm 者，均需人工瓣膜置换。无明显钙化的主动脉瓣脱垂、外伤、感染性心内膜炎引起的瓣膜撕裂、穿孔可行瓣膜修复术。

（陆凤翔）

五、冠状动脉粥样硬化性心脏病

冠状动脉粥样硬化性心脏病（coronary atherosclerotic heart disease）简称冠心病，系指冠状动脉粥样硬化和（或）动力性障碍（舒缩功能异常）使血管狭窄、阻塞和（或）痉挛，引起心肌氧供和氧需的平衡失调，导致心肌缺血、缺氧而造成的心脏病，故亦称缺血性心脏病。

冠心病主要分为以下几种类型：① 心绞痛；② 心肌梗死；③ 隐性或无症状性冠心病；④ 缺血性心肌病及心力衰竭；⑤ 猝死。其中以心绞痛和心肌梗死最为常见，且对冠心病的诊断具有较大特征性。

（一）心绞痛

1. 病因、病理　心绞痛（angina pectoris）是由于一过性心肌缺血所引起的一组症状。可因心肌氧的需求增加超过病变冠状动脉供血能力引起（劳力性心绞痛），或由于冠状动脉供血减少所致（自发性心绞痛），或两者同时存在，即在冠状动脉固定狭窄基础上，又有冠状张力改变或痉挛存在（动力性狭窄）所致的心绞痛（混合性心绞痛）。心绞痛绝大多数由冠状动脉粥样硬化所致，病人冠状动脉狭窄常超过血管直径 50％以上；少数心绞痛可由非冠状动脉病变所引起，如肥厚型心绞痛、严重主动脉瓣狭窄和（或）关闭不全、严重贫血、甲状腺功能亢进等。

心绞痛分型按国际习惯临床分类为 3 型：稳定型心绞痛、不稳定型心绞痛及变异型心绞痛。心绞痛需与多种可引起胸痛的其他疾病如食道炎等相鉴别。

2. 诊断要点

（1）症状：心绞痛症状包括以下 5 个方面：① 诱因：劳力性心绞痛最为常见，其发作常由体力活动引起。其他如寒冷、精神紧张、饱餐可使冠状动脉张力增加、血压上升或冠状动脉供血相对减少，亦可诱发心绞痛；② 部位及放射：大多数心绞痛位于胸骨后、左胸前区、咽部，可放射到下颌、左肩、左上肢内侧，直至左腕、无名指、小指，也可向上腹部放射；③ 性质：心绞痛是一种钝痛，为压迫、憋闷、堵塞、紧缩等不适感，重者可伴有出汗、濒死感；④ 持续时间：心绞痛发作由轻到重，在高峰可持续数分钟，如诱因消除，可逐渐缓解，一般历时 3～5 min；⑤ 缓解方式：体力活动时发生的心绞痛如停止活动，原地站立数分钟即可缓解。舌下含服硝酸甘油后 $1\sim3$ min 亦可使心绞痛缓解。

（2）辅助检查：① 静息心电图：心绞痛发作时记录心电图可见 ST 段呈水平形或下斜形下降。心绞痛发作时 ST 段抬高者，提示变异型心绞痛或急性心肌梗死超急性期。部分心绞痛发作时仅表现 T 波倒置；原有 T 波倒置者，心绞痛发作时 T 波可变为直立（伪正常化）。但也有少数心绞痛发作时无任何心电图变化；② 动态心电图：可观察日常活动中心肌缺血发作频度、持续时间；③ 运动心电图：稳定型心绞痛做运动心电图检查的目的是对病人进行危险分层；④ 运动核素心肌显像：放射性核素 ^{201}TI、^{99m}TC MIBI（MIBI 为甲氧基异丁异腈）等静脉注射后，心肌摄取放射性核素量主要取决于心肌血流量。正常心肌显像均匀；运动诱发心肌缺血，缺血区核素摄取减少，形成局部放射性稀疏或缺损；⑤ 冠状动脉造影：为冠心病诊断的最可靠方法。该方法可明确冠状动脉有无明显狭窄、病变形态、分布范围、有几支血管病变等，从而为临床诊断、治疗方法选择、预后判定提供重要资料。

3. 治疗原则

（1）一般治疗：调整生活习惯，避免过度紧张，控制体重，戒烟及少盐、低脂饮食，控制高血压、糖尿病以及高脂血症等合并疾病。

（2）药物治疗：① 抗血小板聚集药：75 岁以下、血压正常且无活动性出血者，应长期使用阿司匹林 75 mg/d。不能使用阿司匹林者可给予噻氯匹定 $250\sim500$ mg/d。② 硝酸酯类：为最有效的抗心绞痛药，口服可扩张全身小静脉，减轻心脏前负荷而降低心肌耗氧量，并能扩张心外膜有病变的冠状动脉而增加心肌供血。③ β受体阻滞剂：可减慢心率，减弱心肌的收缩力与降低血压，从而降低心肌耗氧量，缓解和预防心绞痛发作。④ 钙拮抗剂：可抑制血管平滑肌细胞、心肌细胞和心脏传导组织对钙的摄取，因而抑制心肌的收缩力，扩张周围血管和冠状动脉，消除冠状血管痉挛，增加心肌供血，降低动脉压。⑤ 曲美他嗪（万爽力）：能改善缺血心肌能量代谢，避免细胞内 ATP 水平下降，故能增加心绞痛病人运动耐量，减少心绞痛发作。

（3）介入和手术治疗：PTCA 及 CABG 为两种有效的非药物治疗方法，通过扩张病变血管或在狭窄血管远端建立旁路，以重建血运改善局部心肌血供。① PTCA 适应证：劳力型心绞痛内科治疗效果不满意，日常活动仍明显受限；运动心电图或运动核素心肌显影提示心肌有广泛性、一过性缺血；冠状动脉造影至少有 1 支冠状动脉管腔狭窄达到或超过 70%，一般认为左主干病变属禁忌证。② CABG 主要适应证：为左主干病变（达到或超过 50% 的狭窄）或 3 支血管病变特别是伴有左心室功能不全者；2 支血管病变（包括前降支近端病变）不适宜做 PTCA 者亦属 CABG 适应证。近年来选用内乳动脉作搭桥血管，术后 10 年血管仍维持开通者达 85%。

（二）心肌梗死（myocardial infarction，MI）

1. 病因、病理 心肌梗死系因冠状动脉粥样硬化斑块破裂伴血栓形成引起血管完全堵塞，导致相应部位的心肌缺血性坏死所致。个别病人也可因冠状动脉持续性痉挛或栓塞所致。

2. 诊断要点 本病确诊需符合下述 3 项标准中的 2 项：① 持续性缺血性胸痛；② 心电图出现心肌缺血、坏死的 ST 段抬高与异常 Q 波形成等动态变化图形；③ 心肌酶谱、心肌损伤标志物肌钙蛋白 I 或 T 升高且有动态变化。

（1）胸痛：急性心肌梗死（AMI）的胸痛类似于心绞痛，但性质更严重，持续时间更长，且休息或舌下含服硝酸甘油不能缓解。胸痛常伴呼吸困难、恶心、呕吐、出汗等表现。

（2）心电图：疑有 AMI 者应反复多次记录 18 导联心电图。① ST-T 改变：ST 段抬高伴高尖直立 T 波或 T 波倒置系急性心肌损伤表现。ST 段呈持续性缺血性压低应考虑非 Q 波性急性心肌梗死。② Q 波：新出现的异常 Q 波往往提示发生 AMI，但亦可发生在急性心肌炎病人。

（3）心肌标记物改变：随心肌坏死进展，一系列血清酶水平呈进行性增高。① 肌酸磷酸激酶（CK）：在起病 6 h 内升高，24 h 达高峰，3～4 天恢复正常；② 门冬氨酸氨基转移酶（AST）：在起病 6～12 h 后升高，达到高峰时间在 24～48 h，3～6 天恢复正常；③ 乳酸脱氢酶（LDH）：在起病 6～10 h 后升高，高峰时间在 2～3 天，持续 1～2 周才恢复正常。上述三种酶测定仅 CK 的同工酶 CK-MB 和 LDH 同工酶 LDH_1 诊断特异性较高，较少假阳性。前者在起病后 4 h 内增高，16～24 h 达高峰，3～4 天恢复正常，其增高程度能反映梗死范围，其高峰出现时间是否提前有助于判断溶栓治疗是否成功。④ 心肌肌钙蛋白 T 或 I（cTnT/I）：cTnT/I 诊断 AMI 敏感性和出现时间与 CK-MB 接近，但后者在胸痛后 3 天已迅速降至正常，而 cTnT/I 在梗死后 4～8 天仍可增高。

急性心肌梗死需与急性心包炎、主动脉夹层、气胸、肺栓塞、胆囊炎等鉴别。应根据上述疾病的不同特征结合 AMI 的特异性心电图表现和心肌酶谱等改变进行鉴别。

3. 治疗原则 急性心肌梗死治疗的基本目的：一是预防心律失常性猝死；二是尽快使心肌获得再灌注，以限制和缩小梗死面积，从而维持心功能。因此一旦疑有或确诊心肌梗死的病人即应进行心电监护与做好心室颤动的除颤准备。在急诊室初步明确诊断后应立即给予普通阿司匹林片 150～300 mg 嚼碎服用。对 ST 段抬高的心肌梗死强调应争分夺秒地尽早给予溶栓治疗。

（1）止痛：积极有效的止痛可防止心率增快、血压升高、心排血量增加而引起心肌耗氧量增加和促发心律失常。对无低血压者可给予硝酸甘油 0.5 mg 舌下含化,每 5 min 一次,连续数次。吗啡或哌替啶对止痛有明显疗效。神志不清者应少量分次静脉注射。

(2) 吸氧:心肌梗死病人几乎均有氧分压降低,吸氧尚可减轻心肌缺血性损伤,故发病后第 1～3 天均应吸氧,视缺氧程度使用鼻导管或面罩给氧。

(3) 溶栓治疗:90% 以上呈 ST 段抬高的心肌梗死病人其相关冠状动脉有血栓性完全阻塞。及时的溶栓治疗可使 50%～70% 的病变血管再通与恢复心肌血供,故无禁忌证的病人均应迅速给予溶栓治疗。① 溶栓治疗:AMI 溶栓治疗可明显降低病死率。症状出现后越早进行溶栓,降低病死率效果越明显,但对 6～12 h 仍有胸痛及 ST 段抬高的患者进行溶栓治疗仍可获益。溶栓治疗受益的机制包括挽救心肌和对梗死后心肌重塑的有利作用。溶栓剂的使用方法:国内常用尿激酶,目前建议剂量为 150 万 U 于 30 min 内静脉滴注,配合肝素皮下注射 7 500～10 000 U,每 12 h 一次,或低分子肝素皮下注射,每天 2 次。新的溶解血栓制剂有重组组织型纤溶酶原激活剂(rt‑PA),首先静脉注射 15 mg,继之在 30 min 内静脉滴注 0.75 mg/kg(不超过 50 mg),再在 60 min 内静脉滴注 0.5 mg/kg(不超过 35 mg)。给药前静脉注射肝素 5 000 U,继之以 1 000 U/h 的速度静脉滴注,以 APTT 结果调整肝素给药剂量,使 APTT 维持在 60～80 秒。② 介入治疗:直接 PTCA 与溶栓治疗比较,相关梗死血管再通率高,达到心肌梗死溶栓试验(TIMI)3 级血流者明显增多,再闭塞率低,缺血复发少,且出血的危险率低(尤其是脑出血)。如果溶栓效果差也可进行补救性 PTCA。

(4) 硝酸酯类药物:AMI 患者使用本类药物可轻度降低病死率。方法为静脉滴注硝酸甘油,从低剂量开始,逐步增加剂量直至疼痛控制。

(5) β受体阻滞剂:心肌梗死急性期病人有持续性胸痛、心动过速和高血压但无明显心力衰竭者,适宜用 β受体阻滞剂。

(6) 血管紧张素转换酶抑制剂(ACEI):急性前壁心肌梗死,再发性心肌梗死与心肌梗死合并心力衰竭者,早期使用 ACEI 可提高存活率。

(7) 钙拮抗剂:AMI 并发房颤伴快速心室率且无严重心率或低血压者,可静脉使用地尔硫䓬。

4. 并发症治疗

(1) 心律失常:急性心肌梗死发病后 24 h 内常合并心律失常,故应进行连续心电监视,以及时发现和处理各种威胁生命或伴有血流动力学障碍的心律失常。① 室性期前收缩:对频发性(>5 次/分)、连发及 R-on-T 的室性早搏,应积极治疗。利多卡因先给负荷量 1 mg/kg,静脉 2～3 min 注完,以后每 3～5 min 给 0.5 mg/kg,直至上述类型室性早搏消失或总量达 3 mg/kg 为止。有效后应立即以 2～4 mg/min 维持量静脉滴注。② 室性心动过速、心室颤动：可突然发生或先有室性早搏，继之出现室性心动过速、心室颤动。持续性室性心动过速或心室颤动均应立即进行电击复律治疗。③ 室上性心动过速、心房扑动及心房颤动：对合并低血压或心力衰竭者，应立即行同步电复律治疗。如血液循环正常，可先试用地尔硫草、ATP 及毛花苷 C 等静脉快速推注。④ 心动过缓型心律失常：可用阿托品静脉注射，必要时每隔 5 min 给药 1 次，总量可达 2～3 mg，有条件时亦可行心脏起搏，以适度加快心率。

（2）血流动力学并发症：急性心肌梗死病人左心室收缩与舒张功能均受损。左室泵功能衰竭严重程度与梗死面积大小有关，轻者仅有轻度肺淤血，严重者可出现心源性休克。心肌梗死的机械性并发症如急性二尖瓣关闭不全、室间隔破裂等，亦可引起肺水肿和休克。右室梗死合并低血压但无左心衰竭表现，由于治疗方法不同，故需鉴别。对有轻度肺淤血和舒张期奔马律而血压正常者，可给予小剂量利尿剂和硝酸甘油滴注，亦可合并应用 ACEI 制剂，后者开始剂量应小，注意避免发生低血压。如收缩压低于 10 kPa(90 mmHg)且合并内脏灌注不足表现如神志模糊、少尿等，则属心源性休克，应首先用多巴胺及多巴酚丁胺提升血压。如短时间内不能使收缩压升高至 10～13 kPa(90～100 mmHg)，则应使用主动脉内球囊反搏术(IABP)进行辅助循环，然后行冠状动脉造影。根据血管解剖特点，选择 PTCA 或冠状动脉搭桥术，可挽救部分病人生命。

（3）下壁心梗合并右室梗死：临床表现有低血压，颈静脉压增高，Kussmaul 征阳性，右心起源的第三、第四心音与肺野清晰等。下壁心肌梗死合并右室梗死者发病后及时记录 V_3R、V_4R 心电图，可见 ST 段抬高 1 mm 以上。少数 RVMI 病人无上述典型表现，但如下壁心肌梗死病人使用硝酸甘油或小量利尿剂后即出现低血压，亦应疑及合并 RVMI。治疗原则是静脉扩容，快速输注生理盐水，使 PCWP 达 2～2.4 kPa(15～18 mmHg)，收缩压维持在 13.3～16.0 kPa(100～120 mmHg)，且不出现左心衰竭表现。如输液后血压低于 10 kPa(90 mmHg)，可适量应用多巴酚丁胺。

（4）机械性并发症：包括梗死伸展、严重二尖瓣关闭不全、室间隔破裂和室壁瘤等。应通过超声心动图、冠状动脉造影及左室造影检查，选择合适的治疗方法。

（5）复发性缺血和梗死：应在强化内科治疗基础上，尽早进行冠状动脉造影，以决定进一步治疗措施。

（6）心肌梗死合并心包疾病：包括急性心包炎和梗死后综合征(Dressler综合征)。① 急性心包炎多见于大面积心肌梗死病人，常在心肌梗死后 1 周发病。典型表现有呼吸、活动时加剧的胸痛，少数可闻及心包摩擦音，心电图表现多不典型。可用阿司匹林缓解疼痛。② 梗死后综合征发生在心肌梗死后数周至数月内,病因不明,可能与自身免疫反应有关。症状有发热、与呼吸和体位有关的心前区疼痛与胸痛。血液检查有白细胞增多、血沉加快,胸片可有心影增大、胸腔积液,超声检查有心包积液。治疗首选布洛芬或阿司匹林等非甾体类抗炎药物。

(7) 心肌梗死后康复治疗:心肌梗死发生后组织修复瘢痕化需 6 周左右时间,但无并发症的心梗病人一般住院 7~10 天已足。卧床数天后可坐起并活动双下肢,如无不适可离床坐靠椅,时间由短到长,根据耐受情况,逐步增加活动量。广泛性心肌梗死或有心功能不全者,卧床休息时间延长,并根据病人具体情况决定开始活动时间。

(三) 隐性(无症状性)心肌缺血(latent coronary heart disease)

隐性(无症状性)心肌缺血系指临床有心肌缺血的客观表现,但无与缺血有关的症状者。

1. 诊断要点　检测隐性(无症状性)心肌缺血的最常用方法是动态心电图。其诊断标准是:① ST 段呈水平或下斜型降低至少 1 mm (J 点后持续 80 ms)。② ST 段改变持续时间大于 1 min。③ 下次发作的判断需在前次 ST 段恢复到基线至少 1 min。

2. 治疗原则

(1) 试验出现无症状性 ST 段缺血型压低,但运动耐力正常者,应定期做核素心肌显像,如充盈缺损,应积极控制冠心病危险因素,并长期用阿司匹林及抗心肌缺血治疗。

(2) 有胸痛且运动试验提示严重冠心病者,应做冠状动脉造影,以决定进一步处理。

(3) 有心肌梗死病史的无症状病人应做运动负荷试验,如低负荷量时即有缺血表现,应做冠状动脉造影;如高负荷时呈缺血表现,可先试用内科治疗,并密切随访观察。

(王连生)

六、先天性心脏病

先天性心脏病(congenital heart disease)可见于多种病变。

(一) 肺动脉瓣狭窄(valvar pulmonary stenosis)

1. 病理　肺动脉瓣狭窄指左右心室之间无交通(即室间隔完整),但肺动脉瓣、瓣上或瓣下有狭窄。肺动脉瓣狭窄导致右心室的血液流出受阻,引起右心室压力增高,右心室肥厚,右心室扩大,导致右心衰竭。右心室与肺动脉之间存在压力阶差,当有卵圆孔未闭或房间隔缺损时,可产生心房水平的右向左分流,从而病人发生发绀。

根据肺动脉瓣的局部解剖和右心室造影将单纯肺动脉瓣狭窄分为 3 种类型:Ⅰ型:圆顶样肺动脉瓣狭窄;Ⅱ型:肺动脉瓣发育不良型;Ⅲ型:肺动脉瓣"沙漏样"畸形伴瓶样瓣窦、瓣口水平肺动脉瓣狭窄,瓣口偏离中心,瓣窦深。根据右心室压力高低将肺动脉瓣狭窄分为:轻型:收缩期右心室压力小于50 mmHg;中型:收缩期右心室压力介于 50 mmHg 与体循环收缩压之间;重型:收缩期右心室压力大于左心室压力。

2. 诊断要点

(1) 症状:轻度的肺动脉瓣狭窄病人可无症状;中度狭窄病人可有活动后心悸、气促、易倦等不适;重度狭窄病人在安静状态下也有呼吸困难、昏厥,甚至猝死。

(2) 体征:多数病人生长发育正常,仅有面部及指端呈暗红色。重症病人可见发绀,明显的颈静脉搏动,心前区饱满;心界正常或扩大,胸骨左缘可触及抬举样搏动,胸骨左缘第 2～3 肋间可触及收缩期震颤,可波及胸骨上窝及锁骨上窝;肺动脉瓣听诊区可闻及 3～4/6 级喷射样杂音,性质粗糙,传导范围广泛,主要传向左上,第一心音正常,肺动脉瓣区第二心音分裂及减弱。一般肺动脉狭窄越严重,肺动脉瓣区第二心音强度越减弱,甚至听不到。

(3) 实验室及器械检查:① 胸部 X 线示肺血管影正常或减少,心脏大小正常或扩大,表现为右心房、右心室增大,左心缘第二弓突出,这是肺动脉瓣狭窄后肺动脉扩张所致,为本病特征性改变。② 轻度瓣狭病人心电图可无异常;中度以上瓣狭病人可出现心电图电轴右偏,右心室肥厚及右心房肥大,不完全右束支阻滞。③ 超声心动图检查在胸骨旁肺动脉长轴及短轴切面可见肺动脉瓣反射增粗、增强、开放受阻,肺动脉瓣狭窄后肺动脉扩张。利用连续多普勒测量肺动脉的最大血流速度以估计跨瓣压力阶差(ΔP)。④ 心导管术检查可以测出跨肺动脉瓣压力阶差。⑤ 右心室造影可见肺动脉瓣狭窄的射流征及狭窄后肺动脉扩张。

3. 治疗原则

(1) 一般治疗:保持酸碱平衡,治疗心力衰竭。

(2) 外科和手术治疗:① 经皮球囊肺动脉瓣成形术;② 肺动脉瓣切开术。

(二) 动脉导管未闭(patent ductus arteriosus,PDA)

1. 解剖、病理 PDA 是指主动脉和肺动脉之间的一种先天性的异常通道,多位于主动脉峡部和左肺动脉根部之间,导管长约 0.5～10 mm,管径约为 2～10 mm。

动脉导管未闭可以造成以下病理生理改变:① 主动脉水平左向右分流,分流量的大小决定于:导管的口径大小、主动脉与肺动脉间的压力阶差、导管与主动脉之间的角度和形态、体-肺循环之间的阻力差别;② 左心室负荷增加,左心衰竭;③ 肺动脉高压和右心室负荷增加,逐步产生右心室肥厚;④ 双向分流和右向左分流。

未闭动脉导管可分为 5 种类型:管状、漏斗状、窗形、哑铃形、动脉瘤形。

2. 诊断要点

(1) 症状:绝大多数病人早期无明显症状,多在体检时偶然发现心脏杂音,偶有劳累后呼吸困难、易出汗、乏力及反复上呼吸道感染史等表现。随病情的进展可逐步产生左心功能不全症状,或由于肺动脉压力过高而产生右向左分流的差异性发绀。动脉导管未闭病人容易并发细菌性心内膜炎。病人以自然病程发展,预期寿命不超过 50 岁。

(2) 体征:胸骨左缘第 2 肋间可扪及连续震颤,部分病人由于分流量小而并不能触及震颤。胸骨左缘第 2 肋间可闻及连续性隆隆样或机器样杂音,可向左锁骨下传导。当病理进展到右向左分流或双向分流时,杂音可消失,或仅留有第二心音亢进及分裂。可有周围血管征。

(3) 实验室及器械检查:① 胸部 X 线检查可发现左心室增大,肺动脉高压时可见右心室增大、肺动脉段隆起、肺门血管影加深,呈肺多血表现。② 心电图检查可有左心室肥大和左心房增大表现。随着病程进展,可出现左右心肥大和右心肥大为主要表现的心电图表现,同时可有电轴右偏。③ 二维超声可探明主动脉及肺动脉的导管连接部;超声多普勒可探及肺动脉内的异常血流。④ 心导管及造影可明确诊断,仅在少数特殊情况下才需做心导管及造影检查。

3. 治疗原则

(1) 一般治疗:包括预防感染等。

(2) 药物治疗:主要治疗心力衰竭及艾森曼格综合征等合并症。

(3) 介入和手术治疗:① 经皮动脉导管封堵术;② 外科手术治疗可分为两种:未闭动脉导管的结扎术或切断缝合术、经肺动脉切口的未闭动脉导管缝合术。

(三) 房间隔缺损(atralseptal defect,ASD)

1. 解剖、病理　根据房间隔缺损发生的部位,分为原发孔房间隔缺损和继发孔房间隔缺损。原发孔房间隔缺损位于心房间隔下部,下缘缺乏心房间隔组织,常伴有二尖瓣前瓣叶的裂缺,导致二尖瓣关闭不全,少数有三尖瓣隔瓣叶的裂缺。继发孔房间隔缺损可分为 4 型:① 中央型或称卵圆孔型,缺损位于卵圆窝的部位,四周有完整的房间隔结构;② 下腔型,缺损位置较低,呈椭圆形,下缘缺如,和下腔静脉入口相延续,左心房后壁构成缺损的后缘;③ 上腔型,亦称静脉窦型缺损,缺损位于卵圆孔上方,上界缺如,和上腔静脉通连;④ 混合型,此型缺损兼有上述两种以上的缺损,缺损一般较大。左心房血液经房间隔缺损流入右心房,肺血流量增加,肺动脉压升高。

2. 诊断要点

(1) 症状:房间隔缺损病人的症状与缺损大小有密切关系。缺损小者,病儿可健如正常,多在体检时发现心脏杂音。缺损大者,病儿常可有咳嗽、气促、高热和肺炎等。成人房间隔缺损如合并严重肺动脉高压,心房水平存在右向左分流,可以出现发绀。

(2) 体征:房间隔缺损小者,病儿发育可不受影响。缺损大者,可有发育迟缓、消瘦;随年龄增长,右心明显扩大,心前区可隆起,可触及心前区抬举性搏动。肺动脉瓣区可听到喷射性收缩期杂音、P_2 亢进及固定性分裂。

(3) 实验室及器械检查:① 心电图示电轴右偏,不完全性或完全性右束支传导阻滞,P 波高耸,右心室肥厚等;② 胸部 X 线示右心扩大,肺动脉段不同程度隆凸。肺门影增大,肺血流增多,主动脉结正常或偏小。较小房间隔缺损病儿的胸部 X 线片可近于正常,肺动脉段可有轻度凸出。③ 超声心动图显示右心室增大、室间隔与左心后壁同向运动,房间隔回声中断。脉冲多普勒超声心动图在右房内可探及以舒张期为主的湍流频谱。彩色多普勒检查可观察到心房内的左向右穿隔血流。④ 右心导管示右心房血氧含量高出上腔静脉血氧含量的 2%,导管可通过缺损进入左房。

3. 治疗原则

(1) 一般治疗:预防感染,治疗心力衰竭。

(2) 介入和手术治疗:① 经皮房间隔缺损封闭术;② 外科房间隔修补术。

(四) 先天性室间隔缺损(ventricular septal defect,VSD)

1. 解剖、病理 室间隔缺损是指左右心室间隔的缺损导致了左右心室的异常交通。根据室间隔的组成将室间隔缺损分成以下几类:膜部缺损、漏斗部缺损、肌部缺损。左心室血液经室间隔缺损流入右心室,肺血流量增加,肺动脉压升高。

2. 诊断要点

(1) 症状:病人常无明显的临床症状,可以表现为咳嗽,呼吸困难,容易患感冒。

(2) 体征:胸骨左缘第 3、4 肋间有响亮而粗糙的全收缩期杂音,伴有震颤。分流量较大的缺损者,于肺动脉瓣听诊区可闻第二音增强或亢进。

(3) 实验室及器械检查:① 心电图:较小缺损的心电图大多正常或有左心室高电压,中等缺损的心电图示左心室肥厚,大缺损者则表现为右心室肥厚及右束支传导阻滞。② 胸部 X 线示心室内分流量小时,心肺基本正常或肺纹理稍增多。大量分流者,肺纹理明显增粗增多,肺动脉段突出,肺门动脉扩张,搏动增强,甚至呈"肺门舞蹈"征,左、右心室增大。③ 超声心动图示左心室容量负荷增大征象,室间隔回声中断征象。脉冲多普勒和彩色多普勒可明确心室内分流的存在。④ 右心导管检查和心血管造影示右心室平均血氧含量超过右心房平均血氧含量 1.0 ml% 以上,或右心室内某一标本的血氧含量突出增多,心室水平存在血液分流。

3. 治疗原则

(1) 药物治疗:主要是防治并发症和做好手术前准备,尤其是预防感染。

(2) 介入和手术治疗:① 经皮室间隔缺损封闭术;② 室间隔缺损修补手术。

(五) 主动脉缩窄(coarctation of the aorta)

1. 解剖、病理　主动脉缩窄是指左锁骨下动脉起始部近端与动脉导管连接处远端间主动脉弓的先天性缩窄。缩窄段近端血管内血压升高,缩窄段远端血压降低,血供减少,缩窄段的周围出现血管侧支循环。

2. 诊断要点

(1) 症状:病人可无明显不适,或可有头痛、鼻出血,或者感双下肢无力、冷凉感和间歇性跛行等。

(2) 体征:根据缩窄的部位不同,病人可有一侧上肢血压明显低于另一侧,或下肢血压低于上肢,有时在胸骨切迹区可见搏动,而下肢则可能无脉、脉弱或迟脉。胸壁上在肩胛旁或侧胸壁有时可见到侧支血管扩张而产生的搏动,有时可触及震颤并可闻及血管杂音。

(3) 实验室及器械检查:① 心电图检查可无特异性表现,或仅有左心室肥大的表现;② 胸部 X 线检查可见升主动脉可能由于一定程度的扩张而致上纵隔影像增宽,缩窄部位的"缺口"与其近心端扩大的左锁下动脉和狭窄后的主动脉扩张可能在影像上形成一个"3"字形征象;③ 超声心动图检查可判定主动脉缩窄的部位、程度以及是否伴有主动脉和心内的其他畸形;④ 磁共振成像检查可发现主动脉缩窄的部位,测量缩窄部分的直径及受累主动脉的长度;⑤ 心导管检查和主动脉造影可发现缩窄处存在压力阶差,并可直接显示动脉缩窄的征象。

3. 治疗原则

(1) 内科治疗:主要为对症性治疗,诊断明确的主动脉缩窄婴幼儿,出现临床呼吸困难、发绀及心力衰竭,应立即给予前列腺素 E 持续静脉滴注,以维持动脉导管持续开放;同时给予多巴胺、地高辛和利尿剂(如呋塞米等)控制心力衰竭。

(2) 介入和外科治疗:① 经皮球囊血管成形术;② 外科主动脉成形术。

(六) 主动脉瓣狭窄(aortic valve stenosis,AS)

1. 解剖、病理　先天性主动脉瓣狭窄,指主动脉瓣膜发育不完善而引起瓣膜水平的梗阻。主动脉瓣狭窄导致左心室排血受阻,左心室压力升高,主动脉压力降低。

2. 诊断要点

(1) 症状:可无症状,常见症状为头痛、头晕、乏力、胸闷、气促,甚至发生昏厥,可发生心力衰竭,可并发感染性心内膜炎。

(2) 体征:主动脉区(胸骨右缘第 2 肋间)喷射性收缩期杂音,3/6 级以上,向颈部传导伴收缩期喀喇音,并可扪及震颤,主动脉瓣区第二心音减弱,第二心音常分裂,有时可听到第四心音。

(3) 实验室及器械检查:① 心电图可正常,典型的表现为左心室肥大;② X 线检查示主动脉稍增宽,心影扩大,肺充血明显。升主动脉狭窄后扩张为常见征象。③ 超声检查示主动脉瓣增厚,回声增强,活动受限,升主动脉可出现狭窄后扩张;④ 心导管检查及造影可测出跨主动脉瓣压力阶差和主动脉瓣狭窄征象。

3. 治疗原则

(1) 主要是针对主动脉瓣狭窄引起的心功能不全、心绞痛甚至晕厥的治疗。

(2) 介入和手术治疗:① 经皮主动脉瓣成形术;② 外科主动脉瓣置换术。

(七) 法洛四联症(tetralogy of Fallot)

1. 解剖、病理　法洛四联症包括心室间隔缺损、肺动脉口狭窄、主动脉骑跨和右心室肥厚。上述畸形导致右心室血液排入肺动脉有困难,右心室压力增大,大部分血液排入主动脉。

2. 诊断要点

(1) 症状:婴幼儿期即出现发绀,患儿发育差,可有气急、乏力、下蹲习惯、头晕、头痛、昏厥、抽搐、脑栓塞、脑出血和右心衰竭,可并发感染性心内膜炎、脑脓肿和肺部感染。

(2) 体征:胸骨左缘第 2、3 肋间喷射性收缩期杂音,杂音响度与肺动脉口狭窄严重程度呈反比,肺动脉瓣区第二心音呈单一音,杵状指明显。

(3) 实验室和器械检查:① 心电图示右心室肥厚和劳损,右心房肥大,电轴右偏;② X 线检查示肺血流减少,肺动脉段凹陷,右心室和右心房增大,心尖翘起,心影呈靴状;③ 超声心动图检查示主动脉根部扩大,其位置前移并骑跨在有回声缺失的心室间隔上,肺动脉口狭窄;④ 心导管检查可发现右心室压力增高,肺动脉压力减低,心导管可从右心室进入主动脉。右心室造影显示右心室流出道狭窄,主动脉与肺动脉同时显影,可见肺动脉或其瓣膜狭窄。

3. 治疗原则

(1) 内科治疗:主要为治疗心力衰竭,预防和控制感染。

（2）外科手术纠治畸形。

（八）动脉干永存（persistent truncus arteriosus）

1. 解剖、病理　动脉干永存为左右心室共同一根动脉干，肺动脉和头臂动脉都从动脉干中分出，常有心室间隔缺损，它导致左、右心室血液喷入共同的动脉干。

2. 诊断要点

（1）症状：发绀在出生后即有，有气急、乏力、肺动脉高压和心力衰竭表现。可并发感染性心内膜炎、脑脓肿和肺部感染。

（2）体征：胸骨左缘第3、4肋间全收缩期杂音，可有吹风样舒张期杂音，胸骨左缘第2、3肋间可有收缩早期喀喇音，心尖部可有舒张期杂音，胸骨右缘第2肋间可有收缩期杂音，第二心音响且呈单一音，杵状指明显。

（3）实验室和器械检查：① 心电图示左、右心室肥厚，左心房肥大；② X线检查示肺血流增多，肺动脉段不见，主动脉影增宽，左、右心室增大；③ 超声心动图示扩大的主动脉根部骑跨在心室间隔上，只能测到主动脉瓣而测不到肺动脉瓣的回声；④ 心导管检查可发现右心室压力增高，其收缩压等于周围动脉压。右心室造影显示一根动脉干，一个半月瓣位于较正常高且前的位置。

3. 治疗原则

（1）内科治疗：主要为治疗心力衰竭，预防和控制感染。

（2）外科手术纠治畸形。

（九）右位心（单纯性）（isolated dextrocardia）

1. 解剖、病理　病人的心脏位于胸腔的右侧，其心房、心室和大血管的位置宛如正常心脏的镜中像。单纯性右位心不引起病理改变。

2. 诊断要点

（1）症状：单纯性右位心不引起症状。

（2）体征：心尖搏动和心脏浊音界位于右胸，心音在右胸前听到。

（3）实验室和器械检查：① 心电图示 I 导联 P、QRS、T 波倒置，II、III、avR、avL 导联分别相当于普通的 III、II、avL 和 avR 导联，左胸导联分别相当于通常右胸相应导联的图形；② X 线示心影主要在右侧，其形状如正常者的镜中影；③ 超声心动图示心脏主要在右侧，其形状如正常者的镜中影。

3. 治疗原则　单纯性右位心无须治疗。

（孔祥清　杨　荣）

七、高血压病

根据我国高血压治疗指南，高血压是指未服抗高血压药物的情况下，收缩压≥18.67 kPa(140 mmHg)和（或）舒张压≥12 kPa(90 mmHg)，患者既往有高血压史，目前正在服用抗高血压药物，血压虽低于 18.67/12 kPa(140/90 mmHg)，亦应诊断为高血压。

1. 病因及发病机制　高血压病的病因尚未明了。一般认为由遗传和环境因素共同影响所致。在环境因素中已经确定的危险因素是:体重超重、食盐摄入过多和中度以上饮酒。其他可能的危险因素有慢性应激、缺乏体力活动等。血压升高是人群心血管病发病的最主要的危险因素,同时增加心力衰竭和肾功能不全的危险性。有效地降低血压确能减少脑卒中和冠心病的发生,减少心力衰竭的发生,延缓肾功能不全的发展。

原发性高血压的发病机制主要涉及肾素-血管紧张素系统。血管紧张素Ⅱ使小动脉平滑肌收缩,外周血管阻力增加,并刺激肾上腺分泌醛固酮,使水钠潴留引起血容量增加;此外食盐摄入增加,使细胞外液容量增加,血管平滑肌内钠水平增高可导致细胞内钙离子浓度升高,血管平滑肌反应增强,外周血管阻力升高;最近还认为大多数高血压病人有胰岛素抵抗现象,使肾小管对钠重吸收增加,交感神经活性增加,细胞内钠钙浓度增加,血管壁增生肥厚,促进高血压形成。

2. 诊断和评价　对高血压病患者诊断的主要目的应包括:① 证实患者的血压确系长期升高,并查明血压水平;② 排除继发性高血压或找出其原因;③ 明确有无靶器官损害并定量估计其程度;④ 询问及检查患者有无可能影响预后及治疗的其他心血管病危险因素。

(1) 病史采集:包括家族史、患高血压的时间、血压水平、治疗史、过去的其他心血管病史、生活方式及有无提示继发性高血压的症状等。

(2) 体检:测量血压,测量身高、体重,计算体重指数［体重(kg)/身高(m)²］,体检还要特别注意心脏大小、心脏杂音、血管杂音及心力衰竭的体征。

(3) 实验室检查:测定血常规、尿常规,血脂、血糖、血肌酐、血钾及心电图等。

(4) 评估心血管绝对危险性:根据以下指标进行评估:① 患者的通常血压水平;② 其他心血管危险因素水平;③ 并存的临床情况如心、脑、肾血管病;④ 靶器官损害。高血压患者分为低危、中危、高危和很高危四个等级。

3. 治疗

(1) 治疗目的:治疗高血压的主要目的是最大限度地降低心血管病发病和死亡的危险性。

(2) 治疗方法:高危和很高危的高血压病人无论经济条件如何,必须立即开始对高血压及并存的临床情况进行药物治疗。中危病人可先观察 3~6 个月的血压及并存的危险因素的变化。低危病人则可监测血压及其他危险因素 6~12 个月,然后决定是否开始药物治疗。具体治疗方法包括非药物治疗和药物治疗。非药物治疗包括减轻体重,停止吸烟,减少膳食中盐的摄入,减少膳食脂肪,适当增加蛋白质的摄入,限制饮酒,适度增加体力活动,减轻精神压力等。

(3) 药物治疗原则:① 采用小剂量开始,使不良反应减至最低,如有效,可根据年龄和降压反应逐步增加剂量以获得最佳疗效;② 最好采用1日1次给药而能保持24小时降压作用的药物,以便平稳降压,提高治疗的依从性;③ 为提高降压效果而不增加不良反应,可采用两种药物低剂量联合;④ 除非有特定适应证,大多数高血压病人可从利尿剂、β 受体阻滞剂、钙拮抗剂(CCB)、血管紧张素转换酶抑制剂(ACEI)、血管紧张素Ⅱ受体拮抗剂(ARB)、α 受体阻滞剂中任选1种开始;⑤ 为达到降压目标,大多数高血压病人须联合2种及2种以上药物。目前认为以下联合比较合理:ACEI(或 ARB)和利尿剂、二氢吡啶类 CCB 和 β 受体阻滞剂、ACEI 和二氢吡啶类 CCB、利尿剂和 β 受体阻滞剂、α 受体阻滞剂和 β 受体阻滞剂。

(4) 降压目标:高血压病人血压应控制在18.67/12 kPa(140/90 mmHg)以下,合并糖尿病或肾脏病变的病人血压应控制在17.33/11.33 kPa(130/85 mmHg)以下。

(5) 高血压急症的治疗:少数高血压病人发病急骤,血压显著升高,舒张压≥17.33 kPa(130 mmHg),收缩压也显著升高,伴以剧烈头痛、恶心、呕吐或心力衰竭、肾脏损害、高血压脑病等表现,必须迅速使血压下降,以静脉给药最为适宜,以便随时调整药物剂量。主要静脉用降压药有硝普钠、硝酸甘油、酚妥拉明、尼卡地平、乌拉地尔等。

(钱卫冲)

八、感染性心内膜炎

感染性心内膜炎(IE)是由致病微生物引起的心内膜、心瓣膜或邻近大动脉内膜的炎症,病变部位常形成赘生物。

1. 病因、病理　引起感染性心内膜炎的病原体除细菌外,真菌、支原体、衣原体、立克次体、病毒等均可致病。细菌中,毒力较强的致病菌如金黄色葡萄球菌、化脓性细菌可侵袭正常或原有病变的心瓣膜引起急性感染性心内膜炎;毒力较弱的致病菌如草绿色链球菌、肠球菌等常侵犯原有器质性心脏病的心瓣膜引起的亚急性感染性心内膜炎。

2. 诊断要点

(1) 急性感染性心内膜炎(AIE):病程在6周以内。

① 临床表现:病人通常在化脓性感染的基础上发病,起病急,多有败血症的临床表现。

② 50%～60%可侵犯正常的心瓣膜,感染后引起瓣膜的破坏,从而产生新的心脏杂音。瓣膜功能损坏而发生急性心力衰竭。

③ 黏附于心瓣膜的赘生物较大,且松脆易脱落,故栓塞发生较早,常由细菌性栓子引起脑、肺、肾、脾等脏器的转移性脓肿。可并发化脓性脑膜炎、化脓性心包炎等。

④ 病情急重,发展迅速,如不及时有效治疗多数于数周内死亡。

⑤ 超声心动图可发现心瓣膜破损,瓣膜上可见赘生物。

⑥ 血培养多为阳性。

(2) 亚急性感染性心内膜炎(SBE):病程在 6 周～3 个月,超过 3 个月为慢性,通常也归入 SEB。

① 临床表现:感染的全身症状有疲乏,食欲不振,畏寒,寒战,不规则发热、持续低热或间歇高热,体温在 37.5～39℃,消瘦,面色苍白,进行性贫血,杵状指,脾肿大。病情发展缓慢。

② 心脏杂音性质发生改变:除原有心脏杂音外,出现新的病理性杂音或原有的杂音变得粗糙或出现音乐样的杂音。

③ 心力衰竭:瓣膜的破坏,加重瓣膜的反流,导致心力衰竭。

④ 栓塞及血管损害:为本病特征性的表现,可出现多部位的栓塞。脑栓塞最为多见,包括脑栓塞、弥漫性栓塞脑膜脑炎、脑出血。肾栓塞可出现腰痛及血尿。脾栓塞致左上腹痛及脾大。也可出现冠状动脉栓塞,但很少有透壁性梗死发生。三尖瓣心内膜炎可反复出现肺栓塞。栓塞症状还可以表现于肢端皮肤、眼性微血管炎、微栓塞或细菌性栓塞,如 ROTH 斑、OSLER 结节、JANEWAY 损害等。这些体征有助于诊断。

(5) 超声心动图可检出心瓣膜及心壁心内膜赘生物。

(6) 实验室检查白细胞升高,血沉升高,血培养可为阳性。

3. 治疗原则

(1) 抗感染:抗生素应用原则为及时、足量、联合应用和疗程恰当,以避免复发。通常疗程 4～6 周,必要时可延长。应尽可能根据细菌培养和药物敏感试验结果选择抗生素,用药过程中应注意药物的不良反应。青霉素用前必须做皮试。感染性心内膜炎病人治疗疗程结束后,应观察数天,出院后病人注意本病的复发或再感染,一旦出现原因不明的发热应到医院进行有关检查包括超声心动图。

(2) 加强支持治疗。

(3) 手术治疗:心瓣膜损害导致严重血流动力学障碍者而内科治疗无效者,应行瓣膜置换术。

4. 预防　对某些先天性或风湿性与其他获得性心脏病者,人工心瓣膜置换术后等感染性心内膜炎易感人群,进行牙科或器械检查前应进行适当的预防性治疗。

九、心包疾病

心包炎可因细菌、病毒感染或自身免疫、理化等因素而发生急性炎症反应引起心包渗液或心包粘连、增厚、缩窄、钙化等慢性病变,临床上以急性心包炎和慢性缩窄性心包炎最为常见。

(一) 急性心包炎

1. 病因、病理 许多疾病都可能累及心包膜,心包炎症可以单独发生,也可以与全身性疾病合并存在。引起心包炎的病因最常见的有特发性、结核性、化脓性、风湿性及肿瘤性等。

根据其病理变化,心包炎可分为纤维蛋白性和渗液性。急性纤维蛋白性心包炎不影响血流动力学的变化,而心包渗液可妨碍心室的扩张和充盈,使静脉回流受阻,静脉压升高,心排血量下降。这些血流动力学变化的发生和程度取决于心包渗液量、渗液积聚的速度、渗液的性质、心包顺应性和心肌功能等因素。

2. 诊断要点

(1) 病史:急性起病。

(2) 症状:心前区疼痛,以急性非特异性心包炎最为显著。呼吸困难是心包积液时最突出的症状。其他症状如发热、干咳、食欲不振等。

(3) 体征:心包摩擦音是纤维蛋白性心包炎的特异性征象,位于心前区,以胸骨左缘第 3、4 肋间最为明显,前倾坐位时最清晰。渗出性心包炎体征包括:心浊音界向两侧扩大;心尖搏动减弱或消失,心音低钝而遥远,奇脉,颈静脉怒张,肝大,下肢水肿,腹水,EWART 征(即背部左肩胛角下呈浊音、语颤增强和支气管呼吸音)和 ROTCH 征(即胸骨左缘第 3~6 肋间出现实音)阳性。

(4) 超声心动图:是诊断心包渗液最为简便易行的可靠方法,可估计心包渗液量及其分布范围。大量心包渗液时可见"心脏摇摆征"。

(5) 心电图:多导联 ST 段弓背向下抬高,心包积液时可见 QRS 波群低电压,大量渗液时可见电交替。

(6) X 线检查:渗液量大于 250 ml 时,方能见心影增大。大量心包渗液时,卧位心影呈球状,坐位呈烧瓶状。

(7) 心包穿刺:可证实心包积液的存在,明确其性质,协助病因诊断。

3. 治疗原则

(1) 急性非特异性心包炎

① 急性期应卧床休息,补充营养和维生素。

② 止痛:肠溶阿司匹林 0.9~1.5 g/d,分 3 次服。或吲哚美辛(消炎痛)75~150 mg/d,分 3 次服。或缓释布洛芬(芬必得)300~600 mg,1 日 2 次。

③糖皮质激素的应用:严重胸痛,或心包积液增多者,感染后可考虑短期使用激素治疗。泼尼松 50～60 mg/d,分 3 次服用,一旦症状缓解,开始减药至停药。

④复发性心包炎的预防:秋水仙碱 1 mg,1 日 1 次。

(2)化脓性心包炎

①全身支持疗法:补充大量蛋白质及维生素。

②抗菌药物应用:根据脓液细菌培养和药敏结果选用抗菌药物,采用静脉滴注,剂量宜大。如果心包渗液是脓性而未能找到细菌,并且考虑不像结核,那么治疗首选半合成抗葡萄球菌抗生素和氨基糖苷类合用。

③外科手术心包切开引流排脓及冲洗:用含抗生素加地塞米松 2 mg 及糜蛋白酶 5 mg 的混合药液冲洗心包腔。

④大部分心包切除。

(3)结核性心包炎

①一般治疗:卧床休息,给予高蛋白、高维生素饮食。

②抗结核治疗:急性期三联用药,即① 链霉素 0.75 g/d[15 mg/(kg・d)],肌注;② 异烟肼 300 mg/d;③ 利福平 450～600 mg/d,或加乙胺丁醇 25 mg/(kg・d)。结核活动控制后改为二联用药,即异烟肼加利福平或异烟肼加乙胺丁醇[乙胺丁醇剂量减至 15 mg/(kg・d)],持续用药 1 年以上。

③糖皮质激素的应用:急性期若出现症状重,大量心包积液,或反复出现心包积液,可在充分抗结核的基础上用短程疗法:泼尼松 40～50 mg/d,分次服,中毒症状消退后减量至药停。

(4)真菌性心包炎

①全身支持治疗。

②抗真菌治疗:a. 咪康唑:600～1 200 mg/d(10 mg/kg),用生理盐水稀释,分 2～3 次静滴;b. 氟康唑(大氟康):首日需用负荷剂量 400 mg,然后用 200 mg 静滴,1 日 1 次或 2 次,疗程根据临床情况定;c. 放线菌以青霉素为首选,剂量要大,疗程要长,用前要做皮试。

③止痛:吲哚美辛(消炎痛)75～150 mg/d,分 3 次服用,或肠溶阿司匹林 0.9～1.5 g/d,分 3 次服用。

④有大量心包积液者应施行心包穿刺引流。

⑤有心包缩窄者应施行心包剥离术。

(5)肿瘤性心包炎

①全身支持治疗。

②心包穿刺置留导管引流:行心包穿刺后,用注射器抽吸心包积液,做生化、细胞及病理学检查。抽液后置留导管引流,末端接肝素锁,定期注入含肝

素的生理盐水(2 500 U 肝素加生理盐水 500 ml)1 ml,以防引流管阻塞。

③ 硬化疗法:以四环素 0.5~1.0 g,溶于 10~20 ml 生理盐水中,经导管注入心包腔内(注药前注入利多卡因 100 mg),注入四环素后夹管 1~2 h,然后继续引流,每 24~48 h 重复注入 1 次,直至引流液减至 25 ml/24 h 为止。

④ 局部化疗:经导管向心包腔内注入抗肿瘤药物。

(6)急性心肌梗死后心包炎

① 症状很轻,无须特别治疗。

② 伴胸痛时,肠溶阿司匹林 0.9~1.5 g/d,分 3 次服。

③ 试用非甾类药物后 48 h 疼痛无改善者,给予短程糖皮质激素治疗:泼尼松 50~60 mg/d ,分 3 次服用,一旦症状缓解,开始减药至停药。

(二)缩窄性心包炎

1. 病因、病理 最常引起心包缩窄的疾病是结核性化脓性心包炎和血性心包积液。结核性化脓性心包炎可在 6 个月内发生缩窄。心包炎急性期过后,纤维性瘢痕组织形成,心包脏层和壁层广泛粘连、增厚和钙化,心包腔闭塞成为一个僵硬的、无弹性的外壳,束缚着整个心脏,使心腔的舒张运动受到明显限制,心房和心室舒张期充盈受阻,静脉血液回流发生困难,心排血量低下。

2. 诊断要点

(1)病史:有急性心包炎的病史。

(2)症状:病人可有不同程度的呼吸困难、心悸、疲倦、乏力、腹胀、胃纳减退、咳嗽、肝区疼痛等。

(3)体征:颈静脉怒张,出现 Kussmaul 征,肝大,腹水和下肢水肿;心尖搏动不易触及,或负性心尖搏动,心前区可闻及心包叩击音。

(4)胸部 X 线:心影可呈三角形,心脏正常弧度消失,上腔静脉可扩张,部分病例可见心包钙化。

(5)超声心动图:心包增厚,回声增强,左、右房增大,心室舒张受限。

(6)心电图:QRS 波群低电压,T 波低平或倒置,窦性心动过速。

3. 治疗原则

(1)一般治疗:休息,限制钠盐摄入。

(2)利尿剂:适当使用利尿剂减轻淤血症状,可用呋塞米 20 mg,一日 3 次。

(3)外科手术:早期施行心包剥离术是最有效的治疗。

十、梅毒性心血管病

1. 病因、病理

梅毒性心血管病是由第三期梅毒累及心血管系统,尤其是升主动脉而发生的血管中层炎性和纤维瘢痕性病变,导致主动脉炎、主动脉瓣关闭不全、主动脉瘤和冠状动脉口狭窄。

2. 诊断要点

(1)梅毒感染史。

(2)症状:可无症状或有心悸、气急。合并主动脉瘤时,动脉瘤压迫或侵犯邻近结构引起胸骨、胸壁隆起或疼痛;合并动脉口狭窄时,有心绞痛发作。

(3)体征:主动脉瓣区第二心音亢进,可闻及(2～3)/6级喷射样收缩期杂音;合并主动脉瓣关闭不全时,可闻及响亮、高调舒张期吹风样杂音。

(4)超声心动图:升主动脉增宽、膨出,可伴主动脉瓣关闭不全。

(5)血清学实验:非特异性血清实验,常用测定方法有 VDRL(性病研究实验室实验),RPR(快速血浆反应素环状卡片实验),APT(自动反应素试验),以及 USR(不加热血清反应素实验),经常用于梅毒筛选;特异性梅毒血清实验,如 FTA-ABS(荧光梅毒螺旋体抗体吸收实验)和 TPHA(梅毒螺旋体血凝实验),是作为确诊的实验。

3. 治疗原则

(1)对症治疗。

(2)对因治疗:首选青霉素(青霉素皮试阴性者),亦可选用四环素等。

(3)手术治疗:梅毒性心血管病如合并严重的主动脉瓣关闭不全、主动脉瘤破裂,或冠状动脉病变,应建议外科手术或心脏介入治疗。

(许 迪)

十一、心肌病

心肌病(cardiomyopathy)是指除心脏瓣膜病、冠状动脉粥样硬化性心脏病、高血压心脏病、肺源性心脏病和先天性心脏病等以外的以心肌病变为主要表现的一组疾病。世界卫生组织及国际心脏病学会(WHO/ISFC)工作组将其分为特发性心肌病和特异性心肌病。前者又可分为扩张型、肥厚型、限制型、致心律失常右室心肌病和未分类心肌病。

(一)扩张型心肌病(dilated cardiomyopathy,DCM)

1. 病因、病理 本病病因未明,可能与早年发生的急性心肌炎有关。病理上以心腔扩大为主,特别是左心室扩大、射血分数减低、泵功能衰竭为特征性表现。组织学表现为心肌细胞肥大、变性和间质纤维化等。

2. 诊断要点

(1)症状、体征:起病多缓慢,早期心脏扩大而心功能代偿可无明显症状。以后逐渐出现活动后心慌、气急、呼吸困难,甚至端坐呼吸。体检发现心界扩大、心尖搏动弱而弥散、心音低钝和病理性第三、第四音(奔马律)有及颈静脉怒张、肝脏肿大、下肢水肿、腹水、肝颈回流征阳性等充血性心力衰竭的征象，可合并各种类型的心律失常。

（2）胸部 X 线检查：心影增大、心胸比例大于 50%，肺淤血等。

（3）心电图：可见各种类型的心律失常，ST－T 改变，低电压，病理性 Q 波等。

（4）超声心动图：对本病具有重要的诊断价值。表现为心肌普遍性增大，尤以左房、左室为著，心室壁运动弥漫性减弱，二尖瓣开放幅度减少，M 型超声心动图表现为二尖瓣呈菱形或双菱形改变，E 峰距室间隔（EPSS）增宽（＞10 mm）。多普勒超声示二尖瓣及三尖瓣反流；心功能检测示左心室短轴缩短率（$\triangle D\%$）、心室壁增厚率（$\triangle T\%$）和射血分数（EF）减低。

（5）心内膜心肌活检：可见心肌细胞肥大、变性、间质纤维化等。

（6）心脏放射性核素检查：核素血池扫描可见舒张末期和收缩末期左心室容积增大，心搏量减少；核素心肌显影示灶性散在性放射性减低。

3. 治疗原则

（1）一般治疗：限制体力活动，低盐饮食，防治感染等。

（2）控制心力衰竭：参见"充血性心力衰竭"。血管紧张素转换酶抑制剂（ACEI）和利尿剂是充血性心衰治疗的基础。根据病情需要可选用洋地黄或非洋地黄类正性肌力药多巴胺、多巴酚丁胺、氨力农、米力农等，血管扩张剂、醛固酮拮抗剂以及 β 受体阻滞剂。

（3）纠正心律失常：参见"心律失常"。

（4）抗凝治疗：持续心房颤动、左室附壁血栓、LVEF＜20%、有栓塞病史、心功能Ⅳ级（NYHA）者需用华法林抗凝治疗。但需监测凝血酶原时间（PT）和国际标准化比值（INR）。控制病人的 PT 在对照者的 1.2～1.5 倍，INR 在 2～3。

（5）其他：起搏器（DDD 或 AICD）植入和心脏移植等。

（二）肥厚型心肌病（hypertrophic cardiomyopathy，HCM）

1. 病因、病理　本病可有家族史（1/3），目前认为其是常染色体显性遗传性疾病。典型的 HCM 特征性的表现为左心室壁非对称性肥厚，心肌细胞肥大、排列紊乱，心室腔大小正常或缩小，左心室充盈受阻、顺应性减退和舒张功能障碍。根据左室流出道压差可分为梗阻性与非梗阻性肥厚型心肌病两类。

2. 诊断要点

（1）症状、体征：HCM 可无明显症状。梗阻性 HCM（左室流出道压差超过 20 mmHg）者，可有劳力性呼吸困难、乏力、心绞痛、头晕、昏厥等，甚至猝死。体检发现心界可向左轻度扩大，心尖部抬举性搏动，心尖部及胸骨左缘第 3、4 肋间 2～3 级收缩期杂音,杂音随体位改变,由蹲位、卧位突然站立位时以及做 Valsalva 动作或口含硝酸甘油而增强。

(2) 心电图:左心室肥大、ST-T 改变、胸前导联巨大倒置的 T 波以及病理性 Q 波等。

(3) 超声心动图:对本病的诊断有重要意义,典型梗阻性 HCM 室间隔(IVS)非对称性增厚,IVS>15 mm;室间隔与左室后壁之比≥1.3～1.5;左室流出道(LVOT)狭窄,LVOT<20 mm;血流动力性梗阻表现:二尖瓣前叶收缩期前向运动(SAM)。

3. 治疗原则 弛缓肥厚的心肌,防治心动过速,维持正常窦性心律。减轻左室流出道狭窄和抗室性心律失常。

(1) 一般治疗:避免情绪波动、剧烈活动、负重与屏气以及预防上呼吸道感染等。

(2) 药物治疗:① β受体阻滞剂:普萘洛尔 10～40 mg,3 次/日或美托洛尔 12.5～25 mg,2 次/日。② 钙拮抗剂:地尔硫草 30～60 mg,3 次/日;维拉帕米 40～80 mg,3 次/日。③ 胺碘酮,适于治疗室上性与室性心律失常者,开始用量 400～600 mg/d,5～10 日后维持量 100～200 mg/d。

(3) 起搏治疗:房室双腔起搏器(DDD)或植入自动心脏除颤起搏器(ICD)。

(4) 介入治疗:皮腔内心室间隔化学消融术(PTSMA)。

(5) 手术治疗:室间隔切开术及部分室间隔肥厚心肌切除术,适于 LVOT 压差≥50 mmHg、药物治疗无效、心功能Ⅲ级以上者。

(三) 限制型心肌病(restrictive cardiomyopathy,RCM)

1. 病因、病理 本病以心内膜和心肌纤维组织增生、心室壁僵硬、心室舒张期充盈受损为特征。本病可为特发性或伴发于其他疾病如淀粉样变、嗜酸细胞增多症等。

2. 诊断要点

(1) 症状、体征:以疲乏、呼吸困难、水肿和栓塞为主要临床表现。体检可有颈静脉怒张、奇脉、脉压小、心界正常或轻度扩大、S_1 低钝、P_2 正常或亢进、心尖部收缩其杂音以及 S_3 和 S_4。

(2) 心电图:窦性心动过速、心房肥大、T 波低平或倒置。心房颤动约占 50%。

(3) 超声心动图:超声征象缺乏特异表现,可见心室腔减小,心室壁活动减弱和增厚率减低,心内膜回声增强,心房扩大;1/3 病人可见心包积液征。

(4) X 线检查:心影可增大,部分病人可见心内膜钙化影。

(5) 心导管检查:示舒张期心室压力曲线呈早期下陷,晚期高压波形(平方根征)。

(6) 心内膜心肌活检:可见心内膜增厚和内膜下心肌纤维化。有助于本病与缩窄性心包炎鉴别。

3. 治疗原则

(1) 无特殊治疗方法,主要是对症治疗,纠正心力衰竭、抗心律失常、抗凝治疗等。

(2) 心内膜心肌纤维化早期,嗜酸细胞增多症等可用肾上腺糖皮质激素治疗。

(3) 手术治疗:剥离纤维化心内膜等。

(四) 致心律失常型右室心肌病(arrhythmogenic right ventricular cardiomyopathy,ARVC)

1. 病因、病理　本病病因未明,有家族群聚倾向,系常染色体显性遗传。病变局限于右室,多见于膈面、流出道和心尖。局部心肌被脂肪组织所替代。

2. 诊断要点

(1) 室性心律失常:情绪激动、体力活动诱发持续性或非持续性室性心动过速,可伴休克、阿—斯综合征。

(2) 猝死:多见于 35 岁以下年轻人,家族中有类似发病者。

(3) 心力衰竭:以右心衰为主,较少见。可伴有频发室性期前收缩、非持续性室性心动过速或房室传导阻滞。

(4) X 线检查:心影增大,以右室大为主。

(5) 心电图:① V_1 QRS 波时限>110 ms;② $V_1 \sim V_4$ T 波倒置,30%病人 V_1 导联 QRS 波终末部分可见一直立的尖波(epsilon 波);③ 室性期前收缩,右室室上性心动过速;④ 右束支阻滞,右心房、右心室肥厚和低电压;⑤ 房室传导阻滞、左前分支阻滞、预激综合征和室上性心律失常;⑥ 有室性心动过速的病人晚电位常呈阳性;⑦ 心内膜和心外膜标测,在右心室局部运动障碍处可见心电图多形性尖波相应的延迟电位。

(6) 超声心动图:右室扩大,右室流出道增宽,右室壁菲薄,室壁局部膨隆呈室壁瘤样改变,呈节段性或弥漫性低动力状态。

(7) 心肌活检:可见右室心肌被脂肪组织所替代。

(8) 磁共振成像(MRI):可检测右室心肌脂肪浸润。

3. 治疗原则

(1) 一般治疗:避免劳累、焦虑、情绪激动和呼吸道感染等。

(2) 药物治疗:以控制室性心律失常为主。如可应用索他洛尔、维拉帕米、β受体阻滞剂、胺碘酮等抗心律失常药。心力衰竭的治疗参见“心力衰竭”节。

（3）植入埋藏式自动复律除颤器(ICD)。

（4）手术治疗。

（五）特异性心肌病—心肌炎(specific cardiomyopathies—myocarditis)

1. 病因、病理　是指病因明确或与系统疾病相关的心肌疾病，可由感染性、化学性、中毒性、变态反应性及放射性等原因引起。其中以特发性心肌炎较多见，认为其与病毒感染有关。最常见的是柯萨奇 B 病毒。本节重点介绍病毒性心肌炎。本病的病变以心肌为主，也可累及心包、心内膜。心肌组织学特征为细胞溶解、间质水肿、炎症细胞浸润等。

2. 诊断要点

（1）发病前 1～3 周有上呼吸道感染或腹泻史等病毒感染史。

（2）症状、体征：发热、心悸，胸痛，呼吸困难，水肿，甚至阿一斯综合征。心率增快(与发热程度不平行)或缓慢、第一心音减弱、舒张期奔马律、心包摩擦音、心脏扩大、心律失常或充血性心衰体征。

（3）心电图：窦性心动过速、室性期前收缩、室性心动过速、Ⅰ～Ⅲ房室传导阻滞、ST—T 改变，甚至病理性 Q 波。

（4）血清学检查：血心肌酶谱及肌钙蛋白增高。

（5）超声心动图：心脏增大、心功能减退，部分病人可见心包积液征。

（6）病毒学检查：发病后 3 周间两次血清的抗体滴度增高 4 倍以上为病毒感染阳性指标。

3. 治疗原则

（1）一般治疗：急性期卧床休息 3～6 个月，慢性期有心脏增大者应延长卧床休息时间，逐渐增加活动量。适当补充营养。

（2）药物治疗：① 抗病毒药：利巴韦林，每日 10～15 mg/kg，静滴；② 改善心肌营养与代谢药物：三磷酸腺苷、辅酶 A 静滴或肌苷、曲美他嗪、黄芪口服液等；③ 细胞免疫功能调节剂：干扰素、胸腺素、丙种球蛋白及黄芪等；④ 肾上腺皮质激素：仅适用于全身毒血症状严重、心脏急剧增大、急性心力衰竭、休克或有严重传导阻滞者，可试用地塞米松 10～30mg/d，静滴，连续 3～7日；⑤ 其他：针对心力衰竭、心律失常等药物的应用，对高度房室传导阻滞者，可行人工心脏起搏器植入等。

十二、心脏肿瘤

心脏肿瘤(cardiac tumors)可分为原发性与继发性(转移性)，或分为良性与恶性两大类。原发性肿瘤中 75％为良性，最常见的是黏液瘤，其次为脂肪瘤、乳头肌弹性纤维瘤、横纹肌瘤和纤维瘤；25％为恶性，最常见的是横纹肌肉瘤和血管肉瘤。转移性肿瘤常见的为支气管肺癌、乳腺癌、黑色素细胞瘤和淋巴瘤。本节重点介绍原发性心脏肿瘤中的左房黏液瘤。

1. 病理　黏液瘤的外形呈葡萄状、胶冻样、光滑易脱落。瘤蒂大多附着于房间隔卵圆窝附近,少数附着于左房后壁、房室环或房室瓣上。组织学检查可见在丰富的无定形基质内散在分布未分化的间质细胞,瘤组织间有散在性出血、纤维化变性及坏死区。带蒂的肿块随心脏收缩和舒张而来回活动,可致二尖瓣狭窄和关闭不全。

2. 诊断要点

(1) 症状、体征:本病为良性疾病。可呈恶性经过,其临床征象酷似二尖瓣狭窄,表现为:① 血流机械性阻塞症状:易头昏、眩晕、疲乏、昏厥或充血性心衰等;② 体循环栓塞:以脑栓塞最常见,其次为肾、心、四肢和主动脉分支血管栓塞;③ 非特异性全身症状:发热、贫血、体重减轻、全身不适、血沉加快和血清蛋白异常等;④ 心尖部可闻及隆样舒张期杂音和(或)吹风样收缩期杂音,杂音、血压和心率随体位而改变。

(2) 心电图房性心律失常(心房颤动或扑动)和 P 波异常等。

(3) 超声心动图是本病敏感而特异的诊断方法,可见随心脏收缩和舒张期自由活动的云雾状、团块样回声,舒张期随二尖瓣开放突向左心室,收缩期位于左心房。

3. 治疗原则　一旦确诊,应及早在体外循环下行左房黏液瘤摘除术。

(陆凤翔)

十三、QT 间期延长综合征

QT 间期延长综合征(long QT syndrome)的特征表现为标准心电图上 QT 间期延长,可以是先天性或后天获得性,临床表现为反复发作性晕厥、抽搐和猝死,症状是由于尖端扭转性室性心动过速引起。由于 QT 间期受心率的影响,故常用 Bazett 公式计算出校正的 QT 间期,$QTc=QT/\sqrt{RR}$,QT 和 RR 间期用秒作为计算单位,RR 间期为所测 QT 间期的前一个心动周期周长,在未用药物的情况下,QTc 的正常值为 0.33～0.44 秒,超过 0.44 秒称为 QT 间期延长。

(一) 先天性 QT 间期延长综合征(congenital long QT syndrome)

1. 病因、病理　先天性 QT 间期延长综合征是由于常染色体显性遗传引起,分为 Jervell and Lange-Nielsen(JLN)和 Romano-Ward Syndrome。JLN 伴有先天性耳聋,为 Romano-Ward Syndrome 1 型(LQT1)的纯合子,其危险性极高,很少能活到成年。研究较多的是 Romano-Ward Syndrome,现已发现有 7 种遗传类型,即 LQT1～7。先天性 QT 间期延长综合征除非合并其他心脏病,一般无器质性心脏病。

2. 诊断要点

(1) 家族性心脏猝死史。

（2）症状:反复发作性晕厥、抽搐和猝死。诱因常为情绪激动和体力活动,即所谓 3F(Fight,Flight and Fright)触发,Fight 表示对抗活动,Flight 表示奔跑体力活动,Fright 表示受惊吓等精神活动。故先天性 QT 间期延长综合征又称为肾上腺素依赖性。女性月经期和产后较易发作。LQT2 发作常由声音刺激如早晨的闹钟铃声诱发;LQT3 常在夜间睡眠时发作。

（3）体征:无。

（4）实验室及器械检查:心电图 QTc 间期超过 0.44 秒,QT 间期的离散度增大,QTc 间期可呈动态改变,即在一个时间段内延长,而在另一个时间段内则表现正常,可见明显的慢波(病理性的 U 波)和 T-U 波动态变化,常伴有窦性心动过缓。晕厥发作时记录到尖端扭转性室速,如图 2-1 所示。尖端扭转性室速发作前常有心动周期的改变,即短-长-短(short-long-short)触发序列。

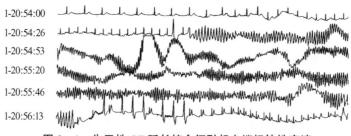

图 2-1 先天性 QT 延长综合征引起尖端扭转性室速

此图为连续记录动态心电图,窦性心律逐渐加速(交感兴奋肾上腺素释放),发作方式由第一个室早较短的联律间期、室早后的代偿间期和第二个室早较短的联律间期构成了一个短-长-短尖端扭转性室速发作的序列,发作时有明显的晕厥症状,后自行终止。

3. 治疗原则 控制症状和预防猝死。

（1）去除诱因:如防止低钾血症;停用引起 QT 间期延长的药物,包括抗心律失常药物(ⅠA、ⅠC 和Ⅲ类)和非抗心律失常药物如大环内酯抗生素、抗真菌和三环类抗抑郁药物等;禁止使用异丙肾上腺素、多巴胺和多巴酚丁胺等 β 受体激动剂。

（2）症状发作控制:可用临时起搏器提高心率超速抑制,起搏频率一般为100~140 次/分;可静脉使用硫酸镁治疗。

（3）长期治疗:包括① β 受体阻滞剂治疗:为先天性 QT 延长综合征一线治疗药物,可以使 10 年的死亡率由 71% 降低到 6%,其准确的机制尚不清楚,其并不缩短 QT 间期,但可降低 QT 间期的离散度。所有 β 受体阻滞剂均有效,使用最多的为普萘洛尔。要求达到最大耐受量,一般以运动时最快心率不超过 130 次/分,禁止突然停药或减量,以防发生猝死。② 起搏器治疗:用于自身和 β 受体阻滞剂治疗引起症状性心动过缓及 β 受体阻滞剂治疗仍有晕厥发作者。利用起搏器功能,防止产生短-长-短序列触发尖端扭转性室速。普通起搏器为了防止人为产生的长间隙,不能使用滞后、睡眠,防止起搏器介导的心动过速和自动阈值夺获功能。起搏器的最低频率设置最好在 80 次/分,在高度致心律失常的情况下(如外科手术、产后、发热感染和腹泻等)短期内将起搏器的频率设置到 100~140 次/分。③ 左侧交感神经节切除术:可使 10 年的猝死率降低到 8%,其方法可开胸或通过胸腔镜手术。④ 植入性心脏复律除颤器(ICD)治疗:可以终止尖端扭转性室速,是目前防止猝死最有效的措施,但不能预防尖端扭转性室速的发作,且价格昂贵。⑤ 基础的药物治疗:ATP 敏感钾通道开放剂 Nicorandil 治疗 LQT_1、升高血钾浓度治疗 LQT_2 和钠通道阻滞剂美西律治疗 LQT_3 均可以使 QT 间期缩短,但能否预防尖端扭转性室速和防止猝死均有待长期临床验证。⑥ 联合治疗:可将上述方法进行不同的组合用于治疗,如 ICD +β 受体阻滞剂,前者可有效地终止尖端扭转性室速防止猝死,后者则可以减少尖端扭转性室速发作,减少放电次数,节省能源,延长 ICD 寿命,改善患者的生活质量。⑦ 治疗进展:射频导管消融治疗室早触发尖端扭转性室速的价值和临床疗效仍在评价中;曾有关于起搏器+维帕拉米可以防止尖端扭转性室速的个案报道。

(二) 后天获得性 QT 间期延长综合征(acquired long QT syndrome)

1. 病因

(1) 药物诱发获得性 QT 间期延长综合征:包括:① 抗心律失常药物,如普罗卡因酰胺、奎尼丁、双异苯丙胺、索他洛尔、胺碘酮、Ibutilide 和 Dofetilide;② 抗精神病类药物,如三环和四环类抗抑郁药、氟哌啶醇、利培酮、氟哌利多、替沃噻吨、多虑平和氟伏沙明;③ 抗组胺类药物,如阿司咪唑和特非那定;④ 抗生素、抗真菌类和抗寄生类药物,如甲基红霉素、红霉素 B、克林霉素、磺胺甲噁唑、甲氧苄啶、金刚烷胺、酮康唑、伊曲康唑、氯奎和卤泛群等;⑤ 其他:肾上腺素、利尿剂、普罗布考(抗胆固醇药物)、西沙比得、酮佐辛(镇痛药)、伐斯可(治心绞痛药)、匹莫齐特(安定药)、口服降糖药和有机磷农药等。

(2) 电解质异常诱发 QT 间期延长综合征:如急性低血钾、慢性低血钾、慢性低血钙、慢性低血镁。

(3) 其他疾病与 QT 间期延长综合征:如① 心脏疾病:心律失常如Ⅲ度房室传导阻滞、病态窦房结综合征、严重的心动过缓、心肌炎、心脏肿瘤、急性心肌梗死、房室结消融术后、双心室起搏术后;② 内分泌疾病:甲状旁腺功能低下、甲减、嗜铬细胞瘤;③ 神经疾病:脑肿瘤、脑炎、硬膜下血肿;④ 营养性疾病:酒精中毒、饥饿、长期蛋白流质饮食、厌食等所致营养不良。

2. 诊断要点

(1) 病史:由上述病因引起 QT 间期延长,发作性晕厥。

(2) 体征:相应疾病的体征。

(3) 实验室及器械检查:心电图 QTc 间期超过 0.44 秒,发作时记录到尖端扭转性室速,其前发作与先天性 QT 间期延长综合征一样,有短-长-短触发序列,故后天获得性 QT 间期延长综合征又称为间隙依赖型。其他有相应的基础疾病的异常检查发现。

3. 治疗原则　去除病因最重要,发作时需电复律,可用提高心率的方法(药物或起搏器)预防复发。

(单其俊)

十四、主动脉窦瘤与主动脉夹层

主动脉的瘤性病变,包括主动脉窦瘤(valsalva aneurysm),主动脉瘤(aortic aneurysm)和主动脉夹层(aortic dissection)。

(一) 主动脉窦瘤

1. 病因、发病机制　主动脉窦瘤主要是在胚胎时期,主动脉窦部组织发育不全,有薄弱部分,受到高压血液的冲击,逐渐形成囊袋状瘤体,向外凸出,经过多年扩大后,瘤壁更加薄弱,在剧烈劳动、高举重物或外伤后即可引起破裂。

主动脉窦瘤多发生在右冠状动脉窦和无冠状动脉窦,尤以前者为多见;右冠状动脉窦发生的动脉瘤多破裂入右心室,无冠状动脉窦的动脉瘤多破裂入右心房。此症多合并室嵴上型室间隔缺损,亦可为感染性心内膜炎、动脉粥样硬化、主动脉中层囊性坏死、风湿热、梅毒等所致。

主动脉窦瘤破裂后,主动脉的血液立即注入右心室或右心房,引起自左向右分流,肺循环血量增加,导致心力衰竭。当破裂到心包腔时,立即造成心脏压塞,可致突然死亡。

2. 诊断要点

(1) 好发年龄:主动脉窦瘤破裂发生的年龄可自几岁至 45 岁,一般为 30 岁左右。多见于男性。

(2) 症状:动脉瘤破裂后,有 3 种情况:① 无症状的,约占 2%;② 症状突然的,约占 39%;③ 症状缓慢的,约占 59%。突然破裂常能引起心前区或上腹部剧烈疼痛,伴心慌、气短,被迫停止工作。休息数小时后,疼痛和气急即可消失,恢复正常。自后逐步丧失劳动能力,表现头晕、心慌、气短,甚至心衰明显加重。

(3) 体征:体检可发现心脏扩大的体征。约 94% 的病例可在胸骨左缘或右缘第三肋或第四肋间触及收缩期细震颤,并可听到一典型而粗糙(4～5/6

级)的连续性杂音,呈大菱形,可沿胸骨右缘向下传导至肝区和上腹部。

(4) 实验室检查:① 心电图示左心室肥厚和劳损。若已有肺动脉高压,则示左、右心室肥厚。② 超声心动图对明确诊断帮助较大,M 型超声示主动脉根部前壁曲线中断,中断处前方于收缩末期及舒张早期出现"风袋样异常回声"。二维超声心动图可直接显示出主动脉根部向外突出的主动脉窦瘤及其破口,观察到室间隔缺损及主动脉瓣脱垂等合并畸形。③ X 线胸片可见心脏扩大,肺野充血。逆行性主动脉造影术显示一个受累的主动脉窦非常扩大,呈畸形,并有造影剂流入右心室或右心房内,这对诊断有决定性意义。摄取 X 线胸片时,应采用左前斜位,以显示右冠状动脉窦动脉瘤情况。④ 右心导管检查,可借右心室压力和血氧含量的增高程度来判定破裂口的位置和大小。

3. 治疗原则

(1) 一般治疗:卧床休息、低盐饮食、间断吸氧。

(2) 积极控制心力衰竭:主动脉窦瘤破裂后,突发左向右分流,肺循环血量增加,肺动脉压增高,继而心力衰竭,威胁着病人生命,必须应用强心剂、利尿剂治疗。突然发病且症状较重者,给予硝普钠静脉滴注,可降低肺动脉压,改善心功能。

(3) 手术治疗:主动脉窦瘤破裂一旦明确诊断,即应积极手术治疗。术后仍需继续抗心衰治疗。

(二) 主动脉瘤

1. 病因、病理 多由于主动脉管壁囊性中层坏死、动脉粥样硬化、创伤及梅毒性主动脉炎所致。按解剖部位可分为:升主动脉瘤、主动脉弓瘤、胸降主动脉瘤及腹主动脉瘤。

2. 诊断要点

(1) 症状:① 部分病人可无症状;② 多数病人因邻近脏器受压而出现相应症状,如吞咽困难、声音嘶哑、呼吸困难;③ 瘤体扩大者可有胸、背疼痛表现;④ 瘤体破裂是主动脉瘤的重要并发症,常突然发生血压下降,休克死亡。

(2) 体征:① 升主动脉瘤可累及主动脉瓣,出现主动脉瓣反流的体征;② 腹主动脉瘤体较大时可有腹部搏动感和腹胀;③ 多数患者无明显体征。

(3) 实验室及器械检查:超声心动图和主动脉造影可以确诊。胸主动脉瘤时 X 胸片可显示纵隔增大。

3. 治疗原则 瘤体较小时可内科治疗观察;伴有高血压者可予以降压治疗;瘤体较大或伴有压迫症状时应在体外循环下将瘤体切除,同时采用涤纶人造血管进行置换,并与周边血管进行吻合;伴有主动脉瓣关闭不全者应同时行人工主动脉瓣置换。

（三）主动脉夹层

主动脉夹层是主动脉壁中层壁内淤血所形成的夹层血肿。

1. 病因、病理　动脉壁中层囊性坏死是本病的重要原因。囊性坏死可能是由于主动脉壁对血流动力应激，使动脉中层滋养血管长期处于痉挛，致中层缺血、坏死和出血。马方综合征、妊娠、高血压、主动脉缩窄等血管系统有明显缺陷者易患本病。

动脉壁中层局灶性囊性坏死和出血，可向内膜穿破，破口常在升主动脉的主动脉瓣上2 cm以内，其次见于降主动脉的左锁骨下动脉口附近。血流经破口处进入动脉壁，迅速形成夹层血肿。一旦穿破动脉壁外膜，常可引起大出血而威胁生命。

主动脉夹层的DeBakey分型：Ⅰ型：病变发生于升主动脉，并向远端伸展，直至腹主动脉；Ⅱ型：病变局限于升主动脉，多发生于马方综合征；Ⅲ型：病变始于左锁骨下动脉远端，累及胸段降主动脉或延伸至腹主动脉。

2. 诊断要点

（1）症状：急性动脉夹层撕裂时，病人前胸及背部出现剧烈的、刀割样锐痛。该疼痛呈突发性，常无先兆，起病时疼痛即达到高峰，疼痛范围较广，部分病人有转移性。夹层血肿压迫周围组织或累及主动脉分支而出现不同症状，如侵犯主动脉瓣可致主动脉瓣关闭不全；累及供应脑或脊髓的动脉可致偏瘫或截瘫；压迫喉返神经可引起声音嘶哑；压迫气管或支气管可致呼吸困难；影响肠系膜动脉可致肠坏死和便血；累及肾动脉可致腰痛、血尿和急性肾功能衰竭。

（2）体征：常在颈动脉、锁骨下动脉起始部听到血管杂音，四肢血压及脉搏可发生变化。约半数病人有面色苍白、大汗淋漓、皮肤湿冷、脉快而弱，但血压高或仅轻度降低。约15％的病人有远端血管的脉搏异常。

（3）实验室及器械检查：① 心电图无本病的特异性改变，多数表现为ST-T的变化。心电图表现与胸痛不平行是本病的一个重要特征。② X胸片最常见的表现是主动脉影增宽或上纵隔影非特异性增宽。③ 超声心动图诊断价值较大，具有诊断意义的表现是：在主动脉腔内找到起伏波动的被夹层掀起的内膜片，此内膜片把主动脉分为真、假两个通道。④ 主动脉造影：主动脉造影中夹层的直接征象是显示"双腔主动脉"，两者之间有一透明带，即掀起的内膜片。有时可以看到真、假腔之间的通道，这是夹层的内膜破口。⑤ CT：增强CT可以通过显示"双腔"主动脉来显示主动脉夹层。螺旋CT诊断主动脉夹层的敏感性和特异性均为96％～100％。⑥ 磁共振成像（MRI）：MRI诊断主动脉的敏感性和特异性为98％，对内膜撕裂部位和假腔均有较高的识别率。

3. 治疗原则 主动脉夹层的治疗目的是阻止夹层血肿的发展。

（1）一般治疗：卧床休息，减少搬动，监测血压、心率和尿量。

（2）止痛：首选吗啡静脉注射。

（3）控制血压：血压控制的目标是将收缩压快速降至 100～120 mmHg，或将血压降至能维持重要脏器灌注的最低水平。① 不管有无收缩期高血压，均应首先使用 β 受体阻滞剂，剂量逐渐递增，直至出现满意的 β 受体阻滞效应，即将心率控制在 55～65 次/分。② 使用足量的 β 受体阻滞剂后，如收缩压仍高于 100～120 mmHg，可加用硝普钠。

（4）手术治疗：伴有近端主动脉夹层的患者应予以手术治疗。手术应切除严重的病变段，关闭假腔，切除内膜撕裂口。

（5）介入治疗：经皮股动脉穿刺放置腔内支架－移植体，目的是闭合血液进入假腔的入口、假腔解压和促进假腔内血栓形成，解除分支血管的阻塞。

（6）长期治疗：住院期间不管是手术治疗还是药物治疗，所有病人均应长期服药，以有效控制血压。

（陈明龙）

十五、心脏病和外科手术

（一）术前评估和准备

1. 患者情况的评估 对于拟进行非心脏手术治疗的心脏病患者，术前必须进行全面的评估。须详细询问病史、体格检查，进行必要的实验室检查，并摄胸片和心电图，做超声心动图。患者基础心脏病的类型和严重程度、手术时的应激和术前总体健康状态均与围术期的心脏并发症有密切关系。必须明确患者是否必须手术，其心功能状态能否耐受手术。

2. 手术危险程度的评估 术前应根据详细的病史、体检和相关的检查资料进行手术危险性的评估，积极预防和治疗可能出现的并发症。近年来，由于心血管外科和麻醉技术的提高，心脏病患者进行非心脏手术的危险性已明显降低。

3. 手术时机的评估 对拟进行的手术有足够的了解，包括手术的性质、是急诊手术还是择期手术、创伤程度、必要性、如不手术是否影响生命，结合患者的心功能进行全面的衡量。

4. 围术期用药问题 一些心脏病用药在手术期需要暂时停服，如进行腹部手术停药时间可能长，直至可以口服并很好吸收。如必须使用的药物应考虑静脉、肌肉等其他途径给药。

（二）麻醉

1. 全身麻醉 麻醉诱导应平稳，安定和依托咪酯对心血管影响小，可作为首选，硫喷妥钠抑制心肌收缩，氯胺酮兴奋交感神经，不宜在心脏病患者中应用。在诱导时给予适量芬太尼、利多卡因和某些降压药,插管前行喉和气管表面麻醉,避免血压升高。术中尽量减少麻醉剂的用量。安定、麻醉性镇痛药、浅麻醉剂加肌肉松弛剂的复合麻醉是目前常用的麻醉维持方法。芬太尼对心血管抑制小,能减轻应激反应,有减少机体分解代谢的优点,对心功能差的病人比较适宜。多数吸入麻醉剂可引起心肌收缩力降低,外周血管扩张,应尽量减少应用。肌肉松弛剂对心血管也有影响,可选择性适量应用。

2. 脊椎麻醉和硬膜外麻醉 这两种麻醉方法可引起交感神经阻滞,使周围血管扩张,回心血量减少,可引起血压下降,一般不适宜心脏病患者。硬膜外麻醉对血压下降较缓慢,手术部位低,可选用,麻醉平面高时对心脏病患者极为不利。

3. 区域麻醉和局部麻醉 局麻药阻断用药部位各种神经冲动而产生麻醉,但药物吸收入血可使交感神经阻滞和抑制心肌收缩力,从而影响心血管功能,应尽量避免用药过量。

(三)常见心脏病患者进行非心脏手术时应注意的问题

1. 风湿性瓣膜病 瓣膜病患者行非心脏手术的危险性,随病变瓣膜的位置(主动脉瓣或二尖瓣)、性质(狭窄,反流)和心功能不全的严重程度而异。患严重主动脉狭窄而有心绞痛、心衰和晕厥病史者,进行非心脏手术危险很大。严重狭窄性或反流性心脏瓣膜病患者,应先做瓣膜手术,度过恢复期后,再择期行其他手术。

心脏瓣膜患者行非心脏手术的主要危险是感染、心动过速、血栓形成和充血性心力衰竭,应针对这些情况进行预防。瓣膜置换术后应尤其注意预防感染及停抗凝药物后血栓栓塞并发症,在行非心脏手术时应停用抗凝药物3～4 天。

2. 先天性心脏病 根据畸形类型不同,在全麻和手术时可能会产生一种或多种并发症,如感染、出血、缺氧及血栓栓塞,术前应采取措施预防感染性心内膜炎。发绀性先心病因有红细胞增多,易凝血,致脑血栓,且低血压加重右至左分流,导致严重低氧血症。

3. 冠心病 稳定性心绞痛患者耐受较好,不稳定性心绞痛则较差。对不稳定性心绞痛患者,术前应积极治疗,待病情稳定再做手术。冠心病患者择期行非心脏手术前先行 CABG 或支架术,可降低手术的危险性和并发症。

4. 高血压 高血压患者在术中和术后发生心脏并发症的危险性较高,尤其是伴有心肌缺血、左心功能不全、肾衰竭或脑血管病的高血压患者。术前积极控制血压是相当重要的治疗措施。

5. 充血性心力衰竭 是非心脏手术的一个很严重的危险因素,术前应积极纠正心功能不全,控制容量,观察有无颈静脉充盈、奔马律、肺底啰音和下肢水肿,长期利尿的患者应纠正电解质紊乱。

（四）手术后处理

术后麻醉清醒期,常因烦躁、疼痛等不良刺激加重心脏负担,输液输血不当同样可影响心脏负担,因此术后须密切观察病情变化。内科医师的任务在于协助处理防治手术后并发症,术后除注意一般问题外,尤其注意防止围术期心肌梗死、充血性心力衰竭、心律失常,降低心脏病患者进行其他手术的风险。

（赵　忠）

十六、心脏病与妊娠

妊娠合并的心脏病多为风湿性心脏病、先天性心脏病、原发性心肌病和病毒性心肌炎。妊娠增加心脏循环系统负担,可使心脏病恶化,为妊娠妇女在分娩中或分娩前后的主要死亡原因。

（一）妊娠与分娩对心脏的影响

1. 妊娠期的生理变化

（1）血容量:妊娠 6～8 周开始增加,至妊娠 32～34 周达高峰,约增加 30%～45%,维持此水平直到分娩。

（2）心率增快。

（3）由于子宫增大,膈肌上升,使心脏向上、向左移位约 2 cm,大血管扭曲,机械性地增加了心脏负担,更易使心脏病孕妇发生心力衰竭。

2. 分娩期的生理变化　分娩时在第一产程和第二产程,产妇因用力、屏气、腹压升高可使血压升高,子宫收缩增加,回心血量、心排出量进一步增加,宫缩时每搏输出量增加约 30%,心排出量增加约 20%。第三产程子宫内大量血液进入体循环,腹压降低使下肢回心血量增加。

3. 产褥期变化　产后由于子宫的缩复,大量血液进入体循环,24～48 h 达到高峰,持续 2 周,4～6 周完全恢复正常。

（二）妊娠合并心脏病的种类

1. 第一类　为原先存在的心脏病,以风湿性心脏病及先天性心脏病居多,高血压心脏病、二尖瓣脱垂和肥厚型心脏病少见。

2. 第二类　为由妊娠诱发的心脏病,如妊高征心脏病、围生期心脏病。

（三）影响母儿预后的因素

1. 母体方面

（1）心脏代偿功能:心功能Ⅰ、Ⅱ级者多能承受妊娠,Ⅲ、Ⅳ级功能者则不宜妊娠。功能Ⅲ级者,妊娠后心力衰竭的可能性为 80%。

（2）心脏病的种类和近期预后的关系:妊娠高血压综合征患者所致的心脏病,其心力衰竭发生率高。先心之左至右分流类,心力衰竭发生率较风心为低,无发绀型先心合并妊娠危险性最小。

（3）过去心力衰竭史:妊娠后发生心力衰竭的机会增加,孕早期有心力衰竭史,孕晚期更需注意。

（4）年龄及病史:35岁以上的心脏病合并妊娠者近期预后较差。

（5）并发症:并发症可加重病情,并促使心力衰竭发生。对贫血、上呼吸道感染、妊娠高血压综合征应积极进行防治。

（6）产前检查:经过产前检查,预防为主,早期发现,及时治疗。

2. 胎儿方面　心脏病长期慢性缺氧,影响胎儿发育,发绀型先心或严重的风心可引起早产、死胎或临产后缺氧加重而致死产,先心的孕妇其子女发生先心的可能性也较一般者为高。

（四）心脏病患者妊娠后可能发生的疾病

心脏病患者妊娠后可能发生的疾病有:心力衰竭、感染性心内膜炎、缺氧及发绀、栓塞。

（五）诊断依据

1. 有心脏病史者,特别是风湿性心脏病或先天性心脏病。

2. 有舒张期杂音,或有Ⅲ级及Ⅲ级以上的收缩期杂音者。

3. 严重的心律失常者,如心房颤动或扑动、房室传导阻滞等。

4. X线、心电图及超声心动图可发现阳性体征。

（六）心脏病可否妊娠的依据

1. 可以妊娠　心脏功能属Ⅰ～Ⅱ级,心脏病变较轻,心脏病史短,过去无心力衰竭史,先天性心脏病无发绀型;妊娠后在严密监护下,估计能承受妊娠和分娩的负担。

2. 不宜妊娠　心脏病变较重,心功能Ⅱ级或以上患者,心脏病史长,如风湿性心脏病有肺动脉高压、慢性心房颤动、Ⅲ度房室传导阻滞、活动性风湿热、感染性心内膜炎等。先天性心脏病有明显发绀或伴肺动脉高压者,因易在孕产期发生心力衰竭,皆不宜妊娠;如已妊娠,则应在妊娠早期人工终止,以防在孕产期发生心力衰竭而危及生命。

（七）防治

心脏病孕产妇死亡的主要原因是心力衰竭和严重感染。加强孕期保健和监护及产前检查,以防病情加重,预防心力衰竭,防止感染。

对不宜妊娠者,应于妊娠12周前行人工流产;若已有心力衰竭,应在心力衰竭控制后再终止妊娠;若妊娠已5～6个月,心脏负担与足月相似,终止妊娠要结合具体情况,慎重考虑。

1. 终止妊娠的指征

（1）心脏病变较重,心功能Ⅱ级以上,或曾有心力衰竭病史者。

（2）风心病伴有肺动脉高压、慢性心房颤动、高度房室传导阻滞，或近期并发细菌性心内膜炎者。

（3）先心病伴有明显发绀或肺动脉高压症者。

（4）合并其他较严重的疾病，如肾炎、重度高血压、肺结核等。

但如妊娠已超过 3 个月，一般不考虑终止妊娠，因对有病的心脏来说，此时终止妊娠其危险性不亚于继续妊娠。如已发生心力衰竭，则以终止妊娠为宜。

2. 继续妊娠的监护　加强孕期监护的目的在于预防心力衰竭，包括减轻心脏负担与提高心脏代偿功能两项。

（1）减轻心脏负担：① 限制体力劳动，增加休息时间。② 保持精神舒坦，避免情绪激动。③ 控制饮食与体重。④ 消除损害心功能的各种因素，如贫血、低蛋白血症、维生素缺乏、感染、妊娠高血压综合征等，及早控制感染。⑤ 如有贫血，必要时可输血。⑥ 加强产前检查。

（2）提高心脏代偿功能：① 行心血管手术，去除原来并发的心脏病。② 洋地黄应用：无心衰症状和体征的心脏病孕妇，一般不需洋地黄治疗。出现早期心衰者在妊娠 28～32 周时应用洋地黄，宜选用快速制剂，维持治疗至产后 4～6 周。

3. 分娩方式的选择

（1）剖宫产：心功能Ⅲ～Ⅳ级、活动性风湿热、肺动脉高压或肺淤血、主动脉缩窄等情况下，行选择性剖宫产。

（2）阴道分娩：心功能Ⅰ～Ⅱ级者，无产科并发症，原则上行经阴道分娩。

（八）心脏病手术问题

适合于手术治疗的心脏病患者，应争取在妊娠前或产后进行手术。妊娠期必须行心脏手术的患者应尽量在孕 12 周前施行，12 周后应避免心脏开放手术。若心功能Ⅲ～Ⅳ级，在妊娠早期已发生肺水肿等情况，孕妇又不愿做人工流产，经内科治疗效果不显著，而矫治病变的操作又不复杂，则可考虑做心脏手术。

（戴振华）

十七、周围血管病

（一）多发性大动脉炎

多发性大动脉炎为主动脉及其分支的慢性、进行性且常为闭塞性的炎症，亦称缩窄性大动脉炎。

1. 病因、病理　病因尚不明确，可能与风湿热、细菌感染（结核杆菌、链球菌）、自身免疫、类风湿病和其他胶原血管病、雌激素分泌过多以及遗传因素有关。

本病有两个临床阶段:即早期的活动期和慢性血管阻塞期。由于受累动脉的不同而产生不同的临床类型,其中以头和臂部动脉受累引起的上肢无脉症(头臂动脉型)为最多,其次是降主动脉、腹主动脉受累所致的下肢无脉症(胸腹主动脉型)和肾动脉受累引起的肾动脉狭窄性高血压(肾动脉型),也可见肺动脉和冠状动脉受累。

2. 诊断要点　凡青年女性有下列1项或1项以上表现者,应考虑本病诊断。

(1)上肢和(或)下肢、单侧或双侧的肢体出现缺血症状,伴有患肢动脉搏动的减弱或消失,血压降低或不能测出者。

(2)脑部缺血症状,伴有一侧或两侧颈动脉搏动减弱或消失,以及颈部或锁骨上、下区有血管杂音者。

(3)持续、严重而顽固的高血压伴有上腹部或肾区2级以上高调血管杂音者。

(4)上肢脉搏消失伴有视力减退和眼底改变者。

(5)肺动脉瓣区、腋部和背部有收缩期杂音,伴肺动脉瓣区第二音亢进;肺扫描示肺野放射性分布明显缺陷;X线检查有肺动脉高压征或右心导管检查有肺动脉狭窄、阻塞、血管壁不规则和肺动脉压力增高,伴上述1项表现者。

3. 治疗原则

(1)活动期治疗:在动脉炎症活动期和全身症状明显时,可用肾上腺皮质激素泼尼松或地塞米松治疗,至体温下降,血沉趋向正常后逐渐减量以至停药。如有结核或链球菌感染,应同时给予抗结核药物或青霉素G。如用激素后仍有症状者,可加用环磷酰胺。

(2)稳定期治疗:① 血管扩张药物,选用盐酸妥拉苏林、烟酸等;② 抗血小板聚集药物;③ 低分子右旋糖酐;④ 蛋白酶类药物。

(3)手术治疗:① 动脉内膜剥脱加自体静脉片修补术;② 血管重建、旁路移植术;③ 颈总动脉-锁骨下动脉吻合术;④ 自体肾移植术和肾切除术。

(4)经皮腔内血管成形术(PTA)。本法可用于颈动脉、锁骨下动脉、肾动脉、髂动脉和股动脉狭窄者。如伴以支架植入,则疗效更佳。

(二)雷诺综合征

雷诺综合征是血管神经功能紊乱所引起的肢端小动脉痉挛性疾病。以阵发性四肢肢端(主要是手指)对称的间歇发白、发绀和潮红为其临床特点。

1. 病因、病理　发病原因至今不明,可能与中枢神经系统功能紊乱、寒冷刺激、内分泌紊乱、肢体小动脉自身缺陷和遗传因素等有关。主要病理改变为末梢小动脉以痉挛为主的功能性改变,但日久可见小动脉内膜增生、管腔狭窄、肌层肥厚和弹力纤维断裂,最后导致血栓形成、管腔闭塞,指(趾)末端营养障碍,甚至于指(趾)皮肤浅表溃疡或坏死。

2. 诊断要点

(1) 发作由寒冷或情绪激动诱发,青年女性多见。

(2) 症状及体征:两侧肢端对称性间歇发作,皮肤先发白再发绀,继潮红后复常。无坏死或可见指(趾)端很小的皮肤坏死。

(3) 实验室检查:激发试验示:指动脉造影阳性,指温复常时间延长。

3. 治疗原则

(1) 药物治疗:用交感神经阻滞剂及其他血管扩张剂,以解除血管痉挛,降低周围血管对寒冷刺激的反应。选用盐酸妥拉苏林、烟酸等。

(2) 血浆交换疗法:可降低血浆黏滞度。

(3) 肢体负压动脉扩张法。

(4) 诱导血管扩张法。

(5) 外科手术:① 交感神经节切除术;② 动脉周围微交感神经纤维切除术。

(6) 针对病因治疗。

(三)血栓闭塞性脉管炎

血栓闭塞性脉管炎(thromboangitis obliterans)是一种周围血管的慢性闭塞性炎症疾病,伴有继发性神经改变,主要发生于四肢的中、小动脉和静脉,以下肢尤为多见。

1. 病因、病理　病因未明,可能与下列因素有关:吸烟、内分泌紊乱、自体免疫、遗传因素及血液凝固性增高因素。病变初期,动脉从内膜到外膜各层都有炎症(全动脉炎),周围组织有非特异性肉芽组织,伴血管腔内血栓形成。晚期,血栓机化,中层收缩,动脉周围广泛纤维化,动脉、静脉和神经被周围的致密结缔组织包裹,形成坚硬条索。病变以下肢血管多见,伴行的静脉可同时累及且病理变化与动脉相仿。

2. 诊断要点

(1) 男性,20~40 岁,有嗜烟或受寒史。

(2) 下肢慢性动脉缺血症,先为单侧后及双侧．动脉搏动减弱或消失。

(3) 下肢反复发作的游走性血栓性浅静脉炎,肢端严重缺血而溃疡,干性坏疽。

(4) 病情相对稳定与反复发作交替,且可排除高血压、高血脂、糖尿病、动脉粥样硬化病史。

3. 治疗原则

(1) 一般治疗:戒烟、足部运动锻炼。

(2) 药物治疗:血管扩张药物、止痛药物、肾上腺皮质激素、抗菌药物。

（3）外科处理：① 局部溃疡、坏疽的处理；② 手术：选做交感神经切除术、肾上腺部分切除、动脉血栓内膜剥脱术、动脉旁路移植术、原位大隐静脉-股动脉吻合术等。若趾（指）端坏疽，可考虑截趾（指）或截肢手术。

（四）闭塞性动脉粥样硬化

闭塞性动脉粥样硬化（arteriosclerosis obliterans）是动脉粥样硬化病变累及周围动脉并引起慢性闭塞的一种疾病。多见于髂总动脉、股浅动脉和腘动脉。

1. 病因、病理　本病是全身动脉硬化的一部分，其病因与发病机制尚未完全阐明。由于动脉粥样斑块及其内部出血或斑块破裂，造成继发性血栓形成而逐渐产生管腔狭窄或闭塞，导致患肢缺血等临床表现。

2. 诊断要点

（1）男性，50岁以上，有下肢或上肢慢性缺血性症状（患肢发凉、麻木或间歇性跛行等）且动脉搏动减弱或消失。

（2）伴有高血压、高血脂、糖尿病和（或）其他内脏（如脑、心、肾等）动脉粥样硬化的临床表现。

（3）X线片显示动脉壁内有斑片状钙化阴影者，动脉造影可以确认。

3. 治疗原则

（1）一般治疗：积极治疗导致动脉硬化的危险因素，调整饮食，控制体重，治疗高血压、高血脂、糖尿病及戒烟等。

（2）药物治疗：抗血小板药物对防止四肢动脉闭塞性病变的进展有效，但抗凝药物肝素和华法林对慢性闭塞性肢体动脉粥样硬化无效。尿激酶等只对急性血管闭塞有效，对慢性闭塞无效。

（3）血管重建：① 经皮血管腔内成形术（PTA）；② 激光血管成形术（laser angioplasty）；③ 支架植入术（stent placement）。

（4）手术治疗：血管旁路移植（bypass）。

（五）血栓性静脉炎

血栓性静脉炎（thrombophlebitis）是静脉的一种急性非化脓性炎症，并伴有继发性血管腔内血栓形成。临床表现为血栓性浅静脉炎和深部静脉血栓形成。病变主要累及四肢浅表静脉和下肢深静脉。

1. 病因、病理

（1）血管壁损伤：外科手术损伤、医源性导管术。

（2）血流淤滞：长期卧床休息、肢体瘫痪、外科手术过程中及静脉瓣功能不全者。

（3）高凝状态：可以是原发或继发，包括蛋白质缺乏（蛋白C、蛋白S、抗凝血酶Ⅲ）、恶性肿瘤、血小板增多症、妊娠等。

血栓性浅表静脉炎和深部静脉血栓形成目前认为是一种疾病的两个不同阶段,且互相转变,其主要区别在于血栓病理变化的发展不同。血栓性浅表静脉炎的病理变化特点是:静脉壁有不同程度的炎症、增厚和血管腔内血栓形成,血栓多与静脉壁紧贴,不易脱落;深静脉血栓形成主要是由于血液淤滞及高凝状态引起,血栓与血管壁仅轻度粘连,容易脱落成为栓子而形成肺栓塞。

2. 诊断要点

(1) 静脉损伤史。

(2) 浅静脉炎:多发于四肢,局部疼痛,沿静脉栓塞部有发红的痛性索条和红斑结节。

(3) 深部静脉血栓形成:多发于下肢,沿受累静脉有深压痛及其周围肌肉发硬,表浅静脉扩张及远端水肿,小腿色素沉着呈暗褐色,慢性溃疡,静脉压增高。

(4) 实验室检查:静脉压测定以及静脉造影、超声多普勒、放射性核素扫描可以确诊。

3. 治疗原则

(1) 血栓性浅表静脉炎:① 局部治疗,抬高患肢,热敷;② 药物治疗:非甾体抗炎药保泰松、吲哚美辛等可止痛,并防止血栓发展。

(2) 深部静脉血栓形成:主要目的是预防肺栓塞,包括:① 一般治疗:卧床休息,抬高患肢等;② 抗凝治疗:肝素静脉注射或皮下注射以及华法林的使用,防止血栓增大;③ 溶栓疗法:早期应用可加速血栓溶解,有利于保护静脉瓣;④ 介入治疗:采用经皮穿刺法在下腔静脉内植入滤网。

(王　晖)

第三节　基本技能

一、心电图(心电图、心电图运动试验、动态心电图)检查

(一) 心电图

1. 正常心电图波形特点和正常值

(1) P波:代表左右心房除极的电位变化。

① 形态:因为心脏激动起源于窦房结,所以左右心房除极的综合向量指向左、前、下,因此P波在Ⅰ、Ⅱ、aVF、$V_4 \sim V_6$ 导联直立,aVR导联倒置,其余导联呈双向、倒置或低平均可。P波波峰一般呈钝圆形、光滑,有时可有轻微切迹,但应<0.04 s。

② 时间:<0.12 s(婴儿<0.09 s,儿童<0.10 s)。

③ 振幅:肢导联<0.25 mV,胸导联直立 P 波<0.2 mV。

④ 平均电轴:P 波平均电轴在 0°~+90°,通常为+40°~+60°。

(2) P-R 段:指 P 波终点到 R 波(或 Q 波)起点这一节段。代表心房除极结束到心室除极开始(P—R 间期除去 P 波时间),在这段中可埋藏着心房的复极过程,即称为 Ta 波,多被 QRS 波所掩盖。

(3) P-R 间期:指 P 波起点到 QRS 波群的起点,亦称 P-Q 间期。代表心房开始除极到心室开始除极所需的时间。

成人为 0.12~0.20 s(心率在 60~100 次/分);儿童为 0.12~0.18 s;乳儿及幼儿可<0.10 s;在心动过速的情况下,P-R 间期可相应缩短;在老年人或心动过缓的情况下,P-R 间期可延长,但不超过 0.22 s。

(4) QRS 波群:代表心室除极的电位变化。

① 时间:成人多为 0.06~0.10 s,最宽不超过 0.11 s;婴儿及儿童期为 0.04~0.08 s。

② R 峰时间:又称室壁激动时间(简称 VAT),指从 QRS 波群起点到 R 波顶峰垂直线的间距,代表该处心室壁从内膜开始激动到外膜的时间。如有 R'波,应测量至 R'峰;如 R 波有切迹,则应测量至切迹第二峰。正常成人 V_1~V_2 导联,右室壁激动时间<0.04 s;V_5~V_6 导联,左室壁激动时间<0.05 s(1 岁以下<0.03 s)。

③ 波形和振幅

肢导联:Ⅰ、Ⅱ、Ⅲ 导联的 QRS 波群在没有电轴偏移的情况下主波一般向上,R_I<1.5 mV;aVR 导联一般主波向下,可呈 QS、rS、rSr'或 Qr 型,R_{aVR}<0.5 mV;aVL 与 aVF 的 QRS 波群可呈 qR、Rs 或 R 型,也可呈 rS 型,当 aVL 与 aVF 导联以 R 波为主时,其 R_{aVL}<1.2 mV,R_{aVF}<2.0 mV。

胸导联:r_{V1}<1.0 mV,R_{V1}+S_{V5}<1.05 mV,R_{V5}<2.5 mV,R_{V5}+S_{V1}<3.5 mV(女)~4.0 mV(男)。10 岁以下儿童 $R_{V1,2}$ 可达 1.85 mV,R_{V5} 可高达 3.1 mV,3 岁以下幼儿 V_1 的 R/S>1。

正常人 V_1、V_2 导联多呈 rS 型,称右心室波群,有时可出现 rSr'型,但 r' 通常小于 r 振幅,故又称为"室上嵴型";在 V_3、V_4 导联,R 波与 S 波的振幅几乎相等称过渡区波形;V_5、V_6 导联的 QRS 波群可呈 qR、qRs、Rs 或 R 型,称左心室波群。所以正常人胸导联的 R 波自 V_1 到 V_6 逐渐增高,而 S 波逐渐减小,V_1 的 R/S<1,V_5 的 R/S>1。

低电压:六个肢体导联的 QRS 波群振幅(正向波和负向波振幅的绝对值之和)都<0.5 mV,或六个胸导联的 QRS 波群振幅(正向波和负向波振幅的绝对值之和)均<0.8 mV,称为低电压。多见于肺源性心脏病、冠心病、风湿

性心脏病、心肌炎、心肌病、广泛心肌梗死、心包积液、胸腔积液、肺气肿、全身水肿、气胸、过度肥胖等;正常人有 1% 左右出现,其中心内因素多伴有心律失常及 T 波改变。

④ Q 波:除 aVR 导联外,正常左胸导联及某些肢导联可出现 Q 波,称间隔性 Q 波,其时间应小于 0.04 s,深度应小于同导联中 R 波的 1/4。

正常 V_1、V_2 导联不应有 Q 波,但偶可呈 QS 型;V_3 导联极少有 Q 波;V_5、V_6 导联常可见正常范围的 Q 波。

(5)J 点:指 QRS 波群终末和 ST 段起始之交接点。

J 点大多数位于等电位线上,一般随着 ST 段的偏移而发生移位。如心室除极尚未完全结束而部分心肌已经开始复极,此时可导致 J 点上移;因心动过速等原因,使心室除极和心房复极并存,可导致心房复极波(Ta 波)重叠在 QRS 波群后段,而发生 J 点下移。

(6)ST 段:由 QRS 波群终点到 T 波起点间的线段,代表心室的缓慢复极过程。

正常的 ST 段为一等电位线,有时可有轻微的偏移,但是在任何一个导联,ST 段压一般均低于 0.05 mV;ST 段抬高在肢导联应低于 0.1 mV(若 ST 段后 T 波倒置时,则不应超过 0.05 mV),在 V_1、V_2 导联应低于 0.3 mV,在 V_3 导联应低于 0.5 mV,在 $V_4 \sim V_6$ 导联应低于 0.1 mV。乳儿的 ST 段上下偏移可超过 0.1 mV。

(7)T 波:代表心室快速复极时的电位变化。

① 形态:呈圆钝状,平滑而宽大,一般无切迹,其上升支稍平,下降支较陡。

② 方向:在正常情况下,T 波的方向与同导联 QRS 波群的主波方向一致。因此,在 Ⅰ、Ⅱ、$V_4 \sim V_6$ 导联上,T 波直立,而在 aVR 导联上,T 波倒置,在 Ⅲ、aVL、aVF、$V_1 \sim V_3$ 导联上,T 波可以向上、双向或向下。但如果 V_1 的 T 波直立,那么,$V_2 \sim V_6$ 导联的 T 波就不应再倒置。

③ 振幅:在以 R 波为主的导联上,T 波的振幅不应低于同一导联 R 波的 1/10。T 波在胸导联上有时可高达 $1.2 \sim 1.5$ mV 仍属正常。

(8)Q-T 间期:从 QRS 波群起始至 T 波终末的时间。代表心室肌除极开始到复极结束所需要的时间。

心率在 $60 \sim 100$ 次/分时,Q-T 间期的正常值为 $0.32 \sim 0.44$ s。

Q-T 间期长短与心率的快慢密切相关,心率愈快,Q-T 间期愈短,反之愈长。所以常用校正的 Q-T 间期来减少心率对其的影响。通常采用 Bazett 公式计算:$Q-Tc=Q-T/\sqrt{R-R}$,其正常上限值为 0.44s,超过此时限即为延长。

(9) U 波:代表心室后继电位,其产生的机制目前仍未完全清楚。

U 波是在 T 波之后 0.02～0.04s 出现的宽而低平的小波,其方向与 T 波方向一致,下降支比上升支长。在胸导联较易见到,尤其是 V_3 导联较为明显,一般振幅为 0.05～0.2mV,时间为 0.12 s 左右。

U 波明显增高常见于血钾过低,其次是服用奎尼丁、洋地黄、肾上腺素等及部分高血压、左室肥大者。而 U 波倒置多见于高血钾、心肌梗死、冠心病或高血压心脏病伴左心衰竭时。

2. 异常心电图

1) 心房肥大

(1) 左房肥大:① P 波增宽,P 波时限＞0.11 s,常呈双峰,双峰间距≥0.04 s,于Ⅰ、Ⅱ、aVL 等导联较明显。② V_1 导联上 P 波常呈双向,终末部分变深,其深度(mm)与宽度(s)的乘积即 V_1 导联 P 波终末电势($ptfv_1$)＜ -0.04 mm • s。

(2) 右房肥大:① 肢体导联 P 波高尖,P 波振幅≥0.25 mV,以Ⅱ、Ⅲ、aVF 导联表现最为突出,又称"肺型 P 波";② 胸导联 P 波振幅≥0.20 mV。

(3) 双心房肥大:① P 波振幅增大≥0.25 mV;② P 波增宽,P 波时限＞0.11 s,呈双峰改变;③ V_1 导联 P 波高大双向,上下振幅均超过正常范围;④ 有引起双侧心房扩大的病因及证据。

2) 心室肥大

(1) 左心室肥大:① QRS 波群电压增高:胸导联 V_5 或 V_6 导联的 R 波＞2.5 mV,或 V_5 的 R 波＋V_1 的 S 波＞4.0 mV(男性)或＞3.5 mV(女性);肢体导联Ⅰ导联的 R 波＞1.5 mV,aVL 导联的 R 波＞1.2 mV,aVF 导联的 R 波＞2.0 mV,或Ⅰ联的 R 波＋Ⅲ导联的 S 波＞2.5 mV。② QRS 波群时间延长到 0.10～0.11 s,但一般＜0.12 s;VAT_{V5}＞0.05 s。③ 额面心电轴左偏,多位于＋30°～-30°。④ ST—T 改变:以 R 波为主的导联上 ST 段可呈下斜型,压低大于 0.05 mV,T 波低平、双向或倒置;以 S 波为主的导联上则可见直立的 T 波。如 QRS 波群电压增高同时伴有 ST—T 改变者,称左室肥大伴劳损。

(2) 右心室肥大:① V_1 导联 R/S≥1,V_5 导联 R/S≤1 或 S 波比正常加深;重度肥厚可使 V_1 导联呈 qR 型(除心肌梗死外)。② V_1 导联的 R 波＋V_5 导联的 S 波＞1.05 mV(重症＞1.2 mV);aVR 导联的 R/q 或 R/S≥1,R 波＞0.5mV。③ QRS 波时间正常,$VATv_1$＞0.03 s。④ 心电轴右偏≥＋90°(重症时可＞＋110°)。⑤ ST—T 改变:Ⅱ、Ⅲ、aVF、V_1～V_3 导联的 ST 段下降,T 波双向或倒置。R 波增大越显著,ST—T 改变越明显。

(3) 双侧心室肥大:① 大致正常心电图:双侧心室电压同时增高,使左、右心室除极向量互相抵消所致。② 单侧心室肥大心电图:当一侧心室肥大超过另一侧时,可表现出该侧心室肥大,而对侧心室肥大的图形被掩盖。③ 双侧心室肥大心电图:既表现右心室肥大的心电图特点(如 V_1 导联 R 波为主,电轴右偏等),又存在左心室肥大的某些征象(如 V_5 导联 R/S>1,R 波振幅增高等)。

3) 冠状动脉性心脏病

(1) 心绞痛不发作时的心电图表现:① ST 段下移:在缺血区的导联上,ST 段呈水平型、下垂型,压低>0.05 mV。② 缺血型 T 波变化:以 R 为主的导联 T 波高耸或 T 波低平、双相或尖锐倒置,可出现 $Tv_1>Tv_5$ 和期前收缩后窦性搏动的 T 波变为异常。③ U 波倒置:U 波倒置被认为是前降支病变的证据。④ Q—T 间期延长。⑤ 缺血性心律失常:如期前收缩、阵发性心动过速、房颤、房室或束支传导阻滞等,缺乏特异性。

(2) 心绞痛发作时的心电图表现:① ST 段变化:典型的缺血型 ST 段改变呈水平型或下垂型下移。下移的 ST 段与 R 波所形成的夹角大于90°。ST 段移位的同时,伴有 Q—T 间期的延长。② 缺血型 T 波变化:缺血型 T 波改变可发生于 ST 段改变之前或伴随着 ST 段的改变而变化。多数表现为左胸导联低平或倒置,也可变得异常高大,常是先高大然后转为倒置。有时出现倒置的 T 波呈假性正常化。③ 一过性心肌梗死波型:表现在某一定位以 R 波为主的导联上,R 波振幅突然降低,出现 Q 波或 QS 波。④ 心律失常:如各种期前收缩、阵发性心动过速、扑动与颤动、房室传导阻滞和束支阻滞等。⑤ 其他变化:出现一过性左胸导联 U 波倒置、Q—T 间期延长以及一过性窦性心动过速或窦性心动过缓等。

(3) 变异型心绞痛:① ST 段变化:ST 段抬高伴有对应导联 ST 段压低的改变,有时 ST 段抬高呈单向曲线,但发作后可恢复正常。② 缺血型 T 波变化:轻度发作时 T 波由低平变为高大,严重发作时变为高尖,此时多伴有 ST 段抬高。③ 严重发作时可有 R 波增高、变宽及 S 波减少。R 波显著增高现象并不多见,但 S 波减少乃至消失则较多见。④ 部分病人发作时可见 U 波倒置。⑤ 心律失常,以室性期前收缩多见,或伴有不同程度房室传导阻滞,少数可为短阵室性心动过速。

(4) 急性心肌梗死

① 特征性改变

i. 有 Q 波的心肌梗死者其心电图表现特点为:a. 病理性 Q 波在面向透壁心肌坏死区的导联上出现。b. ST 段抬高,呈弓背向上型,在面向坏死区周围心肌损伤区的导联上出现。c. T 波倒置,在面向损伤区周围缺血区的导联上出现。在背向心肌梗死区的导联则出现相反的改变,即 R 波增高、ST 段压低和 T 波直立并增高。

ii. 无 Q 波的心肌梗死者中心内膜下心肌梗死的特点为:无病理性 Q 波,有普遍性 ST 段压低在 0.4 mV 以上,但 aVR 导联(有时还有 V_1 导联)ST 段抬高,或有对称性 T 波倒置。

② 动态演变

i. 超急性期:在梗死后数小时内向着心外膜导联的 ST 段变直,斜行向上偏移与 T 波的前支融合,而背向梗死区的导联 ST 段下移,出现"镜面改变";有时可表现为巨大直立的 T 波,向着梗死区导联的 R 波上升速度减慢,室壁激动时间和 QRS 波时限延长。

ii. 急性期:高耸的 T 波已下降,出现病理性 Q 波或 QS 波,ST 段呈弓背状抬高,T 波后支开始倒置并逐渐加深。此期持续数日至 2 周,坏死性 Q 波、损伤性 ST 段抬高和缺血型 T 波常同时并存。

iii. 亚急性期:ST 段抬高持续数日至 2 周左右,逐渐回到基线水平,T 波则变得平坦或倒置。少数病人 ST 段持续抬高超过基线,提示左心室壁运动失调或室壁瘤形成。

iiii. 陈旧期:病理性 Q 波可为此期的唯一的心电图表现。部分病例病理性 Q 波可变窄变浅,个别病例可完全消失;倒置 T 波恢复正常或长期无变化。

无 Q 波的心肌梗死中的心内膜下心肌梗死:先是 ST 段普遍压低(除 aVR,有时 V_1 导联外),继而 T 波倒置,但无 Q 波出现。ST 段和 T 波改变持续存在 1~2 日以上。

③ 心电图定位:心电图定位见表 2-3。

4) 心律失常

(1) 窦性心律失常

① 窦性心动过速:a. 窦性 P 波:P 波在Ⅰ、Ⅱ、aVF、V_4~V_6 导联中均向上,aVR 导联向下,其余导联呈双向、倒置或低平均可。房性心动过速时 P 波形态与窦性心动过速明显不同。b. 心率大于 100 次/分。c. P-R 间期≥0.12 秒。

② 窦性心动过缓:a. 窦性 P 波:P 波在Ⅰ、Ⅱ、aVF、V_4~V_6 导联中均向上,aVR 导联向下,其余导联呈双向、倒置或低平均可。b. 心率小于 60 次/分。c. P-R 间期≥0.12 秒。d. 常同时伴有窦性心律不齐(P-P 间期之间的差异大于 0.16 秒)。e. 严重窦性心动过缓时可出现逸搏、逸搏心律及室性异位心律等心电图改变。

表 2-3　心肌梗死的心电图定位诊断

导联	前间壁	前壁	前侧壁	广泛前壁	下壁	下间壁	下侧壁	高侧壁	正后壁	右心室
V_1	+			+	+					
V_2	+	±		+	+					
V_3	+	+		+	+					
V_4	±	+	±	+						
V_5		+	+	+			+			
V_6			+	+			+			
V_7			±	±			±			
V_8									+	
V_9									+	
aVR									+	
aVL		±	+	±	−	−	±	+		
aVF					+	+	+	−		
I		±	+	±	−	−	±	+		
II					+	+	+			
III					+	+	+	−		
V_{4R}										+

③ 窦性停搏:a. 较规则的 P-P 间期显著长的间期内无 P 波出现,且长的 P-P 间期与正常的 P-P 间期无倍数关系。b. 可出现逸搏、逸搏心律及室性异位心律等心电图改变。

④ 病态窦房结综合征:a. 明显的窦性心动过缓(24 h 平均心室率多低于 50 次/分),常出现窦性停搏(大于 2 秒)或窦房传导阻滞。b. 伴有逸搏及逸搏心律,多为交界性逸搏及逸搏心律,少数亦可见室性逸搏及逸搏心律。c. 出现多种快速心律失常,以快速性房性及交界性心律失常多见,在快速性心律失常终止时常出现缓慢性心律失常。

(2) 期前收缩

① 房性期前收缩:a. 提早的 P′ 波形态与窦性 P 波稍有差异。b. P′-R≥0.12 s。c. 房性 P′ 波后可继以正常或变形的 QRS 波(伴室内差异传导),亦可不继以 QRS 波,称为未下传房性早搏。d. 代偿间歇不完全。

② 房室交界区性期前收缩:a. 期前的 QRS-T 波,其前面没有 P 波,而该 QRS-T 波群形状与一般正常窦性 QRS-T 基本相同,当发生室内差异性传导时,QRS 波群形态可有变化。b. 期前的 P′ 波可表现为:逆行 P′ 波出现

在 QRS 波群之前时,P'- R 间期小于 0.12 秒;QRS 前后均无 P'波;逆行 P'波出现在 QRS 波群之后,其 R - P'间期多大于 0.16 秒。c. 完全性代偿间歇。

③ 室性期前收缩:a. QRS 波群提前发生,形态异常,时限通常大于120 ms,T 波常较大且与 QRS 波群主波方向相反。b. QRS 波群前无提前出现的 P 波。c. 完全性代偿间歇。

（3）心动过速

① 室上性心动过速:连续 3 次或 3 次以上的房性或房室交界区性期前收缩称为室上性心动过速。a. 常阵发性发作,频率 100～240 次/分,节律匀齐。b. P'波电轴和形态与窦性 P 波不同,QRS 波群呈室上性。

② 室性心动过速:连续 3 次或 3 次以上的室性期前收缩称为室性心动过速。室性心动过速 90% 伴发于器质性心脏病,10% 为特发性室性心动过速:a. 宽而畸形的 QRS 波连续出现 3 个以上,基本规则,频率大于 100 次/分,ST-T 与主波方向相反。b. 房室分离。c. 心室夺获和室性融合波。

（4）扑动和颤动

① 心房扑动:a. P 波消失,心房表现为规律的锯齿状扑动波(F 波),F 波之间的等电位线消失,典型心房扑动的频率在 250～350 次/分。b. 心室律规则或不规则取决于房室传导比例是否恒定。c. QRS 波形态正常:当有室内差异传导或原有束支传导阻滞时,QRS 波群增宽。

② 心房颤动:a. P 波消失,代之以大小不等、形态不一、间隔不匀的颤动波(f 波),f 波的频率为 350～600 次/分。b. R-R 间期绝对不规则,心室率一般在 100～160 次/分。c. QRS 波群形态通常正常,当心室率过快合并室内差异传导时,QRS 波群可增宽畸形。

③ 心室扑动和颤动:a. 心室扑动:心室波大而规则,频率在 200～300 次/分,有时需与室性心动过速相鉴别。b. 心室颤动:波幅与频率极不规则,颤动波幅常小于 0.2 mV,颤动发作前常有短暂的室性心动过速。急性心肌梗死时的心室颤动,通常由于 RonT 室早触发室性心动过速,然后演变为心室颤动。

（5）逸搏

① 房性逸搏:a. 在一个较长间歇后出现的单次或成对的房性搏动,P'波与窦性 P 波不同。b. P'-R≥0.12 秒。c. 逸搏周期为 1.0～1.2 秒。

② 房室交界区性逸搏:a. 在一个较长间歇后延迟出现的 QRS 波群;b. QRS 波群形态与窦性下传者相同,偶可伴非时相性室内差异性传导而略呈畸形;c. QRS 波群前后可见逆行 P'波,P'- R 间期<0.12 秒,或 QRS 波群前后均不见逆行 P'波;d. 逸搏频率在 40～60 次/分。

③ 室性逸搏:a. 延迟出现的宽大畸形的 QRS 波群,QRS 波群时间大于

0.12秒;b. T波与主波方向相反。c. 房室分离,QRS波群与其前P波无关,如有逆行P波,则R-P'间期大于0.20秒。d. 逸搏频率在20～40次/分。

（6）房室传导阻滞:是指从心房到心室的传导过程中出现传导延缓或中断。依据阻滞程度分为一度、二度和三度窦房传导阻滞。

① 一度房室传导阻滞:a. 每个P波均能下传心室;b. P－R间期超过相应心率P－R间期的最高值,多为0.21～0.40秒。

② 二度房室传导阻滞

i. 二度Ⅰ型房室传导阻滞:P-R间期固定,可正常或延长,少数可有明显延长(但无渐进性延长特点);长的R-R间期(或P-P间期)为短的R-R间期(或P-P间期)的2倍;R-P和P-R间期无依从关系;房室传导比例可固定或有变化,一般以3:2和4:3传导多见;QRS波多呈束支阻滞图形。

ii. 二度Ⅱ型房室传导阻滞:P－R间期恒定(可延长也可正常);形成P波后的QRS脱落,形成3:2或2:1房室传导等。

③ 三度房传导阻滞:P波与QRS波完全无关,两者各有自身固有频率且P波较QRS波频率快;P波可以是窦性或异位心律;心室率慢,一般较规则,起源于希氏束分叉以上的节律点频率多在40～60次/分,起源于希氏束分叉以下的节律点频率为20～40次/分;QRS波形态可正常或呈束支阻滞形。需与干扰性房室分离仔细鉴别。

（7）束支传导阻滞

① 左束支传导阻滞:左侧导联(V_5、V_6、Ⅰ、aVL导联)出现宽而有切迹的R波;左侧导联(avL导联可除外)无Q波;V_5、V_6导联R波峰时间＞0.06 s(V_1、V_2导联室壁激动时间正常);QRS时限≥0.12 s为完全性左束支阻滞,QRS时限＜0.12 s为不完全性左束支阻滞

② 右束支传导阻滞:右胸导联呈rsr'、rsR'、rSR'型或M型QRS,其R'波通常高于R波;Ⅰ、V_5、V_6导联S波增宽,S波宽于R波或S波＞40 ms(成人标准);QRS时限≥0.12 s为完全性右束支传导阻滞,QRS时限＜0.12 s为不完全性右束支传导阻滞。

（8）预激综合征:① P—R间期＜0.12 s;② QRS波起始部出现Δ波,Δ波的形态取决于旁路的部位;③ QRS波群增宽;④ 继发性ST-T改变。

（9）电解质紊乱

① 高钾血症:a. 血钾＞5.5 mmol/L时,心电图表现为:T波高耸,升支与降支对称,基底变窄,称"帐篷状"T波,Ⅱ、Ⅲ、V_2～V_4导联最明显,Q－T间期缩短;b. 血钾＞6.5 mmol/L时,心电图表现为:QRS波均匀增宽,R波幅度减低,S波加深,P—R间期延长;c. 血钾＞7.0 mmol/L时,心电图表现为:P波增宽和幅度减低;d. 血钾＞8.0 mmol/L时,心电图表现为:P波消

失,窦房结发出的激动沿三条结间束经房室结传入心室,形成"窦-室传导";
e. 血钾＞10.0mmol/L 时,心电图表现为:QRS 波显著增宽,加深增宽的 S 波
与 T 波融合为一体,难以区分,可出现心室颤动和停搏。f. 可出现窦性心动
过缓,窦性静止,窦房、房内、房室、室内传导阻滞,室性心动过速,室颤等心律
失常。

② 低钾血症:a. U 波增高:U 波振幅＞0.1 mV,或超过同一导联 T 波振
幅,以 V_3 导联最为明显。U 波可与 T 波融合呈驼峰样,或 U 波重叠于 T 波
上,致 Q-T 间期(Q-Tu 间期)延长;b. T 波低平或倒置。c. 可出现窦性心
动过速、室性早搏、室速、房室传导阻滞、室内传导阻滞等心律失常。

（三）心电图运动试验

1. 常用方法

（1）Master 二级梯运动试验:运动前先做休息状态平静心电图,然后让
受检者在每级高约 30 cm,纵深约 26～33 cm,宽约 60～86 cm 的梯上按规定
速度往返登梯 3 分钟后,立即躺下,描记运动后即刻、第 2、第 4 及第 6 min 的
心电图。受检者在上、下梯子往返转身时,注意交替向左、右转,避免朝向同
一方向转而引起头晕。如运动中发生心绞痛应立即停止运动,躺下描记心电
图。该项检查要求空腹或餐后 2 h 以后进行。

（2）分级运动试验

① 活动平板运动试验:这项负荷试验属于多级运动试验。其方法是运动
前先进行静息 12 导联心电图描记,让受检者在带有能自动调节坡度和转速的
活动平板检查仪上行走,按预先设计的运动方案,规定在一定的时间提高一
定的坡度和速度,根据年龄计算最大心率的 Bruce 方案,对年龄较大者采用
Bruce 修订方案。若 6 min 心电图仍未恢复运动前的图形,应继续监测直至
恢复原状,并同时监测血压,直至恢复到接近运动前水平。

② 踏车运动试验:运动前先进行静息 12 导联心电图描记,让受检者在特
制的自行车功量计上以等量递增负荷进行踏车,从 1 级开始至 8 级,每级踏车
运动 2～3 min。起始负荷量为 25～30 W(1 W＝6.13 kg·m/min),如 40 岁以
下可从 50～60 W 开始,每级递增 25～30 W。踏车速度保持在 35～100 r/min,
最理想的速度为 60 r/min。达到运动终点后立即平卧,描记运动后即刻、第
2、第 4 及第 6 分钟的 12 导联心电图。

负荷试验终止要求:① 心率达到预计标准;② 出现典型心绞痛;③ ST 段
下降达 0.2 mV;④ 出现严重心律失常;⑤ 心率在 1 min 内减少 20 次;⑥ 血
压较运动前下降≥10 mmHg,或上升至≥210 mmHg;⑦ 出现头晕、面色苍
白、步态不稳;⑧ 下肢无力,不能继续运动。

2. 适应证

（1）确定冠心病诊断。

（2）胸痛的鉴别诊断。

（3）检出无症状心肌缺血的部位、持续时间和程度。

（4）评价与运动有关的各种症状（如晕厥、心悸、胸痛等）。

（5）评价与运动有关的心律失常的性质。

（6）心肌梗死病人出院前，了解有无残存心肌缺血，判断预后，指导康复治疗。

（7）心脏病的内外科治疗，疗效评价。

（8）研究抗心绞痛及抗心律失常药物。

（9）评定心脏功能。

3. 禁忌证

（1）急性心肌梗死。

（2）不稳定性心绞痛。

（3）严重心律失常。

（4）充血性心力衰竭。

（5）心电图已诊断为左心室肥厚。

（6）心电图已证实为预激综合征。

（7）中重度高血压（血压超过 160/100 mmHg），或其他严重心肺疾患。

（8）已服用洋地黄类药物或电解质紊乱。

（9）年老体衰，行动不便或伴有骨骼、关节等疾患不能进行运动测试者。

4. 结果判断及临床意义　结果阳性的意义为：

（1）运动中出现典型心绞痛。

（2）ST 段改变：包括 ST 段下降与抬高。① ST 段下降：运动后诱发的 ST 段在 J 点后 80 ms 呈下斜型或水平型下降≥0.1 mV 是心肌缺血的可靠指标，ST 段平缓上斜型降低≥0.2 mV 也提示心肌缺血。ST 段下降幅度大，出现早，涉及的导联多，持续时间长，为严重心肌缺血的征象。② ST 段抬高：以 J 点后 60 ms 呈弓背或水平型抬高≥0.1 mV，或 J 点上升超过等电位线≥0.1 mV，或在原有 ST 段抬高部位进一步抬高≥0.1 mV 为标准。可疑阳性标准为 ST 段下降≥0.1 mV，但 ST 段下降值与 ST 段倾斜值之和＞0。

（3）T 波改变：运动诱发 T 波倒置，不是确认心肌缺血的独立指标，但在运动诱发缺血型 ST 段改变的恢复期伴有 T 波深的倒置，继而逐渐恢复至运动前图形，是缺血恢复的征象。偶见平静心电图 T 波倒置，当运动诱发心绞痛时，T 波逆转变直立（所谓假性改善），也被认为是心肌缺血反应。

（4）U 波倒置：常规心电图正常，无左心室肥厚等其他原因，运动诱发暂时性 U 波倒置,高度提示心肌缺血,并认为是左前降支动脉狭窄严重的标志。U 波倒置可不伴随 ST 段异常的一致性改变。U 波倒置虽少见,但特异性高。

(5) 运动诱发的心律失常:若在低运动负荷时(心率低于预计最大心率的 70%)出现频发、多源或连续性室性早搏 3 次以上(短阵室性心动过速),同时伴有缺血型 ST 段的改变,提示多支冠状动脉病变,并预示发生猝死的危险性大。运动中及运动后出现心动过缓并伴有心绞痛、低血压常与 ST 段明显压低呈正相关,提示心肌缺血严重。若运动诱发室上性心动过速,传导阻滞加重或消失,则均不认为具有独立诊断价值。出现右束支传导阻滞对反映心肌缺血比左束支传导阻滞更特异。

(三) 动态心电图

动态心电图(dynamic electrocardiography,DCG)于 1949 年由美国学者 Holter 首创,故又称 Holter 心电图,现已广泛应用于临床。DCG 可连续记录 24 h 心电活动的全过程,包括休息、活动、进餐、工作、学习和睡眠等不同情况下的心电图资料,从而发现常规 ECG 不易发现的心电异常活动,如心律失常和心肌缺血等,为临床分析病情、确立诊断、判断疗效提供重要的客观依据。

1. 适应证及临床意义

(1) 心律失常

① 检出隐匿性心律失常:对于常规 ECG 不易捕捉到的、短暂的、特定情况下出现的心律失常,DCG 可以记录到短暂的异常心电变化,了解心律失常的起源、持续时间、频率、发生与终止规律,并与临床症状、日常活动同步分析,寻找相互间的关系。

② 监测快速性心律失常:可进一步了解其发生与终止规律。

③ 观察缓慢性心律失常:了解其主要表现形式及有无窦房结功能不全。对快-慢综合征,通过 DCG 观测,协助选择抗心律失常药,调整剂量或考虑其他治疗方法,为安装起搏器及类型选择提供客观依据。

④ 协助判断不同类型异位节律或传导阻滞:通过 DCG 监测其发生频度与严重程度,以及和活动的相应关系,确定治疗方案。

⑤ 评价抗心律失常药物的疗效:DCG 是研究评价抗心律失常药物可靠的临床指标。

(2) 发现猝死的潜在危险因素:心性猝死最常见的原因是室速或室颤,发生前常有心电活动不稳定的室性心律失常,DCG 可发现其发生规律。对于有发生猝死可能的二尖瓣脱垂、肥厚型心肌病、扩张型心肌病、QT 间期延长综合征等患者,DCG 可及时并较全面地发现猝死危险因素,有助于及时采取有力的治疗措施。

(3) 协助判断间歇出现的症状:如判断胸闷、心悸、眩晕、黑蒙或晕厥等是否为心源性。

（4）对缺血性心脏病的诊断：DCG 连续监测 12 导联的 ECG，有助于提高心肌缺血的检出率，并可进行定位诊断。此外，DCG 还可检出心肌缺血时伴随的心律失常类型及频率，以及预测发生心源性猝死的可能性。

（5）检测人工心脏起搏器的功能：DCG 可监测患者在活动或休息时的起搏心电图变化，了解起搏器的脉冲发放与感知功能，以及有无心律失常的发生。

（许　迪）

二、超声心动图检查

超声检查是应用超声波的原理，对人体组织结构及其功能状况做出诊断的非侵入性检查方法，用于心血管疾病的超声显像谓之超声心动图（echocardiography），它包括 M 型、二维、频谱多普勒和彩色多普勒血流显像以及对比超声心动图和经食管超声心动图。

（一）正常超声心动图

1. M 型超声心动图（M—Echo）　系在单声束 B 型扫描中加入慢扫描锯齿波，将光点转换成曲线，横轴代表时间，纵轴代表距离，曲线向上示界面前移，曲线向下示界面后移。

（1）分区：通常置超声探头于胸骨左缘第 3～4 肋间，将探及的心腔各部分分为 5 个区（图 2 - 1）。

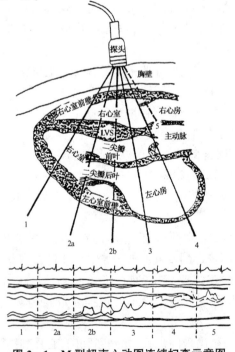

图 2 - 1　M 型超声心动图连续扫查示意图

1区:探头声束指向左下,近心尖部,可探及胸壁后的右室前壁、右室腔、室间隔、左室壁及左室后壁。

2a区:声束偏向内上方。可探及胸壁后的右室前壁、右室腔、室间隔、左室腔、二尖瓣前后叶及左室后壁。

2b区:声束稍向心尖,可探及胸壁后的右室前壁、右室腔、室间隔、左室、二尖瓣前后叶及左室后壁。

3区:声束几乎与胸壁垂直,可探及胸壁后的右室后壁、右室腔、室间隔、二尖瓣前叶及左室后壁。

4区:声束指向右上,可探及胸壁后的右室流出道、主动脉前壁、主动脉瓣、主动脉后壁、左房腔及左房后壁。

（2）M—Echo 基本图形

① 二尖瓣:舒张期呈双峰镜向运动的曲线,收缩期为斜行向上的一条直线。

② 主动脉根部及主动脉瓣:主动脉根部呈两条同步活动的曲线,上线代表肺动脉圆锥或肺动脉后壁与主动脉前壁,下线代表主动脉后壁及左房前壁,收缩期向前、舒张期向后运动。

③ 三尖瓣:可记录到三尖瓣前叶及间隔叶,其形态与二尖瓣相似。

④ 肺动脉瓣:通常为后瓣曲线,收缩期肺动脉瓣开放,曲线向后;舒张期瓣膜关闭,曲线向前。

⑤ 室间隔:其上 1/3 与下 2/3 呈轴点运动。室间隔的下 2/3 收缩期向后,舒张期向前,恰与左室后壁活动方向相反,呈异向运动。

⑥ 左心室:室间隔左心室面和左室后壁心内膜面之间的垂直距离为左心室内径。

⑦ 右心室:右室前壁心内膜面和室间隔右室面之间的垂直距离为右心室内径。

⑧ 左心房:主动脉后壁与左房后壁的垂直距离为左心房内径。

2. 二维超声心动图(2‑DE)　系通过超声回波的平面(二维)影像探查心脏及大血管的内部组织结构及功能状态。常用切面见图 2‑2。

（1）胸骨旁长轴观:可见主动脉根部、主动脉瓣、右室流出道、左室流出道、左心室、室间隔、二尖瓣前后叶。

（2）心尖四腔(或五腔)观:可见左右心房、左右心室、房室间隔、二尖瓣、三尖瓣、主动脉根部和左室流出道。

（3）胸骨旁大血管短轴观:可见主动脉根部、主动脉瓣、右室流出道、肺动脉及其分支、肺动脉瓣、房间隔、左右心房和三尖瓣。

（4）二尖瓣水平短轴观:可见左心室、二尖瓣口、左室流出道。

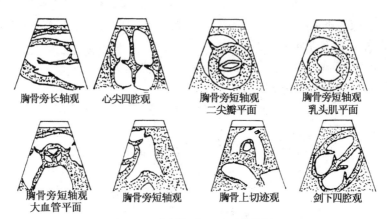

胸骨旁长轴观　　心尖四腔观　　胸骨旁短轴观　　胸骨旁短轴观
　　　　　　　　　　　　　　二尖瓣平面　　乳头肌平面

胸骨旁短轴观　　胸骨旁短轴观　　胸骨上切迹观　　剑下四腔观
大血管平面

图 2-2　二维超声心动图常用切面

(5) 乳头肌水平短轴观：可见左心室、乳头肌。

3. 多普勒超声心动图　分频谱型多普勒超声心动图和彩色多普勒血流显像。系以心内血流中红细胞为声靶，采用高灵敏度电路收集血流后向散射信号，依据多普勒效应原理，对其声波频移信号进行快速傅立叶转换后，将血流的方向、速度及性状用频谱或彩色编码显示出来。

频谱型多普勒超声心动图可分为连续波（CW）和脉冲波（PDE）两种类型。前者可探测超声束径的最大频移，记录人体任何深度心内和大血管内血流的高速射血，但不能确定精确的部位，而后者的取样容积可选择性地置于心内或大血管的某一部位，测定该部位的血流速度，但在高速射血时易产生"混叠"。

多普勒频谱分析包括：血流速度、血流方向、时相和频谱幅度。

彩色多普勒血流显像（CDFI）是在二维多普勒显像的基础上，以实时彩色编码显示血流的方法，能更形象、直观地显示血流方向和相对变化，可为心瓣膜狭窄、反流及心血管内分流等病变提供可靠的诊断信息。

4. 对比超声心动图（TEE）　经食管超声探头避开肺组织，邻近心脏，探头频率较高，因而其分辨率高，可获得较经胸检测更为清晰的图像。它可弥补经胸检测的限制和不足，对主动脉夹层和动脉瘤、人造瓣、感染性心内膜炎及其并发症、心内肿块（肿瘤和血栓）以及体、肺循环栓塞的心内来源、冠心病、先天性心脏病（房间隔缺损）具有重要的诊断价值，并可用于手术中监测心肌血供、缺损修补状况等。

（二）临床应用

1. 瓣膜性心脏病超声心动图对瓣膜病具有特殊诊断价值。M 型二尖瓣回声增强，振幅减低，EF 斜率减慢或呈城墙样改变，前后叶同向运动；二维示二尖瓣开放受限，前瓣于收缩期向左室流出道膨隆，后瓣被拉直等改变，可确诊二尖瓣狭窄。瓣膜关闭不全的诊断除依据心脏形态学改变外,有赖于多普勒超声诊断。从瓣膜口压力阶差的改变,可评估瓣口的面积及其严重程度。

2. 心肌病在 M 型和二维超声心动图上,肥厚型心肌病可显示心肌肥厚、左室流出道狭窄、二尖瓣前叶收缩期前向运动等血流动力学梗阻表现。扩张型心肌病可示心脏普遍性扩大,搏动弥漫性减弱的征象。超声心动图对心肌浸润如淀粉样改变以及某些继发性心肌病变亦有重要的诊断价值。

3. 心包病超声心动图是心包积液的首选诊断方法,在心脏压塞、心包缩窄也有诊断价值。

4. 心脏肿块二维超声心动图,特别是经食管超声心动检查,是心脏和心旁肿块如肿瘤、赘生物、血栓等敏感而特异的诊断方法。如左房黏液瘤在 2 - DE 可见随心脏舒张和收缩而能自由活动的云雾状光团,收缩期位于左房,舒张期随二尖瓣开放突向左心室。

5. 冠状动脉粥样硬化性心脏病 2 - DE 有助于评估节段性运动异常(药物负荷试验更为明显),心肌梗死后并发症如乳头肌功能不全、室壁瘤、Dressele综合征等。

6. 先天性心脏病 2 - DE 可证实心血管解剖上的畸形,而多普勒超声特别是 CDFI 可形象、直观地确定心内分流。对比超声心动图有助于右向左分流的诊断。目前,常见的先天性心脏病如房间隔缺损、室间隔缺损、动脉导管未闭、肺动脉狭窄、埃布斯坦畸形、主动脉瓣畸形及主动脉根部病变、右室双出口、法洛四联症等均可由二维多普勒超声心动图确诊。

(陆凤翔)

三、核素心肌灌注显像

目前以 ^{99m}Tc 和 ^{201}Tl 标记的放射性药物显像剂为最常用,尤其是前者。故本节以现在最常用的 ^{99m}Tc - MIBI 为例阐述核素心肌显像检查方法。

(一) 适应证

1. 冠心病诊断。

2. 冠心病预后判断和危险度分层。

3. 冠心病处理方案的制订。

4. 心肌梗死诊断。

5. 血运重建术的疗效评价及 PTCA(经皮冠状动脉成形术)术后再狭窄和 CABG(冠状动脉搭桥术)术后再闭塞的诊断。

6. 冠心病伴心功能不全者的存活心肌判断。

7. 应用门控核素心肌显像测定心功能。

8. 心肌疾病的辅助诊断。

（二）检查方法

1. 一日法　有如下两种方案：

（1）静息/负荷一日法：① 静息状态下，静脉注射^{99m}Tc-MIBI，嘱病人在注射^{99m}Tc-MIBI 后 30 min 喝 250 ml 牛奶，注射^{99m}Tc-MBI 后 60～90 min 行静态平面或 SPECT 心肌显像；② 嘱病人在给药后 3 h 返回行运动试验，运动试验终止前 1 min 静脉注射^{99m}Tc-MIBI；③ 嘱病人在运动试验后 15～30 min 喝 250 ml 牛奶；在第二次注射^{99m}Tc-MIBI 后 30～60 min，行平面或 SPECT 心肌显像。

（2）负荷/静息一日法：① 病人行运动试验，运动试验终止前 1 min 静脉注射^{99m}Tc-MIBI；嘱病人在运动试验后 15～30 min 喝 250 ml 牛奶；在注射^{99m}Tc-MIBI 后 30～60 min 行心肌平面或 SPECT 显像；② 3～4 h 后，静息状态下，静脉注射^{99m}Tc-MIBI；嘱病人在注射^{99m}Tc-MIBI 后 30 min 喝 250 ml 牛奶；③ 注射^{99m}Tc-MIBI 后 1 h 行平面或 SPECT 显像。

2. 两日法　先行负荷显像，负荷试验后 1～2 天行静息显像。如负荷心肌显像正常，可以不做静息显像。

（1）负荷心肌显像：病人行运动试验，运动试验终止前 1 min 静脉注射^{99m}Tc-MIBI，嘱病人在运动试验后 15～30 min 喝 250 ml 牛奶，在注射^{99m}Tc-MIBI 后 30～60 min 行平面或 SPECT 心肌显像。

（2）静息显像：在静息状态下，静脉注射^{99m}Tc-MIBI，嘱病人在注射^{99m}Tc-MIBI 后 30 min 喝 250 ml 牛奶，在注射^{99m}Tc-MIBI 后 60～90 min 行静息平面或 SPECT 心肌显像。

此外，门控心肌显像的图像采集方案已渐成常规。进行门控图像采集时，以自身心电图 R 波为信号触发采集程序，窗宽 20%。有运动试验禁忌证或不能运动的病人酌情选择潘生丁、腺苷或多巴酚丁胺药物负荷试验。

（三）注意事项

1. 如病人情况许可，尽量多食脂肪餐。

2. 运动前酌情停用 β-受体阻滞剂及硝酸酯类药物 48 h。

3. 显像前去除胸部金属物品，并问明是否已植入起搏器等。

4. 显像时嘱病人保持平稳呼吸，不要移动身体。

5. 如病人心律不齐，将采集窗宽增加至 150%。

6. 严格掌握运动试验及各种药物负荷试验的禁忌证。

7. 进行负荷试验时，应有心脏科医师严密监护，并密切监测心率、血压、心电图等变化。备好常用抢救药品及除颤仪等抢救设备。

除以上阐述的核素心肌灌注显像外，平衡法门控心血池显像在临床上仍有一定的应用价值，以^{18}F-FDG 为代表的心肌代谢显像和正电子断层显像

(PET)的临床应用已越来越广泛。

(李殿富)

四、心包穿刺术

（一）适应证

1. 病因未明的心包积液的诊断。

2. 缓解急性心脏压塞或大量心包积液的症状。

3. 心包腔内注射药物以辅助治疗。

（二）操作方法

1. 病人取半卧位，头部偏向一侧，闭目静息，心电图监护。

2. 常规消毒皮肤、戴手套、铺洞巾，1%利多卡因或普鲁卡因局部麻醉。

3. 术者持穿刺针，助手用血管钳夹住与其连接的导液橡皮管。于剑突与肋缘的夹角下方，穿刺针与腹壁皮肤成 $30°\sim40°$ 角，针尖指向上、向后、稍向左，进入心包腔的后下部，或在左侧第 5 肋间锁骨中线外，心浊音界内 2 cm 处，向背部脊柱方向缓慢刺入，避开肋骨下缘，待针尖抵抗感突然消失，示针已穿透心包壁层。若感到心脏搏动或监护的心电图胸前导联上 ST 段抬高，应将针后退；松开血管钳，缓慢抽吸，记液量，留标本送检。

4. 术毕，拔针后盖消毒纱布，压迫，胶布固定。

（三）注意事项

1. 严格掌握适应证。凡有出血倾向、血小板低于 $50\times10^9/L$、正在接受抗凝治疗或不能配合者禁忌心包穿刺。

2. 穿刺前向病人及其家属说明心包穿刺的目的、过程与可能发生的意外和并发症。术中切勿咳嗽或做深呼吸，可用镇静剂。必要时可肌内或静注阿托品，预防穿刺心包时的血管迷走反射（心动过速、心脏停搏、低血压等），并准备好急救药品和抢救设备。

3. 术前超声检查，确定积液的量与部位，在超声引导下穿刺则更准确、安全。

4. 第 1 次抽液量不宜超过 $100\sim200$ ml，以后可渐增至 $300\sim500$ ml，不可过多过快。

5. 为防止误穿入心腔，可用无菌导线连接穿刺针的金属尾端与心电图的胸导联。穿刺时若误穿入脏层心包与室壁时，心电图上 ST 段显著上抬；触及心房时，P—R 段显著上抬，此时应立即退针。若抽出鲜血，应立即停止抽吸，密切观察有无心脏压塞症状出现。

6. 术中和术后密切观察病人的呼吸、脉搏和血压等，术后嘱病人卧床休息 $4\sim6$ h。

(陆凤翔)

五、人工心脏起搏术和心脏电复律

（一）人工心脏起搏术

人工心脏起搏是通过人工心脏起搏器或程序刺激器发放人造的脉冲电流刺激心脏，以带动心搏的治疗方法。

1. 适应证

（1）埋藏式心脏起搏器安置适应证

① 任何水平的完全或高度房室传导阻滞，伴有临床症状。

② 束支-分支水平阻滞，间歇发生二度 Ⅱ 型房室传导阻滞，有症状者；或在观察过程中，阻滞程度在进展、H－V 间期＞100 ms 者，虽无症状，也宜安装起搏器。

③ 窦房结功能障碍，心室率经常＜50 次/分，有明确的临床症状。

④ 病窦综合征或房室传导阻滞，间歇发生心室率＜40 次/分，或有长达 3 秒的 R－R 间歇。

⑤ 由于颈动脉窦过敏引起的心率缓慢反应，心率或 R－R 间隔达到上述标准，伴有明确症状者，起搏器治疗有效。但由于血管反应（血压降低）所致的症状，起搏器不能防止。

⑥ 有窦房结功能障碍和（或）房室传导阻滞的患者，必须采用能使心搏节律受到抑制的药物治疗时，为了保证合理的心室率，应安装起搏器。

（2）临时起搏器安置适应证

① 心肌梗死伴Ⅲ度或高度房室传导阻滞，经药物治疗无效者。

② 急性心肌炎合并Ⅲ度或高度房室传导阻滞引起阿斯综合征者。

③ 药物中毒伴阿斯综合征者。

④ 电解质紊乱引起高度房室传导阻滞者。

⑤ 外科手术前后的"保护性"起搏。

（3）临时性诊断性起搏适应证

① 窦房结功能测定。

② 房室传导功能测定。

③ 判断预激综合征类型。

2. 起搏器安置方法

（1）临时性经静脉心内膜起搏：在 X 线透视和（或）心电监护下，经股静脉（穿刺法）将电极送到右心室尖部，接上体外起搏器即可起搏。

（2）临时性经胸壁体外起搏：作为应急性起搏措施，将体外起搏电极分别贴于胸部心前区及肩胛下区，连接起搏器即可起搏。

（3）埋藏式心脏起搏器安置：安置埋藏式心脏起搏器的术者，必须是经过严格训练的心血管病专科医师（内科或外科），具有处理各种突发事件的应变能力。心导线室应配备性能良好的 X 光机、心电监测系统、起搏分析仪及各种抢救用品,并保持严格的消毒无菌状态,杜绝发生感染并发症。

目前植入埋藏式心脏起搏器多采用经静脉植入技术,其技术要点是:静脉选择、导线电极固定、起搏阈值测试和脉冲发生器埋植。

① 静脉选择:可供选择的静脉有头静脉和颈外静脉(浅静脉)、锁骨下静脉和颈内静脉(深静脉)。最常用的是头静脉和锁骨下静脉。

② 电极导线固定:电极导线头的固定有被动性固定和主动性固定两种。被动性固定装置(翼状头、叉状头等),能可靠成功地使电极固定于肌小梁;主动性固定装置(螺旋头),通过电极头端的螺旋装置扎入心肌而达到固定作用。

心室导线的安置应包括以下几个步骤:a. 操纵导线通过三尖瓣;b. 证实导线在右心室,电极头位于稳定的部位;c. 阈值测试符合要求;d. 导线保持合适的张力。

右心房导线的安置:采用心房 J 型电极或心内膜螺旋电极,将其固定于右心耳。

③ 阈值测试:阈值测试包括两个主要部分,即起搏阈值和感知阈值,可通过起搏系统分析仪进行检测。测试项目包括电压、电流、心肌阻抗、P 波和 R 波振幅。心内电图斜率检测,要求心室斜率$\geqslant$0.75 V/s,心房斜率$\geqslant$0.5 V/s;心肌阻抗的正常值为 500~1000 Ω,一般要求在 500~800 Ω;R 波振幅$\geqslant$5 mV,P 波振幅$\geqslant$2 mV;心房起搏阈值$\leqslant$1.5 V,心室起搏阈值$\leqslant$1.0V。

④ 起搏脉冲发生器的植入:固定导线后,与脉冲发生器连接,将脉冲发生器植于胸前左侧或右侧皮下囊袋中。

3. 并发症

(1) 心律失常:如室性早搏、短阵室速等。

(2) 感染:包括局部感染和心内膜炎。

(3) 电极移位。

(4) 心肌穿孔。

(5) 血栓栓塞。

(6) 起搏器综合征:由于房室收缩不同步或室房逆向传导,导致植入心室起搏器后,心室充盈下降,心排血量下降,从而出现异常的静脉搏动、软弱无力、头晕、血压降低、晕厥、心力衰竭等症状,此时的起搏功能良好。

(二) 心脏电复律

心脏电复律指在严重快速型心律失常时,用外加的高能量脉冲电流通过心脏,使全部或大部分心肌细胞在瞬间同时除极,造成心脏短暂的电活动停止,然后由最高自律性的起搏点(通常为窦房结)重新主导心脏节律的治疗过程。在心室颤动时的电复律治疗也常被称为电击除颤。电复律分为同步电复律和非同步电复律两种方式。

1. 适应证　凡快速型心律失常导致血流动力学障碍或诱发和加重心绞痛而对抗心律失常药物无效者均宜考虑电复律。若为威胁生命的严重心律失常,如心室颤动,应立即电击除颤,称为紧急电复律。而慢性快速型心律失常则应在做好术前准备的基础上择期进行电复律,称为选择性电复律。

(1) 心室颤动或心室扑动。

(2) 室性心动过速:室速病人一般先应用抗心律失常药物治疗。如果药物治疗无效,或者室速伴有血流动力学障碍则应采用电复律。

(3) 心房颤动:符合下列情况者可考虑进行电复律:① 患者年龄较轻;② 房颤病史较短(一般不超过 1 年);③ 心脏扩大不明显(心胸比值一般不超过 55%)者;④ 房颤伴快速心室率,且药物难以控制者;⑤ 发生房颤后心力衰竭或心绞痛恶化,且难以用药物控制者;⑥ 原发病得到控制的房颤,如甲状腺功能亢进、风湿性心脏病二尖瓣狭窄手术后等;⑦ 风湿性心脏病病人左心房扩大不明显(一般左心房内径<45 mm),且心功能代偿者;⑧ 风湿性心脏病二尖瓣狭窄在瓣膜分离或置换术后仍有房颤者,一般主张在手术后 3 个月以后再做电复律,因为手术创伤的恢复程度、扩大的左心房缩小的程度都可影响电复律疗效;⑨ 预激综合征伴房颤,当药物治疗无效时可电击复律。

(4) 心房扑动:当房扑伴 1∶1 房室传导时,由于心室率太快而导致血流动力学恶化,如果用药物不能复律或控制心室率者应考虑电复律。

(5) 阵发性室上性心动过速。

2. 禁忌证

(1) 病史多年,心脏(尤左房)明显增大,伴高度或完全性房室传导阻滞的心房颤动。

(2) 伴完全性房室传导阻滞的心房扑动。

(3) 反复发作而药物不能维持疗效或伴病窦的异位快速心律失常。

(4) 有洋地黄类药物中毒和低血钾时。

3. 操作步骤

(1) 非同步电复律:仅适用于心室颤动,除颤器输出功率 300～360 J,除颤器电极涂以导电糊后分别置于胸骨右缘第 2～3 肋间和胸前部心尖区,按非同步方式放电。

(2) 同步电复律(以房颤举例):

① 先用洋地黄控制心室率,改善临床症状,复律前停洋地黄至少 1 天。

② 复律前 1 天给奎尼丁 0.2 g,每 6 h 1 次。

③ 术前复查心电图并利用心电图示波器检测电复律器的同步性。

④ 静脉缓慢注射地西泮 0.3～0.5 mg/kg 或氯胺酮 0.5～1 mg/kg 麻

醉,至病人睫毛反射开始消失。

⑤ 电板放置位置同"非同步电复律"。

⑥ 充电至 150～200 J,按同步放电揿钮放电。

⑦ 如心电图显示未转复为窦性心律,可增加功率,再次电复律。

⑧ 电复律后每 6～8 h 一次口服奎尼丁 0.2 g。有栓塞史者,术前、术后宜给华法林 2 周。

4. 并发症　可见心律失常、局部皮肤红斑、前胸和四肢疼痛、周围动脉栓塞等,偶有肺水肿发生。此外尚有血压下降、发热、血清心肌酶升高等。

(许　迪)

六、选择性冠状动脉造影术

(一) 适应证

1. 冠心病诊断不确定和通过无创检查不能提供足够的理由排除冠心病的患者者,确定冠状动脉狭窄的存在和病变的程度。

2. 评价不同形式的治疗方法(PTCA 或 CABG 等)的可行性与适宜性。

3. 评价治疗效果与冠状动脉粥样硬化的进展与转归。

(二) 操作方法

须有具备条件的心导管室,操作熟练的医护人员及抢救设备、药品。

1. 病人取平卧位,心电监护。

2. 一般选桡动脉或股动脉。穿刺桡动脉时,取腕横纹上方 3 cm、桡动脉搏动处为穿刺点;穿刺股动脉时取股横纹下方 2～3 cm、动脉搏动的正下方为穿刺点。局部消毒、铺巾、1％的利多卡因局麻,做一个约 3 mm 切口,用 18 号穿刺针接 10 ml 注射器(内含 1％的利多卡因 2～3 ml),针头斜向上,针与皮肤呈 30°～45°,向动脉搏动最强烈处穿刺,边回抽边刺入,有高压力回血时说明已进入动脉,引入导引钢丝,退出穿刺针,沿导引钢丝置入动脉鞘,多使用 6 F 动脉鞘。经鞘给予肝素 2 000 U。造影导管有多种型号,多使用 Judkins 导管,包括左冠状动脉造影导管 JL3.5、JL4.0、JL5.0;右冠状动脉造影导管 JR3.5、JR4.0、JR5.0。其他有 Amplatz 导管、Sones 导管等。左冠状动脉造影时,以直径 0.035 英寸、长 145 cm 的 J 形导丝穿入 JL4 导管中,导丝与导管开口齐头,把导丝送入升主动脉根部,沿导丝推进造影导管,抽出导丝,将导管连于三联三通上,回抽导管内气泡,见回血后再将肝素盐水注入约 2 ml 充满导管,观察主动脉内压力及波形,如心电、压力正常,患者无不适症状,继续送入造影导管,导管依其原始状态的弹力反折,自然弹向左冠状动脉开口。左冠状动脉造影常规体位:右前斜位 30°加足位 20°～25°;右前斜位 30°加头位 20°～25°;后前位加头位 20°～25°;后前位加足位 20°～25°;左前斜位 45°加足位 20°～25°;左前斜位 45°加头位 20°～25°。右冠状动脉造影,选用 JR4 导管,导管插入方法与左冠状动脉相同,但在插入右冠状动脉口时要边顺时针旋转边上提,使造影导管弹入右冠状动脉。右冠状动脉常用造影体位:左前斜位45°和右前斜位30°。

（三）注意事项

1. 从动脉鞘插入导丝或导管时,要求手感无阻力,当有阻力时应检查原因,如鞘管折损、动脉扭曲等。

2. 动脉严重扭曲导丝或导管不易通过时,可考虑换用长动脉鞘,或换部位穿刺。

3. 导管操作要轻柔,注意导管不要插入过深或超选(插入分支)。如出现此种情况,可把导管退至冠状动脉口。

4. 冠状动脉内导管操作,容易致冠状动脉痉挛,此时应冠状动脉内注入硝酸甘油 $100 \sim 200 \mu g$ 后重复造影。

5. 操作过程中要进行压力监测,注意及时观察、处理并发症。常见并发症:死亡(0.1%),AMI(0.05%～0.07%),心律失常,室颤(发生率约0.4%),栓塞(脑栓塞、肺栓塞),外周血管损伤,过敏反应,低血压,血管迷走反射等。

七、冠心病的介入治疗

经皮冠状动脉介入治疗(PCI)是实现冠心病血管再通的方法,包括经皮冠状动脉腔内成形术(PTCA)、冠状动脉内旋切术、旋磨术、激光成形术、支架置入术。目前 PTCA 和支架植入术成为治疗冠心病的重要手段。

（一）适应证

1. 稳定心绞痛经药物治疗仍有症状,狭窄血管供应中到大面积处于危险中的存活心肌者。

2. 无或有轻度心绞痛症状,狭窄显著,累及中到大面积存活心肌者。

3. 高危不稳定心绞痛患者。

4. AMI 患者,发病 12 h 内的、伴心源性休克、有溶栓禁忌并适合再灌注治疗者;溶栓后仍有胸痛、ST 段未回落者;急性期心肌缺血发作,持续血流动力学不稳定者。

5. CABG 术后复发心绞痛者。

6. 介入治疗后心绞痛再发,管腔再狭窄者。

（二）PTCA 和支架置入术

须有条件具备的心导管室,操作熟练的医护人员及抢救设备、药品。病人取平卧位,心电监护、有创压力监测。一般选股动脉或桡动脉,先进行选择性冠状动脉造影,明确病变部位、程度。经鞘管给予肝素 7 500～10 000 U 或根据体重调整用量(100 U/kg),然后在 X 线透视下操纵导引钢丝通过要干预的狭窄部位到达病变血管最远端,沿导引钢丝置球囊导管与病变部位,向球囊内注入1:1稀释造影剂,压力由低渐高至球囊受压凹陷消失,重复造影观察效果。此过程称PTCA。病变处PTCA达到较满意的效果后,撤出球囊导管,送入携带支架的球囊导管到病变处,一般以10~14大气压释放支架,将球囊内液体排空后重复造影,如结果满意撤出球囊。

术前、术中、术后抗血小板及抗凝治疗参照"抗血小板、抗凝和溶栓药物在心血管领域的应用"一节。

（三）PCI成功的定义

1. 血管造影成功残余狭窄＜20％,达到TIMI 3级血流。

2. 介入手术成功血管造影成功,住院期间没有严重的临床并发症（死亡、MI、急诊CABG等）。

3. 临床成功包括解剖形态成功和介入手术成功,术后缺血症状和体征缓解6个月以上。再狭窄是影响临床成功的主要原因。

（四）注意事项

1. 严格掌握适应证,向患者及家人说明手术的目的及风险。

2. 引导导管一旦进入冠状动脉要首先观察压力,在确保无压力嵌顿的情况下进行PCI操作。

3. 调整引导导管使之与血管近端呈良好的同轴状态。

4. 导引钢丝头部要有一定的弯度,其大小由血管的走行、直径、特点决定。

5. 导引钢丝到位后要造影确认在血管真腔内,再行操作。

6. 支架释放后,应仔细观察支架是否满意扩张,位置是否正确,有无撕裂等。

7. 及时观察及处理并发症。

8. 做好宣教工作,让病人了解药物等基础治疗不可或缺。

八、冠状动脉腔内超声显像

（一）适应证

1. 冠状动脉造影未能明确诊断的病例。

2. 明确病变的形态、斑块的组成特征、狭窄程度,指导治疗选择。对冠状动脉造影临界病变,可确切检查狭窄程度。

3. 评价治疗效果。

（二）操作方法

1. 血管内超声导管的操作　在进行冠状动脉造影后再行血管内超声检查,血管造影方法参见"冠状动脉造影"一节。在血管内超声检查前追加3 000 U肝素。打开超声仪,使之处于工作状态,准备好超声导管并连接于超声仪。把0.014英寸的导丝送入要检查的血管,沿导丝将超声导管送入血管的远端,再缓慢回撤导管,每 2～3 mm 停顿一下,在电影片上记录探头位置,可同时注射造影剂,以便于观察。导管至血管起始处即不再回撤,再重复一次,连续回撤,观察血管全貌。

(三)注意事项

1. 应先行冠状动脉造影检查,对冠状动脉进行总体评价,再做冠状动脉内超声检查。

2. 打开血管内超声导管包装后,从超声导管注射盐水直至外鞘的接口部有盐水流出为止,目的是排除探头与外鞘之间的空气,以获得质量较高的图像。

3. 在冠状动脉内操作可引起冠状动脉痉挛,可预先冠状动脉内给予硝酸甘油 200 μg。

4. 如果在检查过程中发生急性冠状动脉闭塞或冠状动脉夹层及血栓形成,要紧急处理,可给予溶栓、PTCA 及(或)支架治疗。

5. 导管操作要避免使导丝卷折。为避免这种情况,使用多普勒导丝 Flo Wire 作为导丝时应与血管内超声导管同时前进,再同时回撤;使用常规 Floppy 导丝时应尽可能地进入冠状动脉远端。如果出现卷折应将导引导管、血管内超声导管及导丝同时撤出。注意动作要轻柔。

6. 注意压力监测,及时处理并发症。

(杨志健　于圣永)

九、经皮室间隔心肌消融术治疗肥厚性梗阻型心肌病

(一)适应证

1. 临床症状显著,药物或安置起搏器治疗疗效欠佳。

2. 导管测定左室流出道压力阶差(left ventricular outflow tract pressure gradient,LVOTPG)≥50 mmHg 或静息时≥30 mmHg,应激时 70～100 mmHg。

3. 超声心动图示明显主动脉瓣下梗阻。

(二)禁忌证

1. 非梗阻性心肌病。

2. 合并严重二尖瓣病变。

3. 需外科手术同时解决其他心脏疾病。

(三)操作方法

1. 常规冠状动脉和左室造影　造影着重观察间隔支的走向、分布范围及与其他冠脉血管有无交通支。

2. 压力阶差测定

(1)采用猪尾导管于左室-主动脉连续测压。

(2)穿刺双侧股动脉,分别植入猪尾导管和端孔导管,同步检测左室及主

动脉压力。

3. 消融靶血管的选择

（1）消融前用球囊试堵闭拟消融靶间隔支 10～30 min，LVOTPG 下降 ≥30%。

（2）试堵闭后听诊心脏杂音减弱。

（3）术中床边超声心动图检查，检测室间隔厚度、运动及 LVOT 等参数。

4. 注射无水乙醇　一般 2～5 ml，分次推注。

5. 技术操作　指引导管送至左冠口；经指引导管送入导丝至间隔支，再沿导丝送入球囊（over ther wire，OTW）试堵闭间隔支，按步骤 4 确定靶间隔支后，行化学消融。

7. 术后处理　术后持续心电监护，定期随访。

（四）并发症及防治

1. 胸痛　于球囊试堵时给予吗啡。

2. 传导阻滞　最常见为右束支传导阻滞，其次为高度 AVB 及 Ⅲ 度 AVB。可于围手术期 48～72 h 安置临时起搏器。

3. 室性心律失常　主要有室性心动过速。很少有室颤发生，需要电除颤。

（王　晖）

十、心导管消融治疗

心导管消融（catheter ablation）治疗是通过心导管将电能、激光、冷冻或射频电流引入心脏内以销蚀特定部位的心肌细胞，造成局部组织凝固性坏死，以阻断折返环路或消除病灶，从而达到治疗心律失常的方法。最早采用直流电消融，取得了一定的疗效，但由于高能量的电击消融产生电弧和机械性损伤包括气压伤，造成心肌较广泛的损伤，有较高的并发症。20 世纪 90 年代初，采用射频电流作为消融的能源。射频电流是一种高频电磁波，导入心脏组织后，在局部产生阻抗性热效应，使局部组织细胞内外水分蒸发，导致凝固性坏死。其创伤范围小，与周围正常组织界限分明，因而并发症较少，操作时无须麻醉，故更安全有效，目前已广泛应用于临床。阵发性室上性心动过速的成功率为 99%，房扑和特发性室速的成功率为 90%～95%，房颤的成功率为 70%～80%。

（一）适应证

1. 房室结折返性心动过速和房室折返性心动过速，射频消融已作为一线治疗方法。

2. 房性心动过速。

3. 心房扑动。

4. 特发性室性心动过速。

5. 器质性心脏病伴发的室速。

6. 局灶性、阵发性心房颤动。

7. 对慢性房颤伴左房扩大者疗效较低。

8. 药物治疗不能满意控制心室率的房颤,采用消融阻断房室结产生完全性房室阻滞,然后植入埋藏式心脏起搏器。

(二)操作过程

1. 局麻下分别穿刺股静脉和左锁骨下静脉(或颈内静脉),导入标测电极至高位右心房、希氏束、右心室尖和冠状静脉窦。

2. 行程序电刺激诱发心动过速,并对心动过速进行诊断与鉴别诊断,明确心动过速的机制。

3. 消融,如为左侧旁路介导的房室折返性心动过速,则通常采用穿刺股动脉以逆行法将消融导管送至左心室,标测旁路;也可采用房间隔穿刺行左房侧的旁路标测和消融。如为右侧旁路或房室结双径路,消融导管经股静脉置入。对房颤的消融目前主要采用肺静脉隔离和左房基质改良。消融通常采用温控导管,预设温度为 $55\sim60\text{℃}$,放电时间 $60\sim90$ 秒。

(三)并发症与术后处理

手术相关并发症包括穿刺部位的出血、气胸、心包填塞、房室传导阻滞等。术后卧床 $6\sim8$ h,常规复查心电图,必要时行超声心动图和动态心动图检查。口服阿司匹林 3 个月。

(邹建刚)

十一、经皮球囊肺动脉瓣成形术

(一)适应证

1. Milo 分型为 Ⅰ 型的单纯性肺动脉瓣狭窄或同时合并有继发性流出道狭窄,右心室与肺动脉之间收缩期跨瓣压力阶差 $\geqslant 30$ mmHg。

2. 发育不良型肺动脉瓣狭窄。

3. 严重肺动脉瓣狭窄伴心房水平右向左分流。

4. 婴幼儿法洛四联症有频繁缺氧发作,药物不能控制或病情严重者,或其他复杂先天性心脏病伴有肺动脉瓣狭窄暂时不能承受根治术者,采用 PB-PV 行姑息治疗。

5. 肺动脉瓣狭窄外科手术后再狭窄。

(二)禁忌证

1. 单纯肺动脉瓣狭窄但分型为 Milo Ⅲ 型。

2. 肺动脉瓣发育不良,心血管造影显示瓣膜明显增厚,活动度差,无瓣膜窦,合并有瓣上狭窄,无肺动脉干的狭窄后扩张。

3. 肺动脉瓣二叶畸形的肺动脉瓣狭窄。

4. 极严重的肺动脉瓣狭窄合并重度心力衰竭,应立即行外科手术。

5. 其他全身性原因不宜行心导管介入治疗者,如血小板减少等。

（三）操作方法

1. 术前准备完成各项常规检查;手术前 1 天静脉应用抗生素。

2. 手术操作

（1）麻醉局部麻醉,对不合作者采用静脉复合麻醉。

（2）右心导管检查:腹股沟处消毒铺巾,穿刺右股静脉,右心导管测定右心室和肺动脉压力,计算跨肺动脉瓣压差。

（3）右心室造影测量肺动脉瓣环直径。

（4）沿右心导管送交换导丝至肺动脉。

（5）沿交换导丝送入扩张球囊,扩张肺动脉瓣。

（6）再次测量右心室和肺动脉压力,计算跨肺动脉瓣压差,扩张效果满意,结束手术。

3. 术中及术后用药 术中应用肝素抗凝,手术后预防感染治疗 3 天。

（四）并发症

主要并发症包括:一般心导管检查的并发症（包括出血、感染和血管损伤等）,血管穿孔、痉挛、夹层、栓塞,心内膜炎,心律失常（如房性早搏、房性心动过速、房室传导阻滞）,心脏穿孔,急性心包填塞,肺动脉瓣关闭不全,血压下降,意识丧失,抽搐,三尖瓣关闭不全和右心衰竭,反应性漏斗部狭窄。

十二、动脉导管未闭的介入封堵治疗

目前动脉导管未闭（PDA）的介入封堵治疗主要有两种方法:蘑菇伞封堵器和弹簧圈介入封堵治疗 PDA。

（一）蘑菇伞封堵器介入封堵治疗 PDA

1. 适应证

（1）确诊为动脉导管未闭的病人,PDA 内径小于 1.2 cm。

（2）体重达到或超过 5 kg。

2. 禁忌证

（1）体重不足 5 kg。

（2）肺动脉压力超过 8 Woods 单位。

（3）合并需要进行心外科手术的先天性心脏病。

（4）PDA 是某些复杂先天性心脏病的生命通道。

（5）骨盆血管或下腔静脉血栓症。

（6）败血症未治愈。

（7）反复的肺感染历史,而近期肺部感染未得到控制。

（8）合并存在生存希望少于 3 年的恶性疾病。

（9）超声心动图确诊心脏内部有血栓,特别是右心房内的血栓形成。

3. 操作方法

（1）手术前准备完成各项常规检查;手术前 1 天静脉应用抗生素。

（2）手术操作

① 麻醉:利多卡因局部麻醉,不能配合者基础诱导麻醉。

② 右心导管检查:常规左右腹股沟处消毒铺巾,穿刺右股、动静脉,右心导管测定上下腔静脉、右心房、右心室和肺动脉压力,测定各部位血氧饱和度。

③ 主动脉造影观察 PDA 的形态,测量 PDA 的大小。

④ 建立股静脉→下腔静脉→右心房→右心室→肺动脉→PDA→主动脉的输送轨道。

⑤ 沿输送轨道送入封堵器封堵。

⑥ 再次主动脉造影,确定封堵效果良好,释放封堵器。

3. 术中及术后用药　手术开始时静脉肝素化,100 U/kg 体重,以后每一小时追加半量。手术后预防感染治疗 3 天。

（二）弹簧圈介入封堵治疗 PDA

1. 适应证

（1）确诊为动脉导管未闭的病人,PDA 内径小于 3 mm;

（2）体重达到或超过 5 kg。

2. 禁忌证　同"蘑菇伞封堵法"。

3. 操作方法　同"蘑菇伞封堵法"。

（三）并发症

主要并发症包括:一般心导管检查的并发症（包括出血、感染和血管损伤等）,血管穿孔、痉挛、夹层、栓塞,心内膜炎,心律失常（如房性早搏、房性心动过速、房室传导阻滞）,堵闭器脱落,心脏穿孔,急性心包填塞,双面伞体内回收困难,降主动脉狭窄,肺动脉狭窄,溶血,封堵术后 PDA 再通。

十三、先天性心脏病房间隔缺损的介入治疗

目前临床多采用双面伞关闭继发孔房间隔缺损。

（一）适应证

1. 年龄大于 3 岁,体重超过 5 kg。

2. 继发孔房间隔缺损,其局部解剖结构必须满足以下条件:① 最大伸展直径<40 mm;② 继发孔房间隔缺损边缘至少 4 mm,特别是离上、下腔静脉、冠状窦口和肺静脉开口;③ 房间隔直径大于房间隔缺损 14～16 mm。

3. 复杂先天性心脏病功能矫治术后关闭房间隔缺损,如 Fontan 手术后。

4. 继发孔房间隔缺损经外科手术修补后残余分流或再通。

5. 二尖瓣球囊扩张术后的明显心房水平左向右分流。

6. 临床有右心室容量负荷过重的表现,如右心室扩大等。

（二）禁忌证

1. 有明显发绀并右向左分流,肺动脉高压。

2. 部分或完全肺静脉畸形引流。

3. 筛网状型、冠状窦型及多发性房间隔缺损。

4. 左心房发育不良。

5. 左心房隔膜或超声提示心脏内有明显血栓,特别是左、右心耳内。

6. 复杂先心伴房间隔缺损。

7. 其他全身情况如存在没有完全控制的全身感染,有出、凝血功能障碍等。

（三）操作方法

1. 手术前准备完成各项常规检查;手术前1天静脉应用抗生素。

2. 手术操作

（1）麻醉:利多卡因局部麻醉,不能配合者基础诱导麻醉;术中超声心动图监测。

（2）右心导管检查:常规左右腹股沟处消毒铺巾,穿刺右股静脉,右心导管测定上下腔静脉、右心房、右心室和肺动脉压力,测定各部位血氧饱和度。

（3）测量继发孔房间隔缺损最大伸展直径。

（4）将右心导管从股静脉鞘沿股静脉→下腔静脉→右心房→房间隔缺损→左心房→左上肺静脉路径放在左上肺静脉,将J型导丝放在左上肺静脉,回撤右心导管。

（5）沿J型导丝将输送长鞘送达左上肺静脉。

（6）沿输送长鞘送入双面伞堵闭器,关闭房间隔缺损。

（7）确定堵闭器位置良好后,输送钢丝与双面伞堵闭器完全分离。

（8）术后肢体固定,平卧6～8 h。

3. 术中及术后用药 术中当右心导管送到左心房内时,开始静脉肝素化,100 U/kg体重,以后每1小时追加半量。手术后预防感染治疗3天,抗凝治疗3～6个月。

（四）并发症

主要并发症包括:一般心导管检查的并发症(包括出血、感染和血管损伤等),血管穿孔、痉挛、夹层、栓塞,心内膜炎,心律失常(如房性早搏、房性心动过速、房室传导阻滞),堵闭器脱落,心脏穿孔,急性心包填塞,双面伞体内回收困难。

十四、室间隔缺损的介入封闭术

目前常用的方法有偏心性双面伞封闭术和对称性双面伞封闭术,两种方法的适应证、禁忌证和操作方法相同。

（一）适应证

1. 年龄大于 1 岁,体重大于 5 kg。

2. 有外科手术适应证的膜部室间隔缺损。

3. 膜部室间隔缺损的上缘离主动脉瓣至少 1 mm,离三尖瓣隔瓣至少 3 mm,室间隔缺损的最窄直径小于 14 mm。

4. 伴膜部室间隔瘤形成时,瘤体未影响右心室流出道。

5. 轻到中等度肺动脉高压而无右向左分流的膜部室间隔缺损。

6. 外科手术关闭膜部室间隔缺损后遗留的室间隔缺损,对心脏的血流动力学有影响。

7. 合并其他能进行介入治疗的心血管畸形。

（二）禁忌证

1. 膜部室间隔缺损有自然闭合趋势者。

2. 膜部室间隔缺损合并严重的肺动脉高压和右向左分流而有发绀者。

3. 膜部室间隔缺损,局部解剖结构不适合进行介入治疗或缺损过大（大于 16 mm）。

3. 膜部室间隔缺损合并其他不能进行介入治疗者。

（三）操作方法

1. 手术前准备　完成常规的血常规、尿常规、粪常规以及肝肾功能检查,手术前 1 天静脉应用抗生素,手术前 30 min 阿托品 0.5～1 mg 肌内注射。

2. 手术操作

(1) 麻醉:利多卡因局部麻醉,如果由于病人年龄小、不能配合心导管手术时,基础诱导麻醉;手术中超声心动图监测。

(2) 右心导管检查及左心室造影:左右腹股沟处消毒铺巾,穿刺右股静脉和左侧股动脉,右心导管测定上下腔静脉、右心房、右心室和肺动脉压力,左心室造影了解室间隔缺损位置和测量大小。

(3) 建立股动脉→主动脉→左心室→室间隔缺损→右心室→右心房→下腔静脉→股静脉的动静脉轨道。

(4) 沿上述轨道由静脉送输送长鞘至左心室。

(5) 沿输送长鞘送入封闭器,封闭室间隔缺损。

(6) 再次左心室造影并结合超声心动图确定封闭效果良好,释放封闭器。

3. 术中及术后用药　手术开始时静脉肝素化,100 U/kg 体重,以后每 1 小时追加半量。手术后预防感染治疗 3 天,抗凝治疗 3～6 个月。

（三）并发症

主要并发症包括：一般心导管检查的并发症（包括出血、感染和血管损伤等），血管穿孔、痉挛、夹层、栓塞，心内膜炎，心律失常（如房性早搏、房性心动过速、房室传导阻滞），堵闭器脱落，心脏穿孔，急性心包填塞，主动脉瓣关闭不全，三尖瓣关闭不全，双面伞体内回收困难。

十五、经皮球囊二尖瓣成形术

（一）适应证

1. 单纯二尖瓣狭窄，二尖瓣超声积分不超过 8 分，瓣口面积不超过 1.5 cm^2。

2. 中、重度二尖瓣狭窄伴轻度二尖瓣关闭不全。

3. 中、重度二尖瓣狭窄伴轻度主动脉瓣关闭不全。

4. 重度二尖瓣狭窄伴轻度二尖瓣关闭不全和主动脉瓣关闭不全。

5. 二尖瓣外科分离术后再狭窄。

6. 经皮球囊二尖瓣成型术后再狭窄。

（二）禁忌证

1. 中、重度二尖瓣关闭不全。

2. 中、重度主动脉瓣关闭不全。

3. 心功能Ⅳ级（NYHA），风湿活动。

4. 房颤心律，抗凝治疗不到 2 个月。

5. 巨大右心房。

6. 主动脉根部瘤样扩张，心脏或大血管转位。

7. 脊柱和胸廓畸形。

8. 左心房内血栓或 6 个月内有体循环栓塞史。

9. 二尖瓣瓣下结构病变严重。

10. 二尖瓣明显钙化。

（三）操作方法

1. 术前准备完成各项常规检查。

2. 手术操作

（1）局部麻醉。

（2）腹股沟处消毒铺巾，穿刺右股静脉。

（3）穿刺房间隔，送导引钢丝至左心房。

（4）沿导引钢丝送入扩张球囊入左心室。

（5）扩张狭窄二尖瓣。

（6）应用导管和超声心动图评价扩张效果，如满意，结束手术。

3. 术中及术后用药　术中应用肝素抗凝，手术后预防感染治疗 3 天。

（四）并发症

主要并发症包括：一般心导管检查的并发症（包括出血、感染和血管损伤等），血管穿孔、栓塞，心律失常（如房性和室性心律失常），心脏穿孔，急性心脏压塞，二尖瓣关闭不全，血压下降，意识丧失，抽搐，心房水平左向右分流等。

十六、经皮球囊主动脉瓣成形术

（一）适应证

1. 主动脉瓣狭窄伴或不伴轻度主动脉瓣反流，有下列症状之一：心绞痛、晕厥、心功能不全和心脏扩大。

2. 主动脉瓣口面积<0.75 cm^2，跨瓣面积>50 mmHg。

3. 症状轻微但跨瓣面积>70 mmHg且拒绝或不能耐受外科换瓣手术。

（二）禁忌证

（1）合并中、重度主动脉反流。

（2）严重冠状动脉病变。

（三）操作方法

1. 术前准备　完成各项常规检查；手术前1天静脉应用抗生素。

2. 操作方法

（1）腹股沟处铺消毒巾，穿刺右股动、静脉，右心导管测定上下腔静脉、右心房、右心室、肺动脉及肺小动脉压力及血氧饱和度（氧分压测定）。左心导管测量跨主动脉瓣压差。

（2）左心造影：造影测定主动脉瓣环的大小。

（3）送导引钢丝至左心室。

（4）沿导引钢丝送扩张球囊至左心室扩张主动脉瓣。

（5）再次左导管测量跨主动脉瓣压差及升主动脉根部造影，评价扩张疗效，效果满意则结束手术。

（6）拔管并止血。

3. 术中及术后用药　术中应用肝素抗凝，手术后预防感染治疗3天。

（四）并发症及预防

主要并发症包括：一般心导管检查的并发症（包括出血、感染和血管损伤等），死亡，主动脉瓣反流，左心室及升主动脉穿孔、栓塞，心律失常（如室性、房性心律失常）等。

（杨　荣）

十七、肾动脉狭窄的介入治疗

（一）适应证

1. 单侧或双侧肾动脉狭窄达到或超过70%，同时伴有：① 高血压，口服药物效果差并伴多个心血管疾病危险因素；② 伴或不伴有轻、中度肾功能损害;③ 反复发作的肺水肿;④ 反复发作的高血压危象并有心绞痛。

2. 因双侧肾动脉完全闭塞或次全闭塞导致的急性或亚急性肾衰竭。

3. 肾动脉狭窄达到或超过 70％的单一功能肾。

（二）禁忌证

1. 慢性缺血性肾病正在透析者。

2. 合并其他不能治愈的疾病。

3. 髂动脉和锁骨下动脉闭塞,介入器械不能通过。

（三）操作方法

1. 术前准备　术前查血肌酐、24 h 动态血压、腹部多普勒检查肾动脉/主动脉血流比;术前参照冠脉介入,应用氯吡格雷 300 mg。

2. 技术操作

（1）常用股动脉或肱动脉径路。

（2）指引导管插至肾动脉开口处,经指引导管送入导丝进入肾动脉。

（3）沿导丝送入球囊,定位后对狭窄血管段进行低压扩张。

（4）选择直径等于靶肾动脉直径的支架,沿导丝将支架送至狭窄部位,准确定位,高压释放支架。对于开口部位病变,支架近段应突入主动脉 1～2 mm。

（5）术后 4～6 h 拔管。

3. 术后处理　术后 24 h 监护,防止突然低血压;术后连续 3 天检测 Bun、Cr、血压,复查肾血管超声。术后服用氯吡格雷 75 mg/d,1～3 个月。

（四）并发症

主要并发症有:支架脱载、主动脉夹层、肾动脉破裂、导丝致肾动脉穿孔、术后肾功能恶化和胆固醇栓塞等。

（王　晖）

第三章 消化内科

第一节 基础理论

一、消化道的解剖与组织学

消化系统包括食道、胃、肠、肝、胆、胰等器官。

1. 食管 食管壁由黏膜、黏膜下层、肌层组成,无浆膜层。食管有3个狭窄部:咽部(第6颈椎水平)、气管分叉处(第4、5胸椎之间)、食管裂孔处(平第10胸椎)。食管下段有食管下端括约肌(LES),食管下段静脉常因门静脉高压而曲张。

2. 胃 分贲门、胃底、胃体、胃窦4部分。胃底和胃体含有胃底腺、胃体腺,由3种细胞组成:壁细胞:分泌盐酸及内因子;主细胞:分泌胃蛋白酶原;黏液细胞:分泌黏液。胃窦部有幽门腺,含有黏液细胞、G细胞。G细胞分泌胃泌素。

3. 小肠 首段为十二指肠,分4部分:上部、降部、水平部和升部。小肠腔愈往下愈窄,回肠末端最窄,黏膜表面有环形皱襞、绒毛及微绒毛结构,所以,功能面积大,有利于消化吸收。

4. 大肠 分为盲肠、阑尾、升结肠,横结肠、降结肠、乙状结肠、直肠。回盲部有回盲瓣,容许回肠内容物进入结肠,阻止结肠内容物逆流入小肠。

二、肝脏解剖生理与生化

肝是人体最大的腺体,由镰状韧带分为左、右两叶,右叶较大。肝的基本结构单元为肝小叶,由肝细胞排列成索状而组成。肝有双重血液供应,1/4来自肝动脉,3/4来自门静脉。门静脉血携带胃肠道消化吸收产物和脾的红细胞代谢产物。肝动脉供应氧气。血液由肝小叶中心静脉通过肝静脉流入下腔静脉。胆道系由毛细胆管开始,集合成小叶间胆管,再汇合成左右肝管由肝门出肝,汇合成肝总管,再与胆囊管汇合成胆总管,开口于十二指肠乳头部。胆管起输送、排泄胆汁作用,胆囊起浓缩胆汁和调节胆汁作用。

肝是维持生命的重要器官,是人体代谢枢纽,有着十分复杂的功能:制造胆汁、三大营养物质代谢、解毒作用、水及激素代谢等。

三、肝脏功能检查及临床意义

肝脏是人体内的最大的腺体,在蛋白质、糖、脂类、维生素、激素等物质代谢中起着重要作用,同时,肝脏还有分泌、排泄、生物转化及胆红素代谢等方面的功能。

1. 胆红素代谢障碍

(1)总胆红素增高伴非结合胆红素明显增高,提示为溶血性黄疸。

(2)总胆红素增高伴结合胆红素明显增高,为胆汁淤积性黄疸。

(3)总胆红素、结合胆红素、非结合胆红素三者均增高,为肝细胞性黄疸。

2. 蛋白质代谢障碍 总蛋白降低与白蛋白(A)减少相平行,总蛋白升高常同时有球蛋白(G)的升高。

(1)急性肝损害时,A/G 多为正常。

(2)慢性肝损害时,总蛋白可为正常、降低或增高;白蛋白降低,而球蛋白增高,A/G 比例降低或倒置;蛋白电泳中,白蛋白减少,γ-球蛋白增高;凝血酶原时间延长。因为全部白蛋白、部分球蛋白、大部分凝血因子在肝脏合成,当肝功能障碍时,不能正常合成,出现上述结果。

3. 脂肪代谢障碍

(1)胆固醇由肝细胞合成,当肝功能障碍时,胆固醇定量降低。

(2)胆固醇经胆道排泄,因此,当胆道梗阻时,胆固醇含量增高。

4. 酶类代谢

(1)丙氨酸氨基转移酶(ALT)和天门冬氨酸氨基转移酶(AST):肝细胞坏死时,ALT 可增高,肝细胞严重坏死时,AST 也可增高。

ALT 增高,说明肝病有活动,当肝细胞破坏或细胞膜通透性增强对均可使测定值增高,而 AST 大部分存在于线粒体,因此,AST 增高,更说明肝细胞被损害严重。

(2)碱性磷酸酶(AKP)和 γ-谷氨酰转移酶(GGT):胆道阻塞性疾病时,AKP 和 GGT 均可明显增高。

各种肝内外胆道阻塞性疾病时,由于生成增加而排泄减少,AKP 常明显升高,且与血清胆红素升高相平行,肝实质性疾病时,AKP 仅轻度升高。

GGT 广泛分布于肝细胞的毛细胆管一侧和整个胆管系统,因此当肝内合成亢进或胆汁排出受阻时,血清中 GGT 升高。

(3)单胺氧化酶(MAO):单胺氧化酶增高,与肝纤维化程度有关,在肝硬化时可增高。

5. 廓清功能 肝功能障碍时,靛青绿(LCG)试验测定值较正常增高,说明肝脏排泄功能障碍。

四、胰腺的生理解剖

胰腺为上腹深处腹膜后器官,分为头、体、尾 3 部分,其中间有 90％与胆总管共同开口于十二指肠乳头。

胰腺是兼有内、外分泌功能的腺体:

1. 外分泌方面　分泌多种酶,是重要的消化液,除淀粉酶外,其他酶均以无活性的酶原状态存在,被体内激活因子激活后,才具活性,促进三大物质代谢。

2. 内分泌方面　胰岛有多种分泌细胞,主要有 A(α)细胞——分泌胰高糖素、B(β)细胞——分泌胰岛素、D(δ)细胞——正常情况下分泌生长激素抑制激素,当 D 细胞增生或发生肿瘤时分泌胃泌素。

五、消化道疾病与免疫

1. 胃肠道免疫结构与功能　胃肠道是重要的免疫器官。大多数病原微生物和有害物质入侵机体要经过胃肠道黏膜表面。胃肠道的免疫结构是阻止体外抗原进入体内的第一道防线,可维持机体内环境的稳定。

胃肠道相关性淋巴样组织(gastrointestinal-associated lymphoid tissue, GALT)是由胃肠道的免疫细胞构成,主要包括:

(1) 黏膜固有层中的大量 B 细胞、浆细胞、T 细胞、巨噬细胞、树突状细胞、肥大细胞等。

(2) 肠道结合淋巴结(Peyer 结),是小肠黏膜内的一组淋巴滤泡。

(3) 上皮内淋巴细胞。

肠道内有产生抗体的分泌细胞,其中以黏膜固有层内的浆细胞为主,它分泌 IgA,在肠道免疫反应中起重要作用。IgA 的作用为:

① 对细菌、病毒、自身抗体、毒素及各种抗原有抗体活性,可阻断细菌粘着于肠黏膜表面,防止菌落形成。

② 能改变细菌的生长特征,调节正常肠道的菌群分布。

③ 调节肠内抗原及半抗原的吸收。

④ 防御病毒感染。

此外,肠道还可以分泌 IgM、IgE、IgG。IgE 与肠道寄生虫感染有关。IgG 与调节肠道的抗原吸收有关。

2. 胃肠道免疫相关性疾病

(1) 慢性萎缩性胃炎:A 型与自身免疫有关,可有抗内因子抗体(IFA)、壁细胞抗体(PCA)阳性。胃黏膜有淋巴细胞浸润。

(2) 炎症性肠病

① 克罗恩病:血中查到结肠抗体,病变组织中发现抗原抗体复合物和补体 C_3,有 T 细胞介导的细胞毒作用,白细胞移动抑制试验阳性,结核菌素试验

低下等。

② 溃疡性结肠炎：血中可直到大肠杆菌 O_{14} 型抗体，病变组织中有淋巴细胞浸润，查到 IgG、补体、纤维蛋白原沉积的免疫复合物。

3. 肝脏在免疫功能中的作用　肝脏是体内最大的器官，也是体内免疫系统重要的组成部分。肝组织中有大量巨噬细胞，即 Kupffer 细胞，是组成肝脏免疫系统的重要细胞之一，其作用为：

（1）消除来自肠道的抗原物质，吞噬抗原抗体复合物及有害物质。

（2）分泌多种细胞因子。

（3）在内毒素血症时，释放与休克有关的 TNF - α。

此外，肝脏中还含有 Pit 细胞，是肝窦内的自然杀伤细胞，可清除肝细胞内病毒，亦是抗肿瘤的屏障。

4. 与免疫相关的肝脏疾病

（1）各种原因的肝炎

① 与乙型肝炎有关的抗原抗体系统主要有三对：即 HBsAg 与抗 HBs，HBcAg 与抗 HBc，e 抗原与 e 抗体。

② 细胞免疫：白细胞移动抑制试验阳性，急性期淋巴细胞处于高度活跃状态，体外可出现明显的淋巴细胞转化。也可查出自身抗体，尤其是在自身免疫性肝炎（AIH），血清中可出现抗核抗体（ANA）、抗平滑肌抗体（SMA）、抗肝肾微粒体Ⅰ型抗体（anti-LKM1）、抗肝胞质Ⅰ型抗体（anti-LC1）及抗可溶性肝抗原抗体（anti-SLA）。

③ 血清抗去唾液酸糖蛋白受体抗体（anti-ASGPR）阳性对 AIH 的诊断更具价值。

（2）肝硬化

① 细胞免疫：E-玫瑰花结形成试验、淋巴细胞转化试验降低。

② 体液免疫：lgM、IgA、IgG 均可明显升高。可出现自身抗体及类风湿因子阳性。

③ 在原发性胆汁性肝硬化（PBC），抗线粒体抗体（SMA）阳性见于 90%～95%患者，尤以 M_2 亚型最具特异性。

六、消化道内分泌系统及胃肠激素

消化道也是一个含有多种类型具有内分泌功能的内分泌细胞和神经细胞的复合性内分泌器官。这些内分泌细胞分布于从食管到直肠的胃肠道，尤以十二指肠和空、回肠为多，主要分布在黏膜层。近年来发现肝脏、胆囊等其他消化器官也有内分泌细胞分布。这些内分泌细胞和神经细胞释放具有生物活性的小分子活性物质和多肽，这些多肽活性物质不仅存在于胃肠道内，也存在于中枢神经系统内，作为神经信息的传递物质，故称为脑肠肽。脑肠肽作为激素影响远处器官,也可作为神经递质传递神经信号与冲动,还可作为旁分泌调节临近细胞和作为自分泌调节自身细胞。

胃肠道激素对于维持正常消化道生理功能是不可缺少的。各种胃肠道激素有其不同作用,要完成某一胃肠功能需要几种激素协同作用。胃肠激素相互之间,胃肠激素与胃肠各种细胞、组织、器官之间相互协调才能维持生理功能,一旦这种平衡被打破,就可以引起疾病。测定这些激素,可供一些疾病的诊断。同时,胃肠激素也应用于治疗。

七、胃肠动力

胃肠道吸收营养、排出废物这项主要功能的完成,除了黏膜的功能外,还依赖于深层肌肉协调性地推进胃肠道腔内食物的动力作用。

胃肠道动力的调节除受到中枢神经系统及自主神经系统的控制外,消化道本身还具有独立的肠神经系统(enteric nervous system,ENS),它可以不依赖中枢神经系统(CNS)而行使功能,被称为"肠之脑"。ENS可直接接受胃肠道腔内各种信号,被激活后分泌的神经递质为多肽分子,如P物质、阿片类多肽、生长抑素、肠血管活性肽(VIP)等。ENS大部分位于消化道环形肌与纵形肌之间的肌间神经丛,包括接受胃肠道刺激信号的感觉神经元、将各种信号编码的中间神经元和执行抑制或兴奋的运动神经元,肌间神经丛主要调节胃肠道运动。少部分ENS位于黏膜下神经丛,与黏膜肌运动和黏膜分泌吸收有关。ENS有许多反射路径,同时也受中枢神经的调节(脑-肠轴),它在调控胃肠道的运动、分泌、血液和水及电解质转运上都有重要作用。

激素、旁分泌递质和肠神经系统功能的失控影响到胃肠道肌肉层会引起一些常见疾病。

动力紊乱可引起腹痛、恶心、腹胀、排便次数增加、便秘等症状。器质性病变造成结构上的破坏可以对消化道局部或全部的动力造成影响而产生症状,肠梗阻可直接引起动力障碍;在炎症性肠病中由于黏膜病变产生花生四烯酸等炎症介质影响平滑肌活性而对动力产生间接作用。

消化道的活动受自主神经支配,下丘脑是自主神经的皮层下中枢,也是联络大脑与低位中枢的重要环节。交感兴奋可导致胃肠动力的变化。迷走神经受损可引起胃十二指肠对扩张的异常敏感性。

各种精神因素,尤其是长期高度紧张可以干扰高级神经的正常活动,造成脑-肠轴的紊乱,引起内脏感觉过敏,进而引起胃肠道功能的紊乱。

总之,中枢神经系统、自主神经系统和ENS的完整性以及它们之间的协调对于胃肠道动力的调节起重要作用。

八、消化系统肿瘤的分子生物学

消化道是肿瘤的好发部位,随着分子水平研究的日新月异,消化道肿瘤的研究也进入了一个新的水平。目前在消化道肿瘤的研究中,已经发现了很多癌基因(oncogene)和抑癌基因。消化道肿瘤的发生、发展与癌基因的激活以及抑癌基因的失活关系密切。

癌基因是指细胞内或病毒内存在的,能诱导正常细胞发生转化,使其获得一个或更多新的生物学特性的基因。根据癌基因来源及特性的不同,将其分为病毒癌基因、细胞癌基因或原癌基因。多种理化因素和致癌攻击因子通过某种方式激活原癌基因,导致肿瘤的发生。癌基因的激活方式主要有以下六种:突变、缺失、异位、重排、扩增和高表达、低甲基化。目前已经发现的与消化道肿瘤关系密切的癌基因有:rat 基因、C-myc 基因、C-erbB2 基因、K-sam 基因、TPR-met 基因、Hst－1/Int－2 基因,以及部分生长因子及其受体基因。

抑癌基因或抗癌基因是指一大类可抑制细胞生长,并能潜在抑制癌变作用的基因群,它们仅在某一种特定细胞内起作用。不同组织来源的癌涉及的基因群可不尽相同。从广义上来说,抑癌基因应包括凋亡基因,但两者之间的功能可能并不相同。目前发现的与消化道肿瘤关系密切的抑癌基因有:p53 基因、Rb 基因、APC 基因、MCC 基因、DCC 基因、p16 基因、E-cadherin 基因、DPC4 基因。

微卫星不稳定性(MSI)是指由于复制错误引起的 DNA 简单重复序列的改变。胃肠道肿瘤微卫星 DNA 不稳定性研究显示:在结肠癌、胃癌、食管癌,随着其病理类型的不同,MSI 的发生率存在很大差别。

凋亡(apoptosis)是细胞的程序性死亡(programmed death),与肿瘤发生有密切关系。在正常情况下,细胞凋亡是在体内复杂的信号调节下进行的,当这些信号出现异常时,导致本应凋亡的细胞"非法存活",使得这些细胞具有明显的生长优势。多种肿瘤促进剂是通过抑制细胞凋亡而起作用的。研究发现,胃黏膜细胞癌变过程可能存在细胞凋亡受抑制。因此通过诱导细胞凋亡来预防和治疗胃癌可能有广阔的前景。

消化道肿瘤的基因治疗正在受到广泛的研究。未来可能通过信息药物、基因免疫调节、基因替换、自杀基因来治疗肿瘤,同时,通过基因转移使干细胞获得对细胞毒药物的抗药性,则可使正常细胞得到保护,从而达到理想药物剂量,提高治疗效果。

目前基因治疗还存在不少问题,如缺乏高效的基因转导系统;人类肿瘤细胞培养较困难,周期长,成功率低;癌基因、抑癌基因、生长因子有双重性,有的可抑制肿瘤,一些肿瘤抑制基因对某些肿瘤还有促进生长作用。这些问题有待进一步解决。但随着肿瘤分子发病机制研究的深入,肿瘤基因治疗模式已崭露头角,将会给消化系肿瘤的基因治疗带来希望。

九、幽门螺杆菌与胃十二指肠疾病

（一）Hp 的特征

1983 年，Marshall 和 Warren 发现了幽门螺杆菌（Helicobacter pylori，Hp），之后迅速在国际消化病学界引起了轰动，对消化病学的发展起了极大的推动作用。Hp 是革兰阴性的螺旋菌。它生存于胃肠道黏液中，氧化酶阳性，有极强的尿素酶活性和 γ-谷氨酰转肽酶活性，在体内生长必须有血红素。电镜下 Hp 直径约 0.7 nm，长 6 nm，无轴丝，有清晰的细胞壁，表面光滑，有 4～6 条位于一端的被鞘鞭毛，鞘与细胞壁的外膜联成一体。由于具有鞭毛与螺旋体型，就能"钻透"黏液层而接近胃黏膜。Hp 具有极强的过氧化氢酶活性，能抵抗胃炎和溃疡时炎症细胞释出过氧化物酶的损害。

（二）Hp 感染状况及传染途径

Hp 在一些国家或地区人群中的感染率很高，不同地区、不同民族人的胃内 Hp 检出率为 30%～80%，平均 60%。儿童 Hp 检出率远低于成人，随着年龄增长也逐渐增加。就个体而言，不论有无临床症状，内镜所见如何，健康对照者或有上消化道病史者，都有检出 Hp 的报告。而凡组织学显示有慢性炎症的胃黏膜，多可检出 Hp，组织学正常的黏膜，检出 Hp 的机会就极少。

幽门螺杆菌感染的途径是：口－口、粪－口途径及医源性传播，如胃镜检查/活检等。

（三）Hp 相关性胃十二指肠疾病

幽门螺杆菌常常寄生于胃黏膜，通过引起胃黏膜自我保护的屏障作用下降和刺激胃酸分泌增加而诱发疾病。研究表明，幽门螺杆菌是许多慢性胃病发生发展中一个重要致病因子，Hp 与慢性胃炎、消化性溃疡、胃癌和黏膜相关性淋巴样组织（MALT）淋巴瘤密切相关。

1. Hp 与慢性胃炎　慢性活动性胃炎病人中幽门螺杆菌感染率为 95%，幽门螺杆菌阳性的胃炎多为活动性胃炎，杀灭幽门螺杆菌后则变为非活动性胃炎。

2. Hp 与消化性溃疡　消化性溃疡与幽门螺杆菌的感染密切相关。我国胃溃疡的幽门螺杆菌检出率为 70%～80%，十二指肠溃疡的幽门螺杆菌检出率为 90%～100%，而根除幽门螺杆菌之后经过长期随访观察，溃疡复发率明显下降至 10% 以下。因此有人提出了"无 Hp 则无溃疡"的说法。

3. Hp 与胃癌　Hp 被认为是胃癌的一个高危致病因素，根据流行病学资料，Hp 感染增加胃癌发生危险性；Hp 感染可引起细胞过度增殖，使 DNA 易受损伤；Hp 感染还可引起原癌基因激活，抑癌基因失活；根除 Hp 可阻断或延缓胃黏膜萎缩和肠化进一步发展，但是否能逆转这两种病变尚待进一步研究；根除 Hp 可降低早期胃癌术后复发率；单纯 Hp 感染可在蒙古沙土鼠中诱发出胃癌。

但是,胃癌的发生是 Hp 感染、宿主因素和环境因素共同作用的结果,宿主白细胞介素-1B 等基因多态性与 Hp 感染后的胃酸状态及胃癌发生的危险性相关。

4. Hp 与胃黏膜相关淋巴组织(MALT)淋巴瘤　Hp 感染是 MALT 淋巴瘤重要的致病因素,表现在 Hp 感染是 MALT 淋巴瘤产生的原因,胃 MALT 淋巴瘤在 Hp 高发区常见、多发;根除 Hp 可治愈早期的胃 MALT 淋巴瘤。

5. Hp 与非甾体抗炎药(NSAID)　两者均是消化性溃疡发生的重要独立危险因素,单纯根除 Hp 本身不足以预防 NSAID 溃疡。初次长期使用 NSAID 前根除 Hp 可降低 NSAID 溃疡的发生率,使用 NSAID 过程中根除 Hp 不能加速 NSAID 溃疡的愈合。

6. Hp 与胃食管反流病(GERD)　两者关系仍无定论,根除 Hp 与多数 GERD 发生无关,一般不加重已存在的 GERD。胃体为主的 Hp 相关性胃炎根除 Hp 后,发生 GERD 的危险性有可能会增加,但该型胃炎所占比例很小。Hp 阳性的 GERD 患者长期服用 PPI 可能会诱发或加重胃体黏膜萎缩,从而有可能增加胃癌发生的危险性。因此,Hp 阳性的 GERD 患者应根除 Hp。

7. Hp 与功能性消化不良(FD)　两者关系仍未明确。有活动性 Hp 感染的 FD 患者胃黏膜组织学检查几乎均有不同程度的慢性活动性胃炎,根除 Hp 可使绝大多数患者胃黏膜炎症消退,并降低胃癌前期病变发展成胃癌的危险性。

(四)Hp 感染的诊断

Hp 可在光镜下看到,有尿素酶活性并刺激有力的免疫反应,这构成了 Hp 诊断技术的基础,可分为两类:① 侵入性:包括细菌培养、病理、涂片及快速尿素酶试验等。② 非侵入性:包括呼吸试验、粪抗原及血清学检查。

(五)Hp 感染的治疗

首先需确定根除治疗的适应证,实施根除治疗时,应选择根除率高的治疗方案,以免引起耐药性。目前根治幽门螺杆菌常用以下几种方案:

1. 质子泵抑制剂(PPI)或瑞倍(RBC)+两种抗生素

PPI/RBC(标准计量)+阿莫西林 1.0 g+克拉霉素 0.25～0.5 g,均 1 日 2 次,1 周为 1 个疗程;PPI/RBC(标准计量)+阿莫西林 1.0 g+甲硝唑 0.4 g,均 1 日 2 次,1 周为 1 个疗程;PPI/RBC(标准计量)+甲硝唑 0.4 g 克拉霉素 0.25～0.5 g,均 1 日 2 次,1 周为 1 个疗程。

2. 铋剂+两种抗生素

铋剂(标准剂量)+阿莫西林 0.5 g+甲硝唑 0.4 g,均 1 日 2 次,2 周为 1

个疗程;铋剂(标准剂量)＋四环素 0.75 g＋甲硝唑 0.4 g,均 1 日 2 次,2 周为 1 个疗程;铋剂(标准剂量)＋克拉霉素 0.25 g＋甲硝唑 0.4 g, 均 1 日 2 次,2 周为 1 个疗程。

3. 二线方案

PPI/RBC(标准剂量)＋铋剂(标准剂量)＋M(0.4)＋T(0.75～1.0),均 1 日 2 次,1～2 周为 1 个疗程;

PPI/RBC(标准剂量)＋铋剂(标准剂量)＋ F(0.1)＋T(0.75～1.0),均 1 日 2 次,1～2 周为 1 个疗程;

(王　颖)

第二节　基本知识

一、上消化道出血

上消化道出血(upper gastrointestinal hemorrhage)是指曲氏韧带以上的消化道出血,由食道、胃、胆道、胰腺及十二指肠等病变引起;胃空肠吻合术后的空肠病变出血亦属此范围。主要表现为呕血、黑便,同时需注意与咯血、鼻咽部及口腔出血相鉴别。

数小时内失血量在 1 000 ml 或循环血容量在 20％以上为上消化道大量出血。上消化道大量出血为急症,应尽快做出出血原因和部位的诊断、出血量的估计、出血是否停止的判定,并及时抢救。

(一)病因

上消化道出血可因上胃肠道本身的炎症、机械性损伤、血管病变、肿瘤等因素引起,也可因上胃肠道邻近器官的病变和全身性疾病累及上消化道所致。临床上最常见的病因是消化性溃疡、食管胃底静脉曲张破裂、急性胃黏膜损害和胃癌。

(二)诊断要点

1. 临床表现　消化道出血的临床表现取决于出血病变的性质、部位、失血量与速度,与患者的年龄、心肾功能等全身情况也有关系。

(1)出血方式:上消化道大量出血之后,均有黑便,急性大量出血可有呕血;慢性少量出血则有粪便潜血阳性表现;如出血后血液在胃内潴留时间较久,因经胃酸作用变成酸性血红蛋白而呈咖啡色。如出血速度快而出血量又多,呕血的颜色是鲜红色。黑粪或柏油样粪便黏稠而发亮,系血红蛋白的铁经肠内硫化物作用形成硫化铁所致,表示出血部位在上消化道。但如出血量大,血液在肠道停留时间短,粪便颜色会变成暗红色甚至鲜红色,酷似下消化道出血。

（2）失血性周围循环衰竭：上消化道大量出血导致急性周围循环衰竭。临床上可出现头昏、心悸、恶心、口渴、黑蒙或晕厥；皮肤由于血管收缩和血液灌注不足而呈灰白、湿冷；按压甲床后呈现苍白，且经久不见恢复。静脉充盈差，体表静脉往往瘪陷。病人感到疲乏无力，进一步可出现精神萎靡、烦躁不安，甚至反应迟钝、意识模糊。失血量过大，出血不止或治疗不及时，可严重地影响心、脑、肾的血液供应，最终形成不可逆转的休克，导致死亡。

（3）血象变化：上消化道出血后均有急性失血后贫血。在出血早期，血红蛋白浓度、红细胞计数及血细胞比容可无变化，出血后，组织液渗入血管内，使血液稀释，一般经 3～4 h 后才开始出现贫血。

（4）发热：大量出血后，多数病人在 24 h 内常出现低热，但一般不超过38.5 ℃，持续 3～5 天降至正常。发热的原因可能是由于血容量减少、贫血、周围循环衰竭、血分解蛋白的吸收等因素导致体温调节中枢的功能障碍。分析发热原因时要注意寻找其他因素，例如有无并发感染等。

（5）氮质血症：在大量上消化道出血后，血液蛋白的分解产物在肠道被吸收，以致血中氮质升高。失血性周围循环衰竭造成肾血流暂时性减少，肾小球滤过率和肾排泄功能降低，以致氮质潴留。由于严重而持久的休克造成肾小管坏死（急性肾功能衰竭），或失血更加重了原有肾病的肾脏损害，而出现氮质血症。

2. 诊断

（1）上消化道出血诊断的确立：根据呕血、黑便和失血性周围循环衰竭的临床表现，呕吐物或黑便隐血试验呈阳性，血红蛋白浓度、红细胞计数及血细胞比容下降的实验室证据，可做出上消化道出血的诊断。但若上消化道出血引起的急性周围循环衰竭征象的出现先于呕血和黑便，必须与内出血及其他原因引起的休克相鉴别。在做出上消化道出血的诊断时，还需排除消化道以外的出血因素，如呼吸道、口、鼻及咽喉部出血，以及排除食用或服用动物血炭粉、含铁剂或铋剂的药物而出现的黑便，不要将此误认为消化道出血。

（2）出血量的估计：根据呕血、黑便的量、颜色、次数；血容量减少所致周围循环衰竭的临床表现，特别是对血压、脉搏的动态观察；以及病人的血红细胞计数、血红蛋白及血细胞比容测定，估计失血的程度。

上消化道出血量达到约 5～10 ml 时，粪便隐血试验即可呈现阳性反应。当出血量达 50～70 ml 以上，可表现为黑便。胃内储积血量在 250～300 ml 可引起呕血。如果一次出血量不超过 400 ml，由于组织液及脾储血所补充，一般不引起全身症状。出血量超过 400 ml 且失血又较快时，患者可有头昏、乏力、心动过速和血压偏低等表现，随出血量增加，症状更加显著，甚至引起出血性休克。

(3) 出血是否停止的判断：由于肠道内积血需经数日(一般约 3 日)才能排尽,故不能以黑便作为继续出血的指标。临床上出现下列情况应考虑继续出血或再出血：① 反复呕血,或黑便次数及量增多,呕血颜色转为鲜红色,黑便变成暗红色,伴有肠鸣音活跃；② 胃管抽出物有较多新鲜血；③ 在 24 h 内经积极输液、输血仍不能稳定血压和脉搏,一般状况未见改善；或经过迅速输液、输血后,中心静脉压仍在下降；④ 血红蛋白、红细胞计数与红细胞比容继续下降,网织细胞计数持续增高。

(4) 出血的病因和部位的诊断：既往病史、症状与体征可为出血的病因提供重要线索,但确诊出血的原因与部位需靠器械检查。

① 病史与体征：消化性溃疡患者常有长期规律性上腹疼痛史,出血前疼痛加剧,出血后疼痛减轻。服用非消炎止痛或肾上腺皮质激素类药物史或严重创伤、手术、败血症时,其出血以应激性溃疡和急性胃黏膜病变为可能。有慢性肝炎、肝硬化、血吸虫病等病史,伴有肝掌、蜘蛛痣、腹壁静脉曲张、脾大、腹水等体征时,以门脉高压食管静脉曲张破裂出血为最大可能。45 岁以上慢性持续性粪便隐血试验阳性,伴有缺铁性贫血、消瘦者应考虑胃癌。

② 胃镜检查：是目前诊断上消化道出血病因的首选的诊断方法,在直视下顺序观察准确性高,安全可靠。胃镜检查的最好时机是在出血后 24～48 h 内进行,称急性胃镜检查。如若延误时间,一些浅表性黏膜损害部分或全部修复,从而使诊断的阳性率大大下降。

③ X 线钡剂检查：主要适用于有胃镜检查禁忌证或不愿进行胃镜检查者,一般待出血停止和病情稳定后为宜。

④ 其他检查：上消化道持续严重大量出血紧急状态,胃镜检查无法安全进行或积血影响视野而无法判断出血灶时,选择性动脉造影、放射性核素 [99m] 锝标记红细胞扫描有助于出血部位的判断。选择性动脉造影可同时进行介入治疗。

(四) 治疗措施

上消化道大量出血病情急、变化快,严重者可危及生命,应采取积极措施进行抢救。最关键是迅速补充血容量,抗休克。

1. 一般急救措施　卧床休息；严密观察生命体征等变化,如神色和肢体皮肤是冷湿或温暖；记录血压、脉搏、出血量与每小时尿量；观察出血情况；保持静脉通路并测定中心静脉压；保持病人呼吸道通畅,避免呕血时引起窒息,必要时吸氧；活动性出血者宜禁食。

2. 积极补充血容量　建立有效及足够的静脉通道,尽快补充血容量。如出血量大,应立即做输血准备。下列情况为紧急输血指征：① 患者改变体位出现晕厥、血压下降和心率加快;② 收缩血压低于 90 mmHg 时,或较基础压下降 25%;③ 血红蛋白低于 70 g/L,或血细胞比容低于 25%。

3. 药物止血

① 口服止血剂:采用血管收缩剂如去甲肾上腺素 8 mg 加于冰盐水 100 ml 分次口服,可使出血的血管强烈收缩而止血。口服凝血酶有助于出血后血液凝固而达到止血。

② 抑制胃酸分泌:血小板聚集及血浆凝血功能所诱导和止血作用需在 pH>6.0 时才能有效发挥。可选择 H_2 受体拮抗剂,质子泵抑制剂。

③ 减少门脉压力:垂体后叶素(血管升压素)及生长抑素可减少门脉血流量,降低门静脉及其侧支循环的压力,一般用于胃底食管静脉曲张破裂出血。垂体后叶素不良反应大,常见的有腹痛、血压升高、心律失常、心绞痛,严重者可发生心肌梗死,因此有冠心病者禁用。生长抑素无明显不良反应,但价格昂贵。

4. 气囊压迫止血压 三腔二囊管用于胃底食管静脉曲张破裂出血,起压迫止血作用。对于药物不能控制出血时可作为暂时控制出血的方法,为采取其他有效治疗措施赢得时间。三腔管压迫止血的并发症有呼吸道阻塞和窒息,食管壁缺血、坏死、破裂,吸入性肺炎,心律失常等。由于不能长期压迫,停用后早期再出血率高。

5. 内镜下介入治疗 对于胃底食管静脉曲张破裂出血,内镜直视下注射硬化剂或黏合剂至曲张的静脉,或用皮圈套扎曲张静脉是重要的治疗手段。对于其他原因的出血,有效的内镜下治疗方法包括激光、热探头、高频电灼、微波及注射等。

6. 手术治疗 对于上消化道大出血内科积极治疗无效可考虑手术治疗。不同病因,手术指征和手术方式不同。

二、下消化道出血

下消化道出血(lower gastrointestinal hemorrhage)是指 Treitz 韧带远端的空肠、回肠、结肠、直肠及肛门的出血。

(一)病因

1. 肠道肿瘤 是下消化道出血最主要的原因之一,以结肠癌为最常见。

2. 肠息肉 息肉大多分布于结肠和直肠,可单发或多发。出血原因是因为息肉表面炎症、糜烂及排便损伤。

3. 肠道感染及炎症性病变 肠道细菌、真菌、寄生虫感染均可引起出血,如肠伤寒、肠结核、阿米巴肠病、肠血吸虫病、细菌性痢疾、急性出血坏死性小肠炎、溃疡性结肠炎、Crohn 病、Behcet 病等。

4. 肠道血管病变 如血管扩张、血管发育不良、遗传性出血性毛细血管扩张症。

5. 其他　肠憩室、缺血性肠病及内、外痔等肛门疾病均可引起下消化道出血。

(二)诊断要点

1. 症状

(1)便血:下消化道出血的主要表现,可表现为慢性隐性出血、慢性少量显性出血和急性大量出血。粪便的色泽、性状取决于出血部位、出血量、出血速度及在肠道内停留的时间。出血部位愈低、出血量愈大、出血愈快,则粪便颜色愈红,由于上消化道大量出血时,也可出现便血,因此需注意鉴别。

(2)低血容量表现:出血量大时,可出现头晕、疲乏无力、贫血甚至休克等表现。

2. 体征　注意有无贫血、腹部包块及压痛;肛检有无外痔、肛瘘;肛门指诊有无直肠癌、息肉及内痔等。

3. 辅助检查　根据病史、便血特点及伴随症状有助于下消化道出血的病因诊断,但确诊大多数患者需要特殊检查。

(1)结肠镜检查:是诊断结肠、回肠末段出血病变部位、性质的主要方法。凡是下消化道出血病例,均有结肠镜检查的适应证,但在急性大出血时宜暂缓施行,由于肠腔内大量积血,可影响结肠镜的检查和观察。

(2)小肠镜检查:推进式小肠镜检查可通过 Treitz 韧带进入空肠约50 cm,对空肠上端出血有诊断价值。

(3)X线钡剂造影:可应用小肠气钡双重造影和结肠气钡双重造影检查,在活动性出血停止后进行。对肿瘤、憩室的诊断价值较大,可弥补内镜检查的遗漏,但对浅小病灶、血管畸形常不能发现。小肠气钡双重造影是目前诊断小肠疾病应用最广、最为有用的检查方法,对小肠疾病具有重要诊断价值。

(4)选择性动脉造影:选择性腹腔动脉、肠系膜上动脉和下动脉造影,当持续性出血速度超过 0.5 ml/min 易发现病灶,因此造影时机的选择至关重要。

(5)放射性核素扫描:对出血速度为 0.05～0.1 ml/min 的病灶,有定位价值。

(6)吞线试验:这是传统的检查方法,可估算出血部位,此法简便易行。

(7)胶囊内镜:对小肠出血,胃镜及结肠镜检查无异常的患者具有重要价值。属无创,非侵入性检查,但价格昂贵。

(8)术中内镜检查:对于经各种检查仍不能明确出血原因,剖腹探查时,可作术中内镜检查。

（三）治疗原则

与上消化道出血患者的处理相似,应卧床休息、忌粗纤维饮食、补充血容量、纠正休克等。

1. 局部用药 以去甲肾上腺素 8～16 mg 加入冷生理盐水 200 ml 中灌肠,可反复数次进行,既可有一定的止血效果,又可为内镜检查清洁肠道。

2. 静脉用药 常用血管升压素持续以 0.2～0.4 U/min 静滴,生长抑素及其类似物也可选择,不良反应少。

3. 内镜下治疗 是下消化道出血治疗的有效手段之一,可用药物喷洒、电凝、激光、微波及硬化剂注射等方法。对于出血性息肉,可电凝摘除。

4. 介入治疗 在选择性血管造影时,发现病灶用作血管栓塞止血治疗。

5. 手术治疗 对于下消化出血量大,内科治疗无效,可急诊剖腹探查;针对下消化道出血的病因,依据其适应证可择期手术治疗。

三、胃食管反流病

胃、十二指肠内容物反流入食管引起烧心、胸痛等症状,并可导致食管炎及食管外组织损伤等并发症的一种疾病,称为胃食管反流病(gastroesophageal reflux disease,GERD),反流导致的食管黏膜破损称为反流性食管炎(reflux esophagitis,RE),有反流症状而无反流性食管炎称为内镜阴性的胃食管反流病。

（一）病因、发病机理

胃食管反流病是由多种因素造成的消化道动力障碍性疾病,是抗反流防御机制下降和反流物对食管黏膜攻击作用的结果。由于不良的生活习惯、药物、解剖异常、感染、化学性物质刺激、物理损伤、全身性疾病如糖尿病等因素导致食管下端括约肌(lower esophageal sphincter,LES)功能障碍,张力低下,一过性 LES 松弛,不能有效防止胃、十二指肠内容物反流入食管,加上食管清除性蠕动能力下降,反流物中酸、胆酸、胰酶等有害物质损害食管黏膜可引起食管水肿、潮红、糜烂、溃疡等炎症病变。胃酸分泌增多、胃排空障碍可加重胃、十二指肠食管反流。

（二）诊断要点

1. 症状 胸骨后灼热感(烧心)、反酸、咽下胸骨后疼痛与咽下困难;如影响进食可致消瘦、贫血等。反流物刺激咽喉部或吸入气管和肺,可出现不典型表现,如哮喘、慢性咳嗽、癔球感、咽喉炎、中耳炎、间歇性声嘶等。并发症有出血、食管溃疡,食管狭窄,以及 Barrett 食管等。

2. 实验室及器械检查

（1）内镜检查:是诊断反流性食管炎最准确的方法,并可判断反流性食管炎的严重程度和有无并发症。

（2）24 小时食管 pH 动态监测：为胃食管反流依据的重要检查方法，不仅可测酸反流，也可监测有无十二指肠食管反流存在。

（3）食管吞钡 X 线检查：主要用于不愿接受或不能耐受内镜检查者，排除食管癌等其他食管疾病。反流性食管炎除严重者，常无异常表现。

（4）食管测压：可测定 LES 的长度和部位，LES 压、LES 松弛压、食管体部压力及食管上括约肌压力等，对胃食管反流病具有辅助诊断作用。

胃食管反流病的诊断包括两个方面：一是证明有胃食管反流存在，二是证明有无食管病变存在。内镜检查和 24 h 食管 pH 动态监测是重要手段，反流性食管炎应与消化性溃疡、心绞痛、食管癌及其他原因所致的食管炎等病相鉴别。

（三）治疗原则

主要为缓解症状，防治重要并发症，预防 RE 复发。

1. 一般治疗　饮食宜少量多餐，不宜过饱；忌烟、酒、咖啡、巧克力、酸食和过多脂肪；避免餐后即平卧；卧时床头抬高 20～30 cm，裤带不宜束得过紧，避免各种原因引起的腹压过高状态。

2. 促胃肠动力药　促进食管和胃的排空，如甲氧氯普胺、吗丁啉、西沙比利、莫沙比利等。

3. 抗酸剂　中和胃酸，临时缓解症状。

4. 抑酸剂　减少胃酸分泌，如 H_2 受体拮抗剂，质子泵抑制剂等。

5. 介入和手术治疗　内科治疗不佳者及出现严重并发症者可考虑内镜下介入治疗或手术治疗。

四、食管癌

食管癌（carcinoma of the esophagus）是食管黏膜上皮发生的恶性肿瘤。本病是人类常见的恶性肿瘤之一，进行性咽下困难为其最典型的临床症状。我国是食管癌的高发国家，也是本病死亡率最高的国家。男性多见，男女发病率之比为 1.6∶1，发病的高峰在 50～70 岁。

（一）病因、病理

食管癌的病因复杂，目前一般认为可能与下列因素有关：

1. 亚硝胺　亚硝胺类化合物是已被公认的一种致癌物，能引起动物食管癌。食管癌高发现区饮水、食品（尤其是酸菜）中亚硝胺的含量显著增高。

2. 真菌毒素　各种霉变食物能产生致癌物质，直接致癌，同时一些真菌能促进亚硝胺的合成而间接致癌。

3. 饮食刺激与食管损伤、食管疾病　进食过快、进食粗硬食物可能引起食管黏膜损伤，反复损伤可以造成黏膜增生、间变，最后导致癌变；食管损伤、食管疾病导致食管长期慢性炎症、溃疡或慢性刺激，引起食管上皮增生，导致癌变。

4. 营养素缺乏　膳食中缺乏动物蛋白质及必需脂肪酸,新鲜蔬菜和水果等成分的缺乏,可以使食管黏膜增生、间变,进一步可引起癌变。尤其是维生素及微量元素钼、镁、锌、铁、铜的缺乏。

5. 遗传因素　食管癌的发病常表现为家族聚集现象。

食管癌的病变部位以中段最多,下段次之,上段最少。组织学上以鳞状细胞癌最多见,腺癌及未分化癌少见。早期食管癌按其形态可分为隐伏型、糜烂型、斑块型和乳头型,其中以斑块型为最多见。中、晚期食管癌的病理形态分型:可分为髓质型、蕈伞型、溃疡型、缩窄型、腔内型和未定型,其中髓质型恶性程度最高,并占中、晚期食管癌的1/2以上。食管癌的食管壁内扩散较常见。淋巴转移部位依次为纵隔、腹部、气管及气管旁、肺门及支气管旁。血行转移,最常见转移至肝与肺,其他脏器依次为骨、肾、肾上腺、脑等。

（二）诊断要点

1. 临床症状

（1）早期症状

① 咽下哽噎感:最多见,可自行消失和复发,不影响进食。

② 胸骨后和剑突下疼痛:较多见,咽下食物时有胸骨后或剑突下痛,以咽下粗糙、灼热或有刺激性食物为著。

③ 食物滞留感和异物感:咽下食物或饮水时,有食物下行缓慢并滞留的感觉,以及胸骨后紧缩感或食物黏附于食管壁等感觉,食毕消失。症状发生的部位多与食管内病变部位一致。

④ 其他症状:可有咽喉部干燥和紧缩感、胸骨后闷胀不适、背痛和嗳气等症状。

（2）后期症状

① 咽下困难:进行性咽下困难是绝大多数患者就诊时的主要症状,却又是本病的较晚期表现。在上述早期症状出现后,在数月内病情逐渐加重,由不能咽下固体食物发展至液体食物亦不能咽下。如癌肿伴有食管壁炎症、水肿、痉挛等,可加重咽下困难。

② 食物反流:常在咽下困难加重时出现,反流量不大,内含食物与黏液,也可含血液与脓液。

③ 其他症状:当癌肿压迫喉返神经可致声音嘶哑;侵犯膈神经可引起呃逆或膈神经麻痹;压迫气管或支气管可出现气急和干咳,侵蚀主动脉则可产生致命性出血。并发食管－气管或食管－支气管瘘或癌肿位于食管上段时,吞咽液体时常可产生呼吸困难或呛咳;如颈交感神经节被癌肿压迫,则可产生颈交感神经麻痹症状群。

2. 体征 早期体征可缺如。晚期则可出现消瘦、贫血、营养不良、失水或恶病质等体征。当癌肿转移时，可触及肿大而坚硬的浅表淋巴结，或肿大而有结节的肝脏。

3. 辅助检查

（1）食管脱落细胞学检查：应用双腔管线套网气囊细胞采集器吞入食管内，采集脱落细胞做细胞学检查，阳性率可达 90％以上，常可以发现一些早期病例，该方法简便，受检查痛苦小，可用于普查。

（2）X 线钡餐造影：食管癌 X 线钡餐检查可显示钡剂在癌肿点停滞，病变段钡流细窄；食管壁僵硬，蠕动减弱，黏膜纹理变粗而紊乱，边缘毛糙；食管腔狭窄而不规则，梗阻上段轻度扩张，并可有溃疡壁龛及充盈缺损等改变。常规 X 线钡餐检查常不易发现浅表性小癌肿。

（3）食管内镜检查：可直接观察病灶的形态，并可在直视下作活组织病理学检查，以确定诊断。还可作黏膜染色，放大观察，指导活检，提高早期癌检出率。

（4）食管内镜超声检查：可以比较精确测定病变在食管壁内浸润的深度；可以测量出壁外异常肿大淋巴结；可以比较容易地区别病变在食管壁的部位。

（5）胸部 CT 扫描：可清晰显示食管与邻近纵隔器官的关系，对食管癌的分期、治疗、预后的估计有帮助。

（三）治疗原则

治疗的关键在于食管癌的早期诊断，治疗方法目前比较有肯定疗效的是手术和放射治疗两种。

1. 手术治疗 外科手术是治疗食管癌的首选方法，可分姑息手术和根治手术两种。食管癌根治手术切除率在 80％～90％，术后 5 年存活率已达 30％以上。姑息手术主要对晚期不能根治或放疗后的病人，为解决进食困难而采用。

2. 放射治疗 主要适用于手术难度大的上段食管癌和不能切除的中、下段食管癌。上段食管癌手术的创伤大，并发症发生率高，而放疗损伤小，疗效优于手术，应以放疗为首选。

3. 化学药物治疗落 虽然目前应用于本病的化学药物较多，但确有疗效者不多。最常用的药物有博来霉素（BLM）、丝裂霉素 C（MMC）、阿霉素（ADM）、5-氟尿嘧啶（5-FU）、甲氨蝶呤（MTX）、长春地辛（VDS）、鬼臼乙叉甙（VP-16），以及顺铂（DDP）等二联或四联组合。

4. 内镜下食管支架置放术 属非创伤性姑息治疗术，在内镜直视下放置内支架，支撑食管癌性狭窄，可缓解梗阻，延长生存期。

5. 中医中药及生物免疫治疗等。

五、急性胃炎

急性胃炎(acute gastritis)是由于各种原因引起的急性胃黏膜炎症,常由药物、急性应激造成,亦称急性胃黏膜损害。

(一)病因、病理

病因多样,包括急性应激、药物、缺血、胆汁反流和感染等。其机理为胃黏膜的相对缺氧,局部前列腺素合成不足,黏膜屏障破坏,胃酸反渗,引起胃黏膜糜烂和出血。

1. 急性感染及病原体毒素　进食被细菌、病毒甚至寄生虫,或它们的毒素污染的食物,都可造成胃黏膜的急性炎症。幽门螺杆菌感染也可引起急性胃炎。

2. 理化因素　化学物,特别是药物,常见的有非甾醇类抗炎药如阿司匹林、吲哚美辛等,以及肾上腺皮质激素类,其他如乙醇、铁剂、氯化钾口服液,抗肿瘤药及抗生素亦可引起本病。此外,胆汁反流也可引起胃黏膜内源性化学性炎症。留置胃管、胃内异物以及局部因肿瘤放疗后都可造成物理性的胃黏膜损害。

3. 应激　急性应激可由严重的脏器疾病、大手术、严重感染、颅脑外伤、严重烧伤、大手术后、创伤、休克,甚至精神心身因素引起。少数可发生急性溃疡,烧伤所致者特称 Curling 溃疡,中枢神经病变所致者特称 Cushing 溃疡。

胃黏膜呈急性炎症改变,黏膜显著充血、水肿、糜烂、出血等,甚至一过性浅溃疡形成,白色或黄色渗出物附着于表面。黏膜中以中性粒细胞浸润为主。

(二)诊断要点

1. 症状　轻者可无症状,部分可出现上腹部疼痛、腹胀、恶心、呕吐、纳差等消化不良的表现;严重者可出现上消化道出血,可表现为呕血或黑粪。如起病急,寒战、上腹剧痛、恶心呕吐、压痛明显,酷似急腹症,继发于全身或局部细菌感染,应考虑急性化脓性胃炎可能。

2. 体征　可有上腹部轻压痛。

3. 胃镜　急诊胃镜检查最具诊断价值,其表现为胃黏膜局限性或弥漫性充血、水肿、糜烂,表面附有黏液和炎性渗出物,可附有黑色血痂或有新鲜出血。以上病变多能在短期内消失,如有条件应及时检查。腐蚀性胃炎急性期,胃镜检查禁忌。

(三)治疗原则

1. 一般治疗　祛除病因,卧床休息,给予清淡易消化之流食,呕吐严重者禁食。

2. 保护胃黏膜　可用硫糖铝、碳酸镁及米索前列醇等胃黏膜保护剂。

3. 抑制胃酸分泌　可用 H_2 受体拮抗剂、质子泵抑制剂。

4. 如出现大出血即给予相应治疗(参见"上消化道出血")。

六、慢性胃炎

慢性胃炎(chronic gastritis)是由多种原因引起的胃黏膜慢性炎症病变,是人类常见病和多发病,并随年龄增长而更多见。按部位可为慢性胃窦胃炎(B型胃炎)和慢性胃体炎(A型胃炎)。

(一)病因、病理

1. 幽门螺杆菌(helicobacter pylori,Hp)　目前被认为是慢性胃炎的主要原因,与B型胃炎有关。Hp含有毒力因子,如空泡毒素、细胞毒素等,对胃黏膜上皮具有损伤作用,同时在Hp胃黏膜感染引起的炎症反应过程中,浸润的免疫细胞分泌许多免疫因子及炎症介质如肿瘤坏死因子、白细胞介素-6、白细胞介素-8、血小板激活因子、白三烯 B_4,这些因子都会加重局部的炎症程度,导致黏膜损伤加重。

2. 自身免疫　机体产生壁细胞抗体和内因子抗体,从而造成自身免疫破坏,与A型胃炎有关。

3. 其他　十二指肠液反流、饮酒、药物等各种理化因素反复损伤胃黏膜,可造成炎症持续不愈。

浅表性胃炎时炎症限于胃小凹和黏膜固有层的表层。肉眼见黏膜充血、水肿,或伴有渗出物,有时见少量糜烂及出血。炎症深入黏膜固有层时可影响胃腺体,使之萎缩、消失,黏膜变薄。

在慢性胃炎时,胃腺细胞可发生形态变化,如胃腺转变成肠腺样,含杯状细胞,称肠腺化生(intestinal metaplasia)。增生的上皮细胞核增大、失去极性,细胞拥挤而有分层现象,黏膜结构紊乱,有丝分裂象增多,称不典型增生或异型增生(dysplasia)。

炎症静息时浸润的炎性细胞主要是淋巴细胞和浆细胞,炎症活动时见中性粒细胞增多。

(二)诊断要点

1. 症状、体征　缺乏特征性症状、体征,大多数无明显症状,部分有消化不良的表现,如上腹饱胀、隐痛、反酸、嗳气、恶心、呕吐及上腹轻压痛等。严重者可有厌食、体重下降、贫血等。

2. 辅助检查

(1)胃液分析:A型胃炎胃酸缺乏。

(2)血清学检查:A型胃炎时,血清胃泌素明显增高,抗壁细胞抗体和抗内因子抗体可阳性。

(3)胃镜及胃黏膜活检:是诊断慢性胃炎最可靠的检查方法。浅表性胃炎多为弥漫性胃黏膜表面黏液增多,有灰白色或黄白色渗出物,病变处黏膜红白相间或花斑状,似麻疹样改变,有时有糜烂和出血点。萎缩性胃炎的黏膜多呈苍白或灰白色,亦可呈红白相间,白区凹陷;皱襞变细或平坦;由于黏膜变薄,可透见呈紫蓝色黏膜下血管;病变可弥漫或主要在胃窦部,如伴有增生性改变者,黏膜表面颗粒状或结节状。活检标本应做病理学检查。

(4) X 线钡餐检查:用气钡双重造影,大多数患者无明显异常,萎缩性胃炎可出现胃黏膜皱襞相对平坦、减少。胃窦胃炎局部痉挛性收缩、黏膜粗乱等。

(5) Hp 检测:有侵入性和非侵入性多种方法检查。侵入性方法为胃镜检查时获取胃黏膜活检组织,可作快速尿素酶试验、病理学涂片或切片染色、Hp 培养等;非侵入性方法有:血清 Hp 抗体测定、^{13}C 或 ^{14}C 尿素呼气试验等。

(三)治疗原则

1. 消除病因　祛除各种可能致病的因素,包括根除 Hp(参见"消化性溃疡"一节),戒烟忌酒,避免进食对胃黏膜有强刺激的饮食及药品。

2. 抑制胃酸分泌　可选用制酸药、抗胆碱能药、H_2 受体拮抗剂、质子泵抑制剂等。

3. 胃黏膜保护剂　可选用硫糖铝、胶体铋剂、前列腺素类等。

4. 解痉药　在疼痛发作时,可用山莨菪碱阿托品、屈他维林等。

5. 胃肠促动力药　加速胃排空,减轻腹胀,常用多潘立酮、西沙比利、莫少比利等。

6. 维生素和铁剂　并发恶性贫血的患者可肌内注射维生素 B_{12},有缺铁性贫血者补铁。

7. 手术治疗　慢性萎缩性胃炎伴重度异型增生在目前多认为系癌前病变,应考虑手术治疗或黏膜切除术。

七、慢性十二指肠炎

慢性十二指肠炎(duodenitis)是一种常见病,可分为特异性和非特异性两类。本病可单独存在,亦可与慢性胃炎、消化性溃疡等合并存在,病变以球部为主。

(一)病因、发病机制

非特异性十二指肠炎的病因尚不十分清楚,可能与慢性胃炎、十二指肠溃疡一样,由多种因素共同作用导致炎症的产生。一般认为可能与胃酸分泌过多、幽门螺杆菌感染及刺激性食物、酒精、药物(如非甾体抗炎药)有关;特异性十二指肠炎的病因较为明确,多为邻近器官病变累及所致,或为某些全身性疾病的局部表现。

（二）诊断要点

1. **症状体征**　患者可无症状，部分患者可有消化不良症状，如上腹痛、上腹饱胀、反酸、嗳气、恶心、呕吐等。上腹痛类似于十二指肠球部溃疡，出现饥饿痛、夜间痛、进食后缓解。此外，可出现黑便或呕血并发症。患者一般无特殊体征。

2. **辅助检查**

（1）X线钡餐检查：十二指肠球部有激惹痉挛、运动增快、皱襞增粗及紊乱等表现。

（2）内镜检查：是本病最重要的诊断方法，可分4型：① 浅表型：黏膜充血水肿，红白相间。② 出血糜烂型：黏膜发红，可见点状或片状糜烂灶或出血灶。③ 萎缩型：黏膜变薄，黏膜下血管显露。④ 增生型：黏膜粗糙不平或细颗粒结节改变。

（三）治疗原则

治疗基本同十二指肠溃疡，即消除可能病因、抑制胃酸分泌、根除Hp。

八、功能性消化不良

功能性消化不良（functional dyspepsia，FD）是指一组表现为上腹部不适、疼痛、上腹胀、早饱、嗳气、食欲不振、恶心、呕吐等症状的综合征，经检查不存在有可能解释这些症状的器质性疾病的依据。FD是临床上最常见的病症之一。

（一）病因、发病机理

针对FD的病因与发病机制进行大量的深入研究，但不十分明了，目前认为主要与下列因素有关：① 胃肠运动和胃排空障碍；② 幽门螺杆菌（Hp）感染与Hp相关性胃炎；③ 胃肠道感觉异常；④ 心理障碍和神经异常；⑤ 胃肠激素、NO与性激素。

（二）诊断要点

1. **临床表现与分型**　无特征性表现，主要有持续和反复发作的上腹胀、上腹痛、早饱、嗳气、食欲不振、恶心、呕吐等症状，症状出现与进食有关或无关，症状可单独出现或多种症状同时出现，临床上依据症状的特点分为3个亚型：

（1）溃疡样消化不良型：它是以消化性溃疡的症状为特征，而又无溃疡的存在。

（2）动力障碍样消化不良型：它以"胃潴留"症状为特征的临床表现为主，常由进食引起或餐后加重，餐后上腹发胀，早饱、恶心或呕吐。

（3）非特异性消化不良型：包括不适合上述两组特征性消化不良的患者。

2. **诊断与鉴别诊断**

（1）诊断标准（罗马Ⅱ标准）

① 持续性或反复性消化不良（上腹部痛或不适感）。

② 不存在有可能解释这些症状的器质性疾病的依据（包括上消化道内镜检查）。

③ 消化不良在排便后没有缓解，或消化不良的发作与大便次数或性状的改变无关（即：不是肠易激综合征）。

④ 病程规定所有症状在过去的 12 个月中至少出现 12 周，症状可持续或反复发作。

（2）鉴别诊断：由于 FD 的定义仍是基于症状学得出的，因此必须强调首先应排除器质性消化不良。

① 详细询问病史，必须注意有意义的阴性病史，如出现报警症状与体征，必须进彻底检查直至找到病因。报警症状与体征有：45 岁以上，近期出现消化不良症状；有消瘦、贫血、呕血、黑便、吞咽困难、腹部肿块、黄疸等；消化不良症状进行性加重。

② 内镜检查（必要时进行胃镜、肠镜检查）：以排除消化道的器质性疾病，包括溃疡、肿瘤等。

③ 实验室生化检查及 B 超和 X 线等检查：排除肝胆胰疾病、糖尿病、结缔组织病、精神病等。

④ 无腹部手术史。

⑤ 应追踪观察 1 年以上。

（三）治疗原则

治疗的目的是缓解或消除消化不良症状，改善病人的生活质量。

1. 一般治疗　建立良好的生活与饮食习惯，调整心理与精神状态。

2. 药物治疗

（1）促胃肠动力药：一般用于动力障碍样消化不良。多潘立酮：为外周多巴胺拮抗剂，口服 10 mg/次，3～4 次/日。偶可引起高催乳素血症的副反应。西沙必利：选择性地作用于肠肌丛，刺激乙酰胆碱释放，口服剂量 5～10 mg/次，3～4 次/日，有时可有腹泻或痉挛性腹痛，减量或停药后消失，无严重不良反应。但上述两种药物尚待进一步研究。

（2）抑酸剂：常用于溃疡样功能性消化不良，可选择 H_2 受体拮抗剂或质子泵抑制剂。

（3）根除幽门螺杆菌治疗：部分患者有效。

（4）抗焦虑及抗抑郁药物：对某些有心理应激、抑郁、失眠等患者，使用多塞平、安定类及氟西汀类可能对缓解上述症状、改善生活质量有帮助。

九、消化性溃疡

消化性溃疡(peptic ulcer)主要指发生于胃和十二指肠的慢性溃疡,即胃溃疡(gastric ulcer,GU)和十二指肠溃疡(duodenal ulcer,DU),是一多发病、常见病。溃疡的黏膜缺损超过黏膜肌层而有别于糜烂。胃酸及胃蛋白酶对黏膜的消化作用是溃疡形成的基本因素。酸性胃液接触的任何部位,如食管下段、胃肠吻合术后吻合口、空肠以及具有异位胃黏膜的 Meckel 憩室也可发生消化性溃疡。

(一)病因、病理

消化性溃疡的发生机理主要是胃肠黏膜的保护因素和损害因素的关系失衡,保护因素减弱,损害因素增强。其原因主要有幽门螺杆菌感染、胃酸分泌过多、非甾体抗炎药的使用。其他如胃排空延缓和胆汁反流、胃肠肽的作用、遗传因素、环境因素和精神因素等,也与消化性溃疡的发生有关。

GU 多位于胃角和胃窦小弯;DU 多发生在球部,前壁比较常见,偶位于球部以下、十二指肠乳头以上,称球后溃疡;十二指肠前后壁有一对溃疡者,称对吻溃疡;GU 和 DU 同时存在,称复合性溃疡;溃疡直径大于 2 cm,称巨大溃疡;溃疡一般为单个,也有多个,则称多发性溃疡。

典型溃疡呈圆形或椭圆形,边缘整齐,急性活动期充血水肿明显,有炎性细胞浸润及肉芽形成。溃疡深度不一,浅者仅达黏膜肌层,深者亦可达肌层,溃疡底部洁净,覆有灰白渗出物,溃疡进一步发展,侵袭基底部的血管,特别是动脉时,可并发出血,甚至大量出血。当溃疡向深层侵袭可穿透浆膜引起穿孔。前壁穿孔引起急性腹膜炎,后壁穿孔多与邻近组织器官先有粘连或穿入邻近脏器如胰、肝、横结肠等,称为穿透性溃疡。溃疡愈合过程中(称愈合期),边缘充血,水肿减轻,上皮细胞再生,溃疡逐渐缩小变浅;溃疡完全愈合,愈合后常留有瘢痕(称瘢痕期),瘢痕收缩使周围黏膜皱襞向其集中。消化性溃疡主要并发症为上消化道出血、幽门梗阻、穿孔、癌变。

(二)诊断要点

1. 症状　典型病例表现为慢性病程,周期性发作,节律性上腹部疼痛。常伴有返酸、嗳气、流涎、恶心、呕吐等消化不良症状。胃溃疡腹痛常在剑突下或偏左,进餐后 1～2 h 发作,持续 1～2 h 胃排空后缓解;十二指肠溃疡腹痛多在剑突下偏右,多于空腹时发生,进食后缓解。发作与季节有关。疼痛性质可呈钝痛、灼痛或饥饿样痛。特殊类型溃疡如幽门管、球后、胃底贲门区溃疡,巨大溃疡及多发性溃疡,复合性溃疡或有并发症时,腹痛可不典型,可有剧烈腹痛或夜间痛。约有 15%～35% 的消化性溃疡患者无任何症状,称为无症状溃疡。

2. 体征　消化性溃疡一般无明显体征,活动时剑突下可有一固定而局限的压痛点。

3. 辅助检查

(1)胃镜检查:可直接观察到溃疡进行描述、摄影,还可在直视下活检,做病理检查和幽门螺杆菌检测,且可鉴别良、恶性溃疡,是目前最重要的诊断方法。

(2)X 线钡餐:溃疡的 X 线征象有直接和间接之分,龛影为溃疡的直接依据,有确诊价值。

(3)消化性溃疡患者需做幽门螺杆菌检测,如阳性应进行根除治疗。

(4)胃液分析。

(三)治疗原则

治疗的目的为消除症状,促进溃疡愈合,预防复发,避免并发症。

1. 一般治疗 养成良好的生活习惯,如生活有规律,避免刺激性食物,戒烟、酒等。

2. 根除幽门螺杆菌 根除幽门螺杆菌的治疗方案大体分为质子泵抑制剂为基础和胶体铋剂为基础的方案两大类。一种质子泵抑制剂(如奥美拉唑 20 mg,2 次/日)或胶体铋剂(如枸橼酸铋钾 240 mg,2 次/日)加上克拉霉素 250~500 mg,2 次/日,阿莫西林 500~1 000 mg,2 次/日,甲硝唑 0.4,2 次/日(替硝唑 0.5,2 次/日)3 种抗生素中的 2 种,组成三联疗法。疗程 1~2 周。

3. 抑制胃酸分泌药 制酸药、抗胆碱能药、H_2 受体拮抗剂、质子泵抑制剂等。

4. 保护胃黏膜 黏膜保护剂主要有 3 种:硫糖铝、胶体铋剂、前列腺素类。

5. 外科治疗 经正规内科治疗无效的顽固性溃疡,胃溃疡疑有癌变,大出血经内科紧急处理无效,急性穿孔,瘢痕性幽门梗阻为手术适应证。

十、卓-艾氏综合征

卓-艾氏综合征即 Zollinger-Ellison 综合征,亦称胃泌素瘤。

(一)病因

本征由胰腺非 β 细胞瘤分泌大量促胃泌素所致,也可由胃窦部、十二指肠壁 G 细胞瘤所致,肿瘤往往很小(直径<1 cm),生长缓慢,半数为恶性。其特点是高胃泌素血症伴大量胃酸分泌而引起的胃、十二指肠球部和不典型部位(十二指肠降段、横段甚至空肠近端)发生多发性、难治性消化性溃疡。胃大部切除术后易出现吻合口溃疡。

(二)诊断要点

诊断三联标准为:高胃酸分泌,严重、不典型的多发性消化性溃疡,胰腺非 β 细胞瘤。

1. **症状** 乏力,腹痛,腹泻,排水样便或脂肪泻;有并发症可出现出血、穿孔表现;如伴其他内分泌瘤,则有相应表现。

2. **体征** 腹部压痛,内分泌瘤体征。

3. **辅助检查**

(1) 胃液、胃酸测定:夜间 12 h 胃液总量大于 1 000 ml,66%～90%患者基础胃酸量(BAO)大于 15 mmol/h,最大酸排出量(MAO)大于 60 mmol/h,BAO/MAO>60%。

(2) 血清胃泌素测定:正常值低于 150 ng/L,本病患者须达 200 ng/L 以上(常大于 500 ng/L)。

(3) 促胰液素或钙激发试验:如为实验前的 1～2 倍或绝对值大于 500 pg/ml 则提示为胃泌素瘤。

(4) 胃镜、X 线钡餐检查:可发现溃疡、黏膜皱襞肥大、胃液多等。

(5) 肿瘤定位:可采用 B 超、CT、MRI、血管造影等。

(三)治疗原则

治疗主要为控制高胃酸分泌的症状;切除可切除的肿瘤或制止肿瘤的发展。

十一、胃癌

胃癌(gastric cancer)是最常见的胃肿瘤,其发病率位居恶性肿瘤第二位。源于胃黏膜腺体细胞的恶性肿瘤,称胃腺癌(gastric adenocarcinoma),即通常所称的胃癌。

(一)病因、病理

胃癌的病因和发病机制尚未阐明,大量研究资料表明胃癌的发生是多种因素综合作用的结果。

1. **幽门螺杆菌** 1994 年 WHO 将其 Hp 列为 Ⅰ 类致胃癌病因。流行病学资料提示 Hp 是胃癌的危险因素;Hp 可直接诱发蒙古沙鼠胃癌;Hp 导致胃炎,并发展为萎缩、肠化、不典型增生,在这基础上易发生癌变;Hp 还是一种硝酸盐还原剂,具有催化亚硝化作用而起致癌作用。

2. **环境因素** 经常食用含高浓度硝酸盐的食物如烟熏、烤炙食品、腌渍食品、咸菜等,硝酸盐转化为亚硝酸,再与胺合成亚硝胺,而具致癌性。

3. **遗传因素** 胃癌具有家族现象,目前已发现一些胃癌易感基因。

癌前病变和癌前状态:癌前病变是指易恶变的全身或局部的疾病或状态;癌前状态是指较易转变成癌组织的病理组织学变化。胃癌的癌前病变有:慢性萎缩性胃炎、胃息肉、残胃炎、恶性贫血胃体有显著萎缩者;少数胃溃疡。胃癌的癌前状态有胃黏膜肠化及不典型增生。

胃癌好发部位:胃窦部最常见,其次是贲门部、胃体部,累及全胃者相对较少。胃癌可分为早期胃癌和进展期胃癌。

早期胃癌定义为癌肿位于黏膜及黏膜下,未达肌层,无论有无淋巴结转移,早期胃癌大小上可分小胃癌及微小胃癌,小胃癌指癌灶直径为 6～10 mm,微小胃癌则指直径 5 mm 以下的癌灶。手术切除后的 5 年生存率可以达到90％以上。早期胃癌形态上主要分为 3 种类型,即隆起型(Ⅰ型)、平坦型(Ⅱ型)及凹陷型(Ⅲ型)。其中平坦型又可分为浅表隆起型(Ⅱa)、浅表平坦型(Ⅱb)及浅表凹陷型(Ⅱc)。

癌组织浸润达肌层或浆膜层称为进展期胃癌,也称为中、晚期胃癌,一般把癌组织浸润肌层称为中期,超出肌层称为晚期胃癌。形态类型仍采用 Borrmann 分型法:① Ⅰ型即息肉型,肿瘤向胃腔内生长隆起,不多见;② Ⅱ型即溃疡型,单个或多个溃疡,边缘隆起,与黏膜分界清晰,常见;③ Ⅲ型,又称溃疡浸润型,隆起而有结节状的边缘,向四周浸润,与正常黏膜无清晰的分界,最常见;④ Ⅳ型,又称弥漫浸润型,癌发生于黏膜表层之下,向四周浸润扩散,伴纤维组织增生,少见。如累积整个胃,则使胃变成一固定而不能扩张的小胃,称皮革状胃。

胃癌的扩散方式有 4 种:经淋巴管、经微血管、直接侵犯、经腹膜。

(二)诊断要点

起病多隐匿。早期胃癌可无症状,或只有轻微的非特异性消化不良症状等。中晚期胃癌,可出现下述表现:

1. 症状

(1)上腹疼痛:初为隐痛,后逐渐加重呈中至重度,多于饭后发生,无间歇期,治疗不能缓解。

(2)食欲不振:胃癌患者常有食欲不振,进行性消瘦,精神萎靡、疲乏无力。

(3)消化道出血:多为小量呕血、黑便,或仅大便隐血阳性,少数以急性上消化道大出血为首发。

(4)进行性贫血:少数患者以贫血为首症就诊,多为癌肿所致的慢性进行性失血。

(5)其他:因肿瘤的部位、大小、转移与否而出现不同的症状,如贲门部癌可较早出现吞咽困难;幽门部癌可引起幽门梗阻,肺转移出现咳嗽、呼吸困难;肝及腹膜转移而产生腹水,出现腹胀不适;骨转移出现骨痛等。

2. 体征 晚期可有恶病质等。上腹部可扪到质硬的肿块,常有压痛,幽门部肿块可出现胃蠕动波、震水音。肝脏可因癌转移而肿大,质硬、表面不平。腹膜转移时出现腹水而移动性浊音阳性。淋巴结转移可引起左锁骨上淋巴结肿大。癌细胞转移至卵巢(Krukenberg 瘤)时,下腹部可触及质硬的包块。

3. 辅助检查

（1）血液检查：常有不同程度的贫血，血沉增快。

（2）粪便潜血检查：多持续阳性。

（3）X线钡餐检查：为重要的诊断方法之一。早期胃癌X线较难发现，进展期胃癌钡餐阳性率可达90％。其X线表现随大体病理类型不同而不同。

（4）胃镜检查：胃镜加活检是胃癌的最重要的诊断方法，可以发现早期胃癌，对良恶性溃疡进行鉴别，确定胃癌的类型和病灶浸润的范围，并可对癌前病变、癌前状态进行随访检查。在普通胃镜的基础上，可行超声、染色、荧光、放大等内镜检查，可提高早期胃癌检出率。

（三）治疗原则

1. 手术治疗　仍是胃癌唯一有效的治疗方法，也是姑息性治疗的主要手段。手术效果取决于胃癌的病期、癌侵袭深度和扩散范围。

2. 内镜下治疗　对早期胃癌可在内镜下用电灼、激光或微波做局部灼除，或做黏膜剥离切除术。

3. 化学治疗　抗癌药物常用以补充手术疗法，在术前、术中和术后使用，以抑制癌细胞的扩散和杀伤残存癌细胞，以提高手术疗效。一般认为联合用药疗效较单项化疗为优。

4. 中医中药及生物免疫治疗等方法。

（徐顺福）

十二、肠息肉病

肠息肉（polyps）及肠息肉病（polyposis）是一类从黏膜表面突出到肠腔内的隆起状病变。在肠道广泛出现，数目多于100颗呈密集丛生的息肉，并具有其特殊的临床表现，称为肠息肉病，部分伴有肠道外表现。按照肠道累及程度、伴随肠外表现、有无遗传倾向及其不同的遗传方式和息肉的大体与组织学表现而分类。一般可分为腺瘤性与错构瘤性息肉病综合征两大类。

（一）腺瘤性息肉病综合征

特点是多发性腺瘤伴有结肠癌的高发率。主要有以下3种：

1. 家族性结肠息肉病　是一种常染色体显性遗传性疾病，偶见于无家族史者。全结肠与直肠均可有多发性腺瘤，多数腺瘤有蒂，乳头状较少见；息肉数从100左右到数千个不等，自黄豆大小至直径数厘米，常密集排列，有时成串，其组织结构与一般腺瘤无异。常在青春期或青年期发病，多数在20～40岁时得到诊断；有高度癌变倾向，据报道在息肉发生的头5年内癌变率为12％，在15～20年则高于50％。

大多数患者可无症状。最早的症状为腹泻，也可有腹绞痛、贫血、体重减轻和肠梗阻。结肠镜活组织检查一般即可确诊。患者应尽早做全结肠切除与回肠－肛管吻合术或回肠－直肠吻合术,术后仍需定期做肠镜检查,如发现新的息肉可予电灼治疗。

2. Gardner综合征　是一种伴有骨和软组织肿瘤的肠息肉病。一般认为由常染色体显性遗传引起,其息肉性质和分布与家族性结肠息肉病相似,但息肉数目较少(一般少于100个),体积较大,也有高度癌变的倾向,但癌变年龄稍晚一些。骨瘤主要见于头颅、上下颌、蝶骨和四肢长骨;软组织肿瘤可为皮脂囊肿、脂肪瘤、纤维肉瘤、平滑肌瘤等;此外这些患者也有甲状腺、肾上腺、十二指肠壶腹部癌变的倾向。

本病的骨和软组织肿瘤常先于肠息肉出现,因此有阳性家族史而体检发现有骨或软组织肿瘤者,应做肠道检查。

本病治疗原则与家族性息肉病相同。

3. Turcot综合征　是一种遗传性疾病,较少见。其特征是患者有家族性结肠腺瘤病伴有其他脏器的肿瘤,通常是伴有中枢神经系统的肿瘤,如脑或脊髓的胶质母细胞瘤或髓母细胞瘤,因此也有胶质瘤息肉病综合征之称。结肠腺瘤的癌变率高,有报道在十几岁时已发生癌变而导致死亡者。

(二)错构瘤息肉综合征

包含一组疾病,其特点是某些肠段被一些组织的无规律混合体所累及,具有某些非肿瘤性质,但有肿瘤样增殖特征。

1. Peutz-Jegher综合征(黑色素斑-胃肠多发性息肉综合征)　本病系伴有黏膜、皮肤色素沉着的全胃肠道多发性息肉病。可能通过单个显性多效基因遗传,外显率很高,同一家族罹病者甚多(患者子女中50%发病),常在10岁前起病;息肉最多见于小肠,可引起出血与肠套叠,也可有腹痛、腹泻及蛋白丢失性肠病等。息肉性质为错构瘤,近年研究发现患者肠息肉有2%的癌变率,这些癌变者的年龄常小于35岁,比一般大肠癌发病年龄早10年以上。由于错构瘤常与腺瘤并存或错构瘤内有腺瘤成分,因此不能肯定癌变是来自错构瘤本身还是腺瘤,肠外恶性肿瘤的发病率可高达10%～30%。色素沉着多见于口唇及其四周、颊部、面部、手指皮肤,偶见于肠黏膜,但也有色素沉着局限在躯干及四肢者,色素可呈黑、棕褐、灰、蓝等色;极少数病人仅有肠息肉而无色素沉着。由于本病病变广泛,一般予以对症治疗,仅在严重并发症如不能控制的出血或梗阻时才考虑外科手术治疗,手术时尽可能将息肉摘除。

2. 幼年性息肉病综合征　息肉最常见于直肠,但可发生于整个结肠,偶见于胃和小肠。可能包括下列3种息肉病:

(1) 幼年性结肠息肉病(juvenile polyposis coli,JPC):平均发病年龄是6岁,无家族史。主要临床表现是消化道出血,常伴有贫血、低蛋白血症、营养不良和生长迟缓;常伴有先天性畸形,如肠旋转不良、脐疝和脑水肿等;可与腺瘤性息肉同时存在。

(2)家族性幼年性结肠息肉病(familial juvenile polyposis coli,FJPC):有家族史,系常染色体显性遗传。症状以直肠出血、直肠脱垂和生长迟缓为常见。大部分病人的息肉呈典型的错构瘤特征,但少数合并存在腺瘤性息肉;有恶变可能。

(3)家族性全身性幼年性息肉(familial generalized juvenile polyposis,FGJP):有遗传性。息肉除大肠外,还有胃或空肠息肉,单独或(和)大肠息肉并存,部分病人合并或单独存在胃、十二指肠、胰或结肠癌。有人认为此病与上述 FJPC 可能是同一疾病。

3. Cronkhite-Canada 综合征:早先认为属腺瘤息肉,现认为是错构瘤性的。主要的特点有:① 整个胃肠道都有息肉;② 外胚层变化,如脱发、指甲营养不良和色素沉着等;③ 无息肉病家族史;④ 成年发病。

腹泻是最常见症状,见于 80% 以上病例,排便量大,并可含脂肪或肉眼血液,大多数患者有明显体重减轻,其次为腹痛、厌食、乏力、呕吐、性欲和味觉减退,多有指(趾)甲改变、脱发、色素沉着等。实验室检查有贫血、低白蛋白血症、营养吸收不良和电解质紊乱。有恶变可能,虽有报道经治疗后存活 10 年以上的病例,但多数患者病情重,预后差。治疗主要是对症处理,补液,补充营养物质,保持水、电解质平衡,少数患者应用皮质激素、同化激素、抗生素和外科行肠段大部切除使病情得到缓解。外科手术仅适用于严重的并发症,如大出血、脱垂、肠套叠、肠梗阻和明显恶变者或病变肠段较短者。

十三、肠结核

肠结核(intra-abdominal tuberculosis)是临床常见的肺外结核病,由结核杆菌侵犯肠道引起的慢性感染。绝大多数继发于肠外结核,特别是开放性肺结核。发病年龄多为青壮年,女略多于男。

(一)病因、病理

肠结核多由人型结核杆菌引起,偶因饮用带菌牛奶或乳制品罹患牛型结核者,结核杆菌侵犯肠道的主要途径有:

1. 胃肠道感染　为肠结核的主要感染方式,患者原有开放性肺结核,因经常吞咽含结核菌的自身痰液而继发感染;或经常与肺结核患者密切接触,又忽视消毒隔离措施而引起原发性肠结核。

2. 血行播散　血行播散也是肠结核的感染途径之一,见于粟粒型结核菌经血行播散而侵犯肠道。

3. 邻近结核病灶播散　肠结核还可由腹腔内结核病灶直接蔓延而引起,如输卵管结核、结核性腹膜炎、肠系膜淋巴结核等。此种感染通过淋巴管播散。

结核病和许多疾病一样,是人体和细菌(或其他致病因素)相互作用的结果。只有当入侵的结核杆菌数量多、毒力强且有机体免疫功能异常(包括肠功能紊乱引起局部抵抗力削弱)时,方能致病。肠结核好发于回盲部,结核菌侵入肠道后,其病理改变随着人体对结核杆菌的免疫力及过敏反应而定。当感染菌量多、毒力大、机体过敏反应强时,病变以渗出为主,可伴有干酪样坏死,形成溃疡,称为溃疡型肠结核;若感染较轻,机体免疫力(主要是细胞免疫)较强时,病变常为增生型,以肉芽组织增生为主,形成结核结节并逐步纤维化,称为增生型肠结核。实际上兼有溃疡与增生两种病变者,并不少见,称为混合型或溃疡增生型肠结核。

(二) 诊断要点

1. 病史 起病缓慢,有肠外结核(如肺结核)病史。

2. 症状

(1)腹痛:常见于右下腹,触诊时有局限性压痛点;疼痛亦可位于脐周,一般呈隐痛或钝痛,亦可为间歇性疼痛,进餐时或餐后诱发,常伴有便意,便后疼痛稍缓解。增生型肠结核并发肠梗阻时,腹痛为绞痛,伴肠梗阻的相应症状。

(2)腹泻与便秘:腹泻是溃疡型肠结核的主要症状之一,排便每日 2～4次,糊状便,轻者仅含少量黏液,重者腹泻每日达十余次,便中有黏液及脓液,血便较少见。此外可间歇性便秘,粪便干结,或腹泻、便秘交替出现。

(3)全身症状:溃疡型肠结核常有结核毒血症,如午后低热、不规则热、弛张热或稽留热,伴有盗汗、乏力、消瘦、贫血及营养不良等;可有肠外结核特别是结核性腹膜炎、肺结核等有关表现。增殖型肠结核多无结核中毒症状,病程较长,全身情况尚可。

3. 体征 腹部包块主要见于增生型肠结核,肠壁局部增厚形成。当溃疡型肠结核和周围组织粘连,或伴有肠系膜淋巴结核等,均可形成肿块而被扪及。腹块常位于右下腹,中等硬度,轻压痛,有时表面不平,移动度小。

4. 实验室及其他检查

(1)血象与血沉:白细胞总数一般正常,淋巴细胞偏高,红细胞及血红蛋白偏低,呈轻、中度贫血,以溃疡型患者为多见。在活动性病变中,血沉常增快。

(2)粪便检查:增生型肠结核粪便检查多无明显改变。溃疡型肠结核粪便镜检可见少量脓细胞和红细胞。粪便浓缩找结核菌,只有痰菌阳性时,才有意义。

(3)X 线检查:X 线钡餐造影或钡灌肠检查对肠结核诊断具有重要意义,

并发肠梗阻时只宜进行钡灌肠,以免钡餐检查加重梗阻;溃疡型肠结核病变肠段多有激惹现象,钡剂排空很快,且充盈不佳,而病变上下肠段钡剂充盈良好,此称为跳跃征象。增生型肠结核有肠梗阻时,近端肠曲明显扩张。

(4)结肠镜检查:可直接观察全结肠、盲肠及回盲部病变,并可活检或取样作细菌培养,活检显示干酪样坏死性肉芽肿或结核杆菌具确诊意义。

5. 鉴别诊断 本病应与溃疡性结肠炎、Crohn病及阿米巴病、小肠肿瘤等疾病相鉴别。

（三）治疗原则

肠结核治疗原则与肺结核一样,强调早期、联合、适量及全程用药。

1. 休息与营养 合理休息与营养是治疗结核病的基础。活动性肠结核应卧床休息,加强营养,提高机体抗病能力。

2. 抗结核药物治疗 抗结核药物治疗可分长疗程法与短疗程法。

(1)长疗程法:此乃标准疗法,用异烟肼、链霉素两药联合或加对氨基水杨酸三药联合应用。全疗程12~18个月。

(2)短疗程法:疗程6~9个月,疗效及复发率和长疗程法同样满意。一般用异烟肼和利福平两药联合;对严重肠结核或伴有严重肠外结核者,再加链霉素或吡嗪酰胺或乙胺丁醇三药联合。短疗程法需注意药物对肝脏的损害,必要时可用利福啶代替利福平,每日150 mg,毒性较利福平低。

3. 对症处理和手术治疗 腹痛可用颠茄、阿托品等解痉止痛药。不完全肠梗阻有时需行胃肠减压,纠正水、电解质紊乱。伴贫血及维生素缺乏症时,对症用药。

手术治疗仅限于完全性肠梗阻、部分肠梗阻且经内科治疗无效者,急性肠穿孔引起粪瘘而保守治疗无改善者,肠道大出血经积极抢救未能止血者。

（四）预防

肠结核常继发于肺结核,故应对原发病积极诊断和治疗;加强公共卫生宣传,教育患者避免吞咽痰液及不随地吐痰;提倡使用公筷,牛奶应充分消毒。

十四、肠易激综合征

肠易激综合征(irritable bowel syndrome,IBS)临床多见。

（一）病因、发病机制

病因尚未清楚,可能与多种因素有关。目前认为,IBS的病理生理学基础是胃肠动力学异常和内脏感觉异常,而造成这些变化的机制尚未阐明。据认为精神心理障碍是IBS发病的重要因素。

1. 胃肠动力学异常 在生理状况下,结肠基础电节律为慢波,频率为6次/分,而以便秘、腹痛为主的IBS患者为3次/min。腹泻型IBS高幅收缩波明显增加。

2. 内脏感知异常　直肠气囊试验表明,IBS 患者充气疼痛阈明显降低。回肠运动试验表明,回肠推进性蠕动增加可使 60％IBS 患者产生腹痛,而在健康对照组仅 17％。

3. 精神因素　心理应激对胃肠运动有影响。有关精神因素在其发病中的作用有两种观点:一种认为 IBS 是机体对各种应激的超常反应;另一种认为精神因素并非直接原因,但可诱发或加重症状。

4. 其他　约 1/3 患者对某些食物不耐受而诱发症状加重。部分患者症状发生于肠道感染治愈后。

（二）诊断要点

1. 临床表现　起病隐匿,症状反复发作或慢性迁延,病程可达数年至数十年,但全身健康状况却不受影响。精神、饮食等因素常可使症状复发或加重。最重要的临床表现是排便习惯与粪便性状的改变。

（1）腹痛:几乎所有 IBS 患者都有不同程度的腹痛,部位以下腹和左下腹多见,并于排便或排气后缓解。

（2）腹泻:每日约 3～5 次,少数严重者每日可达十多次。大便呈稀糊状,也可为成形软便或稀水样,有时带黏液。

（3）便秘:排便困难,粪便干结、量少,表面可附黏液。

（4）其他消化道症状:多伴腹胀或腹部不适,可有排便不尽感、排便窘迫感等。

（5）全身症状:不少患者伴有失眠、焦虑、抑郁、头昏、头痛等精神症状。

（6）体征:无明显特异性体征,腹部相应部位（或不固定）有轻压痛。

（7）分型:根据罗马Ⅱ标准可分为腹泻型、便秘型、腹泻便秘交替型。

2. 诊断与鉴别诊断

（1）IBS 的罗马Ⅱ诊断标准:在过去 12 个月里至少有累计 12 周时间里有腹部不适或疼痛,并且伴随以下 3 条中的 2 条:① 排便后缓解;② 发作期间伴有大便次数改变;③ 发作期间伴有大便性状（外观）改变。

（2）鉴别诊断:腹痛为主者应与引起腹痛的疾病鉴别。腹泻为主者应与引起腹泻的疾病鉴别,其中乳糖不耐受症常见且鉴别困难。便秘为主者应与引起便秘的疾病鉴别,其中习惯性便秘及药物不良反应引起的便秘常见。

（三）治疗原则

1. 一般治疗　消除诱因。心理疏导和宣教,消除病人的精神心理障碍,建议病人养成良好的生活习惯。饮食因人而异,避免诱发症状的食物,避免产气食物如乳制品、大豆等。高纤维食物有助改善便秘。失眠、焦虑者适当给予镇静药。

2. 药物治疗

（1）解痉药：抗胆碱药物可作为腹痛症状重的短期对症治疗。

（2）止泻药：洛哌丁胺或复方地芬诺酯止泻效果好，适用于腹泻症状较重者，但不宜长期使用。可用一般的止泻药如思密达等。

（3）泻药：对便秘型患者酌情使用泻药，但不宜长期使用。

（4）抗抑郁药：对腹痛、腹泻症状重而上述治疗无效且精神症状明显者可使用。

（5）其他：肠道菌群调节药如双歧杆菌、乳酸杆菌等制剂，可纠正肠道菌群失调，可能对腹泻、腹胀有效。

3. 心理和行为疗法　心理治疗、催眠术、生物反馈疗法等，酌情试用。

十五、结直肠癌

结直肠癌（carcinoma of the colon and rectum）是常见的消化道恶性肿瘤，占胃肠道肿瘤的第 2 位。好发部位为直肠及直肠乙状结肠交界处，约占 60%。发病多在 40 岁以后，男女之比为 2∶1。20 多年来，世界上多数国家大肠癌发病率呈上升趋势。

（一）病因、病理

1. 病因

（1）环境因素：主要是致癌物质如非饱和多环烃类物质的增多，因此认为高脂肪食谱和低纤维食物是主要发病原因。饮食中维生素 A、C、E 及硒、钙均有防癌作用。

（2）遗传因素。

（3）其他高危因素：① 大肠息肉（腺瘤性息肉）；② 炎症性肠病；③ 血吸虫病；④ 胆囊切除术后（次级胆酸增加）。

2. 病理

（1）病理形态

① 早期大肠癌：是指肿瘤局限于大肠黏膜及黏膜下层，无淋巴结转移，包括：息肉隆起型（Ⅰ型）、扁平隆起型（Ⅱ型）、扁平隆起伴溃疡型（Ⅲ型）。

② 进展期大肠癌：是指肿瘤已侵入固有肌层者，可分为 4 大类型：隆起型、溃疡型、浸润型、胶样型。

（2）组织学分型：绝大部分是腺癌，包括管状腺癌、黏液腺癌、乳头状腺癌等，以前者多见。其余部分有未分化癌、腺鳞癌、鳞状细胞癌等。

（3）临床病理分期（Dukes 分期）

① Dukes A 期：癌浸润深度未穿出肌层，且无淋巴结转移。A_1 期：癌局限于黏膜层（M 癌）及黏膜下层（Sm 癌）；A_2 期：癌侵及肠壁浅肌层（Pm 癌）；A_3 期：癌侵及肠壁深肌层，未穿透浆膜。

② Dukes B 期：癌浸润穿出肌层至浆膜、浆膜外，但无淋巴结转移。

③ Dukes C 期:伴有淋巴结转移。C_1 期:近处淋巴转移(肠旁);C_2 期:远处淋巴转移(系膜)。

④ Dukes D 期:癌肿有远处脏器转移。

(4) 转移途径

① 直接蔓延:肠壁的癌浸润可直接蔓延到邻近组织或器官,如膀胱、子宫、输尿管、小肠、肠系膜、腹膜、腹膜后等处,并可形成癌性腹水或内瘘。

② 淋巴转移:先转移到结肠旁淋巴结,然后至肠系膜血管周围淋巴结及肠系膜根部淋巴结。淋巴结转移不一定呈连续性,可为跳跃性。

③ 血行转移:癌细胞或癌栓沿门静脉到达肝脏,也可经体循环转移到肺、脑、骨等其他脏器。

(二)诊断要点

1. 症状、体征

(1) 早期症状:最早可有腹胀、不适、消化不良样症状;而后出现排便习惯的改变,如便次增多,腹泻或便秘,便前腹痛;再后来可有黏液便或黏液脓血便。

(2) 全身症状:可出现进行性贫血(癌糜烂致少量慢性出血所致)、低热(癌坏死继发感染)、乏力、消瘦、浮肿等表现,尤以贫血、消瘦为著。

(3) 肠梗阻表现:不完全性或完全性低位肠梗阻症状,如腹胀、腹痛(胀痛或绞痛)、便秘,体检可见腹隆起、肠型和蠕动波、局部压痛,肠鸣音亢强。

(4) 腹部包块:局部瘤体或癌与网膜、周围组织浸润粘连的肿块,质硬、不规则,有的可随肠管推动,晚期肿瘤(肿块)可固定,可有压痛。

(5) 晚期表现:消瘦、黄疸、腹水、浮肿等恶病质征象;锁骨上淋巴结肿大等肿瘤远处扩散转移的表现。

左半与右半结肠癌肿,由于其解剖、生理及病理方面的差异,临床特点也不尽相同。

右半结肠癌:右半结肠肠腔较宽大,粪便在此较稀,结肠血运及淋巴丰富,吸收能力强,癌肿多为软癌,易溃烂、坏死,导致出血感染、低热、贫血等全身中毒症状为主;但病情进展后也可出现肠梗阻表现。

左半结肠癌:左半结肠肠腔相对狭小,粪便至此已基本成形,该部多为浸润型癌,肠腔为环状狭窄,故临床较早出现局部症状,如肠梗阻,甚至出现急性梗阻;全身中毒症状相对较轻,出现较晚。

2. 实验室及器械检查

(1) X 线检查:全消化道钡餐及钡灌肠检查,后者为宜,最好做气钡双重造影效果更佳。病变征象:最初可出现肠壁僵硬、黏膜破坏,随之可见充盈缺损、肠腔狭窄等。对有肠梗阻的病人,不宜做全消化道钡餐检查。

（2）结肠镜检查：是大肠癌确诊的最好方法，可以观察全结肠，有可能发现早期病变，明确肿瘤部位、大小和浸润范围。若取活检可确诊。

（3）B超、CT扫描：均不能直接诊断结肠癌，但对癌肿肠外浸润、转移、与周围组织的关系、临床病理分期等有一定价值。

（4）其他检查：血清癌胚抗原（CEA）对结肠癌无特异性，其阳性率不肯定，但定量动态观察，对结肠癌手术疗效和术后复发有监测意义，术前增高者术后可下降，复发时可再度升高，对判定预后有一定意义。

3. 鉴别诊断　本病应与结肠良性肿物、结肠炎性疾患（结核、血吸虫病肉芽肿、溃疡性结肠炎、痢疾等）、结肠痉挛等疾病相鉴别。结肠镜检查可资鉴别。

（三）治疗原则

早期诊断、早期治疗是关键。手术切除仍然是目前唯一的根治方法；癌转移的患者尚可行一些姑息手术。可辅以化疗、免疫治疗、中药及其他支持治疗。

（四）预后、预防

本病预后取决于早期诊断与手术根治，影响预后的因素有很多，其中与癌组织学分化程度和临床病理分期关系最为密切。

积极防治大肠癌的前期病变。对结肠腺瘤性息肉，特别是家族性多发性肠息肉病，必须及早切除病灶。积极治疗炎症性肠病与其他原因引起的结肠炎，对本病的预防有一定的意义。避免高脂饮食，多进富纤维的食物，保持排便通畅。

十六、克罗恩病

（一）病因、发病机制

克罗恩病（Crohn病）发病凶险，多见于青壮年患者。病因和发病机制迄今不甚清楚，目前认为系多因素综合作用所致，主要包括感染、遗传、免疫等因素。

1. 感染因素　副结核杆菌在Crohn病中的致病作用受到重视，有待研究。有报道显示麻疹病毒也与本病有关。

2. 遗传因素　大量研究表明，Crohn病患者亲属发病率高于普通人群。

3. 免疫因素　许多报道认为Crohn病与免疫功能异常有关。

总之，Crohn病的发病机制假设为环境因素（特别是感染因素）作用于遗传易感者，促发免疫反应异常。

（二）诊断要点

1. 临床表现　大多起病隐匿、缓慢，从发病至确诊往往需数月至数年。慢性病程，活动期与缓解期反复交替。少数急性发病，可表现为急腹症。

（1）消化系统表现

① 腹痛：最常见，位于右下腹或脐周，间歇性发作，常为痉挛性阵痛。进餐可加重，排便或肛门排气后缓解。

② 腹泻：亦常见。早期间歇发作，后期转为持续性。粪便多为糊状，一般无脓血或黏液。

③ 腹部肿块：见于10%～20%患者，由于肠粘连、肠壁增厚、肠系膜淋巴结肿大、内瘘或局部脓肿所致。多位于右下腹与脐周。

④ 瘘管形成：炎性病变穿透肠壁全层至肠外组织或器官而成。瘘管形成是 Crohn 病临床特征之一，是与溃疡性结肠炎鉴别的依据。

⑤ 肛门直肠周围病变：部分患者有肛门直肠周围瘘管、脓肿形成及肛裂等，结肠受累者较多见。

（2）全身表现：本病全身表现较多且较明显，主要有：

① 发热：常见间歇性低热或中度热，少数为弛张高热伴毒血症。

② 营养障碍：消瘦、贫血、低蛋白血症和维生素缺乏等。

（3）肠外表现：本病可有全身多系统损害，包括：杵状指（趾）、关节炎、结节性红斑、坏疽性脓皮病、口腔黏膜溃疡、葡萄膜炎、慢性肝炎等。

2. 并发症　肠梗阻最常见，其次是腹腔脓肿。

3. 实验室及其他检查

（1）实验室检查：贫血多见；活动期可见外周血白细胞增高，血沉加快等。

（2）X 线检查：为肠道炎性病变：肠黏膜皱襞粗乱、纵行性溃疡或裂沟、鹅卵石征、假息肉、多发性狭窄、瘘管形成等；病变呈节段性分布；钡剂通过时可见"跳跃征"及"线样征"。

（3）结肠镜检查：病变为节段性分布，见纵行溃疡，溃疡周围黏膜正常或增生呈鹅卵石样，肠腔狭窄、炎性息肉，病变肠段之间肠黏膜外观正常。

4. 诊断和鉴别诊断

（1）诊断：青壮年患者慢性反复发作性右下腹痛与腹泻、腹块或压痛、发热等表现，X 线或（和）结肠镜发现：主要在回肠末段与邻近结肠的炎性病变呈节段性分布者，应考虑本病。

（2）鉴别诊断

① 肠结核：多发生于开放性肺结核；病变主要在回盲部，但不呈节段性分布；瘘管和肛周病变少见；结核菌素实验阳性。

② 小肠恶性淋巴瘤：病变多局限在小肠和（或）邻近肠系膜淋巴结，X 线检查可见一肠段内广泛侵蚀、呈较大的指压痕或充盈缺损，B 超或 CT 检查肠壁增厚、腹腔淋巴结肿大。

③ 溃疡性结肠炎：见溃疡性结肠炎章节。

④ 急性阑尾炎：常有转移性右下腹痛，麦氏点压痛，血白细胞增高。

⑤ 其他：如血吸虫病、慢性细菌性痢疾、阿米巴肠炎、出血性坏死性肠炎、大肠癌等应注意鉴别。

（三）治疗原则

治疗目的：控制病情活动，缓减及防治并发症。

1. 一般治疗　饮食调理和营养补充，给予高营养低渣饮食，并给予多种维生素及微量元素。腹痛、腹泻时酌情使用解痉止痛或止泻药。抗感染。

2. 糖皮质激素　为目前控制病情活动最有效的药物，用于本病活动期。现主张应用初量要足、疗程偏长，并因人而异，如泼尼松 30～40 mg/d，重者可 60 mg/d，病情缓解后每周递减 5 mg，逐渐减少至停用。

3. 氨基水杨酸制剂　柳氮磺吡啶对控制轻、中度活动性患者有一定疗效，但适用局限于结肠病变者。

4. 免疫抑制剂　硫唑嘌呤或硫嘌呤适用于糖皮质激素疗效欠佳或对糖皮质激素依赖的慢性活动性病例。

5. 其他　某些抗菌药如甲硝唑、环丙沙星等对本病有一定疗效，甲硝唑对肛瘘疗效好。

6. 手术治疗　术后复发率高，故手术适应证为：完全性肠梗阻、瘘管与脓肿形成、急性穿孔或药物难以控制的大出血。

十七、溃疡性结肠炎

溃疡性结肠炎(ulcerative colitis)临床多见，病程长，病情复杂。

（一）病因、发病机制

目前认为溃疡性结肠炎与 Crohn 病是同一疾病的不同亚类，均属肠道免疫炎症性疾病，也是多因素综合作用的结果。

1. 感染因素　尚无肯定某一特异病原微生物与本病有关，故认为病原微生物或食物抗原可能是本病非特异性诱因。

2. 遗传因素　发病率在种族间有明显差异，文献报道患者直系亲属中 10%～20% 的人发病，提示可能与遗传因素有关。

3. 免疫因素　多认为本病亦为促发因素作用于易感者，激发肠黏膜免疫炎症反应亢进。

4. 精神因素　临床患者常有精神抑郁和焦虑表现。

（二）诊断要点

1. 临床表现　起病缓慢，少数急性发病。慢性病程，多表现为发作期与缓解期交替，少数症状持续并加重。

（1）消化系统表现

① 腹泻：最常见，多为黏液脓血便或黏液血便；大便次数及便血程度与病

情呈正相关,轻者每日排便 2～4 次,便血轻或无;重者每日排便 10 次以上,明显脓血便,甚至大量便血。

② 腹痛:轻型患者可无腹痛或仅腹部不适;一般有轻度至中度腹痛,位于左下腹或下腹,有疼痛－便意－便后缓解的规律。

③ 其他症状:腹胀,重症患者食欲不振、恶心、呕吐。

④ 体征:轻、中型患者仅左下腹轻压痛,重型和暴发型患者常有明显压痛和鼓肠。

(2) 全身症状:出现在中、重型患者。中、重型患者活动期常有低或中度发热;重症或病情持续活动可出现衰弱、消瘦、贫血、低蛋白血症、水及电解质平衡紊乱等。

(3) 肠外表现:可伴有多种肠外表现,包括:外周关节炎、结节性红斑、坏疽性脓皮病、巩膜外层炎、前葡萄膜炎、口腔复发性溃疡等。

2. 并发症

(1) 中毒性结肠扩张:国外有高达 15% 的患者,国内少见,多发生在暴发型或重症患者。结肠扩张以横结肠为最严重,常因低钾、钡灌肠、使用抗胆碱药或鸦片酊而诱发,临床表现为病情急剧恶化、脱水与电解质紊乱、鼓肠、腹部压痛、肠鸣音消失。X 线腹部平片可见结肠扩大,结肠袋消失。

(2) 结直肠癌变:国外报道本病有 5%～10% 发生癌变,国内报道很少见。

(3) 其他并发症:肠大出血发生率约 3%;肠穿孔与中毒性结肠扩张有关;其他如肠梗阻、直肠肛周病变少见。

3. 实验室及其他检查

(1) 血液检查:血红蛋白下降,尤其是重症病例;活动期白细胞计数可增高。血沉和 C 反应蛋白增高是活动期的标志。

(2) 粪便检查:粪便常规检查多为黏液脓血便,显微镜检有红细胞和脓细胞,急性发作期可见巨噬细胞。

(3) 结肠镜检查:结肠镜做全结肠检查,必要时达回肠末段检查。内镜下所见特征性病变有:① 黏膜有多发性溃疡,大小形态不一,散在分布,亦可融合,附有脓血性分泌物。② 黏膜粗糙呈细颗粒状,血管模糊,质脆易出血。③ 假息肉(炎性息肉)形成,结肠袋往往变钝或消失。

(4) X 线钡剂灌肠检查:X 线征主要有:① 多发性小溃疡,肠管壁边缘毛糙呈毛刺状或锯齿状。② 黏膜粗乱或有颗粒改变。③ 结肠袋消失,肠壁变硬,肠管缩短、变细、可呈铅管状。

4. 诊断

(1) 持续或反复发作腹泻和黏液血便、腹痛,伴有(或不伴)不同程度全身症状者,在排除细菌性痢疾、阿米巴痢疾、慢性血吸虫病、肠结核等感染性肠炎及 Crohn 病、缺血性肠炎等基础上,具有上述结肠镜检查特征性改变中至少 1 项及活检,或具有 X 线钡灌肠检查征象中至少 1 项,可以诊断本病。

(2)临床表现不典型、但有典型结肠镜表现或典型 X 线钡灌肠表现者,也可诊断本病。

(3)有典型临床表现,或典型既往史,但目前结肠镜或 X 线钡灌肠无典型改变,应列为"疑诊"随访。

5. 鉴别诊断

(1)慢性细菌性痢疾:常有急性菌痢病史,粪便检查可检出痢疾杆菌,抗菌药物疗效好。

(2)阿米巴肠炎:病变主要侵犯右半结肠,结肠溃疡较深,粪便检查可找到溶组织阿米巴滋养体或包囊,抗阿米巴治疗有效。

(3)血吸虫病:有疫水接触史,常有肝脾肿大,粪便检查可发现血吸虫卵。

(4)Crohn 病:病变多见于末段回肠和邻近结肠,但全消化道也可受累,呈节段性分布;内镜表现为纵行或匍行溃疡,伴周围黏膜正常或鹅卵石样改变。

(5)大肠癌:多见于中老年,直肠指检、结肠镜与 X 线钡灌肠有助诊断。

(三)治疗原则

主要进行内科治疗,治疗目的是控制急性发作,维持缓减,减少复发,防治并发症。

1. 一般治疗　休息,注意饮食和营养。活动期患者应充分休息,予流质饮食,病情好转改为少渣饮食。重症患者应入院治疗,及时纠正水及电解质紊乱、贫血、低蛋白血症等。

2. 药物治疗

(1)氨基水杨酸制剂:柳氮磺吡啶(SASP)是治疗本病的常用药物,该药适用于轻型、中型或重型经糖皮质激素治疗缓解者。4 g/d,分 4 次口服;用药 3~4 周病情缓解后,减量使用 3~4 周;然后改为维持量 2 g/d,分次口服,维持 1~2 年。

(2)糖皮质激素:对急性发作期有确切疗效。一般给予泼尼松口服 40 mg/d;重症患者先予较大剂量静脉滴注,氢化可的松 200~300 mg/d 或地塞米松 10 mg/d,7~14 天后改为泼尼松口服 60 mg/d,病情缓解后逐渐减量至停药。也可用琥珀酸钠氢化可的松 100 mg、泼尼松龙 20 mg 或地塞米松 5 mg 加生理盐水 100 ml,保留灌肠,1 次/日,病情好转后改为每周 2~3 次,疗程 1~3 个月。

(3)免疫抑制剂:硫唑嘌呤或巯嘌呤可试用于对糖皮质激素疗效欠佳或对糖皮质激素依赖的慢性活动性患者。

3. 手术治疗　符合手术指征的可考虑手术治疗。

（林　琳）

十八、肝硬化

肝硬化(cirrhosis of liver)是一种由各种原因引起的慢性进行性肝病。在病理组织学上有广泛的肝细胞变性坏死、肝细胞结节性再生、结缔组织增生及纤维隔形成,导致肝小叶结构破坏和假小叶形成。

（一）病因

常见病因有病毒性肝炎,酒精性、血吸虫性、胆汁性、中毒性、代谢性、营养性、淤血性及隐匿性肝损害。

（二）诊断要点

1. 有病毒性肝炎、长期饮酒等有关病史。

2. 有肝功能减退和门静脉高压的临床表现。

3. 肝脏质地坚硬、有结节感。

4. 肝功能试验常有阳性发现。

5. 肝活组织检查见假小叶形成。

（三）治疗原则

1. 一般治疗　饮食应为高热量、富含蛋白质和维生素等易消化食物,限制脂肪,忌饮酒。腹水时应限制钠盐,每日为 $2\sim5$ g;避免服用损害肝脏的药物。

2. 药物治疗　目前临床尚缺乏特效药,可补充维生素 B、维生素 C、葡醛内酯、水飞蓟宾等,亦可给予能量合剂。

3. 腹水的治疗　限制钠盐,应用利尿剂,补充白蛋白和血浆,腹水浓缩回输等。

4. 门静脉高压症的手术治疗。

5. 并发症的治疗　积极治疗上消化道出血、肝性脑病、肝肾综合征、自发性腹膜炎并发症。

6. 肝移植手术。

十九、原发性肝癌

原发性肝癌(primary carcinoma of the liver)是由肝细胞或肝内胆管上皮细胞恶变发生的肿瘤,简称肝癌。肝癌在我国的南方某些地区发病较多,为常见恶性肿瘤之一。发病年龄多在中年以上,男多于女,男女发病率之比约为 $3\sim5:1$。

（一）病因

原发性肝癌的病因迄今尚未阐明,据目前所知可能与下列几种因素有关:① 病毒性肝炎和肝硬化;② 黄曲霉毒素;③ 饮水污染;④ 遗传因素;⑤ 其他致癌物质或致癌因素,如亚硝胺、酒精中毒、农药如有机氯类、微量元素、性激素、放射性物质、寄生虫等。

（二）诊断要点

1. 有肝病史,不明原因的肝区疼痛、消瘦、进行性肝大。

2. AFP≥400 μg/L,能排除妊娠、生殖系胚胎源性肿瘤、活动性肝病及转移性肝癌,并能触及肿大、坚硬及有大结节状肿块的肝脏,或影像学检查有肝癌特征的占位性病变者。

3. AFP＜400 μg/L,能排除妊娠、生殖系胚胎源性肿瘤、活动性肝病及转移性肝癌,并有两种影像学检查有肝癌特征的占位性病变或有两种肝癌标志物（GGTⅡ、AFU 及 CA19～9 等）阳性,或一种影像学检查有肝癌特征的占位性病变者。

4. 有肝癌的临床表现并有肯定的肝外转移病灶（包括肉眼可见的血性腹水或在其中发现癌细胞）,并能排除转移性肝癌者。

（三）治疗原则

1. 手术治疗　多行非规则性肝切除术。为减少失血及尽可能保护肝细胞,可应用间歇性肝门阻断 15～20 min 或用各种类型止血带、器械阻断病损处肝脏血运。用低温（4 ℃）、类固醇药物或维生素 E 可适当延长肝缺血时间。

2. 中晚期肝癌经手术探查后不能切除者,可行:① 肝固有动脉或肝右（左）动脉结扎。② 肝动脉插管灌注化疗药物。③ 肝动脉栓塞术,栓塞物可选用明胶海绵、氧化纤维素、肌肉、硅酮橡胶球、聚乙烯醇海绵、导丁-2-氰丙烯酯、脑膜组织等,也可按 Seldinger 操作法作超选择性插管,将栓塞剂加造影和抗癌药物推入进行栓塞。④ 肝动脉伴脐静脉插管滴注化疗药物。注意在有严重肝硬化时滴注速度宜慢,防止门脉高压食道静脉曲张破裂出血。⑤ 抗甲胎蛋白单克隆载体化疗药物导向治疗、基因治疗。⑥ 激光气化或－196℃液氮冷冻治疗。⑦ 肝脏移植。术后应用环孢素 A 可减少受体的排异反应,提高存活率。较长期生存的患者多数死于癌肿复发。

3. 肝癌破裂出血患者,经非手术治疗不能控制时,可行肝动脉结扎术或纱布填塞术。对全身情况较好,病变局限,亦可行急诊肝叶切除术。

（四）预防

积极搞好乙型肝炎的预防和治疗工作。乙肝主要是通过血液途径传播,所以要避免不必要的注射、输血或其他血制品,提倡用一次性注射器、输液管。乙肝还容易发生母婴垂直传播,所以,如果母亲是乙肝患者或乙肝表面抗原阳性者,所生孩子要及时注射乙型肝炎疫苗,一旦发生肝炎要及时彻底治疗。

不吃霉烂变质食物,不吃或尽量少吃酸菜、香肠、火腿,戒烟,不酗酒。加强营养,防止不必要的营养素缺乏。经常食用具有防癌抗癌作用的食物,如十字花科的卷心菜、菜花、萝卜、荠菜等,能对抗黄曲霉毒素和抑制甲胎蛋白上升。避免过度疲劳或劳累,注意劳逸结合。

二十、脂肪肝

脂肪肝是指由于各种原因引起的肝细胞内脂肪堆积过多的病变。正常肝内脂肪占肝重的 $3\%\sim4\%$,如果脂肪含量超过肝重的 5% 即为脂肪肝,严重者脂肪量可达 $40\%\sim50\%$。脂肪肝的脂类主要是甘油三酯。

(一)病因

1. 长期饮酒,导致酒精中毒,致使肝内脂肪氧化减少。慢性嗜酒者近 60% 发生脂肪肝,$20\%\sim30\%$ 最终将发展为肝硬化。

2. 长期摄入高脂饮食或长期大量食用糖、淀粉等碳水化合物,使肝脏脂肪合成过多。

3. 肥胖,缺乏运动,使肝内脂肪输入过多。

4. 糖尿病。

5. 肝炎。

6. 某些药物引起的急性或慢性肝损害。

(二)诊断要点

1. 病史 有长期饮酒史或有糖尿病、肥胖、营养不良及中毒性肝损伤等病史。部分患者可触及肝肿大,并可有轻度压痛。

2. 实验室检查 血清 GGT、ALT、AST 活性轻度增高或正常;血浆球蛋白变化,特别是 α_1、α_2 及 β 脂蛋白增高。

3. B 超和 CT 检查 脂肪肝 B 超检查可见肝实质呈微细致密的强反射光点,深部组织回升减弱。超声对重度脂肪肝的诊断率达 95%。CT 扫描示肝脏密度比其他脏器(如正常脾脏、血管)低下,一般认为其准确性优于 B 超。

4. 肝活检 获取肝组织进行组织观察,可对脂肪肝作出确诊。

(三)治疗原则

脂肪肝是多种疾病的一个病理表现,如及时发现,早期治疗是可以痊愈的,但如不采取有效措施加以控制,亦可发展为不可逆转的严重病变。在病因治疗的基础上,可采用抗脂肪肝药物,以促进脂肪酸氧化,增加脂蛋白的合成,加速肝内脂肪的输出。在治疗过程中,饮食管理十分重要。而且对不同病因所引起的脂肪肝,营养治疗应该有所侧重。

1. 消除病因,治疗原发病。

2. 合理饮食和适度运动。

3. 可使用一些保肝药物以营养肝细胞,促使肝细胞修复,改善肝脏功能。

4. 慎用降血脂药。

二十一、酒精性肝病

(一)病因和流行病学

长期大量饮酒可导致酒精中毒(alcoholism),酒精中毒可以引起多种器官损害,其中以酒精性肝病(alcoholic liver disease,ALD)最为常见且最为重要。

据估计全世界约有 1 500 万~2 000 万人酗酒,其中有 10%~20%的人发生不同程度的酒精性肝病。在西方国家,由于滥用酒精,酒精性肝病是主要的且危害极大的慢性肝脏疾病。目前,美国成人中有 3/4 的人口饮酒,酒精性肝病患者约有 200 万,每年死于酒精性肝硬化者约有 26 000 人。我国厉有名等研究者在 2 000 年对浙江省 18 237 人(男 12 042 人,女 6 095 人)进行了有关酒精摄入等方面的调查,结果表明酒精性肝病的患病率为 4.34%,其中酒精性脂肪肝为 0.94%,酒精性肝炎为 1.51%,酒精性肝硬化为 0.68%,轻症酒精性肝病为 1.21%。

(二)诊断要点

1. 有长期饮酒史,每天摄入酒精 40 g 超过 5 年,女性略低;或 2 周内有暴饮史。

2. 禁酒后血清 ALT 和 AST 明显下降,4 周内基本恢复正常,即在 2 倍正常上限值以下。如禁酒前 ALT 和 AST 低于 90 U/L 者,则禁酒后应降至 45 U/L 以下。

3. 下列 2 项中至少 1 项阳性:① 禁酒后肿大的肝脏 1 周内明显缩小,4 周内基本恢复正常;② 禁酒后 GGT 水平明显下降,4 周后降至正常,或小于禁酒前的 40%。

4. 除外病毒感染、代谢异常和药物等引起的肝损伤。

(三)治疗原则

1. 所有的酒精性肝病患者均须终身戒酒,以使脂肪肝和酒精性肝炎得以康复,并使酒精性肝硬化得以缓解,防止恶化。

2. 加强营养,给予高蛋白、高热量、高维生素的饮食,有助于疾病恢复。严重肝损害时,应在医生的指导下适当限制蛋白质饮食。

3. 给予多种维生素及抗脂肪肝药物。

4. 其他药物,如丙基硫脲嘧啶、皮质激素可改善酒精性肝炎的临床症状,还可用一些抑制肝纤维化的药物如秋水仙碱以及中药等。

5. 对重度酒精性肝病者要采取不同的措施救治。

二十二、肝性脑病

肝性脑病(hepaticencephalopathy)又称肝性昏迷(hepaticcoma),是由严重肝病引起的、以代谢紊乱为基础的中枢神经系统的综合病征,临床上以意识障碍和昏迷为主要表现。

（一）病因、诱因

引起肝性脑病的疾病有：① 如暴发性、重症病毒性肝炎，药物性肝炎，化学药品如四氯化碳或毒蕈引起的中毒性肝炎，以及急性妊娠期脂肪肝，可引起急性肝性脑病。② 各种病因的晚期肝硬化、门－腔吻合术后、晚期肝癌、门静脉血栓形成以及任何慢性肝病的终末期，可引起慢性肝性脑病。

引起肝性脑病的诱因可归纳为三方面：① 增加氨等含氮物质及其他毒物的来源，如进过量的蛋白质、消化道大出血、氮质血症、口服铵盐、尿素、蛋氨酸等。便秘也是不利的因素，使有毒物质排出减慢。低钾碱中毒时，NH_4^+ 容易变成 NH_3，导致氨中毒，常由于大量利尿或放腹水引起。② 加重对肝细胞的损害，使肝功能进一步减退，例如手术、麻醉、镇静剂、某些抗结核药物、感染和缺氧等。在慢性肝病时，大约半数病例可发现肝性脑病的诱因。

（二）诊断要点

肝性脑病的主要诊断依据为：① 严重肝病和（或）广泛门体侧支循环；② 精神错乱、昏睡或昏迷；③ 肝性脑病的诱因；④ 明显肝功能损害或血氨增高。

扑击样震颤和典型的脑电图改变有重要意义。

（三）治疗原则

1. 消除诱因　慎用麻醉剂、止痛剂、安眠剂、镇静剂等类药物，原则上禁用吗啡及其衍生物、副醛、水合氯醛、哌替啶及速效巴比妥类，可注射小量安定、东莨菪碱或苯巴比妥钠，用时减少剂量（至常量的 1/2 或者 1/3）或减少给药次数。抗组胺药如苯海拉明、氯苯那敏等有时可作为安定药代用。防治感染和上消化道出血，避免快速、大量排钾利尿和放腹水，注意纠正水、电解质和酸碱平衡失调。

2. 减少肠内毒物的生成和吸收

（1）饮食：开始数日内应禁蛋白质。每日供给热量 5 000～6 700 kJ（1 200～1 600kcal）和足量维生素，以碳水化合物为主要食物，昏迷不能进食者可装胃管鼻饲。脂肪可延缓胃的排空，最好少用。神志清楚后，逐步增加蛋白质，但须控制在 40 g 以下。

（2）灌肠或导泻清除肠内积食或积血：可用生理盐水或弱酸性溶液（如盐水加白醋）灌肠，口服或鼻饲 25％硫酸镁 30～60 ml 导泻。

（3）抑制肠菌生长：口服新霉素 2～4 g/d 或选服卡那霉素、氨苄西林。近来试用甲硝唑 0.2 g，每日 4 次。乳果糖（lactulose）：口服后在结肠中被细菌分解为乳酸和醋酸，使肠内呈酸性，因而减少氨的形成和吸收。乳果糖为 63％～70％糖浆制剂，每日 50～200 ml，分次口服，从小量开始，以调节到每日排粪 2～3 次,粪 pH 以 5～6 为宜。

3. 促进有毒物质的代谢清除,纠正氨基酸代谢的紊乱

(1) 常用的降氨药物有:① 谷氨酸钾和谷氨酸钠,每次剂量为 4 支,加入葡萄糖液中静脉滴注,每日 1～2 次,谷氨酸钾、谷氨酸钠比例视血清钾、血清钠浓度和病情而定;② 精氨酸 10～20 g 加入葡萄糖液中每日静滴 1 次,此药呈酸性,适用于血 pH 偏高的患者。

(2) 口服或静脉输注以支链氨基酸为主的氨基酸混合液,可纠正氨基酸代谢的不平衡,对门体分流性脑病的疗效较好。

4. 其他对症治疗

(1) 纠正水、电解质和酸碱平衡失调:每日入液总量以不超过 2 500 ml 为宜。肝硬化腹水患者的入液量应加控制,以免血液稀释、血钠过低而加重昏迷。及时纠正缺钾和碱中毒,缺钾者补充氯化钾,碱中毒者可用精氨酸盐酸盐溶液静脉滴注。

(2) 保护脑细胞功能:冰帽降低颅内温度,以减少能量消耗,保护脑细胞功能。

(3) 保持呼吸道通畅:深昏迷者,应作气管切开给氧。

(4) 防治脑水肿:静脉滴注高渗葡萄糖、甘露醇等脱水剂以防治脑水肿。

(5) 防治出血与休克:有出血倾向者,可静脉滴注维生素 K 或输新鲜血。消化道大量失血者,要及时补充鲜血,纠正休克、缺氧和肾前性尿毒症。

二十三、原发性胆汁性肝硬化

(一) 病因

原发性胆汁性肝硬化(primary biliary cirrhosis,PBS)是一种自身免疫性肝脏疾病,为一种原因尚不清楚的慢性进行性胆汁淤积性肝病,最终形成肝硬化及肝功能衰竭。临床表现为疲乏无力、全身瘙痒、黄疸、色素沉着和(或)黄色瘤,也可以腹痛、恶心、呕吐、水肿、腹水及食管静脉曲张破裂出血为首发表现。该病多发生于中年以上妇女,女性发病约占 80%～90%。

(二) 诊断要点

1. 中年女性。

2. 明显的皮肤瘙痒、黄疸、黄色瘤、肝脾肿大。

3. 血清 ALP、γ-GT 等升高。

4. 血清结合胆红素胆汁酸增高。

5. 血清线粒体抗体阳性、IgM 增高、抗核抗体、抗 DNA 抗体、类风湿因子、抗甲状腺抗体等阳性。

6. 肝脏活组织病理学检查可确诊。

（三）治疗原则

1. 饮食　低脂、高热量、高蛋白饮食,补充脂溶性维生素和钙剂。

2. 止痒治疗　可选用炉甘石洗剂外用,口服抗组胺药物、苯巴比妥、利福平、考来烯胺等。

3. 免疫治疗　熊去氧胆酸（UDCA）可通过免疫调节、利胆和细胞保护机制而发挥其对 PBC 的治疗作用,每日 10 mg/kg,连服 6 个月以上可改善临床症状及改善肝功能,提高生存率,延迟肝移植。皮质类固醇如泼尼松龙 30 mg/d,口服,症状改善后改为 10 mg/d,连服 1 年。注意晚期患者骨病加剧及并发细菌感染。硫唑嘌呤、环孢毒素 A 均有效,但因有肾毒和骨髓抑制,应慎用。

4. 肝脏移植　原发性胆汁性肝硬化是肝移植的最好指征之一,疗效较好。肝移植的指征为:临床期（如具有难治性瘙痒或昏睡症状）或终末期患者。

（张国新）

二十四、胆石病

胆石病（cholelithiasis）是发生在胆囊和胆管的结石,是常见病和多发病,包括胆固醇结石、胆色素结石和混合型结石等。

（一）胆囊结石

胆囊结石（cholecystolithiasis）主要为胆固醇结石或以胆固醇为主的混合性结石,多见于成年人,男女发病率比例 1∶3,50 岁以上人群男女发病率基本相同。

1. 病因　本病是综合因素所致:① 胆盐、胆红素、胆固醇三角平衡打破,胆固醇过饱和而析出并结晶;② 促成核因子过多;③ 胆囊排空能力降低,胆汁淤滞。

2. 诊断要点

（1）症状:无症状或消化不良等胃肠道症状,有的有典型的胆绞痛等,多没有特异性。

（2）体征:无阳性体征或右上腹压痛、叩击痛（Murphy 征）,右上腹部肿大包块等。急性发作期可有发热与黄疸。

（3）辅助检查:B 超检查发现胆囊结石即可以诊断,确诊率 96% 以上,是首选检查。CT 和 MR 价格太高,不常规使用。口腹胆囊造影可了解胆囊收缩功能,有一定诊断价值。

4. 治疗原则

（1）一般治疗:饮食调整,生活方式的改变等。

（2）无症状者:观察与随诊。

（3）有症状或并发急性胆囊炎、急性化脓性胆囊炎、Mirizzi 综合征等,胆囊切除是首选（剖腹或腹腔镜下胆囊切除）,辅以消炎利胆治疗。

（4）无症状者的手术指征：口服胆囊造影胆囊不显影；结石直径大于2～3 cm；合并糖尿病者在糖尿病已得到控制；老年人或者有心肺功能障碍者，但目前控制良好。

（5）溶石疗法指征：不能耐受手术者，在必要的饮食调整、消炎利胆的前提下，考虑溶石疗法，服用鹅脱氧胆酸和熊去氧胆酸有一定疗效。

（二）肝外胆管结石

肝外胆管结石分为原发性结石（在胆管内形成）和继发性结石（胆囊结石排至胆管），前者多为胆色素结石或混合性结石，后者主要为胆固醇结石。

2. 病理　主要病理变化有：

（1）胆管梗阻，多为不完全性，梗阻近侧扩张，容易继发感染。

（2）继发感染，胆管组织充血水肿，加重胆管梗阻，容易诱发 AOSC（急性梗阻化脓性胆管炎），并导致脓毒血症、感染性休克、胆道出血等。

（3）肝细胞损害，并可能导致胆源性肝脓肿；反复发作者可发生胆汁性肝硬化。

（4）急性或慢性胆源性胰腺炎，多为结石嵌顿于胆总管壶腹部所致。

3. 诊断要点

（1）症状：无症状或有 Charcot 三联征——剑突下和（或）右上腹阵发性绞痛（或持续性疼痛阵发性加剧），右肩（或右肩胛下）放射痛，常伴恶性呕吐；间歇性波动性黄疸，出现时间因梗阻程度有关；寒战高热。

（2）体征：剑突下和右上腹压痛，肝区叩击痛，有时有腹膜刺激征或触及肿大压痛的胆囊。

（3）实验室检查：白细胞计数及中性粒细胞升高。有黄疸者多有血清胆红素、一分钟胆红素、碱性磷酸酶升高，尿胆红素升高，尿胆原降低，粪胆原减少。

（4）影像学检查：B超可发现胆管内强回声和后方声影，有梗阻者梗阻近侧扩张，有较高的阳性率和特异性，应为首选检查。仅在必要时加做 CT、ERC 及 MRCP 等。

（5）鉴别于肾绞痛、机械性肠梗阻、肠系膜血管栓塞、壶腹部和胰头肿瘤等。

4. 治疗原则

（1）一般治疗：低脂饮食，生命体征监测，水、电解质平衡的维持，营养支持等。

（2）合并感染者尽量在感染控制后择期手术，选择抗生素应兼顾抗革兰阴性杆菌和厌氧菌。

（3）对胆石嵌顿（尤其是没有胆囊结石或已行胆囊切除者），ERC 同时

EST 并取石应该视为首选治疗。毕Ⅱ式胃大部切除术后、有凝血功能障碍等应视为禁忌或相对禁忌。

（4）手术治疗：应尽可能取尽结石，解除梗阻，去除感染灶，并保持术后引流通畅，胆总管切开取石加 T 管引流仍为常用手术方式，另可选用胆肠吻合术、Oddi 括约肌成形术等。

（三）肝内胆管结石

1. 病因　病因复杂，与肝内感染、胆汁淤滞、胆道蛔虫等因素有关。

2. 病理　因肝左叶胆管长而水平，故肝内胆管结石多见于肝左叶；右叶肝内胆管结石多见于右后叶。病理上除有肝外胆管结石改变外，可有肝内胆管狭窄、胆管炎、肝胆管癌等。

3. 诊断要点

（1）症状：合并肝外胆管结石时，症状与肝外胆管结石相似；没有肝外胆管结石时，无症状或有肝区与腰背的胀痛。发生梗阻和继发感染时，畏寒发热、腹痛、黄疸可有可无；病程长，病情重者可有肝脓肿及胆管癌发生，表现为进行性加重的黄疸、反复发作难以控制的发热畏寒、消瘦及乏力等。

（2）体征：肝不对称性肿大，肝区压痛、叩击痛、黄疸和发热可有可无。

（3）辅助检查：B 超仍应为首选检查，应侧重观察肝左叶和肝右后叶。PTC 可见狭窄近侧扩张，狭窄处呈杯口状中断，并可有部分胆管不显影。ERC 可见胆管腔内圆形非漂浮性充盈缺损。CT、MRC 等则为增补检查，有助于发现胆汁性肝硬化和胆管癌等病变。

4. 治疗原则　以手术为主的综合治疗。

（1）一般治疗，同"肝外胆管结石"。

（2）合并感染者，积极控制感染，防治肝脓肿、急性梗阻化脓性胆管炎和肝脓肿的发生。

（3）较大肝内胆管内结石，可以考虑 EST 并取石。

（4）手术治疗包括高位胆管切开取石、胆肠内引流、肝脓肿切开引流等。

二十五、急性胆囊炎

急性胆囊炎（acute cholecystitis）为胆囊发生的急性化学性和（或）细菌性炎症，分为结石性胆囊炎（合并胆囊结石，约占 95％）和非结石性胆囊炎。

（一）急性结石性胆囊炎

1. 病因　胆石嵌顿于胆囊管或胆囊颈，直接损伤胆囊；排出受阻的胆汁酸盐亦可以损伤黏膜；黏膜损伤后继发感染，感染菌多为革兰阴性杆菌、肠球菌、绿脓杆菌，厌氧菌也较为常见。

2. 病理　可以分为：急性单纯性胆囊炎（胆囊肿大，黏膜充血水肿，表面渗出）；急性化脓性胆囊炎（胆囊壁增厚，表面有纤维素性或脓性渗出液）；急性坏疽性胆囊炎(胆囊坏死发黑,底部和颈部可见穿孔)。特殊者可见:胰腺肿大、出血坏死(合并胆源性胰腺炎);胆囊胃肠道内瘘;胆囊壁纤维组织增生、胆囊萎缩、瘢痕化等慢性胆囊炎表现。

3. 诊断要点

(1)症状:突发右上腹阵发性绞痛,多因饱餐或进油腻饮食而发生,夜间发作常见。疼痛放射至右肩、右肩胛下或右背。疼痛可自行好转,或演变为持续性疼痛,阵发性加剧。初期可有低热,10%～20%的患者有轻度黄疸,较重黄疸多提示胆总管结石并胆管梗阻。化脓性和(或)坏疽性胆囊炎可有满腹疼痛、高热。有部分患者可因渗出液沿结肠旁沟下降而酷似急性阑尾炎,不同的是右上腹疼痛持续部退。

(2)体征:右上腹压痛,部分有反跳痛及肌紧张,Murphy征阳性,触及肿大压痛的胆囊。重者(化脓或坏疽者)可有弥漫性腹膜炎表现。

(3)实验室检查:白细胞计数升高,中性粒比例增加,ALT、AKP增加,血淀粉酶轻度升高(多不超过500索氏单位,除非合并胰腺炎)。

(4)辅助检查:因其无创性、高特异性和高阳性率,B超是首选检查,可见胆囊增大,囊壁增厚呈"双边征",多数患者可见胆囊内强回声光团和后方声影。CT检查也有较高的诊断价值。

(5)鉴别诊断:鉴别于胃十二指肠游离壁穿孔、急性胰腺炎、高位阑尾炎、右下肺炎、结肠肝曲肿瘤等。

4. 治疗原则

(1)非手术治疗:可选择饮食调整,输液维持酸碱及水电解质平衡,营养支持等。诊断明确者可予以镇痛解痉处理。抗感染宜选用对革兰阴性菌、厌氧菌均有作用的广谱抗生素或联合用药。要重视对合并有糖尿病和其他慢性疾病者的治疗。

(2)手术治疗:尽量择其手术。对发病在48～72 h以内且非手术治疗无效者,或有胆囊穿孔、弥漫性腹膜炎、急性化脓性胆管炎、急性坏死性胰腺炎等并发症者,应急诊手术。常用手术方法包括胆囊切除、胆囊造口术、腹腔镜下胆囊切除术等。

(二)急性非结石性胆囊炎

1. 病因 多因素综合作用所致,包括胆囊运动节律紊乱、胆汁淤滞、慢性疾病导致胆囊黏膜受损、手术创伤或低血压或其他感染导致的胆囊黏膜微循环障碍。

2. 病理 除有急性结石性胆囊炎表现外,胆囊坏死和穿孔发生率较高。

3. 诊断要点

(1)症状:多为脓毒血症或慢性疾病所覆盖,需警惕用原发病不能解释的急性腹痛、腹部不适、右肩或右肩胛下的疼痛或不适、急性发生的厌油与恶性呕吐、不明原因的发热等等。

（2）体征：在原发病基础上，新近出现的右上腹压痛、肌卫或反跳痛均有较高的提示诊断的价值。

（3）辅助检查：B超仍为首选检查，CT也有较高的诊断价值。

4. 治疗原则：一经诊断，及早手术治疗，辅以消炎利胆、止痛解痉、营养支持，并控制原发疾病，减少不必要的打击与伤害，防止多脏器功能衰竭的发生。

二十六、慢性胆囊炎

慢性胆囊炎（chronic cholecystitis）是由于急性胆囊炎反复发作，导致胆囊不同程度的炎细胞浸润，囊壁增厚，瘢痕形成，部分胆囊萎缩并失去功能。慢性胆囊炎约70%～95%合并有胆囊结石。

（一）病理

胆囊壁充血水肿，有不同程度的炎性细胞浸润，纤维组织增生，囊壁增厚。严重者，胆囊壁瘢痕形成，胆囊不同程度萎缩。

（二）诊断要点

1. 症状　反复发生的胆绞痛、厌油、腹胀、嗳气等消化道症状，或反复的右上腹和肩背部隐痛。

2. 体征　右上腹胆囊区轻压痛，Murphy征可阳性，多无肌卫或反跳痛。

3. 辅助检查　B超可见胆囊缩小，囊壁增厚，胆囊排空功能减退或消失，部分患者B超可看不到胆囊。若发现胆囊结石更有助于诊断。口腹胆囊造影可见胆囊显影不佳，双剂量法造影胆囊不显影可以确诊。

4. 鉴别诊断　鉴别于慢性胃炎、消化性溃疡等疾病。

（三）治疗原则

1. 一般治疗　不伴有胆囊结石、胆囊尚具有功能者，可行消炎利胆、制酸和饮食控制治疗，也可进行中西医结合疗法。

2. 手术治疗　伴有胆结石者，择其手术。急性发作者应该在消炎利胆等一般治疗的基础上进行手术。

二十七、急性胰腺炎

急性胰腺炎（acute pancreatitis）是消化科常见急重症，是胰酶在胰腺内被异常激活引起胰腺组织自身消化的化学性炎症，近年来认为胰腺内炎症因子的瀑布式释放与激活也是致病机理之一。

（一）病因、发病机理、病理

1. 病因

（1）胆道疾病：胆结石、胆道蛔虫、胆道感染、Oddi's括约肌功能障碍等。

（2）胰管阻塞：胰管结石、胰管狭窄、胰管肿瘤等。

（3）大量饮酒和暴饮暴食。

（4）手术与创伤。

（5）内分泌与代谢障碍：甲状旁腺瘤、维生素 D 过多等导致的高钙血症，家族性高脂血症导致胰液内脂肪沉着，妊娠，糖尿病昏迷，尿毒症等。

（6）感染：急性流行性腮腺炎、传染性单核细胞增多症、沙门氏菌和链球菌性败血症等。

（7）药物所致，如噻嗪类利尿剂、硫唑嘌呤、糖皮质激素、四环素、磺胺类药物。

（8）其他：十二指肠球后穿透性溃疡、临近乳头的十二指肠憩室炎、输入襻综合征等。

2. 发病机理　上述各种致病因素分别或同时造成了胰腺分泌过度旺盛、胰液排泄障碍、胰腺血液循环紊乱与生理性胰蛋白酶抑制物减少后，胰腺自身消化的连锁反应得以发生。磷脂酶主要与胰腺实质的凝固性坏死、脂肪组织的坏死及溶血有关。胰激肽释放酶引起血管舒张和通透性增加，与水肿和休克的发生有关。弹性蛋白酶可引起出血和血栓形成。脂肪酶与胰腺及周围脂肪坏死、液化有关。

胰腺损伤后的炎性介质的瀑布式释放与激活是胰腺炎的发病机理之一，主要炎性介质有：氧自由基、血小板活化因子、前列腺素、白三烯等。

3. 病理

（1）水肿型：胰腺肿大水肿，没有实质坏死和出血。

（2）出血坏死型：有较大范围的脂肪坏死灶，也有钙化斑。

（3）并发症病理：化学性腹水、胸腔积液和心包积液，肺水肿、肺出血，肾小管坏死，DIC 等。

（二）诊断要点

1. 症状　中上腹部持续性胀痛，阵发性加剧，仰卧位加重，伴恶心呕吐，呕吐后腹痛不缓解，可以伴有发热、低血压休克、呼吸窘迫、少尿无尿等并发症症状。

2. 体征　中上腹部压痛，可有肌卫、反跳痛、肠鸣音减弱或消失，胆源性者可有黄疸。Grey-Turner 征和 Cullen 征少见。假性囊肿或脓肿形成者，可有上腹部包块。并发急性呼吸窘迫综合征时可有双肺的细湿啰音。

3. 实验室检查　白细胞计数上升，中性粒细胞比例增高；发病 6～12 h 后血淀粉酶上升 5 倍，12～24 h 后尿淀粉酶上升 3 倍，24～72 h 后血清脂肪酶上升，胰蛋白酶原超过参考范围；还可见低血糖、低血钙等。

4. 影像学　B 超提示胰腺肿大，周围可有积液，内部回声增强，但回声不均，同时可发现胆道或胆囊结石。上腹部增强 CT 发现胰腺内部强化不均，并有大片(超过 3 cm)不强化部分,有助于重症胰腺炎的诊断,有很大的诊断价值。

5. 鉴别诊断　鉴别于消化性溃疡穿孔,胆石症和急性胆囊炎,急性肠梗阻,急性阑尾炎等急腹症;更要鉴别于下壁心梗和心绞痛等非消化系来源的腹痛。

6. 重症胰腺炎拟诊指标　出现四肢脂肪坏死。腹部表现:全腹剧痛,有肌卫与肌紧张;Grey-Turner 征和 Cullen 征;腹胀,肠鸣音消失,麻痹性肠梗阻表现;诊断性腹穿抽得血性腹水,腹水淀粉酶明显增高;出现黑便或呕血;肺部表现:呼吸窘迫,口唇发绀等;休克表现。实验室指标:血糖>11.2 mmol/L,血钙<2 mmol/L,与病情不相适应得血尿淀粉酶突然下降,外周血白细胞计数$>18\times10^9$/L,BUN>14.3 mmol/L,正铁血红蛋白阳性等。

(三) 治疗原则

1. 一般治疗　生命体征的监测,心肺功能的监护,水电解质和酸碱平衡的检测与调整,解痉止痛,营养支持等。

2. 抑制胰腺外分泌　禁食,腹胀明显者胃肠减压或 ENBD;H_2 受体拮抗剂或质子泵抑制剂减少胃酸分泌;重症者考虑生长抑素思他宁(静脉滴注)或善宁(静脉滴注或皮下注射)。

3. 抑制胰酶活性　近年来多主张应用加贝脂或乌司他啶静脉滴注,5-FU 在基层医院仍有使用报道。

4. 抗生素　胰腺炎多合并有胆道感染,重症胰腺炎又较易发生继发感染。现多主张早期即应用抗生素,以喹诺酮类、甲硝唑或替硝唑、第三代或第四代头孢类药物为优选,并主张联合用药。

5. 防治并发症　休克者立即纠正。吸氧、改善微循环有助于防治呼吸窘迫综合征,一旦发生应及早进行机械支持通气,并考虑使用糖皮质激素;维持尿量与水电解质平衡有助于防治急性肾衰竭,一旦发生要及早进行透析治疗;有 DIC 先兆时,即应进行相关检查,并及早使用肝素进行治疗。有多脏器损害者应在 ICU 诊治。晚期并发症包括假性囊肿、腹腔脓肿的,可根据情况不同予以不同处理。

6. 手术治疗　确诊的胆源性胰腺炎,尤其是有胆总管结石引起胆道梗阻者,及时行 ENBD 和(或)外科手术均有重要的意义。

二十八、慢性胰腺炎

慢性胰腺炎(chronic pancreatitis)是指各种不同原因引起的胰腺局部、节段性或弥漫性的慢性进展性炎症,导致胰腺组织和(或)胰腺功能不可逆的损害。

（一）病因、病理

我国以慢性胆道疾病为主要原因,在西方国家则与长期嗜酒有关。其他少见的原因还有:热带性胰腺炎、遗传性胰腺炎、特发性胰腺炎、免疫相关性胰腺炎以及高血钙和高血脂等。

胆系疾病致慢性胰腺炎的机制涉及炎症感染或结石引起胆总管狭窄和梗阻,胰液流出受阻,胰管内压增高,导致胰腺腺泡和小导管破裂,损伤胰腺组织和导管系统。长期嗜酒者,酒精及其代谢产物一方面可以促进脂质微粒体酶分泌增加,激活胰蛋白酶,导致组织损伤;另一方面导致胰腺小导管内蛋白质沉积,阻塞管道,致腔内压力升高,胰腺腺泡和小导管破裂,组织损伤。

基本病理改变为胰腺腺泡萎缩,伴弥漫性纤维化或钙化;腺管多发不规则狭窄和扩张。

（二）诊断要点

1. 明确的胰腺炎组织学诊断。

2. 明确的胰腺钙化。

3. 典型的慢性胰腺炎症状体征:反复发作性或持续性腹痛、腹泻或脂肪泻,消瘦,黄疸,腹部包块和糖尿病等;明显胰腺外分泌功能障碍;ERCP 或 MRCP 等典型的影像学特征:胰管不规则狭窄和扩张,可呈串珠状,扭曲变形或中断。超声内镜有典型的慢性胰腺炎影像学特征。

4. 排除胰腺癌,必要时细针穿刺活组织检查或剖腹探查。

（三）治疗原则

1. 内科治疗

（1）病因治疗:积极治疗胆道疾病,戒酒,避免高脂肪食物。

（2）对症治疗

① 腹痛:小剂量非成瘾性止痛剂,顽固性腹痛可进行腹腔神经丛阻滞或内脏神经切除。

② 外分泌功能不全:足量胰酶制剂替代,抑酸剂可减少胃酸对胰酶制剂的影响。

③ 合并糖尿病者胰岛素治疗,营养不良者补充蛋白、维生素、微量元素等。

（3）内镜治疗:通过内镜解除胰管梗阻,胰管狭窄者支架引流。

2. 手术治疗　手术适应证:① 内科治疗不能缓解腹痛且发生营养不良者;② 合并胰腺脓肿或胰腺假性囊肿者;③ 不能排除胰腺癌者;④ 瘘管形成者;⑤ 胰腺肿大压迫胆总管导致阻塞性黄疸者;⑥ 有脾静脉血栓形成或门静脉高压症引起出血者。

二十九、胰腺癌

胰腺癌（carcinoma of the pancreas）主要指来源于胰腺外分泌部位的恶性肿瘤，占消化道恶性肿瘤的10％。

（一）病因、病理

1. 病因　环境因素与遗传易感性相互作用的结果。外界因素包括长期大量吸烟、饮酒、长期接触致癌化学物质等。

2. 病理　胰头癌占60％，胰体胰尾癌占20％，弥漫性的占10％左右；组织学上，胰腺癌多为腺管上皮细胞起源的腺癌，少数为起源于胰腺腺泡细胞的髓样癌。转移方式多有局部浸润、淋巴转移和血行转移等。

（二）诊断要点

1. 症状　中上腹深部持续进行性加剧的钝痛，夜间或仰卧位时加重，一般止痛药物无效；急剧进展的消瘦与消化不良；胰头癌多有黄疸，并进行性加重。

2. 体征　早期可仅见消瘦，晚期可见皮肤黄染，上腹压痛、包块和血管杂音。

3. 实验室检查　血、尿、粪检查多不具有特异性。CA19－9是相对特异性的肿瘤标记物。

4. 影像学检查　B超、超声内镜、CT等有助于发现胰腺包块。ERP和X线钡餐透视只能见到肿瘤的间接征象。CT或超声引导的细针穿刺细胞学检查则可明确诊断。

5. 鉴别诊断　早期鉴别于慢性胃炎和消化性溃疡，晚期多比较容易诊断。值得注意的是，胰头癌和胰体尾癌在临床表现和诊断上有不同之处，预后也有差异。

（三）治疗原则

手术为主的综合治疗。

1. 外科手术　早期诊断困难，晚期肿瘤切除率很低，术后5年生存率也较低。

2. 内科治疗　包括放疗（包括局部照射和放射性粒子植入的近距离放疗）、化疗、放化疗结合、生物免疫治疗等，但总体效果不佳。对症治疗可改善病人的生活质量。

3. 介入治疗　无水乙醇注射，动脉灌注化疗（胰腺癌是乏血供肿瘤，动脉灌注化疗效果较差）等。

三十、结核性腹膜炎

结核性腹膜炎（tuberculous peritonitis）是由结核分枝杆菌引起的慢性、弥漫性腹膜感染。

（一）病因、病理

由结核分枝杆菌感染腹膜引起,常继发于肺结核或者体内其他部位结核。感染途径以腹腔内结核病灶直接蔓延为主,肠系膜淋巴结结核、输卵管结核和肠结核是常见原发病灶;少数病例可为血行播散,常伴有活动性肺结核,骨、关节结核等。

病理分型:渗出型、粘连型和干酪型,以前两型多见。发展过程中可出现两种以上类型并存,为混合型。

（二）诊断要点

1. 中青年患者,有结核病史,伴有其他器官结核病证据。

2. 长期发热,伴腹痛、腹胀、腹水、腹部包块或腹壁柔韧感。

3. 腹水为渗出液,以淋巴细胞为主,普通细菌培养阴性。

4. X线胃肠钡餐检查提示肠粘连等征象。

5. PPD试验强阳性。

（三）治疗原则

治疗关键在于及早给予合理、足够疗程的抗结核化学药物治疗,以达到早日康复、避免复发和预防并发症的目的。

1. 抗结核化学药物治疗　对一般渗出性病例,强调全程规则治疗;对粘连型和干酪型病例应加强抗结核化疗的联合应用,适当延长抗结核疗程。

2. 大量腹水者,可适当放腹水以减轻压迫症状。

3. 手术治疗　手术适应证:① 完全性肠梗阻或有不完全性肠梗阻,经内科治疗而未见好转;② 急性肠穿孔或腹腔脓肿,经抗生素治疗未见好转;③ 肠瘘,经抗结核化疗与加强营养而未能闭合;④ 诊断困难且与腹腔肿瘤和急腹症不能鉴别者,可剖腹探查。

（施瑞华）

第三节　基本技能

一、胃镜检查

（一）适应证

1. 有上消化道症状,疑为食管、胃及十二指肠炎症、溃疡及肿瘤者。

2. 有上消化道出血,病因及部位不明者。

3. 其他影像学检查(如胃肠X线检查),疑为上消化道病变而未能被确诊者。

4. 胃癌高危地区或有癌前病变或癌前状态需普查或复查。

5. 需要随诊的病变如溃疡、萎缩性胃炎、术后胃、反流性食管炎、Barrett食管等。

6. 药物治疗前后对比观察。

7. 需要通过内镜进行治疗者。

（二）禁忌证

1. 绝对禁忌证

（1）严重心肺疾患，无法耐受内镜检查者。

（2）休克、昏迷等危重状态。

（3）消化道穿孔急性期。

（4）患者不予合作或精神不正常者。

（5）口腔、咽喉、食管等急性炎症，尤其是腐蚀性炎症患者。

（6）胸主动脉瘤患者。

（7）脑卒中患者。

（8）体质极度衰弱者。

2. 相对禁忌证

（1）心肺功能不全。

（2）消化道出血患者血压未平稳。

（3）有出血倾向，血红蛋白低于 59 g/L。

（4）高度脊柱畸形。

（5）巨大食管或十二指肠憩室。

（三）并发症

1. 上消化道出血 特别是对有严重的食管胃底静脉曲张者或有活动性溃疡而做活检者。

2. 消化道损伤 轻者为咽喉部擦伤，重者可引起咽、食管穿孔等。

3. 麻醉及心脏意外。

4. 感染。

5. 其他 少见的有下颌关节脱臼、腮腺肿胀、喉头及支气管痉挛、非穿透性气腹、拔镜困难等。

（四）注意事项

1. 检查前禁饮食 8～10 h；如有幽门梗阻者，应禁食 2～3 天，必要时在检查的前一天晚上进行洗胃，彻底清除胃内容物，直至回流液清晰为止；如已进行钡餐检查者，因为钡剂可能附在胃黏膜上，特别是胃溃疡部位，使诊断发生困难，故必须在钡餐检查 3 天后再做胃镜检查。

2. 为了预防肝炎传染，使肝炎者和无肝炎者的胃镜检查分开，在胃镜检查前做肝功和乙肝表面抗原检查。

3. 为了减少黏液分泌,减低反射,减少紧张,在检查前 15～30 min 可予以阿托品 0.5 mg(青光眼和前列腺肥大患者禁用)及安定 10 mg。注射后喝去泡剂和进行咽喉部麻醉,麻醉药可口服或喷洒。

4. 检查时患者松开领口和腰带,取下假牙和眼镜,取左侧卧位或根据需要改为其他体位。检查时鼻腔做平稳呼吸,切忌屏气,插胃镜时尽量和医生配合,当胃镜插至咽喉部时,做吞咽动作。

5. 检查后隔 2 h 左右等麻醉作用消失后,可进温流质或半流质饮食,次日可恢复正常饮食。

6. 因检查所引起的咽喉部疼痛及胃黏膜活检后的少量出血,短时间内大多能自愈。

二、肠镜检查

(一)适应证

1. 原因不明的下消化道出血。

2. 原因不明的慢性腹泻。

3. 原因不明的大便习惯改变、腹部肿块、腹痛、消瘦、贫血等征象,不能排除大肠及回肠末端病变者。

4. 疑有良性或恶性结肠肿瘤,X 线检查不能确诊者。

5. 钡剂灌肠等检查发现异常,需进一步明确病变的性质和范围。

6. 炎症性疾病的诊断与随访。

7. 结肠癌手术前确定病变的范围;结肠癌、息肉手术后复查及疗效随访。

8. 结肠息肉摘除、肠腔狭窄的扩张、乙状结肠扭转复位等治疗。

(二)禁忌证

1. 极度衰竭或严重心、肺、肝、肾等疾患不能耐受者。

2. 大肠急性炎症性病变。

3. 疑有肠穿孔或急性腹膜炎。

4. 盆腔、腹腔手术或放疗后,有腹腔广泛粘连者或钡灌肠发现结肠解剖位置明显异常者。

5. 妇女月经期、妊娠期。

6. 精神病患者及不合作者。

(三)并发症

1. 肠穿孔。

2. 肠出血。

3. 肠系膜裂伤。

4. 心脑血管意外。

（四）注意事项

1. 检查前 1～2 天进少渣半流质或流质饮食,当天禁食早餐。

2. 清洁肠道　有多种方法:① 于检查前 3～4 h 口服含氯化钠等的清肠液 3 000 ml,1 h 之内喝完。喝完之后会出现腹泻,一直等到排出清水时,方可进行肠镜检查。② 于检查前 2 h 口服 20％甘露醇 250 ml 及 500～1 000 ml 的糖盐水(对于准备进行内镜下高频电治疗者禁服甘露醇)。

3. 检查前用药　可肌注地西泮 5～10 mg,哌替啶 50 mg,由于使痛阈增高,降低肠穿孔的反应性好,应予特别警惕。解痉剂可抑制肠蠕动,有利于操作,可于检查前 5～10 min 肌注阿托品 0.5 mg 或山莨菪碱 10 mg。对青光眼、前列腺肥大或近期发生尿潴留者忌用。

4. 检查中患者可能会感到腹部胀痛不适,这是因为术中肠道内注入了气体的缘故,患者不要紧张,应尽量配合医师检查。

三、腹腔穿刺术

（一）适应证

1. 抽取腹腔积液进行各种实验检查,以便寻找病因,协助临床诊断。

2. 对大量腹水引起严重胸闷、气促、少尿等症状,可适当放腹水以缓解症状。一般每次放液不超过 3 000～6 000 ml。

3. 腹腔内注射药物。

（二）方法

1. 嘱患者排空尿液,以免穿刺时损伤膀胱。

2. 放液前应测量腹围、脉搏、血压和腹部体征,以观察病情变化。

3. 患者取平卧位或半卧位、稍左侧卧位。

4. 选择适宜穿刺点　一般常选于左下腹部脐与髂前上棘连线中外 1/3 交点处,也有取脐与耻骨联合中点上 1 cm、偏左或右 1.5 cm 处,或侧卧位脐水平线与腋前线或腋中线的交点。对少量或包裹性腹水,常须在 B 超指导下定位穿刺。

5. 将穿刺部位常规消毒,戴无菌手套,铺消毒洞巾,自皮肤至腹膜壁层用 2％利多卡因逐层做局部浸润麻醉。

6. 术者左手固定穿刺处皮肤,右手持针经麻醉处逐步刺入腹壁,待感到针尖抵抗突然消失时,表示针尖已穿过腹壁层,即可行抽取和引流腹水,并置腹水于消毒试管中以做检验备用。诊断性穿刺可直接用无菌的 20 ml 或 50 ml 注射器和 7 号针尖进行穿刺。大量放液时可用针尾连接橡皮管的 8 号或 9 号针头,助手用消毒血管钳固定针尖并夹持橡皮管,用输液夹子调整放液速度,将腹水引流入容器中计量或送检。腹水不断流出时,应将预先绑在腹部多头绷带逐步收紧,以防腹压骤然降低、内脏血管扩张而发生血压下降甚至休克等现象。放液结束后拔出穿刺针,盖上消毒纱巾,并用多头绷带将腹部包扎,如遇穿刺孔继续有腹水渗漏时,可用蝶形胶布或涂上火棉胶封闭。

(三)注意事项

1. 有肝性脑病先兆者,禁忌腹腔穿刺放腹水。

2. 术中应密切观察患者,如发现头晕、恶心、心悸、气促、脉快、面色苍白应立即停止操作,并做适当处理。

3. 腹腔放液不宜过多过快,肝硬化患者一次放腹水一般不超过 3 000 ml,过多放液可诱发肝性脑病和电解质紊乱,但在补充输注大量白蛋白的基础上,也可大量放液。

4. 在放腹水时若流出不畅,可将穿刺针稍做移动或变换体位。

5. 大量腹水患者,为防止腹腔穿刺后腹水渗漏,在穿刺时注意勿使皮肤至腹膜壁层位于同一条直线上,方法是当针尖通过皮肤到达皮下后,即在另一手协助下稍向周围移动一下穿刺针尖,然后再向腹腔刺入。

6. 注意无菌操作,以防止腹腔感染。

(王　颖)

第四章　内分泌内科

第一节　基础理论

一、内分泌器官和组织的解剖、组织胚胎

（一）下丘脑

下丘脑位于丘脑下部、间脑的最腹面，呈双侧对称结构，第三脑室将其分为左右两半。其前方为视交叉，后方为乳头体及脑脚间窝，基底部为正中隆起，向下伸展通过垂体柄与垂体相连。正中隆起是下丘脑对垂体功能进行调节的最重要的部位。下丘脑各核群所合成、释放的各种促垂体因子均由此进入垂体，其内部有大量神经纤维，且有丰富的垂体门脉供血。下丘脑由前向后分为视上区、结节区和乳头区。视上区有视上核和室旁核，发出神经纤维组成视上（室旁）垂体束，到达垂体后叶。结节区有腹内侧核、背内侧核、漏斗核、结节外侧核等，发出神经纤维组成结节－漏斗束，终止于漏斗柄。下丘脑含有两个神经分泌系统：大细胞性神经分泌系统，位于视上核和室旁核，前者主要分泌抗利尿激素，后者主要产生催产素，激素储存在垂体后叶。

（二）垂体

垂体位于颅骨蝶鞍垂体窝内，由腺垂体和神经垂体两部分组成，为椭圆形小体，重约 0.5 g。腺垂体居前，神经垂体居后，表面包以结缔组织被膜。神经垂体分为神经部和漏斗两部分，漏斗与下丘脑相连，包括漏斗柄和正中隆起。腺垂体分为远侧部、中间部和结节部三部分。腺垂体的远侧部又称垂体前叶，神经垂体的神经部和腺垂体的中间部合称垂体后叶。

垂体前叶腺细胞都含有颗粒，根据其着色反应，分为嗜色性颗粒细胞和嫌色性颗粒细胞。嗜色细胞又分为嗜酸性细胞和嗜碱性细胞，前者可分泌生长激素和催乳素，后者产生促甲状腺激素、促肾上腺皮质激素和促性腺激素。

腺垂体主要由大脑基底动脉环发出的垂体上动脉供血。垂体上动脉从结节部上端伸入神经垂体的漏斗，在该处分支并吻合形成第一级毛细血管网。这些毛细血管网于结节部汇集形成数条垂体门微静脉，后者下行进入远侧部，再度分支并吻合，形成第二级毛细血管网。垂体门微静脉及其两端的毛细血管网共同构成垂体门脉系统。

（三）甲状腺

甲状腺呈"H"形，分左右两个侧叶，中间以岬部相连，附着在喉及气管起始部两侧。成人甲状腺总重量约 $20\sim30$ g。侧叶呈锥形，尖端向上，起自甲状软骨中部，下端至第5、6气管软骨环。每个侧叶约长 $4\sim5$ cm，宽 $2\sim2.5$ cm，厚 $2\sim3.5$ cm。侧叶的浅面为舌骨下诸肌，内侧面与环状软骨、气管壁、咽和食管相邻，后侧与颈总动脉、甲状腺下动脉、甲状旁腺和颈交感神经相邻。甲状腺峡部位于第 $2\sim4$ 气管软骨环的前面，宽约 2 cm。有的自峡部向上伸出一个锥体叶，长短不一，是甲状舌骨的残余物。此锥叶如向下肿大，伸入纵隔即形成胸骨后甲状腺肿。甲状腺血供丰富，由甲状腺上动脉和甲状腺下动脉供给营养，有时还有甲状腺最下动脉。而静脉回流形成甲状腺上、中、下静脉，分别汇入颈内静脉和无名静脉。甲状腺的淋巴分别注入颈深淋巴结、气管旁淋巴结和前纵隔淋巴结。分布于甲状腺的神经有以下两种：交感神经纤维，来自颈上和颈中交感神经节，纤维在甲状腺上、下动脉周围形成纤维网，随血管进入腺体，调节血管收缩；副交感神经纤维，来自迷走神经，经喉返神经及喉上神经进入腺体。

人的甲状腺组织始发于胚胎期第 3 周，由侧咽囊的一些细胞突起形成。大约在妊娠第 10 周时，胎儿的甲状腺开始具备了对碘的浓集和有机化的能力。

甲状腺的组织结构包括滤泡和滤泡间组织。滤泡是甲状腺的结构和功能单位，呈球形、卵圆形，直径介于 $0.25\sim0.5$ mm。滤泡壁由单层立方上皮细胞组成，滤泡腔内充满胶质，含有甲状腺激素。在滤泡之间为富有血管的疏松结缔组织，含有滤泡间细胞和滤泡旁细胞，后者分泌的降钙素与钙磷代谢有关。

（四）甲状旁腺

甲状旁腺一般有上下两对，位于甲状腺左右叶的背面。成人甲状旁腺呈扁椭圆形，体积约为 6 mm×4 mm×2 mm，重量 $20\sim40$ mg。胚胎发生中，上甲状旁腺来自第四对鳃囊，下甲状旁腺来自第三对鳃囊，在发育过程中向下移动，最后定位在甲状腺背面。甲状旁腺实质内腺细胞排列成索团状，其间富含毛细血管。腺细胞包括主细胞和嗜酸性细胞，前者分泌甲状旁腺激素，后者功能不明。

（五）肾上腺

肾上腺位于脊椎之旁，两肾上端，左侧为半圆形，右侧为三角形。两个腺体合在一起，总重量为 $8\sim13$ g。肾上腺由外层皮质和内层髓质组成。从胚胎发生上看，皮质来源于中胚层，髓质的嗜铬细胞来自外胚层。胚胎 $3\sim4$ 个月时，肾上腺比肾脏还大，后来变得与肾脏等大，以后肾上腺体积比例逐渐缩小。新生儿出世时,肾上腺约为肾脏的 1/3 大小,重量约为 6 g,其中皮质占绝大部分,髓质很少。在以后的一年里,皮质比例逐渐缩小,髓质逐渐增多。整个腺体的绝对重量亦增加,至成人时为 10～15 g。肾上腺的神经很丰富,发自内脏大、小神经及腹腔丛,主要分布在髓质。

肾上腺皮质占肾上腺体积的 80%～90%,由皮质细胞、血窦和少量结缔组织组成,由外向内可分为球状带、束状带和网状带,彼此之间无截然界限。球状带分泌盐皮质激素如醛固酮,束状带分泌糖皮质激素如皮质醇,网状带主要分泌雄激素和少量雌激素。

肾上腺髓质主要由排列成索或团的髓质细胞组成,其间为血窦和少量结缔组织,髓质中央为中央静脉。髓质细胞可产生肾上腺素、去甲肾上腺素和肾上腺髓质素。肾上腺皮质和髓质的血窦相连,后者汇集为中央静脉,因此流经髓质的血液含有较高浓度的皮质激素。其中的糖皮质激素可增强嗜铬细胞 N-甲基转移酶的活性,使去甲肾上腺素甲基化,成为肾上腺素。这是髓质中肾上腺素细胞多于去甲肾上腺素细胞的原因。

（六）胰腺内分泌部分

胰腺的内分泌部分称为胰岛,为散在于胰腺腺泡之间的细胞团,大小不等,细胞数少则几个,多则数百个。人类胰腺有 170 万～200 万个胰岛,每个小岛直径为 75～175 μm。它们的总重量仅占胰腺重量的 1%～2%,分布在胰腺的各部,以胰尾部较多。胰岛细胞依其颗粒染色特点,可分为 B、A、D、PP、D_1、G 细胞,分别产生胰岛素、胰高血糖素、生长抑素、胰多肽、舒血管肠肽、胃泌素。其中主要是 B、A、D 三种细胞。B 细胞位于胰岛中央,约占全部胰岛细胞的 75%～80%;A 细胞围绕在胰岛表面,占 15%～20%;两者之间存在少数 D 细胞,约占 5%。胰岛具有丰富的血液供应,每个细胞几乎都和毛细血管直接接触,胰岛及其邻近的血管均富于神经支配,交感与副交感神经纤维进入胰岛后直接终止于胰岛细胞。

（七）性腺

睾丸是男性的性腺,由许多螺旋形的曲细精管构成,它约占整个睾丸组织的 90%。曲细精管是产生精子的地方。这些曲细精管汇合成睾丸网,发出十几条小管连于附睾。精子由附睾进入输精管。曲细精管壁由数层细胞组成,分为生精细胞和支持细胞两种。生精细胞有好几层,精原细胞在最底层。幼年期的睾丸曲细精管内只有精原细胞。青春期以后,精原细胞不断繁殖、分化,先后分裂成初级精母细胞、次级精母细胞和精子细胞,最后不再分裂,直接变为精子。曲细精管壁还有一种支持细胞(Sertoli 细胞),呈长柱状,在精原细胞及精母细胞的间隙内,一端一直伸到管腔中,它富含糖原,起支持和营养作用。曲细精管之间的结缔组织称为间质。间质内最重要的是存在一堆堆上皮型细胞（Leydig 细胞），三五成群，胞体较大，呈多角形或圆形，胞浆内含有类脂颗粒，专门分泌雄激素。

卵巢是女性的性腺，为一对位于盆腔的扁椭圆形器官，在育龄期约 4 cm×3 cm×1 cm 大小，重量约 14 g。它们位于输卵管下方，以卵巢韧带与子宫角相连，以骨盆漏斗韧带与骨盆侧壁相连，以卵巢系膜连接于阔韧带后叶，该处称为卵巢门。支配卵巢的神经及供养卵巢的血管由卵巢门、卵巢系膜及骨盆漏斗韧带进入卵巢。卵巢表面由表面上皮及白膜覆盖，内部分为皮质和髓质。皮质区内有许多不同发育阶段的卵泡、黄体和间质细胞；髓质区内有血管、神经、淋巴管分布及少量平滑肌纤维。卵巢门区除有神经、血管、支持结缔组织外，还有分泌性激素的门细胞。胚胎第 4 周起，胎儿中肾内侧形成原始生殖嵴。自胚胎尾端卵黄囊衍生的原始生殖细胞，移行至原始生殖嵴内，形成未分化腺。若个体无 Y 染色体，则未分化腺逐渐分化成正常卵巢。胚胎第 5 周起，原始生殖细胞增大，有丝分裂成卵原细胞。自胚胎 3～7 个月，卵原细胞先后进入第一次减数分裂，分裂成初级卵母细胞，但至减数分裂前期双线期中止。直至青春期后每次排卵前夕，第一次减数分裂才分次恢复。胚胎 5 个月至生后 6 个月时，卵巢皮质结构重组，形成许多始基卵泡。每个始基卵泡由一个初级卵母细胞、一层梭形颗粒细胞及一层基底膜组成。这是妇女基本的生殖单位，亦是卵细胞储备的唯一形式。妇女一生中卵细胞的储备在胎儿期已成定局，出生后不再增多。胎龄 8 周约有卵原细胞 60 万个，20 周时达高峰（约 700 万个）。此后卵母细胞陆续退化，出生时约剩 200 万个，月经初潮时约 30～40 万个。妇女一生中约排出 400 个成熟卵子，99.9％卵细胞皆退化，绝经期卵母细胞已基本耗竭。

（八）弥散性神经内分泌细胞系统

神经系统以及消化系统等组织细胞内含有摄取胺前体及脱羧细胞（APUD 系统），它们能够合成分泌多种神经肽，统称为弥散性神经内分泌细胞系统（diffuse neuroendocrine system，DNES）。DNES 把神经系统和内分泌系统统一起来构成一个整体，共同调节和控制机体的生理活动。

（九）器官内分泌细胞系统

产生激素的组织除经典的内分泌腺体外，尚有分布在心、肺、肝、胃肠、肾、脑等部位的内分泌组织和细胞。心脏内分泌细胞可以产生心钠素和醛固酮等，肾脏是肾素、促红素、活性维生素 D_3 等激素的主要加工厂，而胃肠内分泌细胞能够合成与分泌多种胃肠道激素如胃泌素、胰高糖素样肽-1 和胃动素等。近年发现，脂肪细胞也是一类重要的内分泌细胞，可产生瘦素、脂联素、抵抗素等。不仅如此，机体的其他细胞如皮肤细胞和免疫细胞等，也可产生不同类别的激素，如淋巴细胞可以产生催乳素。

二、人体内分泌系统分泌的激素

内分泌系统是由内分泌腺和分解存在于某些组织器官中的散在内分泌细胞组成的一个体内信息传递系统,所分泌的高效能的活性物质——激素(hormone),经组织液或血液传递而发挥其生物调节作用。

（一）下丘脑激素

下丘脑促垂体区肽能神经元分泌的肽类激素,主要作用是调节腺垂体的活动,因此,称为下丘脑调节肽。

1. 促甲状腺激素释放激素　促甲状腺激素释放激素(thyrotropin-releasing hormone,TRH)是三肽,主要作用于腺垂体,促进促甲状腺激素(TSH)释放,血中 T_4 和 T_3 随 TSH 浓度上升而增加。TRH 除了刺激腺垂体释放 TSH 外,也促进泌乳素的释放,但 TRH 是否参与泌乳素分泌的生理调节,尚不能肯定。

2. 促性腺激素释放激素　促性腺激素释放激素(gonadotropin-releasing hormone,GnRH,LRH)是十肽激素,促进性腺垂体合成与释放促性腺激素。下丘脑释放 GnRH 呈脉冲式释放,因而造成血中 LH 与 FSH 浓度也呈现脉冲式波动。

3. 生长抑素与生长激素释放激素

（1）生长抑素(somatostatin)：是由 116 个氨基酸的大分子肽裂解而来的十四肽,是作用比较广泛的一种神经激素,它的主要作用是抑制垂体生长素(GH)的基础分泌,也抑制腺垂体对多种刺激所引起的 GH 分泌反应,包括运动、进餐、应激、低血糖等。另外,生长抑素还可抑制 LH、FSH、TSH、PRL 及 ACTH 的分泌。

生长抑素的垂体外作用比较复杂,它在神经系统可能起递质或调质的作用;生长抑素对胃肠运动与消化道激素的分泌均有一定的抑制作用;它还抑制胰岛素、胰高血糖素、肾素、甲状旁腺激素以及降钙素的分泌。

（2）生长激素释放激素(growth hormone releasing hormone, GHRH)：是一种有 44 个氨基酸的肽,它有促 GH 分泌的生物活性。另一种 GHRH43 系四十三肽,对人的腺垂体也有很强的促 GH 分泌作用。

GHRH 呈脉冲式释放,从而导致腺垂体的 GH 分泌也呈现脉冲式,是 GH 分泌的经常性调节者,而生长抑素则是在应激刺激 GH 分泌过多时,才显著地发挥对 GH 分泌的抑制作用。GHRH 与 GHRIH 相互配合,共同调节腺垂体 GH 的分泌。

4. 促肾上腺皮质激素释放激素　促肾上腺皮质激素释放激素(corticotropin releasing hormone, CRH)为四十一肽,其主要作用是促进腺垂体合成与释放促肾上腺皮质激素(ACTH)。

下丘脑 CRH 以脉冲式释放,并呈现昼夜周期节律,其释放量在 6:00～8:00 达高峰,在 0:00 最低。这与 ACTH 及皮质醇的分泌节律同步。机体遇到的应激刺激,如低血糖、失血、剧痛以及精神紧张等,作用于神经系统不同部位,最后将信息汇集于下丘脑 CRH 神经元,然后通过 CRH 引起垂体-肾上腺皮质系统反应。

5. 泌乳素释放抑制因子与泌乳素释放因子　下丘脑对腺垂体泌乳素(PRL)的分泌有抑制和促进两种作用,但平时以抑制作用为主。下丘脑中一种可抑制腺垂体释放 PRL 的物质,称为泌乳素释放抑制激素(prolactin release-inhibiting hormone,PIH),目前认为是多巴胺。另一种能促进腺垂体释放 PRL 的激素,称为泌乳素释放激素(prolactin releasing hormone,PRH)。

6. 促黑素细胞激素释放因子与抑制因子　促黑素细胞激素释放因子(melanophore-stimulating hormone releasing factor,MRF)和促黑素细胞激素抑制因子(melanophore-stimulating hormone release-inhibiting factor,MIF)可能是催产素裂解出来的两种小分子肽。MRF 促进 MSH 的释放,而 MIF 则抑制 MSH 的释放。

(二) 垂体激素

1. 腺垂体分泌的激素　腺垂体是体内最重要的内分泌腺。它由不同的腺细胞分泌 7 种激素:生长激素(GH),促甲状腺激素(TSH),促肾上腺皮质激素(ACTH)与促黑(素细胞)激素(MSH),尿促卵泡素(FSH)与黄体生成素(LH),泌乳素(PRL)。在腺垂体分泌的激素中,TSH、ACTH、FSH 与 LH 均有各自的靶腺,分别形成:① 下丘脑-垂体-甲状腺轴;② 下丘脑-垂体-肾上腺皮质轴;③ 下丘脑-垂体-性腺轴。腺垂体分泌的促激素(TSH、ACTH、LH、FSH)在"激素调节轴"章节中叙述。

(1) 生长激素:人生长激素(human growth hormone,hGH)含有 191 个氨基酸,相对分子质量为 22 000,其化学结构与泌乳素近似,故有弱泌乳素作用,而泌乳素有弱生长激素作用。

GH 的生理作用是促进物质代谢与生长发育,对机体各器官与组织均有影响,尤其是骨骼、肌肉及内脏器官的作用更为显著。

(2) 泌乳素:泌乳素(prolactin,PRL)是含 199 个氨基酸并有 3 个二硫键的多肽,相对分子质量为 22 000。在血中还存在着较大分子的 PRL,可能是 PRL 的前体或几个 PRLA 分子的聚合体,成人血浆中的 PRL 浓度低于 20 μg/L。

PRL 的主要作用是引起并维持泌乳,对性腺的功能也有一定的调节作用,并参与机体的应激反应。

2. 神经垂体释放的激素　神经垂体不含腺体细胞,不能合成激素。所谓的神经垂体激素是指在下丘脑视上核、室旁核产生而贮存于神经垂体的加压素(抗利尿激素)与催产素,在适宜的刺激作用下,这两种激素由神经垂体释放进入血液循环。

加压素(vasopressin, VP 或 antidiuretic hormone, ADH)与催产素(oxytocin, OXT)的化学结构都是九肽,两者只是第3位与第8位的氨基酸残基有所不同。由于催产素与抗利尿激素的化学结构相似,它们的生理作用有一定程度的交叉。

加压素(抗利尿激素)的生理浓度很低,几乎没有收缩血管而致血压升高的作用,对正常血压调节没有重要性,但在失血情况下由于加压素释放较多,对维持血压有一定的作用。但加压素的抗利尿作用却十分明显,因此称为抗利尿激素较为适宜。

催产素具有促进乳汁排出和刺激子宫收缩的作用。

(三)甲状腺激素

甲状腺激素主要有甲状腺素,又称四碘甲腺原氨酸(thyroxine, $3,5,3'$, $5'$- tetraiodothyronine, T_4)和三碘甲腺原氨酸($3,5,3'$- triiodothyronine, T_3)两种,它们都是酪氨酸碘化物。另外,甲状腺也可合成极少量的反-T_3($3,3'$, $5'$-T_3 或 rT_3),它不具有甲状腺激素有生物活性。

T_4 与 T_3 都具有生理作用。T_4 在外周组织中可转化为 T_3,而 T_3 的活性较大,T_4 的激素作用约占全部甲状腺激素作用的 35% 左右。甲状腺激素的主要作用是促进物质与能量代谢,促进生长和发育过程。

甲状腺功能活动主要受下丘脑与垂体的调节。下丘脑、垂体和甲状腺三者紧密联系,组成下丘脑-垂体-甲状腺轴。此外,甲状腺还可进行一定程度的自身调节。

(四)甲状旁腺激素

甲状旁腺激素(PTH)是甲状旁腺主细胞分泌的含有 84 个氨基酸的直链肽,分子量为 900,其生物活性决定于 N 端的第 1~27 个氨基酸残基。在甲状旁腺主细胞内先合成一个含有 115 个氨基酸的前甲状旁腺激素原(prepro-PTH),以后脱掉 N 端二十五肽,生成九十肽的甲状旁腺激素原(pro-PTH),再脱去 6 个氨基酸,变成 PTH。部分 PTH 分子可于第 33 位与第 40 位氨基酸残基之间裂解,形成两个片段,并与 PTH 共同入血。正常人血浆 PTH 浓度为 10~50 ng/L,半衰期为 20~30 min。PTH 主要在肝水解灭活,代谢产物经肾排出体外。

PTH 是调节血钙水平的最重要激素,它有升高血钙和降低血磷含量的作用。PTH 动员骨钙入血,使血钙浓度升高,PTH 既加强已有的破骨细胞的溶骨活动,又促进破骨细胞的生成。此外,PTH 促进远球小管对钙的重吸收,使尿钙减少,血钙升高,同时还抑制近球小管对磷的重吸收,增加尿磷酸盐的排出,使血磷降低。PTH 对肾的另一个重要的作用是激活 α-羟化酶,使 25-羟维生素 D_3($25-OH-D_3$)转变为其有活性的 1,25-二羟维生素 D_3[$1,25-(OH)_2-D_3$]。

PTH 的分泌主要受血浆钙浓度变化的调节。血浆钙浓度轻微下降时,就可使甲状旁腺分泌 PTH 迅速增加,血钙浓度降低可直接刺激甲状旁腺细胞释放 PTH,PTH 动员骨钙入肾,增强肾重吸收钙,结果使已降低了的血钙浓度迅速回升。相反,血钙浓度升高时,PTH 分泌减少。长时间的高血钙,可使甲状旁腺发生萎缩,而长时间的低血钙,则可使甲状旁腺增生。

PTH 的分泌还受其他一些因素的影响,如血磷升高可使血钙降低而刺激 PTH 的分泌。血镁浓度很低时,可使 PTH 分泌减少。另外,生长抑素也能抑制 PTH 的分泌。

（五）降钙素

降钙素是由甲状腺 C 细胞分泌的与钙、磷代谢密切相关的一种激素,含有一个二硫键的三十二肽,相对分子质量为 3 400。

降钙素的主要作用是降低血钙和血磷,其主要靶器官是骨,对肾也有一定的作用。降钙素抑制破骨细胞活动,减弱溶骨过程。另外,降钙素能抑制肾小管对钙、磷、钠及氯的重吸收,使这些离子从尿中排出增多。

降钙素的分泌主要受血钙浓度的调节。当血钙浓度升高时,降钙素的分泌亦随之增加,降钙素与 PTH 对血钙的作用相反,共同调节血钙浓度的相对稳定。

（六）肾上腺激素

1. 肾上腺皮质分泌的激素　肾上腺分泌的激素分为三类,即盐皮质激素、糖皮质激素和性激素。各类皮质激素是由肾上腺皮质不同层上皮细胞所分泌的:球状带细胞分泌盐皮质激素,主要是醛固酮(aldosterone);束状带细胞分泌糖皮质激素,主要是皮质醇(cortisol);网状带细胞主要分泌性激素,如脱氢表雄酮(dehydroepiandrosterone)和雌二醇(estradiol),也能分泌少量的糖皮质激素。

胆固醇是合成肾上腺皮质激素的原料,主要来自血液。在皮质细胞的线粒体内膜或内质网中所含的裂解酶与羟化酶等酶系的作用下,使胆固醇先变成孕烯酮,然后再进一步转变为各种皮质激素。由于肾上腺皮质各层细胞存在的酶系不同,所以合成皮质激素亦不相同。

（1）糖皮质激素:皮质醇进入血液后,75%～80%与血中皮质类固醇结合球蛋白(corticosteroid-binding globulin, CBG)或称为皮质激素运载蛋白结合,15%与血浆白蛋白结合,5%～10%的皮质醇是游离的。结合型与游离型皮质醇可以相互转化,维持动态平衡。游离的皮质醇能进入靶细胞发挥其作用。

皮质醇在血浆中半衰期为 70 min,类固醇为 20 min,它们都在肝中降解。肾上腺皮质网状带分泌的性激素以脱氢异雄酮为主,它是一种 17-氧类固醇,睾酮的代谢产物也是 17-氧类固醇。

人体血浆中糖皮质激素主要为皮质醇,其次为皮质酮,但皮质酮的含量仅为皮质醇的 $1/20\sim1/10$。

糖皮质激素对糖、蛋白质、脂肪和水盐代谢具有重要的调节作用,在维持应激、血细胞稳定和循环功能正常等方面也扮演举足轻重的角色,而且,这类激素可促进胎儿肺表面活性物质的合成,增强骨骼肌的收缩力,提高胃腺细胞对迷走神经与胃泌素的反应性,增加胃酸与胃蛋白酶原的分泌,抑制骨的形成而促进其分解等。临床上使用大剂量的糖皮质激素及其类似物,可用于抗炎、抗过敏、抗毒和抗休克。

(2)盐皮质激素:主要为醛固酮,对水盐代谢的作用最强,其次为脱氧皮质醇。

醛固酮是调节机体水盐代谢的重要激素,它促进肾远曲小管及集合管重吸收钠、水和排出钾,即保钠、保水和排钾作用。当醛固酮分泌过多时,将使钠和水潴留,引起高血钠、高血压和血钾降低。相反,醛固酮缺乏时则钠与水的排出过多,血钠减少,血压降低,而尿钾排出减少,血钾升高。关于醛固酮对肾的作用及其机制,可参阅相关章节。另外,盐皮质激素与糖皮质激素一样,可以增强血管平滑肌对儿茶酚胺的敏感性,且作用比糖皮质激素更强。

肾上腺皮质分泌皮质激素的束状带及网状带,处于肾上腺皮质激素(adrenocorticotropin,ACTH)的经常性控制之下,无论是糖皮质激素的基础分泌,还是在应激状态下的分泌,都受 ACTH 的调控。

ACTH 的分泌呈现日节律波动,入睡后 ACTH 分泌逐渐减少,午夜最低,随后又逐渐增多,至觉醒起床前进入分泌高峰,白天维持在较低水平,入睡时再减少。由于 ACTH 分泌的日节律波动,糖皮质激素的分泌也出现相应的波动。ACTH 分泌的这种日节律波动,是由下丘脑 CRH 节律性释放所决定的。

ACTH 调节糖皮质激素的分泌,而 ACTH 的分泌既受下丘脑 CRH 的控制,又存在糖皮质激素反馈调节。下丘脑 CRH 神经元受脑内神经递质的调控。

此外,当血中糖皮质激素浓度升高时,可使腺垂体释放 ACTH 减少,ACTH 的合成也受到抑制,腺垂体对 CRH 的反应性也减弱。糖皮质激素的负反馈调节主要作用于垂体,也可作用于下丘脑,后一种反馈称为长反馈。

ACTH 还可反馈抑制 CRH 神经元,称为短反馈。

醛固酮的分泌主要受肾素-血管紧张素系统的调节。另外,血 K^+、血 Na^+ 浓度可以直接作用于球状带,影响醛固酮的分泌。

在正常情况下,ACTH 对醛固酮的分泌并无调节作用,但在应激情况下,ACTH 对醛固酮的分泌可能起到一定的支持作用。

2. 肾上腺髓质分泌的激素　肾上腺髓质嗜铬细胞分泌肾上腺素(epinephrine,E)和去甲肾上腺素(norepinephrine,NE),两者都是儿茶酚胺激素。

髓质激素的合成与交感神经节后纤维合成去甲肾上腺素的过程基本一致,不同的是在嗜铬细胞胞浆中存在大量的苯乙醇胺氮位甲基移位酶(phenylethanolamine-N-methyltransferase, PNMT),可使去甲肾上腺素甲基化而成肾上腺素。合成髓质激素的原料为酪氨酸,其合成过程为:酪氨酸→多巴→多巴胺→去甲肾上腺素→肾上腺素。

肾上腺素与去甲肾上腺素一起贮存在髓质细胞的囊泡里内,以待释放。髓质中肾上腺素与去甲肾上腺素的比例大约为 4∶1,以肾上腺素为主。

髓质与交感神经系统组成交感-肾上腺髓质系统,或称交感-肾上腺系统。机体遭遇特殊情况时,包括畏惧、剧痛、失血、脱水、乏氧、暴冷暴热以及剧烈运动等,这一系统将立即调动起来,儿茶酚胺(去肾上腺素、肾上腺素)的分泌量大大增加。通过交感-肾上腺髓质系统发生的适应性反应,称之为应急反应。

髓质激素的分泌受神经系统的支配,也受 ACTH 与糖皮质激素的调节,并具有自身反馈调节作用。

(七)胰腺内分泌激素

1. 胰岛素　胰岛素是含有 51 个氨基酸的小分子蛋白质,分子量为 6 000,胰岛素分子有靠 2 个二硫键结合的 A 链(21 个氨基酸)与 B 链(30 个氨基酸)。B 细胞先合成一个大分子的前胰岛素原,以后加工成八十六肽的胰岛素原,再经水解成为胰岛素与连接肽(C 肽)。

胰岛素与 C 肽共同释入血中,也有少量的胰岛素原进入血液,但其生物活性只有胰岛素的 3%~5%,而 C 肽无胰岛素活性。由于 C 肽是在胰岛素合成过程产生的,其数量与胰岛素的分泌量有平行关系,因此测定血中 C 肽含量可反映 B 细胞的分泌功能。

胰岛素是促进合成代谢、调节血糖稳定的主要激素,其在脂肪代谢和蛋白质的代谢调节中也发挥很重要的作用。

血糖浓度是调节胰岛素分泌的最重要因素,当血糖浓度升高时,胰岛素分泌明显增加,从而促进血糖降低。当血糖浓度下降至正常水平时,胰岛素分泌也迅速恢复到基础水平。在持续高血糖的刺激下,胰岛素的分泌可分为

3 个阶段:血糖升高 5 min 内,胰岛素的分泌可增加约 10 倍,主要来源于 B 细胞贮存的激素释放,因此持续时间不长,5~10 min 后胰岛素的分泌便下降50%;血糖升高 15 min 后,出现胰岛素分泌的第二次增多,在 2~3 h 达高峰,并持续较长的时间,分泌速率也远大于第一相,这主要是激活了 B 细胞胰岛素合成酶系,促进了胰岛素的合成与释放;倘若高血糖持续一周左右,胰岛素的分泌可进一步增加,这是由于长时间的高血糖刺激 B 细胞增生引起的。多种氨基酸都有刺激胰岛素分泌的作用;其中以精氨酸和赖氨酸的作用最强。在血糖浓度正常时,血中氨基酸含量增加,只能对胰岛素的分泌有轻微的刺激作用,但如果在血糖升高的情况下,过量的氨基酸则可使血糖引起的胰岛素分泌加倍增多。游离脂肪酸和酮体大量增加时,也可促进胰岛素分泌。此外,多种胃肠激素、生长激素、皮质醇、甲状腺激素以及胰高血糖素可通过升高血糖浓度而间接刺激胰岛素分泌,因此长期大剂量应用这些激素,有可能使 B 细胞衰竭而导致糖尿病。胰岛 D 细胞分泌的生长抑素至少可通过旁分泌作用抑制胰岛素和胰高血糖的分泌,而胰高血糖素也可直接刺激 B 细胞分泌胰岛素。不仅如此,胰岛还受迷走神经与交感神经支配。刺激迷走神经,可通过乙酰胆碱作用于 M 受体,直接促进胰岛素的分泌;迷走神经还可通过刺激胃肠激素的释放,间接促进胰岛素的分泌。交感神经兴奋时,则通过去甲肾上腺素作用于 α_2 受体,抑制胰岛素的分泌。

2. 胰高血糖素　人胰高血糖素是由 29 个氨基酸组成的直链多肽,相对分子质量为 3 485,它也是由一个大分子的前体裂解而来。胰高血糖素在血清中的浓度为 50~100 ng/L,在血浆中的半衰期为 5~10 min,主要在肝灭活,肾也有降解作用。

与胰岛素的作用相反,胰高血糖素是一种促进分解代谢的激素。胰高血糖素具有很强的促进糖原分解和糖异生作用,使血糖明显升高。另外,胰高血糖素可促进胰岛素和胰岛生长抑素的分泌。药理剂量的胰高血糖素可使心肌细胞内 cAMP 含量增加,心肌收缩增强。

影响胰高血糖素分泌的因素很多,其中血糖的作用最为突出。血糖降低时,胰高血糖素分泌增加;血糖升高,则胰高血糖素分泌减少。氨基酸的作用与葡萄糖相反,能促进胰高血糖素的分泌。蛋白餐或静脉注入各种氨基酸均可使胰高血糖素分泌增多。胰岛素可通过降低血糖间接刺激胰高血糖素的分泌,但 B 细胞分泌的胰岛素和 D 细胞分泌的生长抑素可直接作用于邻近的A 细胞,抑制胰高血糖素的分泌。

(八) 卵巢激素

卵巢分泌的雌激素主要为雌二醇(estradiol,E_2),孕激素主要为黄体酮(progesterone,P)。此外,卵巢还分泌少量的雄激素。

雌激素主要的作用是促进女性生殖器官的发育和副性征的出现,并维持在正常状态。此外,雌激素对代谢也有明显的影响。

孕激素主要作用于子宫内膜和子宫肌,适应受精卵着床和维持妊娠。由于黄体酮受体含量受雌激素调节,因此黄体酮的绝大部分作用都必须在雌激素作用的基础上才能发挥。

女子体内有少量的雄激素,是由卵泡内膜细胞和肾上腺皮质网状带细胞产生。适量的雄激素配合雌激素可刺激阴毛及腋毛的生长,女子雄激素过多时,可引起男性化与多毛症。雄激素能增强女子的性欲,维持性快感,这可能由于它促进阴蒂的发育并提高其敏感性,或是由于它对中枢神经系统的作用。

（九）睾丸激素

雄激素睾丸间质细胞分泌雄激素,主要为睾酮(testosterone, T)。

正常男性在20～50岁之间,睾丸每日约分泌4～9 mg睾酮,血浆睾酮浓度为(22.7 ± 4.3)nmol/L。至50岁以上,随年龄增长,睾酮的分泌量逐渐减少。

血液中97%～99%的睾酮与血浆蛋白结合,只有1%～3%的睾酮是游离的。在血浆中存在一种与睾酮有很高亲和力的蛋白质,即β球蛋白,分子量为44 000～80 000。约有30%的睾酮与这种球蛋白结合,它也可结合雌激素,故将这种球蛋白称为性激素结合球蛋白(sex hormone-binding globulin, SH-BG)。约68%的睾酮与血浆白蛋白结合。睾酮主要在肝被灭活,以17-氧类固醇结合型由尿排出,少量经粪便排出。

睾酮在维持生精、生殖器官的生长发育、男性副性征的出现和维持等方面均发挥重要作用,并可促进蛋白质合成,特别是肌肉和生殖器官的蛋白质合成,同时还能促进骨骼生长与钙、磷沉积和红细胞生成等。

睾丸曲细精管的生精过程和间质细胞的睾酮分泌均受下丘脑-垂体的调节。一方面下丘脑-垂体调节睾丸的功能;另一方面睾丸分泌的激素又能反馈调节下丘脑和垂体的分泌活动。下丘脑-垂体-睾丸轴的调节作用参见"下丘脑-垂体-性腺轴"部分。此外,睾丸支持细胞与间质细胞之间,还能以旁分泌的方式进行局部调节。

（十）胃肠激素

胃肠道激素(gastrointestine hormone)又称消化道激素(gut hormone),是指由消化系统器官内分泌细胞分泌的一类多肽激素,分子质量多在2 000～5 000。胃肠道的内分泌细胞虽散在分布,但由于胃肠道黏膜面积巨大,所以胃肠道被认为是体内最大的内分泌器官。胃肠道可分泌促胰液素、促胃液素、胆囊收缩素、促胰酶素、胰岛素、生长抑制素等数十种胃肠道激素,它们的作用不仅可以通过激素传输的多种方式,如内分泌、旁分泌等方式实现,还能以神经递质的形式广泛调节机体多种功能活动。胃肠道激素的主要作用是通过调控消化系统的功能活动,调节机体的营养供应和维持能量平衡等。在消化系统以外的组织(如脑)中也存在能分泌胃肠道激素的细胞,它们的作用很广泛,也很复杂。

(十一)心脏和血管激素

最初从心房肌提取到一种能促进肾脏排水和排钠的因子,称之为心房利钠尿因子(atrial natriuretic factor,ANF)。该提取物具有明显的降低血压和利尿、排钠作用。以后该提取物被分离、纯化,明确其结构是多肽,故称之为心房钠尿肽(atrial natriuretic peptide,ANP),也称心钠素(cardionatrin)。

人类的心房钠尿肽主要是由心房肌及心室肌细胞分泌的,是由 28 个氨基酸残基构成的一种环状多肽类激素。以后又相继发现了 32 肽的脑钠尿肽(brain natriuretic peptide,BNP)、22 肽的 C 型钠尿肽(C-type natriuretic peptide,CNP)以及尿舒张素(urodilatin)等有类似结构和特定作用的一族化合物。ANP 通过与细胞膜上的鸟苷酸环化酶受体结合,调节细胞的活动。ANP 具有强大的利尿、利钠、舒张血管和降低血压的效应。心房钠尿肽可作用于肾脏,通过增加肾血流量、减少肾小管对水的重吸收等发挥利尿作用。值得注意的是,ANP 可以通过中枢和外周等多种途径对抗肾素-血管紧张素-醛固酮系统和血管升压素的作用,在体内构成与肾素-血管紧张素系统及血管升压素相抗衡的因素。这对于维持机体的体液平衡,特别是循环功能的稳态具有重要的意义。

(十二)肾脏激素

肾脏能产生某些激素类的生理活性物质,主要有肾素、缓激肽、前列腺素、促红细胞生成素 1,25-羟 D_3 等。

1. 肾素 95%以上的肾素来自肾小球旁器,后者是肾素合成、贮存、释放的场所。另有 2%～5%的肾素来自致密斑、间质细胞和出球小动脉内皮细胞。它是一种蛋白水解酶,相对分子质量为 42 000,可使肝脏产生的血管紧张素原的链肽水解,形成血管紧张素Ⅰ,再在肺组织转换酶作用下,转化为血管紧张素Ⅱ,经氨基肽酶水解,继续转化为血管紧张素Ⅲ。血管紧张素Ⅲ亦可由血管紧张素Ⅰ经脱氨基酶、肺转换酶的作用而生成。该肾素-血管紧张素系统的效应主要是调节循环血量、血压及水、电解质的平衡。

肾素的分泌受交感神经、压力感受器和体内钠量的调节。此外,肾素分泌尚可受血管紧张素、醛固酮和抗利尿激素水平的反馈调节。高血钙、高血镁、低血钾等亦可刺激肾素的分泌。

2. 缓激肽释放酶-激肽系统 缓激肽是多肽类组织激素,它是由激肽释放酶作用于血浆 α_2 球蛋白(激肽原)而生成。激肽释放酶 90%来自近端小管细胞。肾脏中亦存在激肽酶,可使激肽失活,因此,激肽是一种起局部作用的组织激素。其主要作用是对抗血管紧张素及交感神经兴奋,使小动脉扩张。并可抑制抗利尿激素(ADH)对远端肾小管的作用,促进水、钠排泄,从而能使血压降低。肾脏激肽释放酶的产生、分泌受细胞外液量、体钠量、醛固酮、肾血流量等因素调节,其中醛固酮最为主要,它可促进激肽分泌。低血钾可抑制醛固酮分泌,而减少激肽释放酶;高血钾则反之。

3. 前列腺素　前列腺素(PG)是由 20 个碳原子组成的不饱和脂肪酸,称为前列腺烷酸,有 1 个环戊烷及 2 条脂肪酸,据其结构的不同,PG 有 A、E、F、H 等多种,肾小球主要产生 $PGF1\alpha$、$PGE2$。肾内 PG 主要起局部作用。PG 最终经肺、肝、肾皮质内 PG 分解酶(15-羟脱氢酶)灭活。

PG 具有很强的扩血管效应,对血压和体液调节起重要作用,亦可刺激环磷酸腺苷的形成,对抗 ADH,引起利钠排水,使动脉压下降,但各种 PG 的生理效应有一定差异;PGF2 对血管舒张及利尿作用最强,PGA2 与 PGE2 相似,$PGF1\alpha$ 具缩血管作用,PGI2(又称前列腺环素)与 TXA2 是相互对抗的物质。肾内 PG 分泌受许多因素影响,缓激肽可直接刺激肾髓质乳头间质胺、血管紧张素,亦可促进 PG 分泌。PG 因具利钠排水、扩血管作用,在肾脏降压机制中占有关键性地位。

4. 促红细胞生成素(EPO)　EPO 是一种调节红细胞生成的多肽类激素,相对分子质量为 60 000 左右,90% 由肾脏产生,约 10% 在肝、脾等产生。肾脏毛细血管丛、肾小球旁器、肾皮质、髓质均能产生促红细胞因子,作用于促红细胞生成素原的产物。它是一种糖蛋白,定向与红细胞的特殊受体相结合,加速骨髓幼红细胞成熟、释放,并促使骨髓网织红细胞进入循环,使红细胞生成增加。EPO 的合成与分泌主要受组织氧的供求比例来调节,减少氧供或增加组织需氧量,可激活肾脏腺苷酸环化酶生成 cAMP,使非活性蛋白激酶活化而促进 EPO 的分泌。EPO 可通过反馈机制抑制 EPO 生成,保持机体红细胞维持在正常水平。由于肾脏有 EPO 的生成与调节的双重作用,一旦肾 EPO 分泌功能异常,将导致红细胞生成的异常。

5. 1,25-二羟维生素 D_3　体内生成或摄入的维生素 D_3 需经肝内 25-羟化酶的催化,形成 25-羟 D_3,后者再经肾小管上皮细胞内线粒体中 1-羟化酶的作用而形成具有高度生物活性的 1,25-羟 D_3。

1,25-羟 D_3 主要生理作用是促进肠道对钙、磷的吸收,增加骨中钙、磷吸收及骨盐沉积。1,25-羟 D_3 受血钙、血磷的调节,并受甲状旁腺素和降钙素的控制。低血钙、低血磷可促进 1,25-羟 D_3 生成,反之则减少。甲状旁腺素可激活肾脏 1-羟化酶,促进 1,25-羟 D_3 生成,降钙素则抑制 1-羟化酶,使 1,25-羟 D_3 生成减少。当血钙降低,甲状旁腺素分泌增加,1-羟化酶活性增强,促进

$1,25$-羟 D_3 生成,使血钙升高;反之则血钙降低,从而维持了血钙相对恒定。$1,25$-羟 D_3 的生成还受自身反馈的调节。

三、常见内分泌激素的作用机理

激素需要和受体结合方可发挥生物学效应,激素受体主要分为细胞膜受体和细胞内受体,后者可为细胞核受体或细胞质受体。

(一)细胞膜受体

膜受体含有胞外区、穿膜区和胞内区三个部分,与其配基结合后,通过第二信使的介导而实现信号转导功能。目前认为,膜激素信号转导可借助以下几种途径:① 以 cAMP 为第二信使的信号转导途径,主要为七次穿膜 G 蛋白偶联受体;② 以磷脂酰肌醇代谢物和钙离子为第二信使的信号转导途径;③ 酪氨酸激酶介导的 Ras 信号转导途径,此系酪氨酸激酶型受体的信号转导过程;④ JAK-STAT 信号转导途径,这一途径执行酪氨酸激酶偶联型受体的信号转导;⑤ 以 cGMP 为第二信使的信号转导途径,此为鸟苷酸环化酶型受体的信号转导通路;⑥ 丝/苏氨酸激酶型受体的信号转导途径。

(二)核受体和细胞质受体

细胞内受体为核受体或(和)细胞质受体,可被类固醇激素、甲状腺激素、维生素 D_3 和维 A 酸等激活。这类受体包含四个功能区:激素结合区、DNA结合区、转录激活区和铰链区。激素与相应的受体结合后,通过刺激或抑制特异性基因的转录,进而改变细胞的代谢、生长和分化过程,并发挥其固有的生物学效应。

四、激素调节轴与调节系统

(一)下丘脑-腺垂体-甲状腺轴

在下丘脑-腺垂体-甲状腺轴调节系统中,下丘脑释放的促甲状腺激素释放激素作用于腺垂体,促使腺垂体分泌促甲状腺激素,促甲状腺激素能刺激甲状腺增生和分泌 T_3、T_4,血液中游离的 T_3 和 T_4 达到一定水平时,又能反馈地抑制促甲状腺激素释放激素和促甲状腺激素的分泌。

(二)下丘脑-腺垂体-肾上腺轴

下丘脑、腺垂体、肾上腺皮质三者共同构成相互协调的反馈调节系统,即下丘脑-腺垂体-肾上腺皮质轴(hypothalamus — adrenohypophysis — adrenal cortex axis)。下丘脑-垂体-肾上腺皮质轴是维持正常状态下血中糖皮质激素稳态和在不同状态下激素水平适应性变化的基础。

(三)下丘脑-腺垂体-性腺轴

一方面下丘脑-垂体调节性腺的功能;另一方面性腺分泌的激素又能反馈调节下丘脑和垂体的分泌活动,由此构成下丘脑-垂体-性腺轴系统。下丘脑-

垂体-卵巢轴的调控机制请参见"妇产科学"。本学科主要讨论男性下丘脑-垂体-睾丸轴。睾丸曲细精管的生精过程和间质细胞的睾酮分泌均受下丘脑-垂体的调节。

(四) 肾素-血管紧张素-醛固酮系统

1. 肾素 肾素是由肾近球细胞合成和分泌的一种酸性蛋白酶,经肾静脉进入血循环。血浆中的肾素底物,即血管紧张素原,在肾素的作用下水解为血管紧张素Ⅰ。肾素水平增高将导致血浆血管紧张素水平增高。

肾素的分泌受多方面因素的调节。目前认为,肾内有两种感受器与肾素分泌的调节有关:一是入球小动脉处的牵张感受器,另一是致密斑感受器。当动脉血压下降,循环血量减少时,肾内入球小动脉的压力也下降,血流量减少,于是对小动脉壁的牵张刺激减弱,这便激活了牵张感受器,肾素释放量因此而增加;同时,由于入球小动脉的压力降低和血流量减少,于是激活了致密斑感受器,肾素释放量也可增加。此外,颗粒细胞受交感神经支配,肾交感神经兴奋时(如循环血量减少)能引致肾素的释放量增加。肾上腺素和去甲肾上腺素也可直接刺激颗粒细胞,促使肾素释放增加。

2. 血管紧张素 在血浆和组织中,特别是在肺循环血管内皮表面,存在有血管紧张素转换酶,在后者的作用下,血管紧张素Ⅰ水解为血管紧张素Ⅱ。血管紧张素Ⅱ在血浆和组织中的血管紧张素酶A的作用下,成为七肽血管紧张素Ⅲ。血管紧张素Ⅱ和血管紧张素Ⅲ作用于血管平滑肌和肾上腺皮质等细胞的血管紧张素受体,引起相应的生理效应。

对体内多数组织、细胞来说,血管紧张素Ⅰ不具有活性。血管紧张素中最重要的是血管紧张素Ⅱ。血管紧张素Ⅱ可以通过中枢和外周机制,使外周血管阻力增大,血压升高。此外,血管紧张素Ⅱ可强烈刺激肾上腺皮质球状带细胞合成和释放醛固酮,后者可促进肾小管对 Na^+ 的重吸收,并使细胞外液量增加。血管紧张素Ⅱ还可引起或增强渴觉,并导致饮水行为。血管紧张素Ⅲ的缩血管效应仅为血管紧张素Ⅱ的 $10\%\sim20\%$,但刺激肾上腺皮质合成和释放醛固酮的作用较强。

3. 醛固酮 醛固酮是肾上腺皮质球状带分泌的一种激素。它对肾的作用是促进远曲小管和集合管的主细胞重吸收 Na^+,同时促进 K^+ 的排出,所以醛固酮有保钠排钾作用。

醛固酮的分泌主要受肾素-血管紧张素调节,肾素-血管紧张素浓度增高,可直接刺激肾上腺皮质球状带增加醛固酮的分泌;反之,肾素-血管紧张素浓度降低则醛固酮分泌减少。另外,醛固酮反馈抑制肾素-血管紧张素的水平,使肾素-血管紧张素-醛固酮维持在合适的稳态。

五、免疫系统和内分泌功能

神经、免疫和内分泌三个系统之间可通过相同的肽类激素和共有的受体相互作用,形成一个完整的调节网络。

（一）内分泌对免疫系统的调节作用

神经内分泌系统对机体的免疫系统具有调节作用,淋巴细胞膜表面含有多种神经递质及激素受体,提示神经内分泌系统通过其递质或激素与淋巴细胞膜表面受体结合而影响免疫系统的功能。如糖皮质激素、性激素、前列腺素 E 等可抑制免疫应答,而生长激素、甲状腺激素和胰岛素等对机体的免疫反应具有促进作用。乙酰胆碱、肾上腺素、去甲肾上腺素、多巴胺、内啡肽以及 5-羟色胺等神经递质对免疫应答的影响也已得到证实。

（二）免疫系统对内分泌系统的反向调节作用

免疫系统可以分泌多种免疫介质如细胞因子等,它们通过自分泌或旁分泌等途径,广泛而精细地调节着神经内分泌系统的功能。例如,IL-1 可与下丘脑神经元上特异性受体结合,进而促进 CRH 的分泌;肿瘤坏死因子可显著抑制甲状腺滤泡细胞和胰岛 β 细胞的功能。

六、遗传与内分泌疾病

内分泌系统的许多疾病与遗传密切相关,其中部分属于遗传性疾病。但目前对内分泌遗传病的认识尚不够充分。

（一）内分泌代谢性疾病遗传规律和特点

按照目前认识的遗传特点,相关内分泌代谢性疾病可以分为三类:

1. **性染色体畸变病** 有:Klinefelter 综合征、Turner 综合征和真两性畸形等。

2. **单基因遗传病**

（1）常染色体显性遗传（AD）的内分泌疾病:多发性内分泌腺瘤（MEN,包括 MEN Ⅰ 型、MEN Ⅱ 型和 MEN Ⅲ 型）,青少年起病的成人型糖尿病（MODY）,家族性糖皮质激素可抑制性类固醇增多症,Liddle 综合征,家族性性早熟,异常胰岛素血症,家族性高胰岛素原血症和家族性高胆固醇血症等。

（2）常染色体隐性遗传（AR）的内分泌疾病:家族性甲状腺肿（伴神经性耳聋称为 pendred 综合征）,Kallmann 综合征,遗传性垂体侏儒症,Laurence-Moon-Biedl 综合征,先天性肾上腺皮质增生,肾上腺皮质 18-羟化酶缺陷及 18-羟类固醇脱氢酶缺陷症,遗传性肾上腺对 ACTH 无反应,Bartter 综合征,遗传性维生素 D 依赖性佝偻病,XX 单纯性腺发育不全,5α-还原酶缺乏症,特发性甲状腺旁腺机能减退症和部分特殊类型的糖尿病。

（3）X 伴性染色体显性遗传（XD）的内分泌疾病:如家族性低磷血症佝偻病和 Albright 遗传性骨营养障碍等。

(4) X 伴性染色体隐性遗传(XR)的内分泌疾病：包括遗传性中枢性尿崩症，肾性尿崩症，血清甲状腺素结合球蛋白异常，睾丸女性化综合征，Reifenstein 综合征和 XY 单纯性腺发育不全等。

3. 多基因遗传病　目前认为与多基因遗传有关的内分泌疾病主要是糖尿病和 Graves 病。新近提出的代谢综合征也认为与多基因遗传有关。

（二）内分泌代谢性遗传疾病的诊断

内分泌代谢性遗传疾病的诊断中除询问一般病史、体检和辅助检查外，还需要以下方面的证据：

1. 阳性家族史或系谱分析　这是诊断的重要证据，家族性聚集发病提示遗传参与的可能，但需要排除非遗传病的先天性或家族性疾病。诊断时要进行详细全面的家系调查，绘制疾病系谱。不同的遗传方式具有不同的遗传特点。

2. 特殊辅助检查　包括染色质检查、染色体核型检查、基因诊断、发病前检查和产前诊断等技术。

3. 皮纹分析　皮纹分析可以作为遗传性疾病诊断的辅助方法，但缺乏特异性。目前认为其只对 Turner 综合征等少数染色体畸变病具有诊断意义。

4. 筛查携带者　筛查致病基因或异常染色体的携带者是遗传性疾病区别于其他疾病的诊断要求之一。以先征者为线索进行家系调查，运用遗传学知识，结合各种诊断方法筛选出隐性基因杂合体、显性基因未外显的个体、迟发性遗传病个体、染色体畸变的嵌合体以及平衡易位携带者的个体。这对遗传性内分泌代谢疾病的防治具有重要价值。

（三）内分泌代谢性遗传疾病的防治

内分泌代谢性遗传病的防治中突出的问题是进行遗传学咨询。向患者及其家属宣传，提高优生意识，解释携带者的含义与危害。通过咨询指导生育，阻止近亲结婚，以防止带有某种致病隐性基因纯合子个体的出生。

已经发生的内分泌代谢性遗传病治疗主要依靠内分泌药物治疗和必要的矫形手术。至于基因治疗，目前距离临床应用尚有待更多研究。

七、内分泌系统疾病诊断原则

完整的内分泌疾病的诊断应包括功能诊断、病理诊断和病因诊断三个方面。一些典型的患者具有特殊的面容（如甲状腺功能亢进症、甲状腺功能减退症、肢端肥大症、库欣综合征等）和病理性特征（如甲状腺肿大、眼部特征、黑棘皮病、异常毛发分布、生殖器幼稚等），对于诊断可提供一定的线索，但是轻症不典型患者因缺乏症状和（或）体征，早期识别并非易事，必须配合实验室检查，才能早期诊断、早期防治。

（一）功能诊断

1. 典型症状和体征对诊断内分泌疾病有重要参考价值,而有些表现与内分泌疾病关系比较密切,如闭经、月经过少、性欲和性功能改变、毛发改变、生长障碍或过度、体重减轻或增加、头痛、视力减退、精神兴奋或抑郁、软弱无力、皮肤色素改变、紫纹、多饮多尿、多血质、贫血、消化道症状(食欲减退、呕吐、腹痛、便秘、腹泻)等。应注意从非特异性临床表现中寻找内分泌功能紊乱和内分泌疾病的诊断线索。

2. 实验室检查及其资料分析,需要临床医师掌握各种内分泌疾病的病理生理学。

（1）代谢紊乱证据:各种激素可以影响不同的物质代谢,包括糖、脂质、蛋白质、电解质和酸碱平衡,可测定基础状态下有关血糖、血脂、血钠、钾、钙、磷、碳酸氢盐等。

（2）激素分泌情况:激素测定通常采用竞争性蛋白结合原理,已有各种各样试剂盒供应,按程序操作,结果精确可信,对内分泌紊乱和疾病的认识起到积极推进作用。临床上可由空腹 $8\sim12$ h 后血中激素和 24 h 尿中激素及其代谢产物测定(GH、PRL、ACTH、TSH、LH/FSH、总 T_3、总 T_4、游离 T_3、游离 T_4、皮质醇、睾酮、雌二醇、黄体酮、甲状旁腺素、胰岛素、C 肽、醛固酮、儿茶酚胺等)。一般在基础状态下,测定垂体和靶腺两方面的激素水平,如 ACTH 和皮质醇、TSH 和 T_4 水平,LH 和睾酮水平,可帮助了解其功能和发病部位。但因激素呈脉冲性分泌,尤其是促性腺激素和性腺激素,最好相隔 $15\sim30$ min 抽 1 次血,共 3 次,并等量混合后,测定其值。测定 24 h 尿游离皮质醇(UFC),17 羟、17 酮类固醇,醛固酮,香草基杏仁酸(VMA)等,应同时测定肌酐量,使测定结果具有可比性。

（3）动态功能测定主要有下列两类:① 兴奋试验:多适用于分泌功能减退的情况,可估计激素的贮备功能,应用促激素试验探测靶腺的反应,如 ACTH、TSH、hCG、TRH、GnRH、CRH 试验,胰岛素低血糖兴奋试验,胰高血糖素兴奋试验,左旋多巴、精氨酸兴奋试验等。② 抑制试验:多适用于分泌功能亢进的情况,观察其正常反馈调节是否消失,有无自主性激素分泌过多,是否有功能性肿瘤存在,如地塞米松抑制试验。葡萄糖耐量试验可作为兴奋试验(胰岛素、C 肽),又可作为抑制试验(GH)。可乐定抑制试验观察儿茶酚胺(CA)分泌情况。

判断激素水平时,应考虑年龄、性别、营养状况、有无用药或是否处于应激状态、取血时间等,并应结合临床状况,力求正确。

（二）病理诊断

包括病变性质和病变部位的确定,现有多种检查方法可帮助明确微小病变。

1. 影像学检查　蝶鞍 X 线平片、分层摄影、CT、MRI,属非侵袭性内分泌腺检测法,可鉴定下丘脑-垂体疾病、肾上腺肿瘤、胰岛肿瘤等。意外瘤(incidentaloma)为无症状的肾上腺肿瘤,直径小于 3.5 cm 者,若不愿探查,可以用 CT 随访;较大肿块可在超声引导下进行穿刺活检或作探查手术。

2. 放射性核素检查　甲状腺扫描(^{131}I、^{123}I、^{99m}Tc);肾上腺皮质扫描采用^{131}I-胆固醇;^{131}I间碘苄胍(^{131}I-MIBG)扫描用于嗜铬细胞瘤的诊断。

3. 超声检查　适用于甲状腺、肾上腺、胰腺、性腺(卵巢和睾丸)。

4. 细胞学检查　细针穿刺细胞病理活检,免疫细胞化学技术,精液检查,激素受体检测。

5. 静脉导管检查　选择性静脉导管在不同部位取血,测定激素,以明确垂体、甲状腺、肾上腺、胰岛病变部位,如下岩窦(左、右)取血测定垂体激素,对于判断垂体病变有价值。

(三) 病因诊断

1. 自身抗体检测　有:甲状腺球蛋白抗体(TGAb)、甲状腺过氧化物酶抗体(TPOAb)[又称甲状腺微粒体抗体(TMAb)]、促甲状腺激素受体抗体(TRAb)、胰岛素自身抗体(IAA)、胰岛细胞抗体(ICA)、谷氨酸脱羧酶抗体(GADAb)、抗肾上腺抗体等。抗体测定有助于明确内分泌疾病的性质以及自身免疫病的发病机制,甚至可作为早期诊断和长期随访的依据。

2. 白细胞染色体检查有无畸变、缺失、增多等。

3. HLA 鉴定。

八、内分泌系统疾病防治原则

从下丘脑-垂体-靶腺(甲状腺、肾上腺、睾丸、卵巢)疾病,胃肠胰岛内分泌病,甲状旁腺素-降钙素-维生素 D 系统疾病,到肾素-血管紧张素-醛固酮系统疾病与功能失常;从单个内分泌腺疾病到多个内分泌腺疾病包括功能亢进、功能减退和功能正常;从正位内分泌疾病到异位内分泌综合征,对内分泌系统和内分泌疾病的研究正在不断深入,防治内分泌疾病已成为可能,如缺碘性甲状腺肿是可用碘化食盐达到防治目的;希恩综合征(Sheehan syndrome)可以通过加强围生期医疗保健来防治;一些内分泌疾病的危象只要加强对患者及其家属的教育,尽早诊断,遵循治疗,消除诱发因素等,防治其发展是完全可能的。

病理和病因治疗往往是联系在一起的,有些病理如肿瘤发生的机制仍不清楚,目前尚无有效的针对病因和发病机制的防治措施,主要还是手术、放疗与化疗为主。前已述及,功能诊断、病理诊断和病因诊断是为正确和合理治疗内分泌疾病打下基础,功能亢进类和功能减退类内分泌疾病主要是采用各种措施使其功能转为正常。

一般对功能亢进者采用：① 手术切除导致功能亢进的肿瘤或增生组织；② 放射治疗毁坏肿瘤或增生组织，减少激素的分泌；③ 药物治疗，抑制激素的合成和释放。三种主要治疗可以相互配合以提高疗效。

对于功能减退类主要采用：① 有关缺乏激素的替代治疗（replacement therapy）或补充治疗（substitution therapy），如甲状腺功能减退者补充甲状腺激素；肾上腺皮质功能减退者补充皮质醇；男性性腺功能减退者补充睾酮类制剂；甲状旁腺功能减退者主要补充钙与维生素 D；垂体性侏儒症患者则补充人生长激素制剂。② 内分泌腺组织移植，如胰岛细胞或胰腺移植、甲状旁腺组织移植等。

（武晓泓　贾　悦　刘　超）

第二节　基本知识

一、垂体瘤

垂体瘤（pituitary tumors）是一组由腺垂体和神经垂体及颅咽管上皮残余细胞来源的肿瘤。临床上有明显症状者约占颅内肿瘤的 10%，而无症状的微腺瘤较常见。

（一）病因、病理

垂体瘤的病因尚未完全阐明。病理分类可根据瘤细胞来源、HE 染色、细胞分泌功能和垂体瘤大小而分为多种类型。

（二）诊断要点

1. 病史。

2. 临床表现

（1）神经功能障碍：垂体瘤引起的神经症状直接与肿瘤大小及其生长方向有关。如头痛、视力下降、视野改变、视神经乳头萎缩、视盘水肿等。

（2）内分泌功能紊乱症状：各型分泌性腺瘤可分泌过多激素，早期可产生不同的内分泌亢进症状。无分泌功能腺瘤可压迫及破坏垂体前叶细胞，造成促激素减少及相应靶腺功能减低，临床产生内分泌功能减退症状。部分内分泌性腺瘤病例在病程晚期亦可产生垂体功能减退。

3. 实验室和特殊检查

（1）下丘脑-垂体-靶腺功能　多种垂体激素可增高或者降低。

（2）影像学检查：新一代 CT 已能发现直径 3 mm 以上的微腺瘤。薄分层及矢状重建的鞍区 CT 技术可提高诊断率。MRI 对垂体软组织的分辨力优于 CT。

（三）治疗原则

1. 对症与支持治疗。

2. 手术治疗 除泌乳素瘤一般首先采用药物治疗以外，所有垂体瘤均宜及早手术摘除肿瘤。

3. 放射治疗 适用于手术切除不彻底或可能复发的垂体瘤及原发性或转移性癌及不能耐受手术者。

4. 药物治疗

（1）腺垂体功能减退者：根据靶腺受损的情况，给予适当的激素替代治疗。

（2）腺垂体功能亢进者：① 溴隐亭治疗泌乳素瘤。② 赛庚啶为血清素受体抑制剂，有抑制血清素刺激 CRH 释放的作用，对 ACTH 依赖性 Cushing 综合征及 Nelsom 综合征有效。③ 生长抑素类似物奥曲肽可用于治疗生长激素瘤。

二、腺垂体功能减退症

腺垂体功能减退症（hypopituitarism）是由各种不同病因引起腺垂体全部或大部分受损，导致一种或多种垂体激素分泌不足所致的临床综合征。

（一）病因、病理

1. 原发性 垂体本身病变所致。包括垂体肿瘤、感染、垂体缺血性坏死、垂体卒中、垂体手术或放射治疗后以及其他疾病引起的垂体浸润等。

2. 继发性 分为垂体门脉系统障碍和下丘脑以上的神经病变。

（二）诊断要点

1. 病史。

2. 临床表现

（1）泌乳素减少表现：产后无乳，乳腺萎缩，长期闭经不育。

（2）性腺功能减退症：性欲减退或消失，性毛脱落。

（3）甲状腺功能减退症：属继发性甲状腺功能减退，临床表现较原发性甲减轻。

（4）肾上腺皮质功能减退症：常有极度疲乏，体力软弱，体重减轻，脉搏细弱，血压低。

（5）生长激素不足的表现：成人一般无特殊症状，儿童可引起生长障碍。

（6）肿瘤压迫症：头痛，视力视野缺损等。

（7）垂体危象及昏迷：各种应激，如感染、腹泻、呕吐、失水、饥饿、受寒、中暑、手术、麻醉，使用各种镇静药等均可诱发垂体危象及昏迷。垂体危象有高热型（体温超过 40.0 ℃）、低温型、低血糖型、循环衰竭型、水中毒型等，有时呈混合型。

3. 实验室和特殊检查

（1）腺垂体激素测定：FSH、LH、TSH、ACTH、PRL 及 GH 血浆水平低于正常下限。GH 兴奋试验、TRH 试验、LHRH 试验等均提示垂体各促激素贮备功能不足。

（2）各靶腺激素测定：低于正常，而靶腺激素兴奋试验显示为继发性功能减退表现。

（3）血常规及血生化检查：呈正常细胞正色素性贫血，白细胞总数比正常偏低，分类计数中淋巴细胞及嗜酸粒细胞可偏高。约半数病人空腹血糖在 4.4 mmol/L 以下。血钠、氯偏低，血钾正常或偏高。

（4）X 线检查：一般无特殊变化。

（三）治疗原则

1. 一般治疗　注意营养及护理。

2. 激素替代治疗

（1）肾上腺皮质激素：最先补充，首选氢化可的松，剂量需要个体化。

（2）甲状腺激素：从小剂量开始，逐步增加至靶剂量，使用宜在肾上腺皮质激素之后或同时。

（3）性激素：育龄期妇女，病情较轻者采用人工月经周期治疗。男性患者可用丙酸睾酮和庚酸睾酮等雄性激素替代。

3. 病因治疗　包括垂体瘤手术切除或放疗等。

4. 危象处理　积极纠正低血糖，输入氢化可的松，改善循环衰竭，控制感染等。

三、生长激素缺乏性侏儒症

生长激素缺乏性侏儒症是指下丘脑-垂体病变引起的生长激素（growth hormone,GH）分泌不足或对生长激素不敏感所致的生长发育障碍。

（一）病因、病理

1. 特发性　排除由脑器质性病变或遗传所致侏儒，约占 70%，男女发病率比例为 2:1～4:1，原因不明。

2. 继发性　继发于下丘脑-垂体及其附近肿瘤、感染、创伤、手术等。

3. 遗传性　为常染色体遗传。

（二）诊断要点

1. 病史。

2. 临床表现

（1）生长迟缓：出生时身高一般正常，随年龄增长身高与同龄人正常平均身高差距越来越大。成年后身高仍在 1.3 m 以下。

（2）骨骼发育不全：长骨短小，骨化中心生长发育迟缓，骨骺部不融合，骨龄延迟。

（3）性器官不发育：至青春期无第二性征出现。

（4）智力发育：大多正常，与年龄相称。

3. 实验室和特殊检查

（1）GH测定：GH基础值降低，GH<5 μg/L(ng/ml)，对GH兴奋试验无反应，后一检查更有助于诊断的确立。药理的兴奋试验有左旋多巴、可乐定、胰高血糖素、精氨酸和胰岛素等。兴奋后GH$>7\sim10$ μg/L($5\sim10$ ng/ml)，现大多主张$\geqslant10$ ng/ml为正常反应。

（2）X线检查：常用的是腕骨、肱骨摄片，骨龄延迟，至少慢4年以上，骨骺常至30岁不融合，有的可能终生不融合，蝶鞍可因垂体萎缩而缩小。

（三）治疗原则

1. 预防颅脑创伤，对有明显病因者应进行病因治疗，肿瘤宜及早诊治。

2. 特发性病因不明者进行内分泌治疗

（1）GH：DNA重组的GH每次$0.07\sim0.1$ U/kg，肌内注射，每周3次，也有推荐每次0.05 U/kg，每日1次，于夜间注射更符合生理性。越年幼效果越好。各种活动期恶性肿瘤、患慢性肾病的儿童在进行肾移植时不宜使用。

（2）性激素：促进骨骺融合和骨纵向生长，一般对诊断可疑者可从14足岁开始治疗，对诊断肯定者于12岁开始治疗。大多主张用苯丙酸诺龙，对骨骺融合及性征影响较小，剂量每月$1\sim2$ mg/kg体重，每$1\sim2$周肌内注射1次，连用3个月停3个月，共$1\sim3$年，一般以1年为宜。女性患者青春期在生长未达满意高度时，不宜用人工周期，因雌激素可能有抑制生长激素分泌作用。

（3）绒毛膜促性腺激素（HCG）：在接近发育年龄后开始肌内注射，每周2次，每次$1\,000\sim1\,500$U，3个月为疗程，间隔3个月后重复，可反复使用$4\sim6$个疗程。对性腺的发育及第二性征的发生有促进作用，常与雄性激素交替使用。

（4）甲状腺激素：补充小剂量甲状腺，有促进生长和骨骼发育的作用，尤其是伴有甲状腺功能低下者，从小剂量开始，如甲状腺片开始量为15 mg/d，以后递增，维持剂量$30\sim60$ mg/d，或左甲状腺素25 μg/d，逐渐增至合适剂量。

四、肢端肥大症和巨人症

肢端肥大症（acromegaly）和巨人症（gigantism）是体内生长激素分泌过多而引起的软组织、骨骼及内脏的增生肥大及内分泌代谢紊乱。青少年因骨骺未闭合形成巨人症，青春期后骨骺已闭合则形成肢端肥大症。

（一）病因、病理

1. 垂体前叶 GH 细胞增生或肿瘤。

2. 垂体混合型腺瘤或嫌色细胞瘤,极少数为Ⅰ型多发性内分泌腺瘤的一部分。

3. 异位 GH 综合征。

4. 下丘脑功能紊乱。

（二）诊断要点

1. 病史。

2. 临床表现

（1）肢端肥大症:手、足、头颅进行性增大,手、足掌肥厚,手指增粗,眉弓及双颧骨及下颌明显突出,巨鼻大耳,唇舌肥厚,牙列稀疏,下颌牙前突,特殊体态。② 可有头痛、视野缺损和高血压等肿瘤压迫症状。③ 可伴有多种内分泌代谢变化。

（2）巨人症:发病多在青少年期,其特征为过度生长发育,身高异常,内脏器官肥大,肌肉发达。

3. 实验室和特殊检查

（1）GH 测定:正常人一般低于 $5\ \mu g/L(ng/ml)$。本病基础值$<15\ \mu g/L$,活动期可高达 $100\ \mu g/L$。

（2）葡萄糖抑制试验:本病患者口服葡萄糖后 GH 分泌不受抑制。

（3）经胰岛素低血糖、精氨酸以及胰高糖素等刺激后,血浆 GH 浓度明显升高。

（4）X 线检查:可见颅骨板增厚、头颅增大,多数患者蝶鞍扩大,前后突破坏、鼻窦增大。

（5）CT 或 MRI 检查:可发现垂体瘤的存在。

（三）治疗原则

1. 放射治疗　注意选择适应证。

2. 手术治疗　是垂体 GH 瘤的首选治疗措施。

3. 药物治疗　作为辅助治疗措施。① 溴隐停;② 生长抑素类似物;③ 其他药物,如左旋多巴、赛庚啶、性激素。

五、尿崩症

尿崩症（diabetes insipidus）是指血管升压素（抗利尿激素）分泌不足或失去正常效应而引起的一组临床综合征,其特点是多尿、烦渴、低比重尿和低渗尿。

（一）病因、病理

1. 遗传性　十分少见,呈家族性常染色体显形遗传。

2. 原发性(特发性) 原因不明,约占尿崩症的 $50\% \sim 60\%$,可能和自身免疫损害有关。

3. 获得性 因不同原因的损伤或疾病所致,包括垂体、下丘脑区的手术,头部外伤或放疗后,各种原发的、转移的或血液的肿瘤、肉芽肿、脑膜或脑实质的炎症等。

4. 肾性尿崩症 肾脏对血管升压素作用不敏感,对血管升压素抵抗,降低了其作用。

(二) 诊断要点

1. 病史 有无颅脑疾病和肾脏疾病史。

2. 临床表现 烦渴、多饮、多尿,昼夜尿量一般在 4.0 L 以上,或 24 h 尿量 >50 ml/kg 体重,重症者可达 $10 \sim 30$ L。如饮水不受限制,仅影响睡眠,病人可表现有体力软弱乏力,注意力不集中,智力、体格发育可正常。严重失水而补充不足者可引起脱水热及高钠血症。患者一般无明显异常体征。合并有颅脑疾病时,有时有定位体征。

3. 实验室和特殊检查

(1) 尿比重:多在 $1.004 \sim 1.007$,少数病人可达 1.010。

(2) 禁水-加压素试验:正常人禁水后,体重、血压、血渗透压变化不大 $[<295\ \text{mOsm}/(\text{kg} \cdot \text{H}_2\text{O})]$。中枢性尿崩病患者在禁水后,尿渗透压低于血渗透压,注射加压后,尿比重、尿渗透压显著升高。肾性尿崩在禁水后尿液不能浓缩,注射加压素后仍无反应。

(3) 高渗盐水试验:目前已较少使用。

(三) 治疗原则

1. 轻度部分性尿崩症,如不妨碍工作与睡眠可不予治疗。

2. 激素替代治疗

(1) 水剂加压素(垂体后叶素):水剂血管升压素 $5 \sim 10$ U,皮下注射,作用可持续 $3 \sim 6$ h,这种制剂主要用于神志不清的、继发于脑外伤或神经外科术后起病的尿崩症患者的最初治疗。

(2) 粉剂垂体后叶粉:赖氨酸加压素为鼻腔喷雾剂,每瓶 5.0 ml,含 50 U,每鼻孔喷 $1 \sim 2$ 下,要维持 $2 \sim 5$ h。

(3) 1-去氨右旋精氨酸加压素(DDAVP):作用时间长,可达 $12 \sim 24$ h,是目前最理想的抗利尿剂,$1 \sim 4$ μg 皮下注射,或鼻内给药 $10 \sim 20$ μg。

(4) 加压素:为鞣酸加压素制剂,剂型 100 U/5 ml,300 U/5 ml,从 $1 \sim 3$ U 开始,以后根据尿量调整剂量,每 $3 \sim 5$ 日 1 次,肌内注射。切勿过量以免引起水中毒。

(5) 去氨加压素(弥凝):是一种口服制剂,每次 0.1 mg,每日 3 次,剂量个体化,总剂量一般在 0.2～1.2 mg/d。

3. 其他口服药

(1)氢氯噻嗪(双氢克尿噻):对部分性尿崩症和肾崩症有效,每次 25～50 mg,每日 3 次。

(2)卡马西平(酰胺咪嗪):每次 0.1～0.2 g,每日 3 次。可增加 ADH 对肾小管作用,不良反应有恶心、呕吐、嗜睡、皮疹、肝损害等。

六、抗利尿激素不适当分泌综合征

抗利尿激素不适当分泌综合征(syndrome of inappropriate secretion of antidiuretic hormone,SIADH)是指因体内抗利尿激素(ADH)分泌异常增多和其活性作用过强导致水潴留、尿排钠增多以及稀释性低钠血症的一种综合征。

(一)病因、病理

1. 异源 ADH 分泌　包括多种恶性肿瘤和肺部感染性疾病等。

2. 中枢神经系统疾病　脑外伤、脑脓肿、脑肿瘤、脑出血、脑感染等。

3. 药物　见于使用氯磺丙脲、氯贝丁酯、三环类抗抑郁药、全身麻醉药等。

4. 其他　左心房压力骤减、肾上腺皮质功能减退症等。

(二)诊断要点

1. 病史。

2. 临床表现

(1)原发病症状或用药史。

(2)低钠血症表现:软弱无力、倦怠、少数严重患者有水中毒和神经精神症状。

(3)血液稀释表现:低肌酐、低尿素氮、低尿酸血症。

3. 实验室和特殊检查

(1)低血钠。

(2)尿渗透压大于血渗透压。

(3)尿钠增加,血钠低于 125 mmol/L 的同时,尿钠仍高于 20 mmol/L。

(4)水负荷 ADH 抑制试验:不受抑制,SIADH 患者排尿量少于饮水量的 40%,严重低钠血症者不宜做此试验。

(三)治疗原则

1. 病因治疗。

2. 对症治疗

(1)限制饮水量:是最关键的治疗措施,每日饮水量不得超过 800～1 000 ml。

（2）药物：地美环素或碳酸锂可以抑制 ADH 的分泌，但目前较少使用。呋塞米 40～80 mg/d，同时给予氯化钠 3 g/d，补充钠丢失。还可选用潴钠激素氟氢可的松。

（3）急诊处理：严重的低钠血症伴神志错乱、惊厥或昏迷者需要急症处理。根据尿钠排泄情况可用 3%氯化钠 1～2 ml/(kg·h)补充，血钠上升、症状改善后减慢速度。同时加用呋塞米 1 mg/kg 静脉注射，必要时重复使用，但应该注意水、电解质平衡。

（孙 敏 刘 超）

七、单纯性甲状腺肿

单纯性甲状腺肿（simple goiter）是由于缺碘、致甲状腺肿物质或先天缺陷等多种原因引起的非炎症性或非肿瘤性甲状腺肿大，不伴甲状腺功能异常。根据发病的流行情况，分为地方性和散发性甲状腺肿两大类。

（一）病因、病理

病因可归纳为 3 类：合成甲状腺激素的必需原料——碘缺乏；甲状腺激素合成或分泌障碍；机体对甲状腺激素的需要量增加。

病理变化：早期滤泡上皮细胞增生肥大，呈柱状，向腔内突出。随病情发展，滤泡发生复旧，内聚大量胶质，形成巨大滤泡，上皮细胞受压成矮立方形或扁平形。病情远久则形成结节性甲状腺肿。

（二）诊断要点

1. 病史 地方性甲状腺肿地区的流行病史。

2. 症状 病人早期无明显不适，随腺体增大，可出现局部压迫症状。

3. 体征 早期甲状腺呈弥漫性肿大，表面光滑，质地柔软，无压痛，与周围组织不粘连。病情进展缓慢，数年时间肿大增加，常形成多发性结节。

4. 实验室及器械检查

（1）血清甲状腺激素谱 FT_3、FT_4、TSH 均正常。

（2）甲状腺自身抗体：促甲状腺素受体抗体（TRAb）、TGAb 和 TPOAb 阴性。

（3）甲状腺摄碘率：正常或增高，但无高峰前移，可被 T_3 抑制试验所抑制。

（4）尿碘：24 小时尿碘小于 50 μg，提示碘摄入不足。严重缺碘地区 24 小时尿碘小于 20 μg。

（5）B 型超声波检查：一般系弥漫性肿大，可发现较小的结节及囊肿。

（6）甲状腺扫描（^{131}I 或 ^{99m}Tc）：早期放射性核素分布均匀，晚期可局限于一个或几个结节。结节囊性变者表现为"冷结节"。

（三）治疗原则

1. 病因治疗　缺碘所致者,应多进食含碘丰富的食物,并应补充碘盐。由于摄入致甲状腺肿物质者,在停用后甲状腺肿一般可自行消退。

2. 药物治疗

（1）碘化钾 10～30 mg/d,或复方碘液 3～5 滴/d。

（2）甲状腺片 20～40 mg,1 日 2 次或 1 日 3 次,或左甲状腺素片(L-T_4,优甲乐)50～200 μg/d。

3. 手术治疗。

4. 放射性[131]I 治疗。

八、甲状腺功能亢进症

甲状腺功能亢进症（hyperthyroidism）系指由多种病因导致甲状腺激素分泌过多引起的临床综合征。导致甲亢的原因很多,包括甲状腺性甲亢、垂体性甲亢、伴瘤内分泌综合征和(或)HCG 相关性甲亢、卵巢甲状腺肿伴甲亢、医源性甲亢和暂时性甲亢。其中,以弥漫性甲状腺肿伴甲状腺功能亢进症（Graves病,GD）最为常见,占就诊病例的 90% 以上,属器官特异性自身免疫病。

（一）病因、病理

1. 病因　病因涉及遗传因素、自身免疫、应激、感染、细胞凋亡等方面。

2. 发病机制　遗传易感基础上,在感染、精神创伤等因素作用下,抗原特异或非特异性抑制性 T 淋巴细胞(Ts 细胞)功能缺陷,加上细胞因子网络的紊乱,减弱了 Ts 细胞对辅助性 T 淋巴细胞(Th 细胞)的抑制,产生异质性甲状腺自身抗体,尤其是甲状腺刺激抗体(TSAb)。TSAb 作用于 TSH 受体,通过腺苷酸环化酶-cAMP 和(或)磷脂酰肌醇-Ca^{2+} 两个级联反应途径产生与 TSH 一样的生物学效应,导致 T_3、T_4 合成和分泌增加而形成 GD。

3. 病理学特点　滤泡上皮细胞增生明显,呈立方形或高柱状,并形成乳头状皱褶突入腔内,腔内胶质常减少或消失,滤泡间的淋巴样组织呈现不同程度的增生。

（二）诊断要点

1. 病史　其他自身免疫性疾病史。

2. 症状

（1）高代谢症候群:产热和散热增加,怕热多汗,皮肤温暖、红润而潮湿,低热。

（2）神经精神症状:兴奋失眠,急躁易激动,或焦虑抑郁,也有无欲淡漠者,称淡漠型甲亢。

（3）心血管系统:心悸、胸闷、气短。

（4）消化系统：食欲亢进，多食消瘦，大便频数，不成形。老年患者可有食欲减退，厌食。

（5）血液系统：贫血较常见，粒细胞可减少，淋巴细胞相对增加，血小板低，有时有血小板减少性紫癜。

（6）生殖内分泌：女性月经稀发或闭经，男性则有乳房发育，阳痿。

（7）肌肉骨骼系统：肌肉软弱无力，甚至发生甲亢性肌病。

3. 体征

（1）甲状腺肿：轻、中度弥漫性对称性肿大，质软；两侧上、下极可听到收缩期吹风样动脉血管杂音，重时能扪及震颤。

（2）眼征：单纯性突眼可出现眼球前突，突眼度小于 18 mm；瞬目减少（Stellwag 征）；上眼睑挛缩，睑裂增大，向前平视时角膜上缘外露；下视时，上睑迟落（von Graefe 征）；上视时，前额皮肤不能皱起（Joffroy 征）；双眼看近物时，眼球辐辏不良（Mobius 征）。浸润性突眼者眼球突出明显，伴有眼睑肿胀肥厚，结膜充血、水肿，球后组织体积增大，并有眼外肌受累麻痹，眼球运动障碍，畏光，流泪，复视，瞬目少，眼睑不能完全闭合，致使角膜炎症和溃疡，严重者失明。

（3）甲亢心脏病：心动过速；心尖区第一心音亢进，常有Ⅰ～Ⅱ级收缩期杂音；心律失常，尤以房性期前收缩多见；心脏增大，易发生心力衰竭；收缩压升高，舒张压下降，脉压增大，可出现周围血管征。

（4）其他表现：5％患者可出现胫骨前黏液性水肿，常发生在有浸润性突眼者，对诊断 Graves 病与突眼有同等重要的意义；骨端粗厚；指（趾）甲脆软，末端与甲床分离；皮肤及甲床可有色素沉着。

4. 实验室及器械检查

（1）血清甲状腺激素谱：FT_3、FT_4 增高，TSH 降低。

（2）甲状腺自身抗体：80％～100％的 GD 初发患者促甲状腺素受体抗体（TRAb），尤其是 TSAb 为阳性。50％～90％的 GD 患者 TGAb 和（或）TPO-Ab 为阳性。

（3）甲状腺摄碘率：增加伴高峰前移，不被 T_3 抑制试验所抑制。

（4）B 型超声波及核素扫描检查：确定甲状腺位置、大小及有无结节。

（三）治疗原则

1. 一般治疗　适当休息，避免过度紧张及精神刺激。进食充足热量、丰富维生素饮食。禁食高碘食物及药物。

2. 药物治疗

（1）适应证：① 轻症初发者；② 甲状腺轻度肿大者；③ 20 岁以下者；④ 妊娠妇女；⑤ 甲状腺术前准备或术后复发又不适宜[131]I 治疗者；⑥ [131]I 治

疗的辅助。

（2）禁忌证：① 对硫脲类药物严重过敏或发生毒性反应；② 药物规律治疗已达 2 个疗程又复发者；③ 白细胞计数持续低于 $3×10^9/L$；④ 甲状腺有单个实性凉结节及疑有癌变者；⑤ 甲状腺肿大有明显压迫症状；⑥ 不能坚持服药者。

（3）治疗药物：① 硫脲类药物：丙硫氧嘧啶（PTU）100～150 mg，1 日 3 次或甲疏咪唑（MMI）10～15 mg，1 日 3 次或 MMI 15 mg，1 日 1 次至症状缓解或甲状腺激素恢复正常时减量，最后以 PTU 25～100 mg/d 或 MMI 2.5～10 mg/d 维持治疗 1.5～2 年。② β受体阻断剂：普萘洛尔 10～20 mg，1 日 3 次；阿替洛尔 25～100 mg，1 日 2 次；美托洛尔 12.5～100 mg，1 日 2 次。③ 碳酸锂 250 mg，1 日 3 次。④ 泼尼松 10 mg，1 日 3 次。

3. 放射性^{131}I治疗　放射性碘^{131}I释放 β 射线，其在组织内的射程在 2 mm 以下，破坏甲状腺细胞及浸润淋巴细胞而减少甲状腺激素的合成及甲状腺自身抗体的产生，具有简便、安全、疗效明显等优点。

适应证：① 药物治疗依从性差或严重过敏者；② 药物治疗反复发作者；③ 甲亢术后复发者；④ 甲亢心脏病患者；⑤ 部分功能自主性甲状腺腺瘤患者；⑥ 毒性结节性甲状腺肿者。

4. 手术治疗　甲状腺次全切除术，可去除功能亢进的甲状腺组织和产生甲状腺特异抗体的淋巴细胞，使甲亢得以长期缓解，本疗法的长期缓解率在 80% 以上。

适应证：① ATD 依从性差、无效或有严重不良反应者；② 甲亢复发 2 次以上者；③ 肿大甲状腺有明显压迫症状者；④ 胸骨后甲状腺肿伴甲亢者；⑤ 结节性甲状腺肿伴甲亢者；⑥ 功能自主性甲状腺腺瘤者；⑦ 甲状腺癌伴甲亢或 GD 疑有癌变者。

九、甲状腺功能减退症

甲状腺功能减退症（hypothyroidism）是指由于不同原因引起的甲状腺激素缺乏或生物效应不足，以机体的代谢和多系统功能减退为特征的一组代谢紊乱综合征。

（一）病因

导致甲减的原因十分复杂，临床上根据其起源，将甲减分为 3 类：① 因甲状腺本身疾病引起的功能减退称原发性甲减或甲状腺性甲减，占甲减的 90%～95%；② 缘于垂体及下丘脑病变的甲减系中枢性甲减或继发性与三发性甲减；③ 由 TSH 或甲状腺激素抵抗所致者称为受体性或周围性甲减。在各型甲减中，成年型和幼年型甲减既可原发于甲状腺本身病变，也可继发于垂体或下丘脑病变。呆小病则主要属于原发性甲减。

（二）诊断要点

1. 病史　甲减的病因不同,病史特点各异。

2. 症状和体征

（1）一般表现:面色苍白、畏寒、无力、表情淡漠、反应迟钝、声音嘶哑、浮肿、体重增加、鼻翼增大、唇厚和舌大等。

（2）皮肤及其附件:皮肤蜡黄或苍白、少汗、粗糙、缺乏弹性,可有毛发稀疏、脱落,指(趾)甲脆而增厚、变色、变硬、角化过度或凹凸不平。透明质酸聚积导致黏液水肿,以眼周、锁骨上窝、手足背较为明显。

（3）神经系统:智力减退,记忆力、注意力、理解力和计算力均减弱。成年型甲减患者常有听力下降,呆小症可以出现神经性聋哑。患者感觉灵敏度亦降低,嗜睡十分常见,严重者出现昏迷。患者精神多安静温和,精神抑郁,有时多虑而有神经质表现,严重者发展为猜疑型精神分裂症。可以伴随痴呆、幻想、木僵、昏睡或惊厥等。黏蛋白沉积致小脑功能障碍时,出现共济失调和眼球震颤等。

（4）循环系统:心动过缓、心音低弱、脉压小、心脏增大、心包积液、心肌肥大。有时伴有心包、胸腔甚或腹腔等浆膜积液。部分病人伴有血压升高。

（5）消化系统:食欲不振、腹胀、便秘。

（6）呼吸系统:肺活量及弥散功能降低,可有呼吸困难。少量胸腔积液较为常见。严重甲减病例因黏液水肿累及呼吸致肺通气障碍而出现低氧血症和高碳酸血症。

（7）血液系统:1/4 的病人有不同程度的贫血。多为正细胞正色素性贫血,也可为小细胞贫血和大细胞贫血。

（8）泌尿系统:肾功能减退,肾小球滤过率降低。水负荷排泄能力减弱,饮水过多可以导致水中毒。

（9）生殖系统:原发性甲减者 1/3 出现泌乳。可有性功能减低,男性出现阳痿,女性常有月经过多、经期延长及不育症。儿童甲减偶见有性早熟。

（10）运动系统:主要表现为肌软弱乏力,也可有暂时性肌强直、痉挛、疼痛等。关节可见非炎性黏性渗出,软骨钙质沉着,关节破坏及屈肌腱鞘炎等。骨骼生长缓慢及骨龄延迟见于呆小症及幼年型甲减者。

3. 实验室及器械检查

（1）一般检查:血红蛋白及红细胞有不同程度的降低。所有心肌酶如 AST、LDH、CPK、CK-MB 等均可升高。血糖正常或偏低,而总胆固醇、三酸甘油酯、低密度脂蛋白胆固醇及载脂蛋白均可升高。

（2）甲状腺激素:血清总 T_3（TT_3）、总 T_4（TT_4）、游离 T_3（FT_3）、游离 T_4（FT_4）及反 T_3（$r\text{-}T_3$）水平降低。

（3）TSH：原发性甲减者 TSH 升高为最早的改变。周围性甲减患者血清 TSH 一般高于正常范围。FT_4 降低而 TSH 正常或偏低，属继发性甲减。

（4）TRH 兴奋试验：垂体性甲减者 TSH 无反应，下丘脑性甲减则可呈正常反应或迟发反应；而原发性甲减的患者，TSH 本已升高，此时可呈过度反应。

（5）甲状腺自身抗体：自身免疫性甲状腺炎患者血清 TGAB、TPOAB 阳性率 50％～90％，TBAB 阳性率 20％～30％。

（6）甲状腺摄碘功能：一般均降低或明显减低。但在缺碘性甲减一般仅轻度降低或升高。

（7）基因检测：碘转运异常者，可以通过检测碘转运体基因，发现其突变位点。甲状腺激素抵抗的患者可以检测到甲状腺激素受体 b 基因异常。

（8）心电图和超声心动图：心电图表现为低电压，窦性心动过缓，P-R 间期延长，T 波低平，可有完全性房室传导阻滞等。超声心动图示室间隔不对称性肥厚，心脏收缩时间间期尤其射血前间期延长，并且可显示心包积液及其严重程度。

（9）影像学检查：甲状腺 B 超、同位素扫描、CT 或 MRI 对甲状腺结节、甲状腺异位或缺如有诊断价值。

（10）甲状腺穿刺病理学检查：对自身免疫性甲状腺炎等的诊断确定有一定的参考价值。

（三）治疗原则

1. 一般治疗和对症治疗　甲减者应注意休息，给予高蛋白和高热量饮食。有贫血者可补充铁剂、维生素 B_{12} 和叶酸等，胃酸低者应补充稀盐酸。自身免疫性甲状腺炎者宜限制碘的摄入。

2. 病因治疗　大多数甲减缺乏有效的对因治疗方法。对于缺碘引起的甲减，需及时补充适量的碘剂。药物所致者宜停用相关药品。

3. 甲状腺激素替代治疗

（1）甲状腺片：开始剂量为每日 10～20 mg。每 1～2 周后增加 10～20 mg，以后根据病情需要每 4 周增加 20 mg，直到临床症状缓解，然后维持该剂量长期治疗。维持量一般为每日 40～120 mg。

（2）$L-T_4$：起始剂量为 25～50 $\mu g/d$，1～2 周后增加 25～50 μg，其后每 4 周增加 25～50 μg。临床症状缓解后需长期维持治疗，其剂量一般为每日 1.4～1.7 $\mu g/kg$，即 75～200 $\mu g/d$。对于体质较好，或者青壮年患者，可以开始即给予治疗剂量。

4. 黏液性水肿昏迷的治疗

（1）改善呼吸循环状况：注意保持呼吸道通畅，监测血气，及时纠正低血压或休克。

(2) 保暖:可以通过提高环境中的温度或增加被褥而实现。一般而言,患者在接受甲状腺激素治疗后,体温可缓慢上升,不必采用体外加热的方法。

(3) 纠正代谢紊乱,注意水电解质平衡:补液过程中,应特别控制入水量,一般每日 500～1 000 ml 已经足够,其中 1/3 为含电解质的溶液,其余给予含糖液体。

(4) 其他治疗:去除诱因,防治感染,治疗心律失常。避免使用镇静剂和麻醉药。

(5) 特殊治疗:甲状腺激素 T_3 制剂,剂量为 25～50 μg,每 12 小时 1 次。也可给予左甲状腺素,首次静注 0.3～0.4 mg,以后每日 0.1 mg。当患者病情改善后,可口服给药。如无 T_3 或左甲状腺素,可以口服或鼻饲甲状腺片40～80 mg/次,每日 2～3 次。对于有明确肾上腺皮质功能减退者,应该首先给予糖皮质激素,而后再应用甲状腺激素制剂。可静滴氢化可的松 100～200 mg/d。如果合并休克、低血糖和低血钠,糖皮质激素的应用更为必要。

十、良性结节性甲状腺疾病

结节性甲状腺疾病是常见的内分泌疾病,其发病率为 4％～8％,B 超检出率在 40％～50％。其中良性结节性甲状腺疾病占绝大部分,甲状腺癌的发生率低于 5％。

(一) 分类

根据病因分为:① 功能自主性甲状腺结节;② 孤立性良性甲状腺冷结节;③ 毒性结节性甲状腺肿;④ 非毒性结节性甲状腺肿。

(二) 诊断要点

1. 病史　甲状腺疾病病史和家族史,头颈部照射史和放疗史。

2. 症状　局部压迫症状;甲状腺功能亢进引起的高代谢症候群。

3. 体征　甲状腺可及单发或多发性结节,质地不一,活动良好,局部淋巴结未及肿大。

4. 实验室及器械检查

(1) 甲状腺功能:一般在正常范围,高功能性结节可出现甲亢或亚临床甲亢改变。

(2) 甲状腺 B 超:可显示甲状腺大小,结节性质、大小、有无钙化,颈部淋巴结有无肿大。

(3) 甲状腺核素显像:可提示冷、热、温、凉结节。

(4) 颈部 X 线检查:发现甲状腺有无钙化,颈部气管有无受压。

(5) 细针穿刺细胞病理学检查:鉴别结节良恶性病变。

(6) 其他:甲状腺抗体的检测有助于自身免疫性甲状腺疾病的诊断;血清

降钙素水平在甲状腺髓样癌常异常升高。

（三）治疗原则

1. 随访观察　适用于甲状腺结节直径小于 1.5 cm 者。

2. 药物治疗

（1）抗甲状腺药物治疗：适用于功能自主性甲状腺结节和毒性结节性甲状腺肿，停药后易复发，常在放射性碘或手术治疗前辅助应用。

（2）甲状腺激素抑制治疗：适用于孤立性良性实质性甲状腺冷结节和非毒性结节性甲状腺肿，剂量应个体化，TSH 控制在低于正常下限为宜，但疗效不确定。老年患者应注意甲状腺激素对心血管系统和骨骼的副作用。

3. 酒精介入疗法　适用于功能自主性甲状腺结节、孤立性良性甲状腺冷结节和结节性甲状腺肿的姑息治疗，结节直径 1.5 cm～3 cm 为宜。本疗法对甲状腺囊肿疗效较好。

4. 放射性碘治疗　适用于功能自主性甲状腺结节、毒性结节性甲状腺肿和非毒性结节性甲状腺肿。

5. 手术治疗　适用于结节直径 3 cm 以上者或疑有恶变可能的甲状腺结节。

十一、亚急性甲状腺炎

亚急性甲状腺炎又称肉芽肿性甲状腺炎、巨细胞性甲状腺炎或 de Quervain 甲状腺炎，临床常见，占就诊甲状腺疾病的 5%，最多发生于 20～50 岁的女性，男女发病率之比为 1∶3～1∶6。

（一）病因、病理

一般认为本病与病毒感染有关。病理特点显示典型的受累滤泡淋巴细胞与多形核白细胞浸润，胶质逐渐减少或消失，并有多核巨细胞出现与肉芽组织形成。

（二）诊断要点

1. 病史　上呼吸道感染病史。

2. 症状和体征

（1）局部表现：甲状腺肿大疼痛、放射痛、压痛。甲状腺质地变硬，常有结节形成。

（2）全身表现：全身不适、疲惫、肌肉关节酸痛。伴食欲不振、低热，少数可见高热病毒感染表现、上呼吸道感染表现、胃肠感染症状或病毒性肝炎表现。

（3）甲状腺功能异常表现：先有甲亢表现，如心悸、多汗、体重减轻、不安等，发病 2～6 月出现甲减症状，如疲乏、抑郁、便秘等。

3. 实验室及器械检查

（1）血常规：可见白细胞计数正常或稍高，中性粒细胞或淋巴细胞也可增多。

（2）血沉：急性发作期血沉明显增快。

（3）甲状腺摄碘率（RAIU）：初期常明显降低，一般低于10%，甚至测不出。随疾病的好转，甲状腺摄碘率恢复正常。

（4）甲状腺激素：急性发作期 FT_3、FT_4 升高，TSH 降低，呈现一过性甲亢的激素谱。缓解期甲状腺激素浓度往往降低，而 TSH 升高。恢复期 TSH、FT_3、FT_4 一般均在正常水平。

（5）甲状腺同位素扫描：可见甲状腺不显影或呈冷结节，随着病情的缓解，结节消失，甲状腺图像恢复正常。

（三）治疗原则

1. 一般治疗　注意休息，保持情绪稳定。发热者需采用物理或药物降温。

2. 特殊治疗

（1）解热镇痛药：适用于轻症病例。可选用阿司匹林 0.5～1.0 g，每日 2～3 次；或吲哚美辛 25～50 mg，每日 2～3 次；或芬必得 0.3 g，每日 2～3 次；或扶他林 25 mg，每日 3 次。疗程一般 2 周左右。

（2）糖皮质激素：泼尼松 20～40 mg/d，分次服用，症状可迅速控制，体温下降，疼痛消失，甲状腺结节也很快缩小或消失。症状控制后持续 1～2 周后可逐渐减量（如每周减 5 mg/d），疗程 1～2 个月。激素治疗也可采用甲状腺局部注射的方法。

3. 针对甲亢的治疗　在应用上述治疗的同时，可加用 β 受体阻断剂，如普萘洛尔 10～40 mg，3 次/日；阿替洛尔 25～100 mg，2 次/日；美托洛尔 12.5～100 mg，2 次/日。

4. 针对甲减的治疗　少数亚急性甲状腺炎患者出现一过性甲状腺功能减退，如症状明显，可适当使用甲状腺制剂替代治疗：$L\text{-}T_4$ 0.1～0.15 mg/d，或甲状腺片 40～120 mg/d；症状好转逐渐减量至停用，永久性甲减者需长期服用。

十二、慢性淋巴细胞性甲状腺炎

慢性淋巴细胞性甲状腺炎又称桥本甲状腺炎（Hashimoto thyroiditis）或桥本病，属自身免疫性甲状腺病，是原发性甲减的主要病因。各年龄组均可发病，主要见于 30～50 岁，男女发病率之比为 1：4～1：20。

（一）病因、病理

1. 病因　与自身免疫有关。

2. 病理特点　典型改变为大量淋巴细胞、浆细胞浸润以及甲状腺组织纤维化。

(二)诊断要点

1. 病史 有甲状腺疾病家族史,可与其他自身免疫病如恶性贫血、Addsion病等并存。

2. 症状和体征

(1)无症状性甲状腺肿大:甲状腺呈弥漫性、分叶状或结节性肿大,质韧硬,与周围组织无粘连。常有咽部不适或轻度咽下困难,有时有颈部压迫感。偶有局部疼痛与触痛。

(2)甲状腺功能亢进:可兼有桥本病和Graves病的组织学及临床症状与体征,血中存在高滴度TSAb,部分病人有胫前黏液性水肿及突眼。功能亢进症状与Graves病类似,自觉症状可较单纯Graves病时轻,需正规抗甲状腺治疗,但治疗中易发生甲状腺功能低下;部分患者呈一过性甲状腺功能亢进,为滤泡破坏,甲状腺激素释放入血所致。短期功能亢进过后出现持久功能低下或功能正常;部分病人开始无甲状腺功能亢进,仅有典型的桥本病的病理学改变或伴功能低下,经甲状腺激素治疗后或未经治疗,若干时间后出现明显突眼及甲状腺功能亢进;有的患者先发生典型的Graves病,治疗中或治疗停止后一段时间出现典型的桥本病伴或不伴功能低下。

(3)甲状腺功能低下:80%的患者甲状腺功能可保持正常相当一段时间,中晚期则由于免疫反应对甲状腺组织的持久破坏出现功能低下,逐渐出现怕冷、心动过缓、便秘甚至黏液性水肿等典型症状及体征。

3. 实验室及器械检查

(1)甲状腺摄碘率:可为正常、降低或增高,主要取决于残存甲状腺功能及TSH水平。

(2)过氯酸钾释放试验:50%~75%的HT患者为阳性,提示碘有机化障碍。

(3)甲状腺激素谱:早期FT_3、FT_4正常,TSH正常或升高,TSH对TRH给药呈过度反应,说明存在亚临床性甲状腺功能失调;后期随着甲状腺的进一步破坏,FT_4、FT_3降低,TSH升高。

(4)甲状腺特异性抗体:TGAb和TPOAb滴度明显升高。TRAb可为阳性。

(5)甲状腺扫描:显示不规则浓集与稀疏,或呈"凉""冷"结节改变。

(6)其他:血沉可轻度升高,α_2及免疫球蛋白也常高于正常。

(三)治疗原则

1. 一般治疗 对于无明显症状、甲状腺增大不明显者,暂时不必治疗,随访观察即可。患者应注意适碘饮食,高碘会加重甲状腺的破坏,促进甲减的发生和发展。

2.甲状腺激素治疗

（1）伴原发性甲减：多需长期替代治疗。剂量为 L-T_4 1.6～1.7 $\mu g/(kg \cdot d)$ 或甲状腺片 60～180 mg/d，一次顿服。甲状腺激素宜从小剂量开始，以后逐渐增加到最佳替代量。疗效的观察应以血 TSH 水平达正常范围为标准，一般要求成人在 3～4 个月内调整至最佳替代剂量，少儿则应在 3～6 周内达标。

（2）HT 伴亚临床甲减：病人仅有 TSH 升高，甲状腺激素浓度正常，无明显自觉症状。对于此类病人，亦可应用甲状腺激素，尤其是甲肿明显者，用药后多可使甲状腺缩小，并有防止向持续性甲减发展的作用。

（3）无生化指标异常的 HT：对于甲状腺激素及 TSH 均正常的 HT 者，可试用甲状腺激素。但对有心血管疾病及骨质疏松危险者，应慎用。

3.手术疗法　有下列情况，可考虑甲状腺切除术：① 甲状腺肿大不对称，临床不能与癌肿鉴别者；② 甲状腺疼痛，对甲状腺激素及糖皮质激素治疗无反应者；③ 甲状腺肿大显著，有局部压迫症状者，术后一般需用甲状腺制剂终身替代。

4.免疫疗法　采用多种生物调节剂，如免疫抑制剂、细胞因子等，作用于免疫反应的某个环节，纠正免疫功能的紊乱，进而从病因上逆转 HT。目前仍停留在实验阶段。

十三、甲状旁腺功能亢进症

甲状旁腺功能亢进症是指甲状旁腺激素（PTH）合成与分泌过多，过量的 PTH 作用于其主要的靶器官——骨骼与肾脏而引起高钙血症和低磷血症并导致骨病（骨吸收）与肾病（肾结石）。

（一）病因

根据 PTH 合成与分泌过多的原因，可将甲状旁腺功能亢进症分为两类：① 原发性甲旁亢：即甲状腺本身病变如腺瘤或主细胞增生引起 PTH 合成分泌过多；② 继发性甲旁亢：系由各种原因引起慢性低血钙（最常见为慢性肾功能不全），后者刺激甲状旁腺主细胞增生，合成与分泌过量 PTH，长期增生的细胞可演化为瘤，临床称之为三发性甲旁亢。

（二）诊断要点

1.病史。

2.症状和体征

（1）骨病、关节及肌肉病变：早期表现为骨质疏松，后期表现为囊性纤维性骨炎、骨囊肿、骨畸形和病理性骨折，牙齿松动脱落，身材变矮，骨痛，行动困难。关节周围组织、软骨、肌腱等钙化可引起关节痛及活动障碍。高血钙导致肌肉无力，加之活动减少，肌肉可以萎缩，尤以四肢近端肌肉为明显。

（2）泌尿系统表现：肾结石与肾钙化，肾绞痛、血尿、尿路梗阻及肾盂积水；肾小管浓缩稀释功能障碍，出现多饮、多尿、夜尿量增多，尿比重低而固定等；泌尿系统感染，主要为肾盂肾炎，可呈慢性反复发作特点。

（3）神经精神系统症状：记忆力减退、烦躁、情绪不稳、抑郁、幻觉，严重者出现精神失常、嗜睡，偶可发生昏迷。

（4）消化系统表现：恶心、呕吐、食欲减退、腹胀、便秘等，并易致溃疡病和诱发急性胰腺炎。如合并分泌胃泌素的胰岛细胞瘤（MEN-Ⅰ型）则可表现为顽固性溃疡病，其特征为高酸、难以治愈的反复发作性胃或十二指肠或空肠上段溃疡，可为多发性，易发生出血、穿孔、血中胃泌素明显升高，临床称之为Zollinger-Ellison 综合征或胃泌素瘤（gastrinoma）。

（5）心血管系统表现：心动过缓及心律失常，如室性过速，甚至心室颤动，高血压，心脏扩大及心功能不全。

（6）其他：如甲旁腺瘤系多发性内分泌腺瘤综合征（MEN）的一个组成部分，则患者尚可合并甲状腺髓样癌、嗜铬细胞瘤、垂体瘤、胰岛细胞瘤等，并出现相应的临床表现。

（7）高血钙危象：系血钙急剧升高，通常超过 3.5 mmol/L 时所致的急症状态，患者出现头痛、嗜睡、谵妄、恍惚、定向障碍，最后进入昏迷。消化道症状及无力加重，有明显厌食、恶心、呕吐及脱水、继发血压逐渐下降呈休克状态。心脏方面可出现心律失常、传导阻滞或心力衰竭，甚至发生心肌梗死。严重高血钙、脱水与休克可诱发急性肾功能衰竭。

3. 实验室及器械检查

（1）血钙与血磷：血清总钙升高、磷降低，血清总钙通常超过 2.65 mmol/L，游离钙超过 1.28 mmol/L。

（2）血氯与血酸碱度：血氯可有升高，甚至出现轻度高氯性酸中毒。

（3）其他血与尿生化指标：反应破骨细胞和成骨细胞活性的血与尿生化指标均可升高，前者包括尿羟脯氨酸、尿吡啶并啉等，后者包括碱性磷酸酶、骨钙素及Ⅰ型前胶原C端前肽等。肾功能受损时，肾小球滤过率及肌酐清除率可以降低，尿素氮、肌酐可有升高。

（4）血 PTH：明显升高。

（5）功能试验：肾小管磷重吸收率试验降低，磷廓清试验降低，低磷试验阳性，糖皮质激素抑制试验阴性，钙负荷试验阴性，PTH滴注试验阴性。

（6）骨骼及泌尿系 X 线、CT 与 B 超检查、骨密度仪测定：骨骼 X 片及 CT 可发现囊性纤维性骨炎、骨囊肿、骨折、骨膜下骨吸收、骨脱钙改变（如指骨、牙槽、颅骨等）。骨密度仪测定可发现骨量减少及骨质疏松。泌尿系可发现肾钙化、肾结石、肾盂积水等异常。

（7）心电图及超声心动图：可发现心动过缓、心律失常、QT 间期缩短、ST 段及 T 波改变，偶可发现房室传导阻滞。

（8）定位诊断：可通过颈部（包括纵隔）B 超、CT、MRI、放射性核素扫描等发现病灶所在。

（三）治疗原则

1. 手术治疗　为原发性甲旁亢的首选治疗措施。

2. 药物治疗

（1）西咪替丁：口服 0.2 g，3 次/日。

（2）磷酸盐：磷酸氢二钠与磷酸二氢钠混合溶液（Albright 溶液）口服 10～20 ml，3 次/日。

（3）普萘洛尔（心得安）：可抑制 PTH 分泌，机理未明，效果不确切。

（4）降钙素：鲑鱼降钙素（密钙息）或鳗鱼降钙素（益钙宁），皮下注射。

3. 甲旁亢危象（高血钙危象）的治疗

（1）补液：静脉滴注大量生理盐水，每日 3 000～6 000 ml。

（2）利尿剂：肌内或静脉注射呋塞米，每日 80～160 mg。

（3）降钙素：鲑鱼降钙素 100～300 U 或鳗鱼降钙素 10 U 每 8 h 皮下注射 1 次，也可放入 5％葡萄糖盐水静滴。

（4）腹膜透析或血液透析。

十四、甲状旁腺功能减退症

甲状旁腺功能减退症是甲状旁腺素（PTH）产生与分泌减少或其对外周靶器官组织（如骨、肾、肠道等）效应不足而引起以低血钙为突出表现的一组疾病。

（一）病因

（1）特发性甲旁减：可能与自身免疫紊乱有关。

（2）继发性甲旁减：手术、放射治疗、组织细胞病、转移性肿瘤浸润甲状旁腺引起等。

（3）甲状旁腺先天性发育不全。

（4）假性甲旁减：系常染色体显性遗传性疾病，由于 PTH 受体或受体后缺陷，使 PTH 对靶组织作用受阻，而发生低血钙。患者常伴有发育异常与躯体畸形。

（5）其他病因：包括新生儿甲旁减、严重低血镁等。

（二）诊断要点

1. 病史。

2. 症状和体征

（1）神经肌肉应激性增加：轻度低血钙仅有感觉异常，如口周围及四肢末端麻木、刺痛、手足或面部肌肉僵直感及小抽动等。当血钙进一步降低时,则出现手足搐搦,严重者出现全身骨骼肌痉挛性抽搐,状似癫痫样发作,可伴有喉痉挛和喘鸣,甚至呼吸暂停、口唇发绀,胃肠及膀胱平滑肌痉挛可引起腹痛、尿频,胆道括约肌痉挛可引起胆绞痛症状。

(2)神经系统症状:锥体外系症状,状似帕金森综合征;自主神经功能异常,如易出汗、瞳孔异常、心动过速等;精神症状,如焦虑、烦躁、激动、幻觉、抑郁、失眠、记忆力减退等,严重者可发生精神病。儿童病程较久可出现智力减退。

(3)心血管症状:除有胸闷、心动过速外,可出现心脏扩大,久之可发生心力衰竭及心律失常,但临床少见,称之为甲旁减性心肌病。心脏异常与心肌细胞内钙浓度降低、心肌收缩力下降有关,患者血压一般正常。

(4)Chvostek 征:即用手指或叩诊槌叩击耳前下方的面神经,可见该侧面肌抽动;Trousseau 征:即将患者血压保持在收缩压与舒张压之间持续 2~3 min,可出现手足搐搦发作。

(5)其他临床表现:包括外胚层组织营养障碍,如白内障、牙齿发育不良、钙化不全、牙釉质黄变、缺损、皮肤干燥屑、毛发干枯易脱落、指甲无光泽并出现沟纹等。儿童患者生长发育可受到一定的影响,表现为身材低于同龄儿童,第二性征发育延迟等。

3. 实验室及器械检查

(1)血清钙、磷及其他电解质检查:血清总钙一般小于或等于 2.0 mmol/L,游离钙一般小于或等于 0.95 mmol/L,血清磷多超过正常,一般大于或等于 1.6 mmol/L,但也可在正常范围内。

(2)尿钙、尿磷测定:均低于正常,尿磷廓清试验亦低于正常。

(3)血 PTH:大多数低于正常,在低血钙情况下,即使血 PTH 值正常仍应考虑甲旁减。

(4)X 线摄片或 CT 检查:可发现脑基底节钙化灶,其他软组织、韧带、关节周围组织及肌腱等均可发现钙化灶。

(5)心电图:可见心脏肥大劳损改变,QT 间期延长,T 波低平或倒置。

(6)超声心动图:心腔扩大、室间隔及室壁增厚、搏动幅度降低等,偶可见心包积液。

(7)脑电图:可出现癫痫样波型。

(8)眼科检查:可发现不同程度之白内障。

(三)治疗原则

1. 急性发作期处理　应立即静脉缓慢推注 10%葡萄糖酸钙 10~20 ml,如抽搐不能控制,可在 1~2 h 后重复注射,一般为每 4~6 h 注射 1 次即可使大多数患者发作停止。对严重抽搐、喉痉挛或癫痫发作的患者,可将10%葡萄糖酸钙100 ml溶于生理盐水或5%葡萄糖盐水500～1 000 ml中静脉滴注,4 h左右滴完。同时可肌注苯妥英钠0.125～0.25 g,或地西泮10 mg。此外,肌注10%硫酸镁10 ml或25%硫酸镁10 ml加入5%葡萄糖盐水250 ml中静脉滴注,或口服硫酸镁,每日1～2 g亦可控制抽搐发作。

2. 无症状间歇期处理

(1) 饮食:应予以高钙、低磷饮食,少吃肉类与乳制品。

(2) 药物治疗:① 补充钙剂:葡萄糖酸钙每日6～12 g,乳酸钙为4～10 g,根据血钙水平及个体情况决定用量。治疗目标是维持血钙在2.0～2.3 mmol/L。② 补充维生素D:维生素D_2每日4万～12万U(1～3 mg)、双氢速固醇(AT-10)0.25～1 mg/d、骨化三醇0.25～2.0 μg/d。③ 降低血磷:低磷饮食,口服氢氧化铝凝胶等。

(武晓泓　刘　超)

十五、急性肾上腺皮质功能减退症

(一) 病因病理

急性肾上腺皮质功能减退症(acute adrenocortical insufficiency)的病因以急性感染性疾病最常见,其他包括:垂体及腺上腺出血、梗死、手术切除过多、骤停或骤减皮质激素等,而导致肾上腺皮质激素急剧减少,产生威胁生命的循环衰竭与电解质紊乱,如不及时救治,可危及生命。

(二) 诊断要点

1. 病史。

2. 症状　烦躁不安、反应迟钝、四肢发凉、恶心、呕吐、少尿、神志恍惚、昏迷。患者可有原发病之症状。

3. 体征　面色苍白、血压下降或测不到,脉细速、心音低钝、呈休克体征,或有原发病因之体征。

4. 实验室检查　实验室检查可见:① 血钠低、血钾正常;② 血糖低;③ 血皮质醇、醛固酮降低。④ 血ACTH升高或正常,垂体病因者则降低。

(三) 治疗原则

1. 控制原发病因(如感染)。

2. 补液,纠正电解质紊乱,必要时输血。

3. 氢化可的松200～400 mg/d,静滴。

4. 支持治疗。

十六、原发性慢性肾上腺皮质功能减退

(一) 病因、病理

多种病因破坏肾上腺达50%以上,即可引起肾上腺皮质功能减退,破坏

达 75％以上即有典型临床表现。病因中以自身免疫、结核最常见,其他包括浸润性病变、肉芽肿,淀粉样变,手术切除肾上腺,转移性肿瘤、肾上腺出血或缺血性坏死,先天性羟化酶缺乏等。

（二）诊断要点

1. 病史。

2. 症状　乏力、头昏、消瘦、食欲减退、皮肤色素沉着、精神萎靡及原发病之症状。

3. 体征　皮肤、黏膜、舌、牙龈、乳头、掌纹、腰及肘等部位色素沉着,低血压,脉细,心音低,消瘦,营养不良貌。

4. 实验室及特殊检查

（1）血糖偏低、OGTT 曲线血糖反应低平。

（2）血钠低,血钾正常或偏高。

（3）血皮质醇低、血 ACTH 高于正常、昼夜节律消失。

（4）ACTH 兴奋试验反应低于正常。

（5）肾上腺 B 超、CT 或 MRI 可萎缩、增大、钙化、浸润及破坏性改变,视病因不同而异,结核者可表现为肾上腺增大。

（6）心电图呈低电压改变。

（7）其他原发病因的阳性结果,如结核病者免疫学异常等。

（三）治疗原则

1. 控制原发病。

2. 氢化可的松 25～75 mg/d 或泼尼松 5～7.5 mg/d,口服,遇有应激反应酌情加量或临时静脉补充,以防危象发生。

3. 对症及支持治疗,高钠饮食,高热量进食,防止低血糖。

十七、库欣综合征

（一）按病因分类

1. 肾上腺皮质增生（ACTH 瘤、异位 ACTH 综合征）。

2. 肾上腺皮质腺瘤（单发常见、多发少见）。

3. 肾上腺皮质癌。

4. 医源性（长期使用过量肾上腺皮质激素）。

5. 异位肾上腺组织增生（极少见）。

（二）诊断要点

1. 症状　向心性肥胖、肌萎缩及无力、多毛、痤疮、面红、头昏、头痛、糖尿病症状、月经紊乱、闭经、性功能障碍、精神症状、易感染等。

2. 体征　满月脸、水牛背、多血质、痤疮、皮肤变薄、紫纹、出血斑、肌萎缩、毛发浓密、高血压、心界扩大、心脏杂音及心律不齐,偶有视野改变及眼底异常。

3. 实验室及特殊检查　实验室及特殊检查可有：① 血钠偏高、血钾低、血 pH 偏碱性。② 血糖升高，OGTT 呈耐量减低或糖尿病曲线。③ 血皮质醇升高、昼夜节律消失。④ 血 ACTH 高低不定、视病因而定。⑤ 小剂量地塞米松抑制试验示皮质醇不被抑制，大剂量则视病因而定。⑥ ACTH 兴奋试验多无明显升高反应。⑦ 肾上腺 B 超、CT 或 MRI 可发现占位或增生性改变，少数患者垂体 CT 或 MRI 可发现占位。⑧ 肾上腺静脉插管或垂体下岩窦插管取血测皮质醇、ACTH，可协助病变定位诊断。⑨ 骨骼 X 片示骨质疏松。⑩ 原发病因阳性发现（如肺癌、胸腺癌）。

（三）治疗

1. 支持及对症治疗　高蛋白饮食、降压药、口服降糖药或胰岛素，维生素 D 及钙制剂，补充钾盐等。

2. 手术治疗　双肾上腺全切除或次全切除、垂体手术、原发肿瘤切除。

3. 垂体放射治疗（外照射、γ 刀）。

4. 药物治疗　可用药物有：① 美替拉酮 2～6 g/d，分 3～4 次口服。② 氨鲁米特 0.75～1.0 g/d，分 3 次口服。③ 酮康唑 600～800 mg/d，分 3 次口服。④ 米托坦 2～6 g/d，分 3 次口服。

5. 介入治疗　对无法手术的肾上腺皮质癌可行介入治疗。

十八、原发性醛固酮增多症

（一）病因、病理

1. 肾上腺皮质肿瘤　如肾上腺瘤、肾上腺癌（少见）。

2. 肾上腺皮质增生。

（1）特发性醛固酮增多症。

（2）原发性结节样肾上腺增生。

（3）糖皮质激素可治性醛酮增多症系常染色体显性遗传性疾病、醛固酮合成酶基因变异，产生一种嵌合基因（IL-β 羟化酶-醛固酮合成酶基因），受 ACTH 调控。

3. 异位醛固酮分泌综合征　极少见，由腹腔或盆腔恶性肿瘤分泌过量醛固酮引起。

无论上述哪种病因，其基本病理特点是高血压和低血钾。

（二）诊断要点

1. 病史　高血压及低血钾史。

2. 症状　高血压的症状可持续多年；低血钾，症状如肌无力、麻痹，多为间歇性发作；其他症状如心脏及肾脏方面症状、手足抽搐等。

3. 体征　高血压，多为持续性；与高血压有关的心脏体征，如心脏扩大、杂音、心律失常等。

4. 实验室及特殊检查

(1) 低血钾、高血钠,血 pH 高于正常上限。

(2) 碱性尿,24 h 尿钾增高。

(3) 血、尿醛固酮升高,血肾素、血管紧张素水平低于正常。

(4) 立卧位加速尿兴奋试验,腺瘤及癌肿患者肾素血管紧张素、醛固酮值无升高反应或反应不明显,增生型患者呈可升高反应。

(5) 赛庚啶抑制试验:除特发性醛固酮增多症醛固酮分泌呈正常抑制反应外,其他的无明显抑制反应。

(6) 螺内酯(安体舒通)试验:可使血压下降、电解质紊乱恢复正常。

(7) 地塞米松抑制试验:用于糖皮质激素可抑制性原醛患者。

(8) 定位试验:包括肾上腺 CT、MRI、放射性碘化胆固醇扫描及双肾上腺静脉分段插管取血测定醛固酮值等。

(三) 治疗原则

1. 手术治疗。

2. 药物治疗

(1) 不能手术及特发性醛固酮增多症可用螺内酯、氨苯蝶啶、钙通道阻滞剂、ACEI、ARB 等。

(2) 糖皮质激素可抑制性原醛可用地塞米松,1 mg/d,口服。

(3) 癌肿无法手术者可行介入治疗或口服米托坦(O,P'-DDD)。

3. 其他对症治疗。

十九、嗜铬细胞瘤

(一) 病因、病理

$80\%\sim90\%$ 为肾上腺髓质单发良性瘤,少数为多发、恶性或在腺外。髓质增生者少见。基本病理为瘤组织分泌大量儿茶酚胺进入血循环,引起高血压及交感神经兴奋症候群。瘤组织有时可分泌其他肽类激素如血清素、生长抑素、血管活性肠肽、肾上腺髓质素、胃动素、神经肽 Y 等,而引起多种临床症状。少数嗜铬细胞瘤可为 MEN 的组成部分。

(二) 诊断要点

1. 病史　重点是高血压史,注意询问有无家族史。

2. 症状

(1) 高血压及交感神经兴奋引起的症状如发作性血压升高、头痛、心悸、出汗等。重者可出现高血压脑病,甚至脑血管意外。

(2) 心脏病变症状,即儿茶酚胺心肌病。

(3) 代谢紊乱症状,如心悸、怕热、多汗、消瘦等类似甲亢症状,亦可有糖尿病症状。

3. 体征

(1) 高血压:多呈发作性,亦可在持续高血压基础上发作,少数为高、低血压交替发作。

(2) 心脏病变体征:如心脏扩大、心律失常、心力衰竭、传导阻滞等。

(3) 其他体征如腹部包块、按压引起高血压发作、眼底改变及分 MEN 相关的症状体征等。

4. 实验室及特殊检查:

(1) 血及 24 小时尿儿茶酚胺升高。

(2) 儿茶酚胺代谢产物升高:包括尿 VMA、MN、NMN、HVA、DA 等。

(3) 药物试验包括酚妥拉明降压试验,高血糖素激发试验及可乐定抑制试验等。

(4) 病变定位检查:包括 B 超、CT、MRI、[131] 碘-间碘苯甲胍(MIBG)全身性扫描、肾上腺静脉插管分段取血测儿茶酚胺水平等。肾上腺髓质增生定位诊断较为困难。

(三) 治疗原则

1. 手术治疗　为首选方案,术前控制血压及相关并发症如心脏病变、糖尿病等至关重要。

2. 药物治疗

(1) α受体阻断剂:酚苄明(苯苄胺)、哌唑嗪(脉宁平)。

(2) β受体阻断剂:临床有多种,但常用为普萘洛尔(心得安)、阿替洛尔(氨酰心安)、美托洛尔(倍他洛克)等。α、β受体阻断剂宜合用,卡维地洛(络德)为具有 α受体阻滞作用的新型 β受体阻滞剂并有钙拮抗剂作用,较适用于嗜铬瘤高血压之治疗。

(3) 钙拮抗剂及 ACEI:亦有控制嗜铬瘤高血压的作用。

(4) 儿茶酚胺合成抑制剂:α-甲基对位酪氨酸可抑制酪氨酸羟化酶从而阻断儿茶酚胺生成,口服量为 0.25~0.5 g,3 次/d。

3. 其他治疗　包括介入治疗、[131]I-MIBG 放射治疗等。

4. 对症治疗。

二十、先天性肾上腺皮质增生症

先天性肾上腺皮质增生症(congenital adrenal hyperplasia)是基因突变致先天性酶缺陷,由此引起皮质醇合成障碍、ACTH 分泌增多,从而刺激肾上腺皮质增生的一组常染色体显性遗传性疾病。除皮质合成障碍外,盐皮质激素和性激素合成也有紊乱,而表现为性征异常,故又称为肾上腺性征异常。其临床特征取决于酶缺陷的类型。此处重点介绍 21-羟化酶缺陷症、17α-羟化酶缺陷症及 11β-羟化酶缺陷症。

（一）21-羟化酶缺陷症

1. 病因、病理　21-羟化酶缺乏导致皮质醇、醛固酮合成受阻，而雄激素合成增多，引起失盐、女性男性化、男性性早熟等。根据酶缺陷程度不同临床上可分为：① 经典型：主要有两类：失盐型、单纯男性化型。② 非经典型：又称迟发型。

2. 诊断要点

（1）临床表现：① 经典型有失盐临床表现，如乏力、低血压、食欲减退、恶心呕吐等，重者可出现肾上腺危象。女性可有男性化、外生殖器假两性畸形，男性可有假性早熟。早年生长过速，最终身高低于同龄者。② 非经典型：患者只有轻度雄激素过多表现，如多毛、痤疮、阴蒂稍大、月经紊乱或闭经、多囊卵巢、阴毛早现等，而无典型外生殖器异常及失盐症状。

（2）实验室及特殊检查：① 低血钠、高血钾；② 血尿皮质醇降低，ACTH及 17 羟孕酮（17OHP）升高；③ 血、尿醛固酮降低，血肾素活性升高，血肾素醛固酮比值升高；④ 血睾酮、雄烯二酮、孕三醇升高；⑤ 染色体正常；⑥ B 超、CT、MRI 可发现子宫卵巢发育不良，隐睾及肾上腺增生等。

3. 治疗原则

（1）食盐：摄入量适当增加，必要时使用盐皮质激素如氟皮质酮（0.1 mg/d）。

（2）糖皮质激素替代抑制治疗：可选用氢化可的松、泼尼松或地塞米松，剂量因人而异，最佳剂量可按下列指标判断：① 血 170HP、ACTH、睾酮达到正常；② 血肾素活性正常；③ 儿童应有正常的生长发育。

（3）外生殖器重建手术。

（4）遇有应激状态应临时增加激素用量。

（二）17α-羟化酶缺陷症

1. 病因、病理　17α-羟化酶缺陷导致皮质醇和性激素生成障碍，FSH、LH、ACTH 升高。而盐皮质激素，主要是去氧皮质酮和 18-羟皮质酮、皮质酮合成增加，而醛固酮低于正常，导致性腺发育障碍（男性呈生殖器发育不良或女性化外阴，女性呈性幼稚症）、高血压、低血钾等。

2. 诊断要点

（1）临床表现：① 高血压及低血钾症状；② 男性出生时外生殖器性别不明，可呈女性幼稚型外阴、盲端阴道无子宫、隐睾盆腔内睾丸等；③ 女性呈幼稚型外阴、无性发育及月经；④ 一般无明显肾上腺皮质功能减退表现。

（2）实验室及特殊检查：① 血尿皮质醇低于正常，血 ACTH 升高；② 血、尿去氧皮质酮、皮质酮、18-羟皮质酮升高，醛固酮降低，肾素活性降低；③ 血LH、FSH 升高，睾酮、雌二醇降低；④ 染色体无异常；⑤ B 超、CT 或 MRI 可发现隐睾、增大的卵巢及增生的肾上腺;⑥ 血钠升高、血钾降低。

3. 治疗原则

(1) 低盐饮食。

(2) 糖皮质激素抑制替代治疗:可选用氢化可的松、泼尼松、地塞米松。最佳剂量以使血压、血钾、血 ACTH 正常,血浆肾素活性及醛固酮接近正常为准。

(3) 至青春期可予以性激素替代治疗。

(4) 外生殖器成形术、隐睾切除术以防睾丸恶变。

(5) 对症处理:对高血压持续存在者可予以降压药治疗。

(三) 11β-羟化酶缺陷症

1. 病因病理 11β-羟化酶缺陷导致皮质醇合成降低,ACTH 升高,而盐皮质激素去氧皮质酮升高,肾素活性降低。性激素合成(主要为雄激素)增多,从而引起高血压、低血钾、男性性早熟、女性男性化。

2. 诊断要点

(1) 临床表现:性征异常与 21-羟化酶缺陷症相似,但伴有高血压及低血钾表现为诊断之关键。

(2) 实验室及特殊检查:除血钠升高、血钾降低、血醛固酮升高而肾素活性降低等与 21-羟化酶缺陷症不同外,其他检查发现均相同。

3. 治疗原则 除低盐饮食,并可适当使用降压药外,其他治疗原则与 21-羟化酶缺陷症相同。

(何戎华)

二十一、男性性腺功能减退症

男性生殖内分泌系统由下丘脑-垂体-性腺(睾丸)所组成,睾丸是这一轴系的核心,它有合成雄激素和生成精子两大功能,并受下丘脑、垂体的调节。

发生在下丘脑-垂体-睾丸轴系部位的任何器质性或功能性疾病,或者由于靶细胞对雄激素反应异常,均可发生男性性腺功能低下症(male hypogonadism),表现为睾丸产生雄激素(睾酮)不足,精子生成障碍,或者两者兼有。

(一) 病因、病理和分类

根据病变部位不同,男性性腺功能减退症可以分为原发性(即睾丸疾病所致)、继发性(或称中枢性,由下丘脑-垂体病变所致)或雄激素作用缺陷三类。临床常见疾病可以参考表 4-1。

表 4-1　男性性腺功能减退症分类

下丘脑-垂体疾病(继发性性腺功能低下症)
　　全垂体功能低下症
　　孤立性 LH 不足(有生育能力类宦官症)
　　LH 和 FSH 不足
　　　　a. 特发性低促性腺激素性性腺功能低下症(IHH)
　　　　b. Kallmann 综合征
　　Prader-Willi 综合征
　　Lanrence-Moon-Biedle 综合征
　　脑性共济失调
　　LH 无活性
睾丸疾病(原发性性腺功能低下症)
　　Klinefelter 综合征(47,xxy)
　　其他性染色体异常(xx 男性,xy/xxy,xx/xxy,xxxy,xxxxy,xxyy,xyy)
　　双侧睾丸缺失
　　Leydig 细胞不发育
　　隐睾症
　　Noonan 综合征
　　肌张力性萎缩症
　　成人型曲细精管衰竭
　　成人型 Leydig 细胞衰竭
　　雄激素生物合成缺陷
雄激素作用缺陷
　　完全性雄激素不敏感症(睾丸女性化)
　　不完全性雄激素不敏感症(部分性睾丸女性化)

从以上疾病分类中可以看出,产生疾病的病因可以是先天性发育异常,多种先天性异常组成的某些临床综合征,下丘脑-垂体-睾丸轴系任何部位的肿瘤和损伤,雄激素作用异常,某些药物引起等。

(二)诊断要点

1. 病史。

2. 临床症状和体征　青春期前主要表现为睾丸小,阴茎短小呈幼稚型,阴囊色素浅且无皱褶,皮肤细嫩,肌肉松软,骨龄发育延迟。青春期后主要表现为缺乏胡须、喉结、声音高尖,肢距超过身高,肌肉松弛无力,骨骺闭合延迟,睾丸小而软,阴茎短小,阴毛稀疏或缺少,性欲减退,骨质疏松等。

3. 实验室及相关检查

(1) 性激素全套(LH、FSH、PRL、T、E_2、P),有利于区分性腺功能减退症为原发性或继发性。

(2) 性染色体检查,若为 47,xxy 则可确定患者为 Klinefelter 综合征。

(3) 下丘脑-垂体区域影像学(CT 或 MRI)检查,以便确定或排除占位性病变。

（4）垂体前叶功能及相关靶腺功能测定，如 ACTH、FSH、T_3、T_4、GH 等。

（三）治疗原则

1. 病因治疗　若为肿瘤等占位性病变，则考虑外科手术或放射治疗或 γ-刀治疗。术前检查垂体前叶、肾上腺皮质、甲状腺功能，必要时作相应激素补充，以保证手术安全。

2. 激素替代治疗　继发性男性性腺功能低下症，如 IHH 或 Kallmann 综合征等，考虑 LHRH 脉冲皮下注射（注射泵），也可以考虑 HCG 及 HMG 治疗，必要时也可用雄激素替代治疗。原发性性腺功能低下症，用睾酮替代治疗，可以选用丙睾酮，或庚酸睾酮（TE），或十一酸睾酮（安雄）。

3. 支持治疗和对症处理。

二十二、先天性睾丸发育不全综合征

先天性睾丸发育不全综合征，又称先天性睾丸曲细精管发育不全综合征。1942 年 Klinefelter 首次从临床角度描述本征，故又称 Klinefelter 综合征。本征是由于性染色体异常所致，最常见的核型为 47,xxy；也有 47,xxy/46,xy 嵌合体型；其他尚有 48,xxxy；48,xxyy；49,xxxyy；49,xxxxy 等。

（一）病因、病理

推测由于染色体畸变所致。父与母的生殖细胞在减数分裂形成配子（精子或卵子）过程，成对的染色体都要减数，一分为二。其中性染色体将出现：男性分化为 x 或 y，女性分化为 x 和 x。若性染色体不分离，如母亲的配子为 xx，与父亲的配子 y 结合，形成性染色体 47,xyy，就产生本病。

在病理上，患者睾丸组织青春期后有特征性病理改变：睾丸曲细精管萎缩，呈玻璃样变性，并随年龄增加而加剧，几乎无精子形成。睾丸的间质细胞（Leydig 细胞）聚集成堆，增殖呈团块。这种病理改变导致精子生成障碍和雄激素分泌不足。

（二）诊断要点

1. 病史。

2. 临床症状和体征　患者青春期前体格发育正常，可能仅有外生殖器稍小。青春期后第二性征发育差，睾丸小而软或硬，体积小于 3 ml，阴毛分布呈女性型，2/3 以上病人有男子乳房发育。患者身材修长，下半身大于上半身，指距超过身高，约 1/4 病人智力发育差，1/3～1/2 的病人有肥胖症和精索静脉曲张，其他尚可伴有亚临床甲减、糖尿病、限制性肺病等。乳腺癌的发生率是正常男子的 20 倍，但仅为妇女的 1/5。

3. 实验室及相关检查

（1）血清 LH/FSH 升高，T 降低或正常低界。

（2）性染色体测定，发现有多余的 x，如 47，xxy；或 47，xxy/46，xy 等。

（3）睾丸活检或病理见有曲细精管萎缩、玻璃样变性，伴间质细胞呈团块状增生。

（4）精液常规：无精子，或嵌合型者少数畸形低活力精子。

（5）可以伴有雌激素（E_2）升高，甲状腺功能改变（亚临床甲减），肝功改变（脂肪肝），骨密度改变等。

（三）治疗原则

对于无精子症尚缺乏有效治疗方法。

对雄激素缺乏者，可用雄激素替代治疗。短效制剂如丙酸睾酮，25～50 mg，肌注，2 次/周；口服制剂为安雄（十一酸睾酮）40 mg，2 次/日；也有皮肤贴剂雄激素，有阴囊贴剂或非阴囊贴剂可供选择。

二十三、嗅觉-性腺发育不全综合征

本病最早由 Kallmann 于 1944 年报告，9 例家族性男性性腺功能低下，伴嗅觉丧失，故又称 Kallmann 综合征。它是孤立性下丘脑 LHRH 脉冲式分泌缺乏所致。若嗅觉正常仅有 LHRH 脉冲式分泌障碍，称为特发性低促性腺激素性性腺功能低下症（IHH），两者的性腺功能低下症发病机制一样。

（一）病因、病理

Kallmann 综合征为先天性遗传性疾病，通常有常染色体显性、常染色体隐性和 x 连锁 3 种遗传方式。发病机制是由于下丘脑丧失合成、分泌 LHRH（GnRH）的能力，导致腺垂体促性腺激素（LH、FSH）和睾丸雄激素（T）均下降，临床出现男性性腺功能低下症。

胚胎时期，分泌 LHRH 的神经元起源于嗅板，并随嗅板迁移到丘脑。Kallmann 综合征时这些神经元迁移过程有损害，导致 LHRH 细胞不能到其正常部位，并失去其生理功能。

（二）诊断要点

1. 病史询问。

2. 临床症和体征

（1）典型 Kallmann 综合征：自幼嗅觉丧失，至青春期年龄缺乏第二性征，男性表现为类无睾体型：身材与年龄相符，但肢距超过身高，缺乏胡须和喉结，肌肉松弛无力，睾丸小而软，阴茎短小，阴毛缺少或稀少。

（2）IHH：除嗅觉正常外，临床表现同 Kallmann 综合征。

（3）成人起病的 IHH：患者青春期发育正常，因而身材和第二性征均正常，睾丸大小亦正常，但至成年期出现欲下降，生育力消失，促性腺激素和性激素均低下，下丘脑-垂体区域无器质性病变，垂体对脉冲式 LHRH 治疗反应良好。

(4) 部分性 LHRH 不足:1950 年 Pasqualini 和 Bur 描述一例呈去睾状态,缺乏第二性征,但睾丸大小接近正常大小,精液计数也接近正常,因而称之为"有生育能力的去睾状态"。这是由于 LHRH 脉冲分泌部分不足,导致患者血液睾酮浓度足以维持精子生成和睾丸发育,但仍不足以达到全身男性化需要,类似于青春中期,故又称"青春中止型"LHRH 分泌不足。

3. 实验室及相关检查

(1) 血清 LH、FSH、T 及 E_2 均降低。

(2) 外源性 LHRH 脉冲式皮下注射,垂体和性腺相关激素有反应。

(3) 下丘脑-垂体区域放射影像学(CT 或 MRI)无异常发现。

(4) 垂体前叶其他功能(如 GH、ACTH、TSH)测定在正常范围。

(5) 性染色体正常男性为 46,xy。

(三) 治疗原则

主要是激素替代治疗,以尽量恢复下丘脑-垂体-性腺轴功能。

1. LHRH 脉冲式皮下注射,通常采用 10 μg/次,每隔 90 min 皮下注射 1 次,代替下丘脑 LHRH 脉冲式发射。这符合生理,有可能使睾丸的雄激素产生和精子生成两个功能得以改善。

2. HCG 伴 HMG 治疗　通常 HCG 1 500 U+HMG 75 U 混合肌注,每周 2 次。本法相对方便可行,效果与 LHRH 脉冲式治疗相似。

3. 雄激素替治疗　通常用丙睾 50 mg 肌注,每周 2 次,或用庚酸睾酮(TE),或用十一酸睾酮(安雄)治疗,以促进男性化和蛋白质合成。

二十四、青春期延迟和不发育症

青春期是下丘脑-垂体-性腺轴功能由儿童时期向性成熟并获得生育能力的过渡期。青春期有第二性征发育,躯体长高,有一个青春期猛长(adolescent grow spurt),长骨骨骺融合加快,伴有心理和行为改变。

青春期延迟或缺乏的诊断尚缺乏统一标准,Marshall 和 Tanner 提出青春期和性发育年龄落后于正常儿童平均年龄 2.5SD 以内。目前多数学者认可的诊断标准为男孩大于 14 岁,女孩大于 13.5 岁仍无青春期征象即青春期延迟。但是,少数病人至 14~18 岁才有青春期改变,且常有阳性家族史。

(一) 病因、病理和分类

根据病因,一般将青春期延迟和不发育分为三类:① 下丘脑-垂体病变引起的促性腺激素(Gn)分泌障碍,引起低促性腺激素性性腺功能低下症;② 性腺本身功能不全引起的高促性腺激素性性腺功能低下症;③ 暂时性 Gn 和性激素分泌障碍。有关疾病可以参考表 4-2。

表 4 - 2 青春期发育延迟和不发育和原因

低促性腺激素性性腺功能低下症

下丘脑 LHRH(GnRH)缺乏症

(1) 先天性或特发性 LHRH 缺乏症:Kallmann 综合征、IHH、Laurence-Moon-Biedle 综合征、Prader-Willi 综合征

(2) 获得性 LHRH 缺乏:Fröhlich 综合征、下丘脑炎症、肿瘤、损伤

垂体促性腺激素(Gn)

(1) 先天性或特发性缺乏:特发性垂体功能减退症,单纯性 LH 或 FSH 缺乏症

(2) 获得性 Gn 缺乏:垂体肿瘤、炎症、损伤

高促性腺激素性(高 Gn)性腺功能低下症

(1) 先天性性腺功能不全:Klinefelter 综合征,Turner 综合征,LH、FSH 受体缺陷,先天性睾丸缺如,雄激素合成及外周作用障碍(5α-还原酶缺乏症、睾丸女性化),雌激素(E_2)受体缺乏

(2) 获得性性腺功能障碍:睾丸或卵巢炎症、外伤、手术创伤、放射损伤、药物损伤

暂时性 Gn 和性激素分泌障碍

体质性青春期发育延迟

社会精神心理因素所致:神经性厌食、剧烈运动者

慢性消耗性疾病:营养不良症、结核病、支气管哮喘、慢性贫血、肾功能衰竭

其他内分泌疾病:先天性或后天性甲状腺功能低下症,甲状腺功能亢进症、Cushing 综合征、糖尿病、GH 缺乏症

（二）诊断要点

1. 病史询问。

2. 临床症状和体征

（1）有关 Kallmann 综合征和 IHH,见前节。

（2）肥胖性生殖无能综合征（Fröhlich 综合征）:本征于 1901 年由 Fröhlich 首先描述,为下丘脑功能障碍所致的生殖器发育不良,性腺功能低下,肥胖呈女性型体脂分布,主要在下腹部、大腿及乳房,四肢相对较小。男性表现为小阴茎、小睾丸或隐睾,女性呈阴道和子宫发育不良。患者伴有下丘脑功能障碍及原发性疾病的表现:头痛、嗜睡、恶心呕吐、智力减退、食欲亢进等。引起本征常见原因为下丘脑肿瘤、脑膜炎、脑水肿、血管损伤和脑外伤等所致下丘脑功能性或器质损害。

（3）体质性青春期延迟:这是青少年青春期发育延迟最常见原因之一,确切原因不明,可能与营养、环境有关,与遗传因素更相关,其家族中尤其双亲中常有类似晚发育病史。本病的临床表现为患儿出生时身高和体重正常。出生后生长速度缓慢,进入青春年龄生长仍缓慢,使身高与同龄儿童差别进一步加大。男性至 14～17 岁、女性至 13～16 岁还没有第二性征,甚至到 18 岁才开始睾丸增大或乳房发育。一旦进入青春期,患儿身材和第二性征发育明显加快,其最终身高达正常人水平,青春发育完善,没有不良后遗症。

(4) 其他暂时性 Gn 或性激素分泌障碍:神经性厌食或厌食——贪食综合征,超强度训练的运动员,慢性消耗性疾病,其他内分泌疾病等所致的继发性青春期发育延迟或不良,诊断相对比较容易。

(5) 先天性睾丸曲细精管发育不良(Klinefelter 综合征):这是由于性染色体异常所致的先天性曲细精管发育不良,常见核型为 47,xxy;其次为 47,xxy/46 xy 嵌合体;或 48,xxyy 等。临床特点是:睾丸小而软,不同程度的性成熟障碍,精液常规中无精子(偶嵌合型可有少数精子,但活力差),男子乳房发育。睾丸活检见曲细精管玻璃样变性。

(6) 先天性卵巢发育不全综合征(Turner 综合征):这是女性性染色体异常所致的卵巢先天性发育不良。临床特点是患者身材矮小,第二性征不发育,原发性闭经,有时伴颈蹼和肘外翻等。

3. 实验室及相关检查

(1) 促性腺激素和性激素(LH、FSH、PRL、T、E_2、P)测定,有利于区别青春期发育延迟的类型。

(2) 垂体前叶其他功能测定(GH、ACTH-F、TSH-T_3、T_4 等),了解是否伴有垂体前叶功能不全。

(3) 下丘脑-垂体区域影像学(CT 和 MRI)检查,确定有否占位性病变等。

(4) 性染色体测定,对 Klinefelter 综合征、Turner 综合征的诊断起关键性作用。

(5) 必要时相关的内分泌功能试验,为 LHRH 兴奋试验、HCG 兴奋试验等。

(三) 治疗原则

1. 对青春期延迟者,一般可以等待观察,注意环境卫生和改善生活方式,并进行心理疏导。

2. 对 Kallmann 综合征、IHH 治疗,给予相关激素替代治疗。

3. 对 Klinefelter 综合征、Turner 综合征,用雄激素或雌孕激素替代治疗,以便促进第二性征发育。

4. 原发病的治疗:对下丘脑-垂体区域肿瘤、炎症、外伤给予治疗,对引起暂时性 Gn 和性激素分泌障碍疾病给予相应处理。

(狄福松)

二十五、糖尿病

糖尿病系由于胰岛素绝对或相对缺乏导致的综合征,包括以高血糖为特征的代谢紊乱症状群,如多饮、多食、多尿、消瘦、急性糖代谢紊乱,以及慢性并发症等。目前已成为第三位影响人类健康的非感染性疾病,原发性糖尿病占主导,我国的发病率已超过 3%。

（一）病因、病理生理

总体分为继发与原发性。继发原因为明确的遗传和环境因素：B细胞功能遗传性缺陷如青年人中的成年发病型糖尿病（maturity onset diabetes mellitus in young，MODY），线粒体基因突变糖尿病，胰岛素作用遗传性缺陷，胰岛素外分泌疾病，其他内分泌病，药物及化学品，病毒感染及其他原因等。原发性糖尿病确切原因不明，可能与遗传和环境因素有关，造成自身免疫（1型糖尿病，T1DM）、胰岛素分泌缺陷及（或）抵抗（2型糖尿病，T2DM）有关。此外，妊娠可由于特殊的病理生理导致妊娠糖尿病（GDM）。上述各种因素直接或间接作用于B细胞和（或）影响胰岛素功能引起糖尿病。

糖尿病的代谢紊乱主要由于胰岛素生物活性或其效应绝对或相对不足引起。葡萄糖在肝、肌肉和脂肪组织的利用减少以及肝糖输出增多时发生高血糖，血游离脂肪酸和甘油三酯浓度升高。

（二）临床表现

1. 代谢紊乱症状群　典型糖尿病表现"三多一少"，即多尿、多饮、多食和体重减轻。T1DM患者大多起病较快，症状明显且严重。T2DM患者多数起病缓慢，症状不明显，部分患者在疾病早期甚至出现低血糖。

2. 并发症和（或）伴发症　急性并发症如糖尿病酮症酸中毒和高渗性非酮症糖尿病昏迷；大血管病变如冠心病、缺血性或出血性脑血管病、肾动脉硬化、肢体动脉硬化等；微血管病变如视网膜、肾、神经、心肌组织病变；神经病变、糖尿病足等。

3. 并发症　如感染、高血压病、脂肪肝、痛风等。

（三）诊断要点

1. 糖尿病诊断标准（WHO，2003年）见表4-3。

表4-3　糖尿病诊断标准（WHO，2003年）

---

(1) 糖尿病症状＋任意时间血浆葡萄糖水平≥11.1 mmol/L
　　或：
(2) 空腹血浆葡萄糖（FBG）水平≥7.0 mmol/L
　　或：
(3) OGTT试验中，2 h PG水平≥11.1 mmol/L

糖耐量异常（IGT）：FBG＜7.0 mmol/L，且2小时PG：7.8～11.1 mmol/L。
空腹血糖调节受损（IFG）：FBG：6.1～6.9 mmol/L，且2小时PG＜7.8 mmol/L。

2. 诊断原发性（T1DM、T2DM）、继发性糖尿病，并发症和伴发症。
病史、相关临床表现、实验室及一些特殊检查，如血糖、相关自身抗体、血钠、渗透压、酮体、pH 值、尿蛋白、眼底检查、肌电图、心电图、血管检查等有助于诊断。并发症的诊断需排除其他非糖尿病原因。

3. 妊娠糖尿病　妊娠时初现的任何程度的糖耐量异常。

(四) 治疗要点

1. 原则　纠正代谢紊乱,防止或延缓并发症的发生。早期治疗、长期治疗、综合治疗、治疗措施个体化。

2. 糖尿病控制目标　见表 4-4。

表 4-4　糖尿病控制目标

指标	单位	状态	控制水平		
			理想	尚可	差
血浆葡萄糖	mmol/L	空腹	4.4~6.1	<7.0	>7.0
		非空腹	4.4~8.0	<10.0	>10.0
GhbA1C	%		<6.5	6.5~7.5	>7.5
血压	mmHg		<130/80	130/80~140/90	>140/90
体重指数(BMI)	kg/m^2		男<25	男<27	男≫27
			女<24	女<26	女≪26
总胆固醇	mmol/L		<4.5	>4.5	≫6.0
HDL-C	mmol/L		>1.1	1.1~0.9	<0.9
甘油三酯	mmol/L		<1.5	<2.2	>2.2
LDL-C	mmol/L		<3.0	2.5~4.4	>4.4

3. 糖尿病常规治疗　常规治疗的 5 个要点:糖尿病教育、饮食控制、运动疗法、血糖监测、药物。

(1) 健康教育:对公众的糖尿病基本知识教育。

(2) 饮食治疗:合理分配总热量、碳水化合物含量、蛋白质和脂肪比例及其他营养素。

(3) 体育锻炼:有利于胰岛素的敏感性提高,血糖的利用,减轻体重等。

(4) 自我监测血糖(SMBG):是长期糖尿病控制达到目标的关键所在。

(5) 药物治疗:包括口服药物和胰岛素。

① 口服药物治疗:促进胰岛素分泌,减少血糖吸收,增加胰岛素敏感性。a. 促进胰岛素分泌剂:适用于 T2DM,不适用于 T1DM。磺脲类如格列苯脲 1 mg,1 日 1 次;非磺脲类如瑞格列奈 0.5 mg tid,那格列奈 60~120 mg tid。b. 双胍类:二甲双胍 250~500 mg,1 日 3 次,主要用于 T2DM,也可用于 T1DM。c. α 葡萄糖苷酶抑制剂(AGI):阿卡波糖 50 mg,1 日 3 次;伏格列波糖 0.2 μg,1 日 3 次,主要用于 T2DM。d. 胰岛素增敏剂:如罗格列酮 4 mg,1 日 1 次;吡格列酮 15 mg,1 日 1 次,适用于 T2DM。上述药物从小剂量开始,注意低血糖反应及其他副作用。

② 胰岛素治疗:适用于 T1DM、T2DM 药物治疗失效,继发性糖尿病及各种应激情况、妊娠或有严重并发症者。种类可分为速(短)效、中效和长(慢)效;动物胰岛素及人胰岛素;胰岛素及胰岛素类似物(赖脯胰岛素、门冬胰岛素、甘精胰岛素等)。给药方式:静脉、肌内注射;皮下注射(注射器或笔或泵);吸入(经肺、黏膜)。一般病例从小剂量[如 0.5 U/(kg·d)]开始,严重高血糖(如急性并发症)可静脉给药,剂量可较大[如 0.1 U/(kg·h)]。注意监测血糖,注意低血糖反应及过敏等其他副反应。

4. 其他 目前正在尝试胰腺移植和胰岛细胞移植,多用于 T1DM 脆性患者,解除对外源性胰岛素的依赖,改善生活质量。

5. 糖尿病合并妊娠的治疗 妊娠对糖尿病以及糖尿病对孕妇和胎儿均有复杂的相互影响,需用胰岛素严格控制血糖,并避免低血糖的发生。

6. 急性并发症的处理 除胰岛素控制血糖外,需积极纠正水、电解质、酸碱及渗透压失衡,终止诱因。

二十六、低血糖症

低血糖症是指血浆葡萄糖浓度低于 3.0 mmol/L 而导致脑细胞缺糖的临床综合征,可由多种病因所引起,其发病机制复杂,症状表现有较大的个体差异。

(一)病因、病理

机体通过胰岛素和对抗胰岛素的反调节激素如胰高血糖素、肾上腺素、皮质醇、生长激素等的相互作用,相互制约调控血糖。若上述两方面失去动态平衡,胰岛素分泌和作用过强,或对抗胰岛素的反调节激素分泌和作用过弱,无论相对的或绝对的,均可导致低血糖症的产生。此外,能量供应少于所消耗,易诱发低血糖发生。当低血糖降低到一定水平,出现一系列防御和适应性反应,生化和临床表现。

按病因可分为器质性和功能性,也可分为外源性、内源性和功能性。按发病机制可分为血糖利用过度和血糖生成不足;10~14 小时、餐后(3 小时内)或吸收后(餐后 5~6 小时内)低血糖。

表 4-5 低血糖的病因分类

空腹低血糖	内分泌	胰岛素或胰岛素样因子过多
		分泌胰岛素的胰岛瘤
		胰岛增生
		胰腺外肿瘤
		抗胰岛素激素缺乏
		腺垂体功能减退
		单生长激素或 ACTH 缺乏

	Addison 病
肝源性	急性重型肝炎:病毒性,中毒性
	糖原贮积症
	糖异生所需酶先天性缺乏(果 糖
	6 二磷酸酶缺乏,半乳糖血症)
	充血性心力衰竭
糖异生底物缺乏	妊娠和哺乳
	婴儿酮症低血糖症
	慢性肾衰竭
	严重营养不良
	剧烈运动
其他	胰岛素自身免疫综合征
反应性低血糖	儿童高胰岛素血症低血糖症
	功能性低血糖症
	食饵性低血糖症
	胃肠术后
诱导性低血糖症	胰岛素和磺脲类药
	酒精性低血糖症
	药物性(水杨酸盐、β受体阻止剂等)

（二）临床表现

1. 自主(交感)神经过度兴奋症状　如出汗、心悸、饥饿感。

2. 神经缺糖症状　头晕、有幻觉、躁动、行为怪僻、舞蹈样动作、肌张力增高性痉挛、昏迷,甚至"植物人"。

3. 低血糖反复发作,脑细胞可发生不可逆的病理损害,脑细胞软化。

临床表现可因不同病因、血糖下降程度和速度、个体反应性和耐受性不同而表现多样化。老年人、较虚弱的患者可能低血糖反应不明显,应注意。

（三）诊断要点

1. 确定低血糖 Whipple 三联征　即:低血糖表现;发作时血糖低于 3.0 mmol/L;供糖后低血糖症状迅速缓解。

2. 确定低血糖原因　根据病史及下述检查:

（1）血浆胰岛素测定:血糖＜3.0 mmol/L,如胰岛素＞30 pmol/L,C-肽＞300 pmol/L,胰岛素原＞20 pmol/L 可见于胰岛素瘤。胰岛素瘤患者血浆胰岛素原比总胰岛素原值应大于 20%,可达 30%～90%。若低血糖时,血浆胰岛素≤30 pmol/L,应查找非胰岛素介导原因。

（2）48～72 h 饥饿测试:血糖≤3.0 mmol/L 即可终止试验,取血标本,测定血糖、胰岛素、C 肽和 β-羟丁酸浓度(必要时测皮质醇、胰岛素样生长因子、生长激素等)。β-羟丁酸浓度＜2.7 mmol/L,可见于胰岛素介导的低血糖。

反之非胰岛素介导的可能性大。

（3）胰高血糖素兴奋试验：静脉推注 1 mg 后，每 5 min 测血浆胰岛素水平，共 3 次。若血浆胰岛素水平＞810 pmol/L，提示胰岛素瘤。

（4）其他生化检查：如肝、肾功能等，有助于相关疾病的诊断。

3. 定位诊断　定性疑为肿瘤如胰岛素瘤或其他肿瘤时，影像学检查如 CT、MRI 有助于定位。

（四）治疗原则

1. 终止或去除病因　确诊为低血糖，尤其空腹低血糖发作者，大多为器质性疾病所致，应积极寻找致病原因，进行对因治疗。药物所引起，应加强合理用药和少饮酒。肿瘤者，进行手术、放疗、化疗。加强营养，激素替代治疗。治疗慢性病等。

2. 对症治疗　反复严重低血糖发作，尤其持续时间较长后，可引起不可修复的脑损害，故应及早识别，及时防治低血糖。解除神经缺糖症状。

3. 低血糖发作的处理

（1）神志清醒者可经口给予糖水、给予 50％葡萄糖液 60～100 ml 静脉注射。

（2）神志不清者，应静脉持续滴注 5％～10％葡萄糖液。

（3）胰高血糖素 1 mg 皮下或静脉滴注氢化可的松或地塞米松，可促进肝糖异生和输出。

（4）若血糖已正常，而神志半小时仍不恢复，应考虑脑水肿，可给予静脉 20％甘露醇 200 ml 脱水治疗。

（李剑波）

二十七、血脂异常和脂蛋白异常血症

（一）病因

血脂异常和脂蛋白异常血症即以往所说的高脂血症（hyperlipidemia）、高脂蛋白血症（hyperlipoproteinemia）。血脂异常和脂蛋白异常血症可分原发性和继发性两大类。原发性是由于遗传因素或后天不良的饮食习惯、生活方式等引起的脂质代谢异常；继发性常见于控制不良的糖尿病、饮酒、甲状腺功能减退症、肾病综合征、透析、肾移植、胆道阻塞、口服避孕药等。

（二）诊断要点

1. 临床表现　包括两个方面，即脂质在真皮内沉积引起黄色瘤以及脂质在血管内皮沉积引起动脉粥样硬化如冠心病、脑血管病和周围血管病等。

2. 实验室检查　根据中华心血管学会 1996 年血脂异常防治建议，分别以血清总胆固醇（TC）、甘油三酯（TG）、低密度脂蛋白胆固醇（LDL-C）、高密度脂蛋白胆固醇（HDL-C）四项设立诊断标准，如表 4－6。

表 4-6　四项设立诊断标准

	合适范围 mmol/L(mg/dl)	边缘升高 mmol/L(mg/dl)	升高 mmol/L(mg/dl)	降低 mmol/L(mg/dl)
血清 TC	＜5.20(200)	5.23~5.69(201~219)	＞5.72(220)	
血清 TG	＜1.70(150)		＞1.70(150)	
血清 LDL-C	＜3.12(120)	3.15~3.6(121~139)	＞3.64(140)	
血清 HDL-C	＞1.04(40)			＜0.91(35)

（三）治疗原则

根据中华心血管学会 1996 年血脂异常防治建议,血脂异常患者开始治疗的标准及治疗目标值如表 4-7。

表 4-7　血脂异常患者开始治疗的标准及治疗目标值

项　目		饮食疗法 开始标准	药物疗法 开始标准	治疗目标值
动脉粥样硬化病 （-）	TC	＞5.72 mmol/L (220 mg/dl)	＞6.24 mmol/L (240 mg/dl)	＜5.72 mmol/L (220 mg/dl)
其他危险因子 （-）	LDL-C	＞3.64 mmol/L (140 mg/dl)	＞4.16 mmol/L (160 mg/dl)	＜3.64 mmol/L (140 mg/dl)
动脉粥样硬化病 （-）	TC	＞5.20 mmol/L (200 mg/dl)	＞5.72 mmol/L (220 mg/dl)	＜5.20 mmol/L (200 mg/dl)
其他危险因子 （+）	LDL-C	＞3.12 mmol/L (120 mg/dl)	＞3.64 mmol/L (120 mg/dl)	＜3.12mmol/L (120mg/dl)
动脉粥样硬化病 （+）	TC	＞4.68 mmol/L (180 mg/dl)	＞5.20 mmol/L (200 mg/dl)	＜4.68 mmol/L (180 mg/dl)
	LDL-C	＞2.60 mmol/L (100 mg/dl)	＞3.12 mmol/L (120 mg/dl)	＜2.60 mmol/L (100 mg/dl)

2. 一般治疗

（1）饮食调节:控制总热卡摄入量,减低脂肪(尤其是胆固醇及饱和脂肪酸)的摄入量,适当增加优质蛋白及碳水化合物摄入比例,减少饮酒,限制食盐量,提倡高维生素、均衡饮食。

（2）生活方式的调整:戒烟、加强运动锻炼。

3. 药物治疗

（1）他汀类（HMG-CoA 还原酶抑制剂）

作用:明显降低 TC 和 LDL-C,轻度降低 TG,升高 HDL-C。

适应证:单纯性高胆固醇血症,以 TC、LDL-C 增高为主的混合型血脂异常症,轻中度的高 TG 血症。

不良反应及注意事项:少数患者大剂量使用该药时可使肝转氨酶升高,

引起肌痛及肌炎,若与烟酸或贝特类调脂药合用,需防止横纹肌溶解及发生肾衰的危险。此类药不宜用于孕妇、哺乳期妇女及儿童。

常用药物:阿托伐他汀(立普妥)10~40 mg/d(常用 10 mg/d)、辛伐他汀(舒降之)10~80 mg/d(常用 20 mg/d)、普伐他汀(普拉固)10~40 mg/d(常用 20 mg/d)。

(2)贝特类

作用:明显降低 TG。

适应证:高 TG 血症、以 TG 升高为主的混合型血脂异常症。

不良反应及注意事项:恶心、腹胀、腹泻等胃肠道反应、皮疹、转氨酶升高及白细胞下降。严重肝、肾功能不良,孕妇、哺乳期妇女、儿童和对本类药物过敏者忌用。

常用药物:非诺贝特(力平脂)微粒化力平脂 0.2 g,每晚 1 次、苯扎贝特(必降之)0.2 g,每日 3 次、吉非贝齐(诺衡)0.6 g,每日 2 次。

(3)胆酸螯合剂(胆酸隔置剂)

作用:降低 TC 和 LDL-C。

适应证:仅适用于单纯性高胆固醇血症。

不良反应及注意事项:胀气、恶心、呕吐及便秘等。本类药可干扰脂溶性维生素、叶酸、华法林、地高辛、甲状腺素、苯巴比妥、噻嗪类利尿剂、贝特类降脂药等的吸收,因此上述药物应于服本类药前 1 小时或服药后半小时服用。

常用药物:考来烯胺(消胆胺)4~5 g,1 日 3 次或 1 日 4 次;考来替泊 4~5 g,每日 3 次。

(4)烟酸类

作用:降低 TC、TG、LDL-C,升高 HDL-C。

适应证:适用于 TG 明显增高、低 HDL-C 的患者。

不良反应及注意事项:面部潮红、转氨酶升高、胃肠道反应、皮肤瘙痒、血糖和尿酸升高,消化性溃疡恶化。

常用药物:阿昔莫司 0.25 g,每日 3 次。

(5)其他:可试用鱼油制剂、中药制剂、弹性酶等,一般效果欠佳。

4. 外科治疗 适用于药物无效的纯合子型家族性高胆固醇血症患者,常用的方法有回肠末端切除术、门静脉分流吻合术、肝移植术等。

5. 血浆净化疗法 适用于难治性高胆固醇血症患者,常用的方法有免疫吸附法和肝素沉淀法等。

二十八、肥胖症

(一)病因

1. 遗传因素 目前已发现多种单基因突变肥胖症,它们分别是瘦素基因、瘦素受体基因、鸦片-黑素-促皮质素原基因、激素原转换酶-1基因、黑皮素受体4基因和过氧化物酶增殖物激活受体γ基因。此外，β_3肾上腺素能受体基因、解耦联蛋白基因等突变也与肥胖症相关。

2. 环境因素　不良的生活方式：如高脂饮食、缺乏体力活动以及某些药物（糖皮质激素、抗精神病药）的影响。

3. 其他　胎儿期母体营养不良、出生时低体重者成年后易发展为肥胖。

（二）诊断要点

1. 体重指数（BMI）　WHO推荐以BMI作为诊断标准。WHO、亚太地区及中国的BMI标准见表4-8。

表4-8　WHO、亚太地区及中国的BMI标准

肥胖程度	WHO标准	亚太地区标准	中国标准
体重过低	＜18.5	＜18.5	＜18.5
正常范围	18.5～24.9	18.5～22.9	18.5～23.9
超重	≥25	≥23	≥24
肥胖前期	25～29.9	23～24.9	
Ⅰ度肥胖	30～34.9	25～29.9	≥28
Ⅱ度肥胖	35～39.9	≥30	
Ⅲ度肥胖	≥40		

2. 腰围（WC）　WHO建议：WC＞94 cm（男），WC＞80 cm（女）为肥胖。中国肥胖问题工作组建议：WC≥85 cm（男），WC≥80 cm（女）为中心性肥胖。

3. 腰臀比（WHR）　WHO建议：WHR＞1.0（男），WHR＞0.85（女）为中心性肥胖。

（三）治疗原则

1. 一般治疗

（1）饮食及行为矫正疗法：根据患者身高、年龄、体重、应达到的理想体重及体力活动情况，制订每天热量摄入量。以能量摄入低于能量消耗为准则，应循序渐进，不可操之过急，选用低热量、均衡营养饮食，根据低脂肪、低碳水化合物、高纤维素、高维生素、一定量优质蛋白饮食原则配置。一般成年人每日摄入总热量男性从1 200～1 600 kcal，女性从1 000～1 200 kcal开始，逐步降低。行为矫正疗法应个体化，鼓励患者记进食行为日记，杜绝零食及受情绪影响的非饥饿性进食。

（2）体育锻炼：采用中低强度的有氧锻炼，每日1小时以上，心率以120～130次/分为宜。

2. 药物治疗

（1）西布曲明：通过 5-羟色胺及去甲肾上腺素双通路起效，适用于单纯肥胖经一般治疗无效患者。起始量 10 mg，每日 1 次，如疗效不足，4 周后可增至 15 mg/d，如不能耐受，则以 5 mg/d 起始。1 个月左右发挥完全药理作用，3 个月内体重持续下降，体重稳定后可考虑间日服药或减量。不良反应及注意事项：口干、血压升高、心率加快、恶心、失眠。严重肝病患者、高血压病史慎用。其他中枢性减肥药如芬特明、马吲哚、安非拉酮、芬氟拉明已淘汰。

（2）奥利司地：抑制肠道脂肪酶（主要是胰脂肪酶）的活性，减少脂肪吸收。适用于单纯肥胖经一般治疗无效患者。用法：每餐前服 1 片（120 mg）。不良反应：胃肠胀气、大便次数增多和脂肪便。

（3）二甲双胍：增加胰岛素的敏感性，适用于伴肥胖的 2 型糖尿病及糖耐量异常者。成人每日 500～1 500 mg，分 2～3 次进餐时服用，最大用量每日不超过 3 000 mg，可长期服用，体重显著降低或恢复正常后可减量服用。不良反应及注意事项：厌食、恶心、呕吐、皮疹、荨麻疹。严重心肺功能衰竭，肝肾功能不全者忌用，以免发生乳酸酸中毒。

3. 手术治疗　手术治疗是顽固性、极度肥胖患者，经其他疗法无效，且患者有睡眠呼吸暂停、心衰、关节炎等并发症时使用的方法。常用的方法有局部吸脂术、空肠回肠短路术、胃短路手术及小胃成形术。

4. 继发性肥胖症　如 Cushing 综合征等，应针对病因进行相应的治疗。

二十九、痛风

（一）病因

1. 原发性痛风

（1）尿酸排泄减少：主要是因为肾小球尿酸滤过减少、肾小管尿酸重吸收增多、肾小管尿酸分泌减少和尿酸盐结晶在泌尿系统沉积所致。

（2）尿酸生成增多：可能与 1-焦磷酸-5-磷酸核糖合成酶、磷酸核糖焦磷酸酰胺转换酶、次黄嘌呤-鸟嘌呤磷酸核糖转换酶异常有关。

2. 继发性痛风　由于肾脏疾病致尿酸排泄减少、骨髓增生性疾病致尿酸生成增多、某些药物抑制尿酸的排泄所致。

（二）诊断要点

1. 病史及临床表现　中老年男性，常有家族史及代谢综合征表现，在诱因基础上，突然半夜典型关节炎发作或尿酸性结石肾绞痛发作，要考虑痛风。

2. 实验室检查　血尿酸升高，关节腔穿刺取滑囊液进行旋光显微镜检查发现白细胞内有双折光现象的针形尿酸盐结晶，痛风石活检或穿刺取内容物检查证实为尿酸盐结晶。

3. X 线摄片　受累关节在软骨骨缘邻近关节骨质，可有圆形或不整齐的穿凿样透亮缺损,肾盂造影可见透光性肾结石。

4. 秋水仙碱诊断性治疗 有特效。

（三）治疗原则

1. 一般处理 调节饮食,控制摄入总热量。限制富含嘌呤的食物如动物内脏、骨髓、海味、豆制品等的摄入。严格戒酒。鼓励多饮水,每日饮水量超过 2 000 ml,以利尿酸排出。不宜使用抑制尿酸排泄的药物,尿 pH 在 6.0 以下者宜服用碱性药。

2. 急性痛风性关节炎期的治疗

（1）秋水仙碱:对本病有特效。开始剂量为 1 mg/h,以后为 0.5 mg/h,直至症状缓解或出现恶心、呕吐、腹泻等胃肠道反应或用至每日最大剂量 6 mg,而病情无改善时停用。症状一般于治疗 6～12 h 减轻,24～48 h 内控制。以后应减量至每日 1～1.5 mg,维持数天后停药。静脉注射静脉专用的秋水仙碱能较迅速地获得疗效,减少胃肠道副作用,注射过程中应注意勿使药物外漏和可能出现的严重不良反应。不良反应及注意事项:恶心、呕吐、厌食、腹胀和水样腹泻等胃肠道反应,白细胞降低等骨髓抑制反应,肝功能损害以及脱发等。下列情况不宜使用秋水仙碱:白细胞减少、血小板降低或贫血明显者;有急、慢性肝病(尤其是肝功能不正常者);严重胃肠道疾病。

（2）非甾体抗炎药(NSAID):如吲哚美辛(消炎痛),初始剂量 25～50 mg,每 8 小时 1 次,症状减轻后 25 mg,每日 2～3 次,连服 2～3 日。不良反应主要是胃肠道刺激、水钠潴留、头晕、皮疹等。有活动性消化溃疡者禁用。其他 NSAID 常用的有布洛芬、扶他林等。

（3）糖皮质激素:对病情严重而秋水仙碱、NSAID 等治疗无效或有禁忌证时采用;或病人高热,一般情况差,为改善病人的应激能力,降低体温,可与其他药物合并使用。剂量为泼尼松 10 mg,每日 3～4 次,使用时间不宜太长。但停药后往往出现复发。当病人有高血压、糖尿病、溃疡病、严重感染及出血倾向时,不宜用激素。

3. 发作间歇期及慢性的治疗 经饮食控制而血尿酸浓度仍在 416～476 μmol/L(7～8 mg/dl)以上者;每年急性发作在两次以上者;有痛风石或尿酸盐沉积的 X 线证据者;有肾结石或肾功能损害者,均有应用降血尿酸药物的指征。抗高尿酸血症的治疗有促进尿酸排泄和抑制尿酸合成两组药物,此两组药物均无消炎止痛作用,且在使用过程中有动员尿酸进入血液循环,诱致急性关节炎发作的可能,因此不宜在急性期使用。在选择哪一组药物上,常根据病人肾功能及 24 小时尿酸排出量决定,每日排出尿酸量低于 600 mg 及肾功能良好者,可用排尿酸药;在肾功能减退及每日排尿酸量高于 600 mg 者,选用抑制尿酸合成药;在血尿酸增高明显及痛风石大量沉积的病人,亦可两者合用。

(1) 排尿酸药:如苯溴马龙(痛风利仙)为强有力的尿酸排泄及抑制尿酸重吸收药,口服 25～100 mg,每日 1 次。其毒性低,不影响肝、肾功能。可有胃肠道反应、肾绞痛及激发急性关节炎发作的可能。当血尿酸较长时间维持正常后,可暂停用药,待血尿酸回升后再服药。治疗期间,须多饮水,同时口服碳酸氢钠以碱化尿液。如病人肌酐清除率低于 80 ml/min 时,药效开始降低,达 30 ml/min 时无效。

(2) 抑制尿酸合成的药物:如别嘌呤醇能抑制黄嘌呤氧化酶,使尿酸生成减少。剂量为 100 mg,口服,每日 2～4 次,最大剂量可增至 200 mg,每日 3 次。待血尿酸降至正常范围,逐渐减至最小维持量。适用于尿酸生成过多,对排尿酸药无效或不能耐受;肾功能受损,肌酐清除率低于 80 ml/min;尿酸性肾结石者。不良反应主要是胃肠道不适,皮疹、发热、肝功能损伤和骨髓抑制等,偶有坏死性皮炎发生。对明显肾功能不全者,剂量减半。

4. 无症状高尿酸血症的治疗　一般认为无症状高尿酸血症者,血尿酸浓度 476～536 μmol/L (8～9 mg/dl)以下可不需治疗,但平素注意控制饮食,避免急性发作的诱因和相关因素,如利尿药的应用、体重增加、饮酒、高血压、血脂异常等。

5. 其他　关节活动障碍可进行理疗、体疗。痛风石较大或经皮破溃,予以手术治疗。

三十、骨质疏松症

(一)病因

1. 原发性骨质疏松　又分为Ⅰ型(绝经后骨质疏松)和Ⅱ型(老年性骨质疏松)。常因妊娠哺乳、雌激素缺乏、活性维生素 D 减少、甲状旁腺激素增高、某些细胞因子(IL-1、IL-6、TNF)异常导致骨吸收增加;以及遗传因素、钙的摄入量不足、生活方式和生活环境不当导致骨形成减少,从而引起了原发性骨质疏松。

2. 继发性骨质疏松　常因内分泌代谢疾病(如性腺功能减退症、甲亢、甲旁亢、Cushing 综合征、1 型糖尿病)或全身性病症(如器官移植后、肠吸收不良综合征、神经性厌食、肌营养不良症、慢性肾衰竭、骨髓纤维化、白血病、系统性红斑狼疮、营养不良症)引起。

(二)诊断要点

1994 年 WHO 提出的诊断标准为:

(1) 骨量减少:骨矿密度(BMD)比同性别正常青年人的骨量峰值降低 1～2.5 个标准差。

(2) 骨质疏松症:BMD 比同性别正常青年人的骨量峰值降低 2.5 个标准

差以上。

(3) 严重骨质疏松:骨质疏松伴一处或多处自发性骨折。

(三) 治疗原则

1. 一般治疗 坚持经常性的运动,戒烟、避免酗酒和过多摄入咖啡因,避免长期应用糖皮质激素、抗癫痫药、甲状腺激素和肝素,青春期发育延迟和过早绝经者都应抓紧治疗。

2. 基本药物治疗

(1) 钙剂:每日元素钙的总摄入量宜达到 800~1 500 mg。

(2) 维生素 D 类:每天摄入维生素 D 200 U,特殊人群需增加用量。

3. 特殊药物治疗

(1) 雌激素:雌激素补充治疗的适应证:绝经后骨质疏松、围绝经期骨量减少、卵巢早衰或卵巢切除。不宜用雌激素补充治疗的情况有:子宫内膜癌和乳腺癌、子宫内膜异位症、不明原因阴道出血、活动性肝炎和其他活动性肝病。常用的有尼尔雌醇,每周 1~2 mg。

(2) 选择性雌激素受体调节剂:主要适应于治疗无更年期症状、无血栓栓塞的绝经后骨质疏松。常用的有他莫昔芬、雷洛昔芬。

(3) 降钙素:降钙素的快速作用是抑制破骨细胞活性,远期作用是减少破骨细胞的形成,另外还有明显的镇痛作用。适用于Ⅰ型和Ⅱ型骨质疏松的防治,尤其适用于骨质疏松性疼痛。常用的有鲑鱼降钙素(每天 50~100 U 肌注)、鳗鱼降钙素(20 U,每周 2 次肌内注射)。对可疑降钙素过敏者建议做皮肤试验,对降钙素过敏者禁用,孕妇和哺乳期妇女以及驾驶汽车者慎用。

(4) 二磷酸盐:主要是抑制破骨细胞生成和骨吸收,适用于骨吸收明显增强的代谢性骨病,如变形性骨炎、多发性骨髓瘤、甲旁亢、肿瘤性高钙血症、骨纤维结构不良症、骨干发育不全、成骨不全、肥大细胞增生症等;原发性和继发性骨质疏松中的高转换型。第一代二磷酸盐(羟乙磷酸二钠)因有抑制骨矿化的副作用,故采用间歇性、周期性治疗,每疗程开始的最初 2~3 周 400 mg/d 口服,通常 3 个月为 1 个疗程,在此期间每日要补钙剂。第二代二磷酸盐(氯屈二磷酸钠)和第三代二磷酸盐(氨基二磷酸盐)均无此副作用,可以连续每日口服,偶有上消化道不适。由于所有二磷酸盐在肠道吸收率仅 1%~5%,且易与钙结合而进一步降低吸收率,故这类药必须晨起空腹口服,服后半小时内只能饮水(禁饮矿泉水)而不能进食,只能取站立或坐位而不能平卧或斜卧。有血栓栓塞和肾功能不全者禁用。

4. 对症治疗

(1) 有疼痛者可给予 NSAID,疼痛严重可给予降钙素。

(2) 有骨畸形可给局部固定和矫形措施。

(3) 有骨折可给予牵引、固定、复位或手术治疗。

（马向华）

第三节 基本技能

一、禁水-加压素试验

（一）适应证

疑为尿崩症的患者。

（二）操作方法

禁饮前测体重、血压、脉率以及尿比重、尿渗透压。开始禁饮后,每间隔 2 小时测体重、血压、脉率及采血测血渗透压。当尿渗透压达高峰不再上升(两次尿渗透压之差<30 mmol/L)后,抽血测血浆渗透压,然后皮下注射加压素 5 U。注射后 1 小时和 2 小时测定尿渗透压,对比注射前后的尿渗透压。

（三）注意事项

1. 应在严密监控下进行,防止出现严重脱水。

2. 应注意高血压、冠心病等老年患者应慎用或禁用加压素。

（四）意义

正常人注射加压素后尿渗透压无明显上升,即使上升也低于 5%;精神性烦渴者接近或与正常相似。部分性尿崩症尿量减少,尿比重和渗透压上升超过 9%。完全性尿崩症尿量明显减少,尿比重和渗透压上升可达 50%~100%;肾性尿崩症禁水后尿液不能浓缩,注射加压素后仍无反应。

二、促甲状腺激素释放激素兴奋试验

（一）适应证

1. 估计垂体的 TSH 储备能力。

2. 区别甲状腺功能低下是由于 TRH 不足还是 TSH 缺乏所致。

3. 协助诊断甲状腺功能亢进症。

（二）方法

1. 试验日不需禁食,先采血,测 TSH 作对照值。

2. 用标准剂量人工合成的 TRH 200~500 μg 溶于 2~4 ml 生理盐水中,快速静脉注射。

3. 于注射 TRH 后 15、30、60、90 min 采血,分别取血测定血清 TSH 含量。

（三）注意事项

1. 静脉注射 TRH 后,部分患者可出现恶心、有尿意、面红、头痛等副作用,但症状较轻,为时短暂,多在数分钟内消失,无须特殊处理。

2. 原发性甲减的患者,若血 TSH 基础水平已明显升高,诊断已明确,无需做此试验。

3. 某些药物如糖皮质激素、甲状腺制剂、β受体阻滞剂、左旋多巴等,均可使 TSH 对 TRH 的刺激反应降低,最好在试验前 1 周停药。此外,雌激素、茶碱、过量的抗甲状腺药物能增强 TSH 对 TRH 刺激的反应,故解释结果时应注意。

(四)意义

1. 正常反应:静脉注射 TRH 后,血清 TSH 水平迅速升高,于 15~30 min 达最高峰,以后逐渐降至基础水平。正常人注射 TRH 后,30 minTSH 可升高达 10~30 mU/L,女性反应较男性高。

2. TSH 对 TRH 的反应升高,主要见于原发性甲状腺功能减退者及下丘脑病变所致甲状腺功能减退(丘脑性甲减)。

3. TSH 对 TRH 无反应,主要见于甲状腺功能亢进症、单纯性甲状腺肿伴自主性高功能的性结节、甲状腺功能正常的 GD 眼病、垂体疾病伴 TSH 分泌不足、TH 不敏感综合征、TSH 瘤等。

三、小剂量地塞米松抑制试验

(一)适应证

疑为皮质醇增多症的患者。

(二)方法

试验前 5 日,停用一切肾上腺皮质激素、ACTH 及口服避孕药等。

试验前留 24 小时尿,测定尿游离皮质醇或同时测定尿 17-羟类固醇及肌酐或测上午 8 时血皮质醇浓度。

试验日口服地塞米松 0.5 mg,每 6 小时 1 次,共 2 天(或 0.75 mg,每 8 小时 1 次,共 2 天)。

第三天收集 24 小时尿,测定尿游离皮质醇或测定尿 17-羟类固醇,或测上午 8 时血皮质醇浓度

(三)注意事项

收集尿量应准确,收集后立即送检。服药时间要准时,否则会影响结果。

(四)意义

如服药后尿游离皮质醇或尿 17-羟类固醇或血皮质醇较基础值下降 50%以上,提示肾上腺皮质功能正常;不足 50%则提示肾上腺皮质功能亢进。

四、大剂量地塞米松抑制试验

(一)适应证

用于皮质增多症的病因诊断。

（二）方法

同"小剂量地塞米松抑制试验"，但口服地塞米松剂量为 2 mg，每 6 小时 1 次，共 2 天。

（三）注意事项

同"小剂量地塞米松抑制试验"。

（四）意义

如服药后尿游离皮质醇或尿 17-羟类固醇或血皮质醇较基础值下降 50% 以上，提示库欣综合征。不足 50% 则提示肾上腺皮质腺瘤或异位 ACTH 综合征。

五、午夜一次性大剂量地塞米松抑制试验

（一）适应证

主要用于库欣综合征的筛查试验。

（二）方法

晨 8 时测血皮质醇作为对照，夜间 11～12 时 1 次口服地塞米松 8 mg，次日晨 8 时再抽血测血皮质醇。

（三）注意事项

服药时间要准时。

（四）意义

服药后次晨 8 时血浆皮质醇水平较基础值下降 50% 以上提示为库欣综合征；皮质醇水平下降不足 50%（未被抑制）则提示为肾上腺皮质腺瘤或异位 ACTH 综合征。

本方法简便，可在门诊进行，避免了收集尿的误差，其准确性与 2 日法一致。

六、高钠试验

（一）适应证

仅适用于无明显低血钾，而临床高度怀疑为原发性醛固酮增多症的病人。

（二）方法

1. 口服高钠试验　留 24 小时尿，并取血测血电解质为对照；进固定高钠饮食（钠入量 240 mmol/d 以上）5～7 天；于第 3、6 日测尿电解质水平，并于第 4、8 日取血测血电解质、肾素、醛固酮。

2. 静脉盐水滴注试验　患者卧位，静脉滴注 0.9% 生理盐水，按 300～500 ml/h 速度持续 4 小时，滴注前后分别取血测醛固酮及皮质醇。

（三）注意事项

高钠摄入可使低血钾症状加重，对有明显低血钾的病人慎用；对已确诊为原醛症的病人不宜做此试验；

心、肝、肾功能不良者禁行此试验,对老年人应禁做静脉盐水滴注试验。

（四）意义

口服高钠试验中:正常人及一般高血压病人,血钾无明显变化,而原醛症病人高钠饮食后血钾可降至 3.5 mmol/L 以下,症状及生化改变加重,血浆醛固酮水平仍高于正常。

静脉盐水滴注试验中:正常人及原发性高血压病人,盐水滴注 4 小时后,血浆醛固酮水平被抑制到 10 ng/dl(277 pmol/L)以下,血浆肾素活性也被抑制。原醛症,特别是醛固酮瘤病人,血浆醛固酮水平仍大于 10 ng/dl(277 pmol/L),不被抑制。但特发性醛固酮增多症,可出现假阴性反应,即醛固酮的分泌受到抑制。

七、立卧位试验

（一）适应证

鉴别原发性醛固酮增多症中醛固酮瘤和特发型醛固酮增多型。

（二）方法

早晨空腹卧位抽血后肌注呋塞米 40 mg(明显消瘦者按 0.7 mg/kg 体重计算,超重者亦不超过 40 mg),保持立位活动 2 h,抽血测血浆醛固酮、肾素活性、血管紧张素Ⅱ水平。

（三）注意事项

注意监测患者血压、心率。

（四）意义

正常人立位后醛固酮、血浆肾素升高。特发性醛固酮增多症立位后醛固酮会进一步升高。醛固酮瘤立位后醛固酮上升不明显,有些还会有下降。

八、酚妥拉明试验

（一）适应证

疑为嗜铬细胞瘤的患者。

（二）方法

1. 病情许可情况下,试验前 1 周内患者不用任何降压药物。

2. 试验前 48 小时内不用镇静药和麻醉剂。

3. 试验前 1/2～1 小时患者应卧床休息,周围环境应安静,并观察两臂血压是否一致,若两臂血压相差过多,测试时应同时测两臂血压。

4. 静脉缓慢滴注 5% 或 10% 葡萄糖液,以保持通道,然后每分钟测血压 1 次直至血压稳定,当血压持续在 22.7/14.7 kPa(170/110 mmHg)以上时,才能进行试验,记录所测血压即为基础血压。低于此标准者不宜行此试验。

5. 为避免患者精神紧张,药物最好从输液管中快速滴入(若直接由静脉注入可能因疼痛或紧张而影响血压)。用药剂量目前多主张先注入酚妥拉明

2.5 mg,若有强烈降压反应[血压下降>4.7/3.3 kPa(35/25 mmHg)],即为阳性;若无反应,再加至5.0 mg。

6. 注入酚妥拉明后每30秒测血压1次,共6次,3 min以后每分钟测1次,至少测7 min,记录血压及脉搏。

(三)意义

1. 正常人在注入酚妥拉明后,2 min内血压较基础值下降小于4.7/3.3 kPa(35/25 mmHg)。

2. 嗜铬细胞瘤患者,血压持续在22.7/14.7 kPa(170/110 mmHg)以上者,注入酚妥拉明2 min后,血压下降大于4.7/3.3 kPa(35/25 mmHg),并且可持续3~5 min。

3. 血压仅稍有降低或反稍升高者为阴性,多系其他原因所致的高血压。

(四)注意事项

1. 本试验有一定的危险性,可导致休克、心肌梗死或脑血管意外等,故在试验前应备好升压药物(如去甲肾上腺素等)。若血压下降过低或休克时,可立即给予升压,有冠心病或脑动脉硬化者禁做此试验。

2. 假阳性结果可达30%,应予注意。其发生原因有:① 试验前服用镇静药、麻醉剂、降压药物,如肼苯达嗪等;② 有慢性肾功能不全、氮质血症者及持续性高血压已有严重小动脉损害者;③ 静注酚妥拉明10 mg或以上者。

3. 假阴性结果较少,但亦可发生,其原因可能有:① 嗜铬细胞瘤血压持续升高,继发动脉硬化者;② 肌内注射酚妥拉明5.0 mg;③ 试验中,嗜铬细胞瘤释放出大量的加压物质,注入酚妥拉明只能阻止一部分加压物质的作用。

4. 本试验对伴有糖尿病而又用胰岛素治疗者,偶可引起血压明显下降和低血糖(可能与酚妥拉明对抗儿茶酚胺升高血糖的作用有关),故此类病人应慎用。

九、甲状腺吸^{131}I率试验

(一)适应证

1. 甲亢、甲减患者。

2. 甲亢准备^{131}I治疗的患者计算服^{131}I量。

3. 亚急性/慢性甲状腺炎患者。

(二)方法

1. 病人准备　检查当日早晨空腹,以保证^{131}I的充分吸收。检查前需询问受检者是否食用影响甲状腺摄取^{131}I的食物或药物,如富碘食物及抗甲状腺药物等,如有此种情况,应根据需要,停用一定时间后再行此项检查,以免影响检查结果。

2. 检测方法　受检者口服^{131}I溶液2 μCi/0.1 ml,于服^{131}I后3 h、24 h

用甲功测定仪分别测定甲状腺部位的放射性计数,每次 60 秒。

（三）意义

1. 正常人^{131}I 摄取率为 3 h 5%～25%,24 h 20%～45%,高峰在 24 h 出现。

2. 大多数甲亢患者的甲状腺摄^{131}I 率增高,而且吸^{131}I 率高峰提前出现。

3. 亚急性甲状腺炎患者急性期内甲状腺吸^{131}I 率可明显降低,而血清中甲状腺激素水平增高,出现吸^{131}I 率与 T_3、T_4 的"分离"现象。

4. 甲减患者甲状腺吸^{131}I 率一般均降低。

5. 地方性甲状腺肿患者吸^{131}I 率增高,但无高峰前移。

（四）注意事项

1. 甲状腺吸^{131}I 率检查安全可靠,但为防止射线对胎儿的损伤,妊娠和哺乳期妇女禁用。

2. 富碘食物如海带、紫菜等以及许多药物如胺碘酮、碘含片、海藻、昆布、丹参等对甲状腺摄取^{131}I 有抑制作用,从而影响对甲状腺吸^{131}I 功能的判断。如患者在试验前服用上述食物或药物需停用一定时间后方可做此项检查。

十、甲状腺穿刺术

（一）适应证

1. 不明原因的甲状腺肿大或疼痛等不适。

2. 甲状腺单发或多发结节。

3. 甲状腺功能亢进或减退原因待查。

（二）操作方法

患者取平卧位,枕垫于颈后,头轻度后仰,充分显露甲状腺,B 超测量甲状腺或甲状腺结节大小。

用无水酒精或碘伏消毒,然后用 5～6 号针头在 B 超引导下或在直视下触及最宽大处,于气管旁垂直或斜行进针,达甲状腺中央部位或甲状腺结节中心后进行来回抽吸,至获取少量细胞后拔针。

立即涂片 3～4 张送细胞病理检查,必要时可同时送甲状腺囊液做细胞沉渣检查。

术后局部压迫 5～15 min,以防止出血。一般无需加利多卡因。

（三）注意事项

1. 严格掌握适应证,甲状腺局部破溃或有感染者不宜进行该操作。

2. 注意无菌操作,穿刺前局部消毒,多部位穿刺时宜重复消毒。

3. 嘱患者情绪放松,穿刺时勿吞咽、讲话或头部摆动。

4. 来回抽吸时不要时间过长,抽取细胞量不宜过多,否则会造成针头堵塞、血液凝固或细胞稀释。

5. 细胞抽吸后宜立即涂片。

十一、饥饿试验

（一）适应证

用于低血糖原因待查患者诱发低血糖。

（二）方法

嘱患者完全禁食，每 4～6 h 查血糖及胰岛素，待低血糖症状出现或发现低血糖时，立即取血查血糖、胰岛素及 C 肽，进食或静脉注射葡萄糖，以终止试验。

（三）意义

正常人、多数功能性低血糖患者及某些药物或食物诱发的低血糖症患者，虽也可有饥饿、软弱等感觉，但其症状多不严重，血糖水平多高于 50 mg/dl，血胰岛素水平则常明显下降。

各种器质性低血糖患者在试验过程中，常可在 24 h 内发生严重的低血糖症，且血胰岛素水平通常不降低，甚至有可能上升。

（四）注意事项

1. 此试验要求在严密观察下进行，并准备好抢救措施。

2. 如无低血糖发生，本试验持续时间也不应该超过 72 h。

3. 试验过程中，患者可以饮水，但不宜进牛奶或含营养物质的饮料。

十二、精氨酸刺激试验

（一）原理

静脉滴注精氨酸可使腺垂体 HGH 分泌增加，是通过 α-肾上腺素能受体刺激 HGH 的分泌作用。

（二）方法

试验前一日晚餐后禁食，次日晨不起床抽静脉血测 HGH 水平。

静脉滴注精氨酸溶液，以 0.5 g/kg 体重计，最多用量不超过 40 g，溶于 250 ml 注射用水于 30 min 滴完。滴注后 30、60、90 和 120 min 各取血测 HGH 水平。

（三）意义

正常反应：正常成年人血 HGH 基础值低于 5 μg/L，儿童为 4～8 μg/L，新生儿为 20～30 μg/L。大多数正常人滴注精氨酸后，HGH 净升值大于 7 μg/L，升高值为原基础值 2～3 倍，高峰出现在 30～90 min，女性反应较男性强。儿童高峰值可为基础值的 3～6 倍，其中男孩达 4 倍，女孩可达 6 倍。尿 HGH 峰值浓度大于 16 mU/L 为正常反应。

垂体性侏儒症：滴注精氨酸后反应差。尿 HGH 峰值小于 8 mU/L，为完全性 HGH 缺乏，峰值在 8～15 mU/L 为部分性 HGH 缺乏。

（四）注意事项

1. 精氨酸静脉滴注一般无任何不适反应,可反复进行。少数病人可能会出现轻度恶心、呕吐。

2. 滴注过程注意有无渗出,因精氨酸对局部皮肤有刺激作用,会出现红肿反应。

3. 有严重肝、肾疾病及酸中毒的病人禁做此试验。

4. 小部分正常人可有假阴性结果,故对临床上可疑侏儒症者,需结合其他试验综合分析。

5. 精氨酸能刺激胰岛素及胰高血糖素的分泌,解释结果时有时需加以注意。

十三、左旋多巴试验

（一）原理

左旋多巴能通过血脑屏障,进入脑内转变为多巴胺和去甲肾上腺素,分别作用于多巴胺能受体及肾上腺素能受体而刺激 HGH 的分泌。

（二）方法

试验日前晚餐后禁食,次日不起床空腹抽血测 HGH 水平。

随后口服左旋多巴,成人 500 mg;体重低于 15 kg 的儿童服 125 mg;15～30 kg 者服 250 mg。服药后 30、60、90 和 120 min 分别取血测 HGH 水平。

（三）意义

正常反应:正常儿童口服左旋多巴后,血 HGH 高峰出现在 60～90 min,高峰值大于 20 μg/L。一般认为血 HGH 水平净增超过 6 μg/L 属正常反应,提示垂体储备功能正常。左旋多巴试验阳性率为 90% 左右。

口服左旋多巴后血 HGH 峰值大于 10 μg/L 者,可排除垂体性侏儒。

口服左旋多巴后血 HGH 小于 10 μg/L,需进一步做其他试验综合分析。

十四、促性腺激素释放激素兴奋试验

（一）原理

促性腺激素释放激素(GnRH)为下丘脑产生的激素,对垂体分泌的黄体生成素(LH)和尿促卵泡素(FSH)有直接的兴奋作用。一般用合成的黄体生成素释放激素(LHRH)做试验,以估计垂体性激素的储备功能以及估计病变部位在下丘脑或在垂体。

（二）方法

受试者在休息状态下进行试验,取人工合成的 LHRH 100 μg 溶于 5 ml 生理盐水中,静脉注射 15 秒以上,留置针头,保持血管通畅。于注射前及注射后 15、30、60、90 及 120 min 分别取血测定 LH 和 FSH 水平。

（三）意义

LH 对 LHRH 反应常更强且比 FSH 反应早,在正常成人,LH 峰值在 15～45 min,而 FSH 峰值在一些病人较迟。在成人,LH 在给予 LHRH 后至少增高 2 倍,甚或更高。在女性,LH 对 LHRH 反应(正常 FSH 无反应)可明显被月经周期所影响,LH 最大的刺激反应可见于黄体形成期。在成人,FSH 通常增高至 1 倍、1.5 倍和 2 倍,正常人 FSH 无变化是异常的。

GnRH 试验在评价成人垂体促性腺激素释放功能有帮助,但对青春期前儿童促性腺激素低和 LHRH 刺激降低者无帮助。它不能区分垂体是否因为下丘脑功能低下所致,因为血清促性腺激素反应降低可提示垂体疾病或长期内源性 GnRH 缺乏所致。另外,缺乏、受损或反应正常可见于已知下丘脑或垂体病变者,当反应正常时,提示垂体接受刺激,可释放促性腺激素。LH 对 LHRH 的高反应可见于原发性性功能低下的男性。

（四）注意事项

1. 甲状腺制剂可增强本试验的反应。

2. 女性患者进行本试验时,最好避开月经期,对结果分析要结合月经周期的变化。

3. 本试验无明显副作用和禁忌证。

十五、口服葡萄糖耐量试验

（一）原理

口服葡萄糖耐量试验(OGTT)是检查人体血糖调节功能的一种方法。正常人一次食入大量葡萄糖后(国际标准剂量为 75 g,儿童剂量 1.75 g/kg 体重,最大量 75 g)其血糖浓度略有升高,一般不超过 8.88 mmol/L,于 2 h 内即可恢复正常。临床上采用该试验来诊断有无糖代谢异常。

（二）方法

受试者在试验前 3 天正常饮食,停用胰岛素及其他影响糖代谢的药物,试验前 1 天晚餐后即不再进食。

试验日早晨空腹抽血测血糖。将 75 g 葡萄糖溶于 250～300 ml 温开水中,受检者于 5 min 内服完后开始计时,60、120、180 min 时各抽血测血糖。

（三）意义

OGTT 2 小时血糖≥11.1 mmol/L,可诊断为糖尿病;≥7.8 mmol/L 但 <11.1 mmol/L 为糖耐量减退(IGT);<7.8 mmol/L 为正常。

（四）注意事项

1. 75 g 葡萄糖需要溶解在 250～300 ml 水中,5 min 之内饮完。

2. 糖尿病急症状态不宜进行此试验。

3. 明确诊断的糖尿病一般不必再施行这一试验。

十六、葡萄糖-胰岛素-C 肽释放试验

（一）原理

葡萄糖不仅可直接激发胰岛 B 细胞释放胰岛素、C 肽，而且还可增强其他非葡萄糖物质的胰岛素、C 肽释放作用。该试验是一种研究胰岛 B 细胞分泌功能能有无障碍和有无胰岛素抵抗的重要方法。糖尿病患者做该试验不仅有助于了解胰岛 B 细胞分泌胰岛素的功能状态，而且还有鉴别诊断和合理选用降糖药物的意义。

（二）方法

受试者在试验前 3 天正常饮食，停用胰岛素及其他影响糖代谢的药物，试验前 1 天晚餐后即不再进食。

试验日早晨空腹抽血测胰岛素、C 肽。将 75 g 葡萄糖溶于 250～300 ml 温开水中，受检者于 5 min 内服完后开始计时，60、120、180 min 时各抽血测胰岛素、C 肽。

（三）意义

1. 正常人基础血浆胰岛素浓度为 5～20 mU/L，正常人基础血浆 C 肽水平为 500 pmol/L，口服葡萄糖后 30～60 min 上升至高峰，可为基础值的 5～10 倍，3 h 后降至基础水平。

2. 1 型糖尿病时，胰岛素、C 肽值在葡萄糖刺激后无明显增加，呈低平曲线。2 型糖尿病时，以胰岛素抵抗为主伴胰岛素分泌不足者，空腹血浆胰岛素、C 肽水平升高，1 h 水平较空腹上升幅度不大，2 h 和（或）3 h 的水平相对正常或升高；以胰岛素分泌不足为主伴胰岛素抵抗者，1 h 水平常较低，2 h、3 h 水平下降慢；胰岛素分泌不足不伴胰岛素抵抗者，空腹、1 h、2 h 胰岛素、C 肽水平均较低。

（四）注意事项

1. 糖尿病急症状态下不宜进行此试验。

2. 血糖控制不佳患者，由于糖毒性作用，本试验结果将受到影响。

3. 75 g 葡萄糖需要溶解在 250～300 ml 水中，5 min 之内饮完。

（刘　煜　王晓东）

第五章　肾脏内科

第一节　基础理论

一、肾脏的结构与功能

肾脏主要由肾单位组成,每个肾脏有 100 万个左右的肾单位。肾单位包括肾小体及其相应的肾小管,肾小体位于肾皮质,肾小管位于肾髓质。

肾小体由肾小球及肾小囊组成,肾小球是由入球小动脉分出的 5~8 个分支组成的一团毛细血管网。在这些毛细血管之间有少量的系膜组织充填着,系膜组织由系膜基质和少量系膜细胞组成。肾小球毛细血管壁分 3 层:内层是内皮细胞、中层为基膜、外层是上皮细胞,这 3 层合在一起称为"肾小球滤过膜",它完成肾脏的重要生理功能。在肾小球的入球小动脉和出球小动脉之间有一重要的特殊结构统称为"肾小球旁器",后者主要由球旁细胞和致密斑组成。球旁细胞的胞浆内含有分泌颗粒,免疫荧光证明这些颗粒中含有肾素,人体 90％以上的肾素是由球旁细胞分泌的。当肾缺血、肾小动脉内压下降时就能刺激肾素分泌,故球旁细胞又称"压力感受细胞"。致密斑是由远端小管上皮细胞演变而来,胞浆内含小颗粒,可感受远曲小管内液的容量和钠离子浓度的变化,故又称"钠敏细胞",它可调节球旁细胞分泌肾素。

肾小管可分为近端小管(包括近曲小管和髓袢降支粗段)、髓袢细段、远端小管(包括髓袢升支粗段和远曲小管)三部分。近端小管能重吸收肾小球滤过液(原尿)中几乎全部葡萄糖、氨基酸和蛋白质,以及 65％的 Na^+、85％的水和 50％的尿素等,还能向管腔分泌 H^+、氨、肌酐、马尿酸等,是重吸收原尿中大量有用物质和分泌排出某些废物的重要部分。髓袢升支粗段是尿稀释的关键部位,该段上皮细胞对 NaCl 主动重吸收而不伴有水的重吸收,从而使该段小管液成为低渗液,使尿稀释成为可能。远曲小管的功能是继续重吸收水和 Na^+,并向管腔分泌 K^+、H^+ 和氨,对维持血液的酸碱平衡起重要作用。醛固酮能促进该段上皮细胞重吸收 Na^+,排出 K^+;抗利尿激素能提高其对水的重吸收,使尿液浓缩、尿量减少。

肾脏的主要生理功能是生成尿液,并借此排泄人体代谢终产物及某些废物、毒物,同时经重吸收保留有用物质,调节水、电解质和酸碱平衡。另外,肾脏尚可分泌一些重要的内分泌激素(如肾素、促红细胞生成素、前列腺素等),同时也是胰岛素、胃泌素、甲状旁腺素等激素的灭活场所。

二、肾素-血管紧张素系统与高血压的关系

肾素-血管紧张素系统(RAS)是肾性高血压的主要发病机理之一。当肾缺血、肾动脉压下降时能刺激球旁细胞分泌肾素,肾素可以使肝脏分泌的血管紧张素原转变为血管紧张素Ⅰ,再在肺、肾的血管紧张素转换酶(ACE)作用下生成血管紧张素Ⅱ(AngⅡ),后者作用于其特异性受体,产生一系列生物学效应,包括直接使小动脉平滑肌收缩,从而使血压升高;同时刺激肾上腺皮质,增加醛固酮的分泌,促进肾小管对钠、水的重吸收,扩张血容量,进一步起到升压作用。AngⅡ可使入球小动脉和出球小动脉收缩,但对出球小动脉的收缩作用强于入球小动脉,其结果是增加了肾小球毛细血管内的压力,加剧肾小球"高滤过"现象;此外,AngⅡ还有促进肾小球系膜细胞增生和细胞外基质积聚的作用,从而参与了慢性肾脏疾病(CKD)的发病机制。

肾脏除有 RAS 这一升压系统以外,还有激肽释放酶-激肽-前列腺素降压系统。激肽类物质有舒张血管作用,并能促进前列腺素的分泌,进一步使肾皮质血管扩张,肾小球滤过率增加,从而达到利尿、排钾和降压作用。

近年来临床广泛应用血管紧张素转换酶抑制剂(ACEI)和血管紧张素Ⅱ受体拮抗剂(ARB)治疗高血压。前者通过抑制 ACE 减少 AngⅡ的生成,同时还可减少激肽的降解,起到降压的作用。后者可在受体水平阻断 AngⅡ的作用。两药还用于 CKD 的治疗,其机理除降低血压外,还在于改善肾小球内高压力和抗增殖、抗纤维化作用。

三、慢性肾脏疾病时钙、磷代谢与肾性骨病的发病机理

(一)肾脏与钙、磷代谢

肾脏与钙、磷代谢关系密切。首先,肾脏含有 1α-羟化酶,可将 25-羟维生素 D_3 转化成为高度活性的 $1,25$-二羟维生素 $D_3[1,25(OH)_2D_3]$。后者与血中的转运蛋白相结合,被携带到各组织,进而与维生素 D 受体(VDR)相结合。维生素 D 可以促进肠道对钙的吸收,维持骨骼发育和矿化。甲状旁腺素(PTH)与 $1,25(OH)_2D_3$ 相互作用以维持 Ca^{2+} 代谢的平衡。前者可以刺激肾 1α-羟化酶的活力,而 $1,25(OH)_2D_3$ 又可以抑制 PTH 的合成。

(二)慢性肾脏疾病时钙、磷代谢变化

当由于各种病因导致的慢性肾衰竭时,1α-羟化酶活性降低,肾组织不能生成 $1,25(OH)_2D_3$,钙从肠道吸收减少,导致低钙血症。低钙可刺激甲状旁腺分泌 PTH,动员骨钙入血,可在一定程度上缓解低血钙现象,但多数无法完全代偿。低钙血症持续刺激甲状旁腺,可使腺体增生肥大,甚至转变为腺瘤,持续高水平地分泌 PTH,称为继发性甲旁亢。

血磷浓度由肠道对磷的吸收和肾脏的排泄来调节。当残余肾单位进行性减少,排磷也随之减少,血磷升高;同时低钙血症刺激 PTH 分泌增加,PTH 可抑制肾小管对磷的重吸收,促进尿磷排出。由于有此种应变机制,故在慢性肾衰竭早期,血磷仍能维持在正常范围,直到 GFR 小于 20 ml/min 才不能代偿,而使血磷恒定地升高。高磷血症可使:血钙、磷乘积增高($\geqslant 70$),使钙沉积于软组织、血管壁等,引起转移性钙化;血钙浓度进一步降低。

（三）肾性骨营养不良症

肾性骨营养不良症亦称肾性骨病,指尿毒症时骨骼改变的总称。依常见顺序排列为:纤维性骨炎、肾性骨软化症、骨质疏松症、肾性骨硬化症。各自的发病机制如下:

1. 纤维性骨炎　由于继发性甲旁亢,使破骨细胞活跃,引起骨盐溶解,骨质重吸收,骨的胶原基质破坏,而代之以纤维组织,形成纤维性骨炎,严重者可发生囊肿样损害。X 线有纤维性骨炎表现,最早见于末端指骨,并可发生转移性钙化。

2. 肾性骨软化症（小儿为肾性佝偻病）　由于 $1,25(OH)_2D_3$ 不足,使骨组织钙化障碍。患者血钙低,甲状旁腺轻度增生,X 线有骨软化症表现,成人以脊柱和骨盆的表现最早且突出,可有骨骼变形。

3. 骨质疏松症　由于代谢性酸中毒,需动员骨中的钙到血液中缓冲,导致骨质脱钙和骨质疏松。X 线片有骨质疏松的表现,常见于脊柱、骨盆、股骨等处。

4. 肾性骨硬化症　其发生机制未明,偶见于长期血液透析的患者,可能与铝中毒有关。骨皮质增厚,骨小梁增多、变粗,并相互融合。有骨硬化的特殊 X 线征象。多见于腰椎。

四、肾功能测定的原理和意义

（一）肾小球清除率

肾小球清除率是指每一单位时间内,肾脏清除了多少毫升血浆内的某一物质的能力。测定某物质的清除率的意义为测量肾血流量、测定肾小管滤过率(GFR),了解肾脏对某物质的处理情况。临床上最常用的是"内生肌酐清除率(Ccr)"。在严格控制饮食条件和肌肉活动相对稳定的情况下,血肌酐的生成和尿的排出量较恒定,因此血肌酐含量相当稳定,肌酐大部分由肾小球滤过,肾小管基本上既不排泌也不重吸收,故其清除率即相当于 GFR,因此常用于临床,作为判断肾小管滤过功能、指导治疗的最简便而有效的方法。常用 24 小时留尿计算法。Ccr 的正常值为 $80 \sim 120$ ml/min。

（二）血肌酐(Cr)、血尿素氮(BUN)浓度

血浆 Cr 及 BUN 均可反映肾小球滤过功能的损害程度。但是只有当 Ccr

下降 50％时,血浆 Cr 及 BUN 才开始升高,超过正常数值的高限。说明测定 Ccr 对于判定早期肾功能损害是最敏感指标,有临床实用价值。另外,血 BUN 受饮食、发热、大出血等外界因素影响,故用血 BUN 作为判断肾小球滤过功能的指标,则不如 Cr 更可靠。

（三）单光子发射计算机体层摄影（SPECT）测定有效肾血浆流量和肾小球滤过率（GFR）

^{131}I 邻碘马尿酸钠（^{131}I-OIH）经静脉注射入人体后,当其血浆浓度很低时,经肾循环一次,近 20％由肾小球滤过,近 80％由肾小管排泌,几乎完全被清除出去,因此,^{131}I-OIH 的清除率实质上就代表肾血浆流量。正常情况下,约 80％的肾动脉血液供应肾包膜和结缔组织。未流经肾的血液无清除作用,所以肾的血浆流量仅代表泌尿部分的血浆流量,称为有效肾血浆流量（ERPF）。测定示踪剂在双肾区的时间、放射活性（计数率）及相关数据,通过软件计算可获得 ERPF,并可获得左右两侧肾的 ERPF。

测定 GFR 是选用仅经肾小球滤过而无肾小管分泌的^{99m}Tc-DTPA,注射前测定注射器内药物的放射性,然后"弹丸式"静脉注射^{99m}Tc-DTPA,每帧 15 秒,采集 24 帧后,再测患者注射侧前臂处,计数 1 min,根据软件用数学模型计算出 GFR。

五、肾小管功能测定

（一）尿渗量（尿渗透压）测定

尿渗量系指尿液中全部溶质微粒的总数量而言。因数值随饮水量的多少而波动很大,故采用禁饮后测定。患者晚饭后禁饮 8 h,清晨留尿送检;同时静脉取血后分离血清（或血浆）送检。少尿患者（<400 ml/24h）只需取临时一次尿样检测就有意义。参考值:正常人禁饮后尿渗量为 600～1000 mOsm/kg・H_2O,血清渗量为 275～305 mOsm/kg・H_2O,尿/血肾量比值为 3：1～4.5：1。数值反映肾脏浓缩功能,降低见于各种病因导致的肾小管浓缩功能障碍,如慢性肾盂肾炎、多囊肾、尿酸性肾病等慢性间质性肾炎,也可见于慢性肾小球肾炎晚期。一次性尿渗量检测用于鉴别肾前性少尿与急性肾小管坏死导致的少尿。前者肾小管浓缩功能完好,故尿渗量较高,后者因肾小管损伤而尿渗量降低,常低于 350 mOsm/kgH_2O。

六、肾小球疾病的临床分类

根据中华肾脏病学会 1992 年原发性肾小球疾病分型与治疗及诊断标准专题座谈会决定的临床分型方案,原发性肾小球疾病分为 5 型:

1. 急性肾小球肾炎（acute glomerulonephritis）。

2. 急进性肾小球肾炎（rapidly progressive glomerulonephritis）。

3. 慢性肾小球肾炎（chronic glomerulonephritis）。

4. 隐匿性肾小球肾炎［无症状性蛋白尿或（和）单纯性血尿 latent glomerulonephritis］。

5. 肾病综合征（nephrotic syndrome）。

七、肾小球疾病的病理分类

肾小球疾病的病理分类通常按照世界卫生组织（WHO）1982 年制定的标准进行分类，标准如下：

（一）原发性肾小球疾病

1. 肾小球轻微病变和微小病变。

2. 局灶和（或）节段性肾小球病变

（1）局灶性肾小球肾炎。

（2）局灶和节段性玻璃样变和硬化。

3. 弥漫性肾小球肾炎

（1）膜性肾小球肾炎（膜性肾病）。

（2）增生性肾小球肾炎。

① 系膜增生性肾小球肾炎。

② 毛细血管内增生性肾小球肾炎。

③ 系膜毛细血管性肾小球肾炎（膜增生性肾小球肾炎Ⅰ及Ⅲ型）。

④ 致密沉积物性肾小球肾炎（膜增生性肾小球肾炎Ⅱ型）。

⑤ 新月体性（毛细血管外）肾小球肾炎。

⑥ 硬化性肾小球肾炎。

⑦ 未分类肾小球肾炎。

（二）系统性疾病所致肾小球疾病

1. 狼疮性肾炎。

2. 过敏性紫癜性肾炎。

3. Berger 病（IgA 肾病）。

4. Goodpasture 综合征。

5. 全身感染所致肾小球病变。

（1）败血症。

（2）感染性心内膜炎。

（3）分流性肾炎。

（4）梅毒。

（5）寄生虫性肾病：① 疟疾肾病；② 血吸虫肾病；③ 类圆线虫肾病。

（三）血管性疾病所致肾小球病变。

1. 结节性动脉周围炎。

2. 韦格纳肉芽肿。

3. 血栓性微血管病(溶血尿毒综合征及血栓性血小板减少性紫癜)。

4. 肾小球血栓病(血管内凝血)。

5. 良性肾硬化。

6. 恶性肾硬化。

7. 硬皮病(系统性硬化)。

(四)代谢疾病所致肾小球病变

1. 糖尿病肾小球硬化症。

2. 淀粉样变性病。

3. 异常蛋白血症肾病:多发性骨髓瘤、华氏巨球蛋白血症、冷球蛋白血症。

4. 肝病性肾病。

5. 镰状细胞病性肾病。

6. 发绀型先天性心脏病及肺动脉高压症所致肾病。

(五)遗传性肾病

1. Alport 综合征。

2. 良性复发性血尿(薄基膜综合征)。

3. 甲髌综合征(骨、甲发育不良)。

4. 先天性肾病综合征(芬兰型)。

5. 婴儿肾病综合征(法国型)(弥漫性系膜硬化)。

6. Fabry 病及其他脂类沉积病。

(六)其他原因肾小球疾病

1. 妊娠中毒性肾病。

2. 放射性肾炎。

(七)终末期肾

(八)移植后肾小球病变

八、急性肾功能衰竭的发病机制

对于急性肾功能衰竭(ARF)的发病机制近年来有了较深入的认识。Ca^{2+} 在细胞内积聚过多;磷脂酶 A_2 过度激活;氧化作用的刺激;应激蛋白诱生对上皮细胞的损害;血红素氧化酶的激活;血管活性物质的启动;肾脏细胞凋亡的发生;细胞骨架结构、整合素等代谢异常导致细胞极性改变;以及各种黏附因子等的相互作用等,都被认为与整个发病机制密切相关。这些机制的确定,对充分认识 ARF 发病机制、引出一系列崭新的治疗方案具有十分重要的意义。

(一)钙代谢异常

1. 正常及损伤后细胞内 Ca^{2+} 的含量

细胞内钙通常以 3 种形式存在,即:① 与细胞膜蛋白结合;② 位于细胞器内;③ 以游离或结合形式存在于细胞质中。正常情况下细胞内 Ca^{2+} 浓度很低,仅为 100 nmol/L,是细胞外钙浓度的万分之一。这种细胞内低钙浓度的维持与细胞膜上一些参与钙泵出的转运机制正常运行有关,它们主要是 Ca^{2+}-ATP 酶和 Na^+-Ca^{2+} 交换子,均位于基侧膜。正常细胞膜对 Ca^{2+} 通透性很低,因此一旦 Ca^{2+} 从细胞内被转运出后,细胞外 Ca^{2+} 不易再入内,进而保持了细胞内低钙状况。

许多实验均发现,当细胞缺血损伤时细胞内 Ca^{2+} 浓度明显上升,之后出现一系列线粒体功能异常,最终导致细胞损伤。在由缺血造成的肾小管细胞损伤中,当再灌注开始后细胞损伤更为明显,此时除有细胞内 Ca^{2+} 过高以外,还伴有氧自由基产生增加。

2. Ca^{2+} 参与细胞损伤的机制

主要包括:活化磷脂酶,对细胞膜及线粒体产生损害;活化钙依赖性胞质蛋白酶 Calpain,进而影响细胞骨架结构蛋白;对细胞骨架结构的影响;以及通过钙依赖性一氧化氮合酶发挥作用等四大方面。

(1) 活化磷脂酶:磷脂酶是可以水解磷脂的一系列酶,包括在 Sn-1 acyl 脂键上水解脂肪的磷脂酶,称为磷脂酶 A_1(PLA_1);作用在脂肪 Sn-2 位置上的磷脂酶 A_2(PLA_2);清除甘油磷酸键二脂酶(PLC);以及去除磷脂上碱基的磷脂酶 D(PLD)。其中 PLA_2 在 Ca^{2+} 参与的细胞损伤中起最主要作用。

PLA_2 通过直接作用于细胞、产生血管活性物质、亲炎症性物质、反应性氧化产物以及影响线粒体功能等五大方面导致对细胞的毒性作用。

(2) 蛋白酶激活:主要是细胞内一组胱氨酸蛋白酶的激活,其中 Calpain 为 Ca^{2+} 依赖性酶,在 Ca^{2+} 浓度增高时被激活。正常 Calpain 对细胞膜上许多功能包括蛋白激酶 C 活化以及调节细胞骨架蛋白和离子转运蛋白等都起重要作用。

在缺氧的近端肾小管上皮细胞中,损伤早期 Calpain 活力显著上升。近端肾小管细胞骨架结构中的许多蛋白以及负责将这些结构蛋白镶嵌到血浆面上的肌动蛋白结合蛋白都可以是 Calpain 作用的底物,这些蛋白都与刷状缘微绒毛以及血浆面上的许多重要结构密切相关。由于 Calpain 的作用,导致结构出现损害,从而引起肾小管严重损伤。

(3) 激活一氧化氮合酶(NOS):NOS 共三型,即脑型、内皮细胞型以及诱生型。三者 DNA 序列上均有钙调蛋白结合位点,因此均可受钙浓度改变的调节。三者结构中都有与细胞色素 P450 还原酶相似的序列,也都以四氢生物素作为辅助因子。当肾小管上皮细胞缺血损害时,随着细胞内 Ca^{2+} 浓度上升,NOS 被激活,NO 合成增加,提供大量氧自由基,这种改变在再灌注过程中更明显。

（4）对细胞骨架结构的影响：细胞骨架主要成分微丝或 F-actin 的结构上含有一分子核苷肽（ATP 或 ADP）以及一个阳离子结合位点，例如 Ca^{2+} 或 Mg^{2+}。核苷肽及 Ca^{2+} 一旦与微丝结合后，可导致微丝结构明显改变，使肌动蛋白形成多聚体，肌动纤维（filament）相互交联，同时将肌蛋白与血浆肌动蛋白结合蛋白（ABP）相连。

（5）细胞凋亡：可能通过 Ca^{2+} 诱导的核内酶（endonuclease）的作用，使 DNA 产生片段化，导致细胞凋亡。

（二）反应性氧化代谢产物的积聚

正常氧（O_2）可以接受 4 个电子转化为水，但在机体代谢过程中，有时 O_2 并不能完全被代谢，产生许多氧部分还原产物，统称为反应性氧代谢中间产物（reactive oxygen intermediates），它们主要包括超氧阴离子、过氧化氢、羟基基团等。这些中间产物即自由基团在肾脏损伤时，特别是缺血、再灌注损伤时，可以明显增加，从而导致对肾组织的一系列毒性作用。

在反应性氧代谢产物中具体哪几种物质对组织起损伤作用还不十分清楚，多数认为过氧化氢作用较大，但有人认为超氧离子也很重要。大多数人认为铁离子在其中起很重要的作用，它不但直接催化脂肪过氧化，催化氧离子成为羟基基团，还使整个反应呈链式状态，致使自由基因的产生过程不断放大。由于脂肪层上过氧化作用的进行，使维持正常细胞功能的许多膜泵蛋白功能发生障碍，包括 Na^+-K^+-ATP 酶、Ca^{2+}-ATP 酶等，从而使线粒体不能保持正常钙浓度，细胞内 Ca^{2+} 水平上升，许多磷脂酶、蛋白酶等被激活，细胞骨架结构损伤，导致细胞死亡。其中磷脂酶被激活在发病机制中起重要作用。

反应性氧代谢产物还可以直接通过对核内酶（endonuclease）的影响，进而对许多细胞核的脱氧核糖核酸（DNA）起作用，其方式包括对 DNA 碱基修饰、促使 DNA 单链或双链断裂或碎片形成，进而影响细胞凋亡，使细胞死亡。

反应性氧代谢产物所致的 ARF，除由缺血再灌注引致外，氨基糖苷类抗生素所致的肾脏毒性作用、甘油诱导的 ARF 模型等等，都与反应性氧代谢产物密切相关。

（三）血管活性物质异常

许多血管活性物质参与了 ARF 的发病机制，包括缩血管性物质，如肾素-血管紧张素系统过度激活、交感神经系统过度兴奋、缩血管性血栓素类分泌过多；以及许多舒张血管活性物质，包括前列腺素族、心钠素等分泌或作用相对不足等，它们对启动肾脏缺血，吸引一些炎症介质，激发许多细胞因子、黏附因子的产生等都起重要作用。在实验研究中，阻断肾素-血管紧张素系统、切除肾神经、注射心钠素或使用延缓心钠素降解药物均可在某种程度上减轻急性肾功能衰竭的发生;而使用非甾体类抗炎药物,则可以使病情加重。

最近对于血管内皮分泌的舒张因子—氧化氮以及收缩因子内皮素有较多的研究报道。肾脏组织中含有 NOS,包括原生型及诱生型两大类,可以合成 NO,它们对维持肾脏血流动力学等起重要作用。在肾脏许多细胞中诱生型 NOS 可以由多种细胞因子及活化物质刺激后产生,其情况如表 5-1 所示。

大多数人认为 NO 相对不足在由缺血再灌注所致的 ARF 中起很重要作用,这是因为正常情况下 NO 可以干扰超氧化合物的形成,而后者与缺血再灌注过程的启动有重要关系。如前所述,在再灌注时期,由于大量超氧化合物产生,内皮细胞上不饱和脂肪酸受到攻击,产生大量脂性超氧化合物,使细胞膜上的膜流动性发生改变,钙离子大量进入细胞内,磷脂酶 A_2 活化。后者又可促使血小板源性因子、白三烯类、血栓素类以及补体等大量活化,它们综合性地作用在一起,使内皮细胞和中性粒细胞中许多黏附因子(如整合素)合成增加,这些血管内皮和中性粒细胞造成的损害,最终都可导致循环障碍及细胞代谢障碍等等。NO 可以减少超氧化合物的产生,同时也可降低上述内皮细胞和中性粒细胞间的交互作用。最近更有人证实,在缺血再灌注的过程中,如果使用一氧化氮合酶的抑制剂如 L-NAME,则肾组织损害更为明显;预先灌注 L-精氨酸以促进 NO 的合成,则可使病损减轻,凡此都证明了 NO 在本类型 ARF 中的作用。

表 5-1 肾脏诱生型 NOS 及其刺激物

细胞	刺激物
↓系膜	IL-1,TNFα,LPS,cAMP TGFβ,PDGF,环孢素 A,皮质类固醇,IFN
↑肾小球上皮细胞	IFNα
↑肾小管上皮细胞	TNFα,IFNγ osteopontin
↓巨噬细胞	IFNγ,LPS,MIF 糖皮质激素,TGFβ,IL-10,CD69
↑Th₁ 细胞	刀豆素 A

注:IL:白细胞介素;TNF:肿瘤坏死因子;LPS:脂多糖;cAMP:环—磷酸腺苷;TGF:转化生长因子;
PDGF:血小板源性生长因子;IFN:干扰素;MIF:转移抑制因子。

NO 虽然在缺血再灌注引起 ARF 中起有益的作用,但在内毒素所造成的中毒性休克导致的肾功能衰竭中却起相反作用。在该病发展过程中,由于大量脂多糖产生,大量刺激了诱生型 NOS,使局部及聚积至肾脏的各种单个核细胞产生大量 NO。后者作用于血管床,使血压下降、局部严重循环障碍及缺氧,导致病情加剧。补充 L-精氨酸可以使循环障碍更为加重;给予 L-NAME

则使病变相对减轻,上述结果提示了 NO 在不同 ARF 中作用的两面性。

内皮素则为血管内皮细胞分泌的具有强烈收缩血管作用的物质之一。实验证实在许多类型的 ARF 中,肾组织内皮素基因表达明显增加,包括缺血再灌注、内毒素、环孢素 A 或造影剂导致的 ARF 等等。相应的内皮素受体(包括 A 型及 B 型受体)mRNA 表达均明显上调。动物实验中使用内皮素受体拮抗剂可以使很多类型 ARF 的发病减轻,上述这些实验结果正逐步被用于临床。

(四) 肾小管上皮细胞结构与功能改变

肾小管上皮细胞各细胞膜表面所包含的离子泵或成分完全不同,因此为有极性细胞。其中基侧膜主要有 Na^+-K^+-ATP 酶,负责将细胞内 Na^+ 泵出胞外,同时将 K^+ 转入胞内;管腔侧细胞膜结构呈折叠样,称微绒毛,分布着很多与肾小球滤过、重吸收有关的酶,与许多营养物质、水及电解质的吸收有密切关系。小管细胞间有相连甚紧的紧密联合,可以阻止滤过的液体从细胞间渗漏到间质。近年发现,在缺血造成的 ARF 中,原来位于底侧部的钠泵可以部分转移到管腔侧,细胞间的紧密联合往往消失,管腔侧微绒毛的改变也相似。上述消失的极性在 ARF 恢复后又能重新获得。正常钠泵在基底侧有利于细胞内低钠浓度的维持,由此造成的管腔与细胞内浓度梯度差又是 Na^+ 从管腔进入细胞内的主要动力。许多重要物质如葡萄糖、氨基酸的重吸收,H^+ 的分泌,HCO_3^- 的重吸收等,都与这一转运功能密切相关。由于细胞极性状况消失,这些功能也都不正常,更加剧了肾小管细胞的代谢紊乱,导致坏死等严重后果。另外,由于 Na^+ 在近端肾小管重吸收减少,钠滤过排泄分数增加,抵达致密斑的 Na^+ 明显增多,加剧了管—球反馈机制,使肾小球滤过率进一步下降。

ARF 时上述肾小管上皮细胞极性丧失的机制近年来有了较深入的了解。已知组成细胞骨架的许多结构不仅对维持细胞构型有重要作用,还参与了细胞与细胞间的相互联结、沟通等许多功能。近端肾小管管腔侧的微绒毛,其中央构架是由骨架蛋白(actin)组成。当 ATP 缺乏时,这种骨架蛋白很快被破坏,微绒毛失去支架,很快脱落成为管型,堵塞管腔内一部分空间;另外,原来附着于其上的许多重要结构也随之损害。由于细胞骨架还负责细胞间紧密联合的构成,损害后紧密联结功能也丧失。正常分布于基底侧的 Na^+-K^+-ATP 酶也镶嵌在细胞骨架的某些特殊成分上,如 actin、vinculin 及 talin 等,这些成分又通过一些具有黏附功能的跨膜活性蛋白,主要为 β_1 整合素等,构成细胞与基底之间的相互联结。当 ATP 缺乏时,它们的结构也遭受损伤,膜泵不能固定于特殊部位,因此造成了上皮细胞极性的消失。

（五）细胞管型形成与小管管腔堵塞

前述机制所导致的细胞代谢障碍,最终导致肾小管部分细胞的某些结构丧失脱落,甚至坏死,形成管型,造成管腔内堵塞,压力上升,成为肾小球滤过功能进一步下降、滤过液从细胞间隙渗漏到间质等改变的重要原因。目前还认为,脱落下来的具有黏附作用的蛋白一方面可以相互黏合,加快细胞管型的形成;另一方面还可与已经损伤、但尚未脱落的细胞上黏附蛋白相互粘连,导致黏附于上皮侧的管型形成,后者也是造成小管内压力增高的原因之一。另外,近来还发现与 β_1 整合素受体相结合的主要是含有精氨酸、甘氨酸、天门冬氨酸的分子结构层,统称为 RGD。实验证明在缺血所造成的 ARF 中,如果先给 RGD 使整合素受体充分被结合,以后再由缺血导致肾脏损害,其肾功能损害程度、管型的数量等都明显减少,从而验证了本理论的合理性。

综上所述,ARF 的发病机制牵涉到很多方面,缺血再灌注所造成的易感肾小管能量代谢障碍,似乎是发病的核心。能量代谢异常一方面释放出许多可造成肾组织损害的中间产物,使肾小管损害加剧;另一方面,细胞组成结构的损害,特别是细胞骨架成分的破坏,则可促使细胞管型形成、小管上皮完整性消失以及小球滤过液倒流到间质等,成为 ARF 持续肾脏损害得以维持的主要机制。当然,在病理过程中,还有许多细胞因子、炎症因子及血管活性物质参与,在恢复期还有生长因子的参加,在发病机制中也都具有独特意义。而不同病因的 ARF 则又有某些特殊的发病机制,例如环孢素 A 的毒性作用可能与内皮素分泌过多更密切相关;造影剂引起者与细胞内钙增加以及高渗性因素更有关;某些毒物如氯化汞除直接损伤肾小管外,还与管-球反馈过度被激活有关,因此必须在具体情况下进行具体分析。但了解 ARF 时肾血流动力学的异常、肾脏能量代谢异常、肾小管上皮细胞极性的改变以及细胞性管型形成的机制等,无疑为理解 ARF 发病的共同基础。选择性阻断上述各环节已成为研究治疗 ARF 的热点。RGD 也已在临床部分使用,并取得一定效果。相信通过这些研究,ARF 的治疗将可进一步提高。

九、慢性肾衰竭的发病机制

慢性肾脏疾病是一类常见病、多发病。众多研究表明,无论是免疫性或非免疫性病因,一旦肾脏损害发生以后,尽管进展速度、程度可有显著差别,但这一进展过程有共同的特点,即肾功能均呈进行性恶化,直至发展为终末期肾功能衰竭(ESRF)。

（一）肾小球高滤过学说

20 世纪 80 年代初,Brenner 等对大鼠做 5/6 肾切除,应用微穿刺研究证实残余肾脏存在单个肾单位肾小球滤过率(single nephron GFR,SNGFR)增高(高滤过)、血浆流量增高(高灌注)及毛细血管跨膜压增高(高压力),提出了著名的"三高学说"或"肾小球高滤过学说"。

其产生的机制主要是残余肾单位入球小动脉较出球小动脉扩张更加显著。一般认为这与入球小动脉扩血管物质前列腺素分泌过多及其对血管紧张素Ⅱ(Ang Ⅱ)不敏感有关,而出球小动脉对 Ang Ⅱ 的敏感性相对较高以致其扩张较少。另外,入球小动脉对 Ang Ⅱ 的敏感性低还与局部内皮来源血管舒张因子(EDRF,现认为主要是 NO)分泌增多有关。近来研究提示,入球小动脉较出球小动脉扩张明显还与残余肾单位管-球反馈(tubuloglomerular feedback,TGF)受抑制有关,其机制是由于血中抗利尿激素(ADH)分泌过多,通过对肾血流动力学的影响致使流入致密斑部位的 NaCl 浓度降低,抑制 TGF,增加肾小球滤过率,即高滤过。

当肾小球处于高压力、高灌注、高滤过的血流动力学状态下,肾小球可显著扩展,进而牵拉系膜细胞。在体外培养的系膜细胞中观察到,周期性机械牵拉系膜细胞,可以使胶原Ⅳ、Ⅴ、Ⅰ、Ⅱ,纤维连接蛋白(fibronectin,FN)及层连蛋白(laminin)等细胞外基质(ECM)的合成增加,肾小球肥大在某种程度内得到缓冲,进而减轻肾小球压力,增加肾小球顺应性。然而,大量 ECM 积聚,加上高血流动力学引起肾小球细胞形态和功能的异常,又会使肾小球进行性损伤,最终发展为不可逆的病理改变,即肾小球硬化。最近的研究证实,对系膜细胞的机械性牵拉,可增加蛋白激酶 C(protein kinase C,PKC)活性和原癌基因如 c-fos、c-jun 等表达,进一步影响系膜细胞等肾小球细胞的生长和功能。

肾小球上皮细胞是一种高度分化的终末细胞,出生后在生理情况下不再增殖。当肾小球处于高血流动力学状态下,可发生局部毛细血管襻的扩张,乃至整个肾小球的扩张和肥大。但肾小球上皮细胞不能增殖,与肾小球容积增加和毛细血管扩张很不适应,从而出现上皮细胞足突拉长、变薄和融合,甚至与肾小球基膜(GBM)分离,形成局部裸露的 GBM。裸露 GBM 处毛细血管跨膜压骤增,大大增加了大分子物质的滤过,引起大量尿蛋白。严重的上皮细胞损伤、GBM 裸露及毛细血管扩张,可引起肾小球毛细血管襻塌陷,最后导致局灶、节段性肾小球硬化的发生。

至于肾小球内皮细胞在高血流动力学状态下对肾小球进行性损害的作用,目前研究尚少。可以肯定的是,内皮细胞损伤可引起血小板聚集、活化,释放多种细胞因子和血小板来源的生长因子(PDGF)等,使肾小球内凝血增强、微血栓形成,导致残余肾单位进行性减少,加重肾损伤,促进 CRF 发展。

(二)矫枉失衡学说

20 世纪 60 年代末、70 年代初,Bricker 等根据对 CRF 的一系列临床和实验研究结果,提出了矫枉失衡学说(trade-off hypothesis)。这一学说认为,

CRF 时体内某些物质的积聚,并非全部由于肾脏清除减少所致,而是机体为了纠正代谢失调的一种平衡适应,其结果又导致新的不平衡,如此周而复始,造成了进行性损害,成为 CRF 患者病情进展的重要原因之一。

CRF 时甲状旁腺素(parathyroid hormone,PTH)升高造成的危害是本学说最好的证据。随着 GFR 降低,尿磷排泄量减少,引起高磷血症。由于血清中钙、磷乘积的升高,一方面使无机盐在各器官(包括肾脏)沉积,出现软组织钙化;另一方面,低钙血症又刺激了 PTH 的合成和分泌,代偿性促进尿磷排泄并升高血钙。但对甲状旁腺的持续性刺激则又导致甲状旁腺的增生及继发性甲状旁腺功能亢进(secondary hyperparathyroidism,SHP),从而累及骨骼、心血管及造血系统等。

矫枉失衡学说对于进一步解释各种慢性肾脏疾病进展的原因,加深人们对 CRF 时钙、磷代谢紊乱及 SHP 发病机制的认识具有重要意义,近年来对这一学说中的认识又有了新的提高。

现已证实 SHP 的发生和发展最重要的机制是:① $1,25\text{-}(OH)_2D_3$ 的缺乏和甲状旁腺对 $1,25\text{-}(OH)_2D_3$ 的抵抗;② 血钙水平对 PTH 分泌的调控作用减弱,即所谓调控点(set-point,指降低血清 PTH 水平至 50% 所需的钙离子浓度)上移,骨骼对 PTH 提高血钙的调节作用具有抵抗,加重了低钙血症;③ 肾脏对 PTH 的降解作用障碍,使血循环中残留的 PTH 片段增加等。

在 $1,25\text{-}(OH)_2D_3$ 和 PTH 之间存在着相互作用的生理轴:PTH 促进 $1,25\text{-}(OH)_2D_3$ 的合成;$1,25\text{-}(OH)_2D_3$ 又抑制 PTH 分泌。CRF 时随着肾单位减少,近端肾小管中 1α-羟化酶产生减少,$25\text{-}(OH)D_3$ 转化为 $1,25\text{-}(OH)_2D_3$ 的速率减慢,致使后者对 PTH 分泌的负反馈作用减弱,这一机制在导致 SHP 方面可能起着比高血磷、低血钙更加重要的作用。然而,最近的研究表明口服补充生理剂量的 $1,25\text{-}(OH)_2D_3$ 并不能完全抑制 PTH 的分泌,而仅仅在应用 $1,25\text{-}(OH)_2D_3$ 冲击治疗导致体内超生理浓度时才能完全抑制 PTH 分泌,因此有学者提出甲状旁腺对 $1,25\text{-}(OH)_2D_3$ 存在抵抗。现已知甲状旁腺的主细胞中存在维生素 D 特异性受体(vitamin D receptor,VDR),CRF 时这种受体的密度和结合力均降低,使 $1,25\text{-}(OH)_2D_3$ 作用下降。其次,$1,25\text{-}(OH)_2D_3$ 抵抗还与 $1,25\text{-}(OH)_2D_3$-VDR 复合物同其基因上维生素 D 反应元件(vitamin D responsive element,VDRE)结合异常有关,而这主要与一些尿毒症毒素有关,如吡哆醛-5'-磷酸,后者可以与 VDR 上 DNA 结合区域中赖氨酸残基结合形成希夫碱,阻止 VDR 与 VDRE 相结合。另外,CRF 时甲状旁腺上视黄酸受体(retinoic acid receptor,RAR)密度下降与 $1,25\text{-}(OH)_2D_3$ 抵抗也有一定关系,因为 $1,25\text{-}(OH)_2D_3$-VDR 复合物须同 RAR 形成异二聚体才能进入核内发挥作用。

最后,研究还表明甲状旁腺细胞表面存在细胞外钙敏感受体(extracellu-lar calcium-sensing receptor,CaR),这种受体是调节 PTH 分泌的关键因素,CRF 时 CaR 异常对 SHP 的产生可能起一定的作用。

(三)肾小管高代谢学说

肾小管间质病变引起的进行性肾损害在临床上并不少见。研究认为,在慢性肾衰竭进展过程中,肾小管并不是处于被动的代偿适应或单纯受损状态,而是直接参与肾功能持续减退的发展过程。其中,肾小管高代谢已为动物实验所证实,当大鼠切除 5/6 肾后,其残余肾单位氧耗量相当于正常大鼠的 3 倍。其机制是多方面的,可能与残余肾单位生长因子增加、溶质滤过负荷增加、脂质过氧化作用增加、多种酶活性增加、Na^+-H^+ 反向转运亢进及细胞内 Na^+ 流量增多等有关。

肾小管的高代谢可引起剩余肾单位内氧自由基生成增多,自由基清除剂(如谷胱甘肽)生成减少,进一步引起脂质过氧化作用增强,导致细胞和组织的损伤,使肾单位进一步丧失。

此外,间质淋巴-单核细胞的浸润并释放某些细胞因子及生长因子,亦可导致小管-间质损伤,并刺激间质成纤维细胞,加快间质纤维化的过程。

(四)蛋白尿学说

现已公认决定肾脏病预后的主要因素是肾小管-间质性损害而非肾小球病变。临床和实验研究均证实尿蛋白可作为一个独立的因素直接同肾功能损害程度呈正相关,有学者称之为"蛋白尿学说"(proteinuria hypothesis),但目前尚没有得到公认。

临床上,人们早已注意到多种肾脏病的严重程度与尿蛋白多少有关。动物实验也证实尿蛋白程度与肾脏损害的进展呈正相关,与肾间质损害程度呈正相关,采用各种降低尿蛋白的措施,如低蛋白质饮食、口服 ACEI 等能延缓肾功能下降趋势。

尿蛋白如何加重肾功能损伤的机制尚未真正阐明,可归纳为以下几个方面:

1. 尿蛋白对肾小球系膜细胞的毒性作用 在大多数进行性肾功能衰竭动物模型,如残余模型、PAN 肾炎模型中,都可观察到大量蛋白质在系膜区积聚,可以促进系膜细胞增生,增加 ECM 蛋白的产生,因而加重肾小球硬化。特别值得注意的是,脂蛋白在此过程中起着重要的作用。

脂蛋白可以引起下面一系列变化:① LDL 与其系膜细胞上的受体结合,刺激原癌基因如 c-fos 和 c-jun 表达,导致系膜细胞增生;② LDL 可以增加 ECM 蛋白中糖蛋白如 FN 产生,诱导 MCP-1 和 PDGF 基因表达增加;③ LDL 可以在巨噬细胞和系膜细胞中形成氧化型 LDL,现在认为氧化型 LDL 比 LDL 更具有毒性,可以刺激巨噬细胞产生多种生长因子、细胞因子及其他能刺激胶原合成和系膜细胞增殖的介质,进一步促进肾小球硬化,给予抗氧化剂如维生素 E 和抗坏血酸能明显降低氧化型 LDL 的毒性作用。

2. 尿蛋白对近端肾小管上皮细胞的直接毒性作用　正常情况下,肾小球滤过的蛋白质可以出现在肾小管液中,再通过入胞作用在近端小管重吸收入血。但大量蛋白质超过肾小管重吸收能力时,可以引起肾小管的损害。例如,在大量蛋白尿时,尿中可以出现反映肾小管损害的物质,如溶菌酶和 N-乙酰-β-氨基葡萄糖苷酶(NAG),低蛋白质饮食和 ACEI 不仅能降低尿蛋白,而且能降低这些物质水平。至于大量蛋白尿引起近端肾小管损害的机制,一般认为过度的尿蛋白可以增加溶酶体的负荷,引起溶酶体肿胀、破裂,溶酶体中大量蛋白酶释放可引起近端肾小管上皮细胞损伤。

3. 尿蛋白可以改变肾小管细胞生物活性　从胚胎来源上,近端肾小管来源于间质细胞,与成纤维细胞和免疫系统的细胞接近。最近的研究表明尿蛋白可以调节肾小管细胞功能,改变它们的生长特性和细胞因子及基质蛋白的表型。

细胞培养研究证实,当人类肾脏皮质上皮细胞暴露在含有蛋白质的肾小管液环境中,可以使 MCP-1 mRNA 和蛋白表达增加。MCP-1 主要为单核细胞产生,亦可由肾小管上皮细胞产生,它可以不依赖于酪氨酸激酶或蛋白激酶途径,本身具有独特的信号通路,即借助转录因子——核因子 κB(nuclear factor kappa B,NFκB)途径而致。通常情况下,NFκB 以无活性形式存在于细胞质中,可被其抑制性亚单位 IκB 蛋白降解产物激活,结果,NFκB 二聚体转位至细胞核内,充当转录因子刺激干扰素、细胞介质及细胞黏附因子等基因转录,包括 MCP-1。单核细胞另一个趋化因子是骨桥蛋白,它来源于骨骼,属于基质糖蛋白类,在抗 Thy-1 肾炎、PAN 肾炎模型中发现间质炎症细胞浸润亦与骨桥蛋白呈正相关,其增加的机制现认为亦是通过 NFκB 途径。

蛋白尿与内皮素-1(ET-1)代谢之间存在密切关系。当近端肾小管细胞暴露在高蛋白浓度环境中,可引起剂量依赖性 ET-1 合成和释放,IgG 和转铁蛋白亦有此效应。另外,近端肾小管暴露在脂蛋白环境中,也是如此,ET-1 是一种强有力的缩血管多肽物质,当它在间质积聚时,可以增加肾小球入球小动脉和出球小动脉张力,降低肾小管周围毛细血管血流量,导致肾间质缺血和硬化。更重要的是,ET-1 为一种单基因编码的产物,其基因结构中含有 cis 调控元件、核因子-1 结合元件及 GATA 基序。当 ET-1 与其受体结合后可激活 PKC 刺激 c-jun 蛋白合成和去磷酸化,c-jun 与 TPA 反应元件结合诱导原前 ET-1mRNA 转录。此外,ET-1 基因启动子区域中还含有 AP-1 结合位点,c-fos 和 c-jun 与这一位点结合后亦可诱导原前 ET-1mRNA 转录。

最后,尿蛋白介导肾小管损害亦与整合素表达有关,后者是一种介导细胞与细胞、细胞与 ECM 黏附的异二聚体糖蛋白,在 ECM 蛋白合成、降解及其再分布方面起着重要的作用。

4. 尿蛋白对肾小球代谢的影响　肾脏氧张力低于全身动脉氧张力,因此,肾小管细胞对氧张力改变特别敏感。当肾小球病变时,由于肾小球高跨膜压,可引起毛细血管塌陷,加重肾小管缺氧。这时,在大量蛋白质负荷的情况下,肾小管重吸收增加,要求提供额外能量和氧气,结果导致肾小管损害加重。

（五）脂质代谢紊乱学说

进行性肾功能损害常合并脂质代谢紊乱,如甘油三酯、极低密度脂蛋白（VLDL）、低密度脂蛋白（LDL）、饱和脂肪酸增多,尤其是富含载脂蛋白 B（apoB）的脂蛋白增多,而高密度脂蛋白和不饱和脂肪酸降低。脂质代谢紊乱除引起动脉硬化而加速肾功能损害外,还可通过多种途径促进肾小球硬化,进一步导致肾功能进行性下降。

（六）酸中毒矫枉失衡学说

肾脏是机体调节酸碱平衡最重要的器官之一,慢性肾脏疾病由于多种途径异常导致肾脏对酸负荷调节能力下降,如氨的生成障碍、HCO_3^- 排泄增加、泌 H^+ 障碍等等,从而发生代谢性酸中毒。然而,对整个肾脏而言,部分健存的肾单位必然会通过多种机制加速酸性物质的排出,在一定的时间内,往往会维持相对正常的酸碱平衡,但是可能会促进肾脏病进展。同矫枉失衡学说一样,有学者亦把因酸中毒代偿引起的肾脏损害称之为酸中毒矫枉失衡学说（trade-off hypothesis in acidosis）。

慢性肾脏疾病时整个肾脏氨的产生是下降的,但部分健存的肾单位氨的排泄（用肾小球滤过率校正后）往往增加 7 倍以上。在残余肾模型中亦证实当肾体积下降 70% 时,残余肾氨的产生增加 2 倍,同时残余肾皮质氨的分压亦明显上升。残余肾氨的产生增加往往涉及 Na^+-谷氨酰胺协同转运蛋白、谷氨酰胺酶、谷氨酰胺脱氢酶及磷酸烯醇式丙酮酸羧激酶活性增强,从而使谷氨酰胺向近端肾小管细胞中转运及氨的合成增加。氨产生过多及酸中毒可以通过多种机制促进肾脏病进展。

1. 氨的促生长作用　一方面氨能够增加 Ang Ⅱ 促进二酰甘油（DAG）生成的效应,亦能与各种生长因子协同刺激三磷酸肌醇通路,增加 PKC 的活性,促进蛋白质合成;另一方面氨能够抑制蛋白质降解,往往与溶酶体中组织蛋白酶 L、B 活性和引起溶酶体、高尔基体肿胀有关。氨对肾脏蛋白质代谢总的效应是蛋白质含量增加,肾组织发生肥大。

2. 补体机制　氨可以通过激活补体的旁路途径引起肾小管-间质损害。例如氨能直接裂解该途径 C_3 分子中硫酯键,形成酰胺化 C_3,后者再通过 C_3/C_5 转化酶裂解 C_3。激活的 C_3 可直接与系膜表面氨基起反应引起损害;亦能产生 C_{5a} 和 C_{5b-9},C_{5a} 作为趋化因子,可吸引各种炎症细胞在肾小管-间质积聚，C_{5b-9} 则作为膜攻击复合物直接溶解细胞膜。酰胺化 C_3 亦可以与淋巴细胞和单核细胞上 CR1 受体相结合，引起氧自由基损害。

3. 尿钙排出增加 因酸中毒代偿引起的肾脏损害还与多种因素引起的肾结石和肾石病有关。慢性酸中毒时由于骨骼代偿、钙盐释放增加致尿钙排泄增加，加上酸中毒本身会抑制肾小管重吸收钙，更促进了尿钙排泄。另外，酸中毒可促使近端肾小管上皮细胞上 Na^+-枸橼酸协同转运蛋白活性和 ATP枸橼酸溶酶（ATP citrate lyase）活性增加，致使肾小管重吸收枸橼酸增加。枸橼酸分子中含有 3 个—COOH，可代谢成 HCO_3^- 而消减一部分酸负荷。然而，这样会使尿枸橼酸水平降低，而正常情况下枸橼酸在尿中可与钙结合成可溶性形式排出。由于枸橼酸排泄的减少必然会促进肾结石和肾石病进展，加重肾功能障碍。

4. 促进肾脏囊肿形成 酸中毒亦能通过诱发肾囊肿形成而促进肾脏病进展。肾囊肿形成的关键因素是囊壁上皮细胞的肥大和增生，酸中毒时细胞内钾可以逸出细胞外，长期细胞内钾浓度过低可以促进囊肿的形成。

5. 其他 酸中毒可以激活健存肾单位酪氨酸激酶 c-Scr 基因表达，而 c-Scr 基因可调节 c-fos 和 c-jun，两者再形成 AP-1 样转录因子，刺激各种生长因子如 TGFβ、PDGF 等表达，引起细胞肥大和增生。另一方面，酸中毒亦能抑制降解 ECM 的蛋白酶的活性，促进 ECM 进行性积聚而致残余肾进行性纤维化。ECM 蛋白降解与多种蛋白酶有关，如胱氨酸蛋白酶、金属蛋白酶（MMP_S）和丝氨酸蛋白酶，这些蛋白酶又存在许多抑制物如 $TIMP_S$ 和 PAI-1。大量的研究表明，酸中毒能够抑制 MMP-1 和 MMP-3 的活性而增加 TIMP-1 和 TIMP-2 的活性，这些综合因素都会促使肾病进展。

（七）蛋白质饮食与肾功能衰竭病程的进展

许多年前人们就已认识到高蛋白质饮食能促进肾脏病进展，限制蛋白质饮食能延缓肾功能下降趋势，并改善尿毒症症状。临床工作中也同时把低蛋白质饮食作为慢性肾脏病的基本治疗措施之一，其理论依据仍然是低蛋白质饮食可以缓解肾小球"三高"现象。

对高蛋白质饮食引起或加重肾功能进展的机制近年来亦进行了广泛而深入的研究。

1. 血流动力学机制 压力依赖性损害仍然是最基本的致病因素，人们发现高蛋白质饮食引起血流动力学紊乱导致的肾脏损害如肾组织肥大是不均匀分布的，主要集中在尿液浓缩区域如外髓质的内层（IS）和近髓质肾单位。进一步研究证实一次高蛋白质饮食后 2～3 h，血浆抗利尿激素（ADH）水平上升约 2 倍，同时尿渗透压亦明显增加，长期高蛋白质饮食则血浆 ADH 水平约增加 2.6 倍。因此，现在认为高蛋白质饮食所致血流动力学损害同尿液浓缩过程相近似,一方面血浆 ADH 升高引起髓襻升支粗段(TAL)NaCl 重吸收增加,导致 TAL 和 IS 段肥大,同时增加髓质间质溶质梯度,增加尿液浓缩能力,自由水清除率下降;另一方面,TAL 段 NaCl 重吸收增加,流向致密斑 NaCl 浓度下降,抑制管-球反馈(TGF),致使肾小球入球小动脉扩张,GFR 增加,长期肾小球高滤过可致肾脏肥大。

2. 非血流动力学机制 高蛋白质饮食能增加近端肾小管 Na^+-H^+ 逆向转运蛋白的活性和氨的产生,进一步促进肾脏肥大。高蛋白质饮食增加氨产生的原因是由于饮食中蛋白质能提供氨生成的前体、加重酸中毒,以及由于肾小球高滤过引起近端肾小管管腔液流量增加等综合因素作用的结果。

(1) 高蛋白质饮食与 RAS:高蛋白质饮食不仅能激活全身 RAS 系统,亦能激活肾局部 RAS 系统。

RAS 主要活性物质血管紧张素 Ⅱ 不仅是一个促进肾小球高滤过的血管活性物质,更是一种促生长因子,通过多种途径促进肾脏病进展。

(2) 色氨酸代谢产物的作用:色氨酸代谢产物硫酸吲哚酚(indoxylsulfate)可以引起或加重肾小球硬化。正常情况下色氨酸在肠道大肠埃希菌的作用下代谢为吲哚,之后在大肠中吸收入血,在肝脏转化为硫酸吲哚酚,由肾脏排泄。肾功能不全时,硫酸吲哚酚在体内积蓄,不仅作为一种尿毒症毒素引起一系列临床症状,还能刺激肾组织产生 TGFβ、TIMP 和 1α(Ⅳ)型胶原,促进肾脏纤维化,使硫酸吲哚酚排泄更少,因而形成一个恶性循环。

(3) 精氨酸及其代谢产物的作用:精氨酸以前被认为是 NO 的合成底物,现在认为它亦是许多其他物质的底物。

NO 在肾脏病中的作用尚未肯定。L-精氨酸可在内皮型 NO 合酶(eNOS)作用下产生 NO,引起血管扩张,具有一定的肾脏保护作用,但 NO 产生量相对较少。相反,L-精氨酸在诱生型 NO 合酶(iNOS)作用下产生的 NO,在某些肾脏病如膜增生性肾小球肾炎中则有明显的损害作用。

(4) ECM 降解酶:肾脏纤维化不仅是由致纤维化物质引起 ECM 蛋白产生增加,亦是 ECM 蛋白降解不足所致,涉及许多蛋白酶的作用。高蛋白质饮食亦能降低 MMP-2 的活性,增加 TIMP-1,2 的活性,从而抑制 ECM 降解而促进肾组织纤维化。

(八) 肾内低氧与慢性肾脏病进展

由肾小球损害引起肾内低氧的原因主要是继发于肾小球损害所导致的肾内血流动力学紊乱。一方面,残存的肾小球往往处于高滤过状态,入球小动脉和出球小动脉常代偿性扩张,加上原来的系统性高血压,结果肾小球毛细血管网向肾小管间质毛细血管发生压力性传递,从而引起球后毛细血管内皮细胞损伤;另一方面,对于增生性肾小球疾病引起肾小球毛细血管网阻塞,也会间接地影响肾小管间质毛细血管网。

此外,由于继发于肾小球损害引起的蛋白尿,肾小管细胞重吸收尿蛋白增加,会相应地增加肾小管间质耗氧量,从而加重肾内低氧血症。当然,肾小球损害所释放的一系列缩血管物质特别是血管紧张Ⅱ及内皮素-1(ET-1)对球后毛细血管的收缩作用也是引起肾内低氧血症的一个不可忽略的因素。

肾内低氧状态与蛋白尿一样主要引起肾小管间质病变,表现为肾小管萎缩、间质单核细胞浸润、间质成纤维细胞活化并向肌成纤维细胞表型转换以及间质 ECM 积累和间质容量扩大。其发生机制现在认为主要为低氧诱导的各种损伤介质综合作用的结果。

低氧血症引起这些损伤介质的增加主要在转录和转录后水平调节。这些损伤介质基因 5′或 3′端均存在低氧反应元件(hypoxia response elements HRE),这些 HRE 均包含一个核心序列即 5′-CGTG-3′,能与低氧诱导的转录因子-1(hy-poxia-inducible transcription factor-1,HIF-1)形成结合位点,HIF-1 再与低氧诱导的其他转录因子如 HNF-4、IL-6、NFkB 及 c-fos,c-jun 等协同作用,调节不同损伤介质的基因表达。另外,除了 HIF-1 外,低氧也可通过其他如氧感受器(oxygen sensor)途径调节这些基因表达。

总之,从以上研究可知,低氧在纤维化方面起着极其重要的作用,一方面通过 ECM 相关基因上 HRES 直接影响基因表达;另一方面通过低氧诱导的细胞介质对肾脏三种细胞,即肾小管上皮细胞、间质成纤维细胞及肾内微血管内皮细胞发挥自分泌和旁分泌效应。

在肾脏疾病过程中,最初的肾小球损害所致的肾血流动力学紊乱可引起肾小管间质微循环改变,使肾小管间质氧供不足,造成一种低氧环境,刺激了 ECM 积聚。若最初的急性损伤能够及时去除,少量的纤维化和瘢痕组织形成可以完全停止;但是如果形成的瘢痕组织足够多,会进一步影响血流量并阻碍邻近毛细血管网中的血流,使邻近的肾小管间质缺血加重,进一步诱导低氧损害,产生更多的瘢痕组织,阻碍了更多的毛细血管内血流,形成一种恶性循环,使病变进行性加重。

（九）尿毒症毒素学说

早在 100 余年前人们已经认识到尿毒症中毒症状可能与体内产生"尿毒症毒素"有关,后来逐渐形成了所谓"尿毒症毒素学说"。

当 CRF 进行性加重时,体液中约有 200 多种物质的浓度比正常升高。一般认为作为尿毒症毒素的物质必须同时具备下述条件:① 正常情况下该物质必须从尿中排泄,尿毒症时该物质浓度比正常升高,并与尿毒症的某些特异性症状有关;② 在尿毒症患者体内,该物质浓度必须能进行化学鉴定及定量测定;③ 随着该物质浓度降低,尿毒症的某些症状也随之缓解;④ 动物或体外实验证实该物质浓度与尿毒症患者体内浓度相似时可引起类似的毒性作用。由于尿毒症状复杂,涉及体内各个方面,至今不能用一种或一组"毒性"物质在体内积聚来解释尿毒症的所有症状,随着人们实践的不断深入,以往尿毒症毒素中有些已不再作为尿毒症毒素看待,当然,也有某些新的毒素被人们所认识。

传统上,尿毒症毒素分为以下 3 类:

1. 小分子物质 指相对分子质量小于 500 的物质,包括无机物质中的无机磷、氢离子、某些酸根(如 SO_4^{2-})及有机物质中的尿素、肌酐、尿酸、胍类、酚类和胺类等。

2. 中分子物质 中分子物质是相对分子质量为 500~5 000 的一组物质。Bergstrom 等应用凝胶滤过和离子交换层析等现代生物化学技术测得尿毒症患者体内存在一组相对分子质量介于小分子物质和大分子物质之间的物质,与尿毒症某些症状有关。经高效液相色谱分析、放射免疫学检查,现发现这些物质主要是一些多肽类物质,主要引起周围神经病变、尿毒症脑病及糖耐量异常,还对细胞生成、白细胞吞噬、淋巴细胞和纤维细胞增生有明显的抑制作用。上述各种作用亦归为"中分子学说",但近年来争议较多。

中分子学说有助于临床工作者合理地选择血液净化方案。由于人腹膜对中分子物质有较好的通透性,而传统血液透析所用的滤过膜主要是滤过小分子物质,因此对于中分子物质很高的人群,可选择腹膜透析。当然,改进血液透析的透析膜如合成膜,或改用血液滤过、血液灌流及血浆免疫吸附等方法,亦可较好地清除中分子物质。

3. 大分子物质 指相对分子质量大于 5 000 的物质。正常人肾(主要是近曲小管)具有降解、清除多种肽和小分子蛋白质(相对分子质量小于 50 000)的作用。尿毒症时肾脏清除这些物质的能力降低,致使其在体液中浓度增加。目前认为这些物质主要是一些内分泌激素,如生长激素(GH)、甲状旁腺素(PIH)、促肾上腺皮质激素(ACTH)、胰高血糖素、胃泌素及胰岛素等,其中以 PIH 和胰岛素作用更为突出。

PTH 过高可引起肾性骨营养不良、无菌性骨坏死、转移性钙化、皮肤瘙痒、透析痴呆、周围神经病变及肾小管损害,还能抑制促红细胞生成素产生并降低其活性,与尿毒症贫血有一定的关系。此外,PIH 亦能抑制肝脏脂酶活性,下调其 mRNA 表达以及抑制脂蛋白酶的活性,从而加重尿毒症脂质代谢异常。PTH 损害作用的机制目前尚未完全阐明,大多数与引起细胞内持续高钙有关。

高胰岛素血症可引起细胞膜 Na^+-K^+-ATP 酶、Mg^{2+}-ATP 酶活性下降;抑制肾小管 Na^+-H^+ 交换、Na^+-K^+ 交换,与尿毒症水、钠潴留有一定关系;还可引起脂肪和肝细胞胰岛素受体信号转导途径异常,加重尿毒症糖代谢紊乱。

（十）各种细胞介质、生长因子与肾脏病进展

现在的细胞介质和生长因子不仅包括传统意义上的各类物质，而且还包括各种具有介质行为的物质，如 ECM 蛋白和 MMPs。根据所起作用不同，促进肾脏病进展的细胞介质、生长因子可分为以下 4 类：① 促炎症分子；② 血管活性物质；③ 生长因子与基质促进分子；④ ECM 蛋白和 MMPs。

1. 促炎症分子　促炎症分子最初的作用是增加局部炎症反应，既可以通过激活补体，也可以通过刺激或增加局部淋巴细胞和血小板聚集起作用。

（1）血管活性物质：血管活性物质包括缩血管物质和扩血管物质，缩血管物质有 Ang Ⅱ、ET-1 和血栓素。Ang Ⅱ 作为缩血管物质主要是优先收缩肾小球出球小动脉，增加肾小球跨毛细血管压，进而损害肾小球，促进肾小球硬化。Ang Ⅱ 亦能收缩球后毛细血管床，导致局部缺血，促进肾小管-间质损害。此外 Ang Ⅱ 可以作为一种生长因子和基质促进因子加重肾小球损害，并不依赖于其血流动力学效应。ET-1 是另一种主要的缩血管物质，可以引起肾脏血液灌注不全，降低 CFR 和 RBF，加重多种肾脏病进展。体内研究表明，应用 ET-1 抗体可以部分改善 GFR 和 RBF 而起肾脏保护作用。

扩血管物质主要起肾脏保护作用，如前列腺素和 NO。研究证实应用非甾体抗炎药可以加重肾功能不全，而给予 PGE$_2$ 则可以改善肾功能，减轻局部细胞介质和基质产生。在环孢素肾病模型中同样证实肾组织 NO 能明显减轻肾小管-间质损害。然而 NO 亦可不依赖其血流动力学效应而损害肾小球，如 NO 能刺激肾小管系膜细胞释放多种细胞介质。

（2）生长因子和基质促进物质：生长因子和基质促进物质主要介导肾组织损伤以后的过度修复。其中最重要的是 TGFβ 介导的效应。TGFβ 是一种多功能的细胞介质，广泛存在于成纤维细胞、单核细胞、血小板、血管内皮细胞、肾小球系膜细胞及肾小管上皮细胞，主要参与 ECM 的形成过程。具体表现在：① TGFβ 能直接刺激 ECM 中多种成分，如 FN，胶原及蛋白多糖形成，现在认为这种调节主要发生在转录水平；② TGFβ 可以通过基质蛋白酶的介导影响基质降解过程，研究表明 TGFβ 可以抑制纤溶酶原激活因子的活性，并增加纤溶酶原激活因子的抑制因子-1（PAI-1）的活性，进而提高基质中 PAI-1 水平；PAI-1 可以抑制纤溶酶原激活剂因子 u-PA 和 t-PA 的合成，后者可以使纤溶酶原转化为纤溶酶；纤溶酶可以降解 ECM 中多种成分并能激活金属蛋白酶（MMPa），促进胶原降解，因此 TGFβ 主要通过增加 PAI-1 活性而抑制基质降解；③ TGFβ 可以调节基质细胞整合素受体表达，促进细胞与基质黏附及基质沉积；④ TGFβ 可通过自分泌作用诱导其本身的生成，从而大大地增加其生物活性。

（3）ECM 与蛋白酶：上面提到多种生长因子和基质促进物质能促进

ECM进行性积聚,导致肾组织纤维化,另外CRF时还涉及ECM降解不足。正常情况下肾组织细胞内蛋白质和ECM处在一个合成和降解的动态平衡状态下,在肾小球和肾小管-间质纤维化过程中,这种平衡往往被打破,即蛋白合成增加、各种蛋白酶活性下调。降解ECM蛋白的蛋白酶主要有三类,即半胱氨酸蛋白酶、基质金属蛋白酶(MMPs)和丝氨酸蛋白酶。丝氨酸蛋白酶包括纤溶酶、白细胞弹性蛋白酶和组织蛋白酶。MMPs包括:① 间质蛋白酶,如MMP-1、MMP-8;② IV型胶原酶,如MMP-2、MMP-9;③ 基质溶解酶(stromelysis)。每一种蛋白酶均有其特异性作用底物,其中纤溶解原激活因子PA/MMP-2蛋白酶系统在ECM降解过程中起着关键的作用。此外,这些蛋白酶亦有其特异性抑制物如TIMPs和PAI-1。众多的体外研究表明,肾脏病发展过程中存在多种蛋白酶活性下降,其抑制物的水平增加,其机制部分是通过TGFβ介导,部分由血管紧张素II介导。

十、肾小球疾病的发病机制

(一)体液免疫反应

20世纪80年代以来人们已逐渐公认,抗体沉积于肾小球主要由两大类体液免疫机制所致,即原位免疫复合物形成和循环免疫复合物沉积(见表5-2)。

1. 肾小球原位免疫复合物形成　肾小球原位(in situ)免疫复合物形成指肾小球中某种固有抗原或种植抗原(或抗体)与其血循环中的相应游离抗体(或抗原)在肾小球局部结合形成免疫复合物。该原位免疫复合物既可存在于上皮下,亦可存在于系膜区或内皮下。

(1)肾小球固有抗原导致的原位免疫复合物形成:肾小球的细胞外基质成分(如基膜或系膜基质的有关成分)或细胞膜成分(如脏层上皮细胞或与系膜细胞相关的胞膜成分)均可作为抗原导致原位免疫复合物形成。

表5-2　原发性肾小球疾病的体液免疫发病机制

原位免疫复合物形成
抗体与肾小球固有抗原反应
细胞外基质抗原:如胶原 α_3(IV)肽链的NCI区,层连蛋白
细胞膜抗原:如FxlA*,Thy-1.1*,DPP IV*
抗体与肾小球种植抗原反应
电荷因素种植的抗原:如阳离子化牛血清白蛋白、铁蛋白或人IgG,组蛋白
化学因素种植的抗原:如刀豆素A,植物血凝素样物质,DNA
体积因素种植的抗原:如免疫复合物中抗体分子的Fc段或Fab段循环免疫复合物沉积
外源性抗原:如药物,异种血清,微生物,原虫,蠕虫
内源性抗原:如核及细胞成分,血浆蛋白,器官特异蛋白,肿瘤抗原

注:FxlA:大鼠近曲小管刷状缘抗原;Thy-1.1:胸腺细胞抗原;DPPIV:二肽基肽酶IV型抗原。

（2）肾小球种植抗原导致的原位免疫复合物形成：某些非肾抗原能通过电荷因素、化学因素、体积因素或免疫因素"种植"至肾小球，再吸引血循环中的相应抗体，在肾小球内形成原位免疫复合物。

2. **循环免疫复合物沉积肾小球**　某些外源性或内源性抗原能在血循环（或其他体液）中与其特异抗体形成免疫复合物，条件适宜时，此循环免疫复合物沉积于肾小球导致肾炎。

（1）循环免疫复合物的特性：尤其重要的是循环免疫复合物的大小、电荷及抗体的亲和力。

① 循环免疫复合物网络结构大小：这主要取决于抗原分子上的抗体结合位点（价数）以及抗原与抗体的比例。

② 循环免疫复合物的电荷特性：肾小球滤过膜带阴电荷，因此带阳电荷的循环免疫复合物将易于通过电荷反应沉积其上。但是，对于系膜区的循环免疫复合物沉积，电荷状态是否同样重要仍存在争论。循环免疫复合物带何种电荷与其抗原及抗体的电荷状态有关。

③ 循环免疫复合物中抗体对抗原的亲和力：亲和力高的抗体易与抗原牢固结合形成较大网络结构的循环免疫复合物，如果网络结构未大到被吞噬清除，则沉积至肾小球系膜区及内皮下，此部位的免疫沉积物常引起增殖性肾炎。

（2）机体清除循环免疫复合物的能力

① 红细胞对循环免疫复合物的转运：抗原-抗体复合物激活补体后能形成抗原-抗体-C_{3b}复合物，该复合物能通过红细胞表面的 CR1（即 C_{3b} 受体）与红细胞结合，随血循环转运至肝、脾，然后在肝脾中被单核巨噬细胞吞噬清除。

② 单核吞噬细胞系统对循环免疫复合物的吞噬：单核吞噬细胞系统是一类由骨髓前单核细胞衍生而来的成熟吞噬细胞，在循环中被称作单核细胞，进入组织后被称为巨噬细胞。单核巨噬细胞是清除循环免疫复合物最重要的细胞，它能通过细胞表面的 Fc 受体及 C_{3b} 受体与免疫复合物结合，而将其内吞至胞内空泡中，然后溶酶体与空泡融合并释放蛋白质酶，将免疫复合物降解。除单核吞噬细胞系统外，中性粒细胞对吞噬清除循环免疫复合物也很重要。

（3）肾小球的结构及功能状态：肾小球的某些结构及功能有利于循环免疫复合物沉积，同时肾小球又具有清除免疫复合物的功能。

有利于循环免疫复合物沉积的因素：肾小球不同于其他血管，它实际上是一过滤器，而且还有独特的生理、解剖、生物化学及免疫学特点：① 生理学特点：肾脏血流丰富，其血流量约占心搏出量的 25%，故循环中的免疫复合物能以高呈递率送达肾脏；肾小球内压高，其毛细血管压约为平均动脉压的

60%，即 8～19 kPa(60～75 mmHg)，高于其他血管床，故能促进滤过及循环免疫复合物沉积；② 组织学特点：肾小球滤过膜面积大(约为 $1.5 m^2$)并具有选择通透性，故能阻挡较大的循环免疫复合物，使之大量滞留于毛细血管壁；毛细血管壁有内皮窗，故而循环免疫复合物易于进入 GBM，然后沉积于毛细血管壁的不同部位；③ 生物化学特点：GBM 上的硫酸类肝素和上皮及内皮膜上的唾液酸使肾小球滤过膜带阴电荷，故而带阳电荷的循环免疫复合物易于沉积；系膜及 GBM 中的某些蛋白质能通过蛋白质-蛋白质相互反应而结合循环免疫复合物；④ 免疫学特点：肾小球脏层上皮细胞及系膜细胞上均有 Fc 受体及 C_{3b} 受体，因此它们能通过这些受体直接与循环免疫复合物结合，使之沉积。上述特点十分有助于循环免疫复合沉积。

清除免疫复合物的机制：循环免疫复合物沉积至肾小球后，可通过下列机制将其清除：① 蛋白质酶消化：脏层上皮细胞及系膜细胞皆能释放蛋白溶解酶消化沉积的免疫复合物；② 系膜组织清除：较大网络结构的循环免疫复合物通过内皮窗进入系膜区后，能被来自骨髓的具有吞噬能力的系膜细胞亚群吞噬清除，或由系膜基质内管道转输至肾小球血管，进入淋巴管被清除；③ 吞噬细胞吞噬：局部浸润的单核巨噬细胞及中性粒细胞亦能吞噬沉积的免疫复合物并将其降解。任何因素使上述清除功能减弱，都将有利于沉积的免疫复合物致病。

(二)细胞免疫反应

虽然多数肾小球肾炎主要由体液免疫致病，细胞免疫仅伴随参与，但确有少数肾炎主要由细胞免疫致病。

以往仅重视血循环中的炎症细胞，如中性粒细胞、单核细胞及血小板等，但近年来已认识到，肾组织细胞如肾小球系膜细胞、脏层上皮细胞、内皮细胞及肾小管上皮细胞等在某些特定条件下也能发挥炎症细胞作用。肾组织细胞在肾炎炎症反应中不但是被动受害者，而且也是直接参与者，它们能通过自身代谢和功能改变而直接影响肾炎进程，这是近十余年来认识上的一个重大更新。

1. 中性粒细胞　中性粒细胞又称多形核白细胞(PMN)，在介导肾小球疾病上具有重要作用。

PMN 释放的炎症介质主要为：① 血管活性胺，如组胺；② 血管活性酯，如 TXA_2、LTB_4、5-羟二十碳四烯酸(5-HETE)及 PAF；③ 生长因子及细胞因子，如 IL-1β、IL-6、转化生长因子 β(TGFβ)、γ 干扰素(INFγ)及 TNFα；④ 趋化因子，如 IL-8；⑤ 活性氧；⑥ 活性氮，如一氧化氮(NO)及过氧化亚硝酸盐(peroxynitrite)，啮齿动物 PMN 能产生大量活性氮，但人 PMN 产生的活性氮很微量；⑦ 蛋白酶；⑧ 阳性蛋白质，如髓过氧化物酶(myeloperoxidase,

MPO)、防卫素(defensins)、天青杀素(azurocidin)、杀菌增加通透性蛋白(bactericidal permeability-increasing protein)及溶菌酶。

2. 单核巨噬细胞　单核巨噬细胞既是免疫调节细胞，又是炎症效应细胞。在许多类型的人类肾炎及动物肾炎模型中，均能见到巨噬细胞浸润，主要浸润肾小球及肾间质。

单核巨噬细胞与 PMN 相似，也要靠趋化因子吸引、并靠受体及黏附分子作用而定位至肾小球和肾间质：① 趋化因子作用。除 C_{5a} 及 T 细胞产生的巨噬细胞移动抑制因子外，肾小球系膜细胞产生的趋化因子(chemokine)CC 族（即 β 族）成员单核细胞趋化蛋白-1(MCP-1)及 RANTES、细胞因子 TGFβ、巨噬细胞克隆刺激因子(M-CSF)以及血管活性酯 PAF 等均能趋化单核巨噬细胞至肾小球。而肾小管上皮细胞产生的 MCP-1、单核细胞特异趋化脂(monocyte-specific chemotactic lipid)及骨桥蛋白(osteopontin)等亦能趋化单核巨噬细胞至肾间质。此外，纤维蛋白降解产物、纤连蛋白片段等对单核巨噬细胞也具有趋化作用；② 受体及黏附分子作用：单核巨噬细胞能通过其表面的 F_c 受体、C_{3b} 受体及黏附分子 Mac-1 形成的 C_{3bi} 受体，与抗原-抗体-补体免疫复合物粘连；单核巨噬细胞又能以其表面的黏附分子 LFA-1（及 Mac-1）与内皮细胞表面的黏附分子 ICAM-1 结合，从而黏附至内皮细胞上。单核细胞通过上述趋化及黏附作用，从血循环中定位至肾小球及肾间质，转变为巨噬细胞。

巨噬细胞定位于肾脏后，即活化而释放出一系列炎症介质，包括：① 血管活性酯：如 TXA_2、LTB_4、LTD_4、15-HETE 及 PAF；② 生长因子及细胞因子；如 IL-1、IL-6、IL-10、PDGF、转化生长因子 α(TGFα)、碱性成纤维细胞生长因子(FGF-2，又名为 bFGF)、表皮生长因子(EGF)及 TNFα 等，至于巨噬细胞是否产生 TGFβ 尚有争论；③ 活性氧；④ 活性氮，如 NO；⑤ 蛋白酶，如金属蛋白酶；⑥ 促凝血物质：在新月体形成过程中具有重要作用；⑦ 补体。这些炎症介质即可导致或加重肾炎。

3. 血小板　血小板除具有凝血作用外，也是炎症效应细胞，而且，在 PMN 介导的肾小球肾炎发病中尤其重要。

血小板能受多种因素作用趋化至肾小球。这些因素包括：① 胶原断片：血管内膜损伤，基膜暴露受损后即可产生此断片，对血小板有强大趋化作用；② PAF：该血管活性酯对血小板趋化作用甚强；③ 二磷酸腺苷(ADP)：活化的 PMN 释放活性氧，能使肾小球毛细血管壁上 ADP 酶灭活，ADP 局部浓度增加，从而趋化血小板聚集于肾小球；④ 补体：补体对血小板肯定具有趋化作用，是否 C_{5a} 具此作用尚不清楚。

另外，血小板所具有的各种黏附蛋白及黏附分子也能帮助血小板定位于肾小球：① 黏附蛋白：包括纤连蛋白、玻连蛋白（vitronectin）、血小板反应蛋白（thrombospondin）、von Willebrand 因子、骨连蛋白（osteonectin）及纤维蛋白原等，它们除了能促进血小板-血小板聚集致凝外，也能促进血小板-细胞及血小板-基质黏附致炎；② 黏附分子：血小板表面有整合素（integrin）形成的各种受体，活化的血小板还能表达选择素（integrin）形成的各种受体，活化的血小板还能表达选择素（selectin），它们在促血小板聚集和促进血小板-细胞及血小板-基质粘附上亦具重要作用。

血小板一旦定位，即活化并释放各种炎症介质，包括：① 血管活性胺：如5-羟色胺及组胺；② 血管活性酯：如 TXA$_2$、12-HETE 及 PAF；③ 生长因子及细胞因子：如 PDGF、TGFα、TGFβ、EGF、胰岛素样生长因子 1（IGF-1）、FGF-2、血小板来源内皮生长因子（platelet-derived endothelial growth factor，PDEGF）及 IL-1；④ 趋化因子：如 RANTES 及 PF$_4$ 等，前者能趋化单核细胞，而后者趋化 PMN；⑤ 活性氧：血小板仅能生成少量活性氧产物；⑥ 活性氮，如 NO；⑦ 蛋白酶：如组织蛋白酶、胶原酶及弹性蛋白酶等，此外，还产生多种酸性水解酶；⑧ 促凝物质：如 PF$_4$ 及 β-血小板球蛋白（thromboglobulin，β-TG），它们除能促进凝血外，还因为带有阳电荷，而能与肾小球滤过膜上阴离子位点结合，中和并损害电荷屏障；⑨ 补体。因此，血小板具有强大的致炎作用，它共有 20 余种产物能起有丝分裂效应，促进细胞增生。

4. 肾小球系膜细胞 肾小球系膜细胞能被许多物质刺激活化，进而产生收缩、增生，并释放多种炎症介质和细胞外基质，造成肾小球炎症及硬化。因此，在肾小球肾炎致病过程中系膜细胞是一个非常活跃的细胞，在各种致病因素中它处于中心地位。

系膜细胞活化后，即能分泌多种可溶性炎症介质，这些介质既可经旁分泌途径作用于邻近细胞，又可以自分泌方式作用于系膜细胞自身，引起炎症反应。这些炎症介质包括血管活性酯、血管活性肽、生长因子及细胞因子、趋化因子、细胞黏附分子、活性氧、活性氮、酶、凝血及纤溶因子等。

整体研究及体外细胞培养研究已证实，系膜细胞活化后能分泌多种胶原、非胶原糖蛋白及蛋白聚糖，并能分泌多种基质降解酶。这些酶能降解肾小球基膜及系膜基质中的细胞外基质成分，在生理情况下参与它们的代谢和更新。病理情况下，如果这些酶活性增高，则可能破坏肾小球基膜，造成血尿及蛋白尿；如果酶活性受到抑制，细胞外基质降解减少，又可促进肾小球硬化。

5. 肾小球脏层上皮细胞 脏层上皮细胞能产生多种细胞外基质成分及基质降解酶，生理情况下，它们能参与肾小球基膜的代谢及更新；病理情况下，这些异常分泌的基质成分及酶可致病。另外，脏层上皮细胞还能合成及释放多种炎症介质，损伤肾小球。

6. 肾小球内皮细胞

(1) 增生表型上的变化:当肾小球损伤时,内皮细胞增生能够修复毛细血管,并覆盖剥脱的基膜;但是内皮细胞过度增生则是某些增生性肾炎的重要病理表现。已知能刺激肾小球内皮细胞增生的细胞因子有 FGF-2 及血管内皮细胞生长因子(vascular endothelial cell growth factor),而 $TGF\beta_1$ 可能抑制内皮细胞增生。

(2) 分泌表型上的变化:内皮细胞活化后能产生多种炎症介质及细胞外基质,详见表5-3、表5-4、表5-5。这些炎症介质能通过旁分泌及自分泌途径作用于邻近细胞或内皮细胞自身致成炎症,而细胞外基质能沉积于肾小球基膜及系膜,促进肾小球硬化。

表5-3 肾小球内皮细胞分泌的致病因子

种 类	致 病 因 子
血管活性酯	PGI_2,PGE_2,TXA_2,PAF
血管活性肽	ET-1,Ang Ⅱ
生长因子及细胞因子	PDGF,FGF-1,FGF-2,TGF-β_1,EGF,TNFα
趋化因子	IL-8,MCP-1
黏附分子	ICAM-1,ICAM-2、VCAM-1,PECAM-1[a],P-选择素,E-选择素,β_1 及 β_3 整合素,钙黏着素,CD34[b]
细胞外基质成分	胶原Ⅵ,硫酸类肝素
活性氮	NO
凝血及纤溶因子	Von Willebrand 因子,血栓调节蛋白[c],tPA,uPA,PAI-1,PAI-2

注:[a]. PECAM-1:血小板内皮细胞粘附分子-1;[b]. CD34:又称黏蛋白(mucin);

[c]. 血栓调节蛋白:thrombomodulin 肾小管上皮细胞

表5-4 肾小管上皮细胞分泌的致病因子

种 类	致 病 因 子
血管活性肽	ET-3
生长因子及细胞因子	IL-1, IL-6, PDGF, EGF, FGF-2, TGFα, TGFβ, IGF-1, GM-CSF,TNFα
趋化因子	IL-8,EDA-78[a],MCP-1,RANTES
黏附分子	ICAM-1,VCAM-1,β1 整合素 α2、α3 及 α6,β3 整合素 αv
细胞外基质成分	胶原Ⅰ及Ⅲ
其他	聚簇素[b]

注:[a]. EDA-78:源于上皮细胞的中性粒细胞引诱物78;[b]. 聚簇素:clusterin,可能有黏附功能

（三）炎症介质

表 5-5　参与肾炎致病的炎症介质分类

生长因子及细胞因子
　　表皮生长因子类
　　血小板来源生长因子类
　　胰岛素样生长因子类
　　成纤维细胞生长因子类
　　集落刺激因子类
　　神经生长因子类
　　白细胞介素类
趋化因子
　　α系趋化因子
　　β系趋化因子
黏附分子
　　免疫球蛋白超家族
　　整合素家族
　　选择素家族
　　钙粘着素家族
　　其他
血管活性肽
血管活性酯
　　花生四烯酸代谢产物
　　环加氧酶产物
　　酯氧化物产物
　　细胞色素 P450 单氧化酶产物
　　血小板活化因子
血管活性胺
活性氧及其产物
活性氮
酶（蛋白酶及溶酶体酶）
凝血及纤溶因子
补体

1. 生长因子与细胞因子　　细胞因子,包括生长因子,是一大类小分子的(糖)蛋白,它们能在细胞间进行联络,从而发挥包括调控细胞生长在内的一系列重要生理及病理作用(表 5-6)。它们中的大多数因子都被分泌至细胞外,但也有少数因子只结合在细胞膜上或者存在于细胞外基质内。细胞因子主要以自分泌(autocrine)或旁分泌(paracrine)形式发挥效能,就近作用在自身或邻近靶细胞,但是少数细胞因子(如胰岛素样生长因子及克隆刺激因子等)也能同时以内分泌(endocrine)形式先分泌入血循环,再转运至远距离的靶细胞起效。

表 5-6　与肾炎发病有关的生长因子及细胞因子

生长因子	肾内生成位点	肾内靶细胞	在肾炎中的致病作用
EGF	PT、Mac、MC、Enc	MC、Vepc、Tub、Fb	促 MC 收缩;促 MC、Vepc、Tub 及 Fb 增生;并促 MC 及 Vepc 生成 PG$_s$
TGFα	PT、Mac、Tub	同上	促 MC、Vepc、Tub 及 Fb 增生
TGFβ	PT、Mac、LC、PMN、MC、Enc、Tub、VSMC	MC、Vepc、Enc、Tub、Fb	趋化 Mon;抑制 Vepc 及 Enc 增生,对 MC 及 Fb 增生具双向作用;促 MC、Vepc、Enc 及 Tub 合成细胞外基质,并抑制蛋白酶养活基质降解;促 MC 生成细胞因子(PDGF 及 TGFβ 本身)、ET 及 PGE$_2$
PDGF	PT、Mac、MC、Vepc、Enc、Tub、Fb、VSMC	MC、VSMC、Fb	趋化 PMN、MC 及 Fb;促 MC 及 VSMC 收缩;促 MC 增生;促 MC 生成细胞因子(TGFβ 及 PDGF 本身)、PAF 及 PG$_s$;并促 MC 合成细胞外基质
IGF-1	PT、MC、Tub	MC	促 MC 增生;并促 MC 合成胶原Ⅳ
FGF-1	MC、Enc、Tub	Enc、Tub	调节 Enc 及 Tub 增生
FGF-2	PT、Mac、LC、MC、Vepc、Enc、Tub、Fb、VSMC	MC、Vepc、Enc、Tub、VSMC	促 MC、Vepc、Enc、Tub 及 VSMC 增生;促 MC、Vepc 及 Fb 合成细胞外基质
IL-1	PT、Mac、PMN、MC、Tub	MC、Vepc、Enc、Fb	趋化 PMN;促 MC 及 Vepc 增生;促 MC、Vepc 及 Fb 合成细胞外基质;促 MC 表达黏附分子,生成细胞因子(TNF、PDGF、TGFβ、IL-6 及 IL-1 本身)、趋化因子、PG$_s$ 酶、活性氧及活性氮;促 Enc 表达黏附分子及生成 PDGF 及趋化因子
IL-6	Mac、PMN、MC、Vepc、Tub	MC	促 MC 增生;并促 MC 合成 IL-6 本身
IL-10	LC、Mac	MC	抑制 MC 增生;抑制 MC 表达 ICAM-1 及生成细胞因子(IL-1、IL-6 及 TNFα)TGE$_2$
TNFα	Mac、LC、PMN、MC、Enc、Tub、Fb	MC、Vepc、Enc、Fb	趋化 PMN;促 MC 收缩;促 MC、Vepc 及 Fb 增生;促 MC 及 Fb 合成细胞外基质;促 MC 表达黏附分子,生成细胞因子(IL-1、IL-6、PDGF、GM-CSF、M-CSF 及 TNF 自身)、趋化因子、ET、PG$_s$、PAF、活性氧及活性氮;促 Enc 表达黏附分子

2. 血管活化肽——内皮素　内皮素（ET）是 1988 年被发现的一种强烈缩血管多肽，由 21 个氨基酸构成，它有 3 种异构体，即 ET-1、ET-2 及 ET-3，相对分子质量均约 2 500。

ET 的肾脏生物活性作用主要表现在 3 个方面。① 血管活性作用：ET 是迄今发现的最强烈的血管收缩剂，对血管平滑肌有强大而持久的收缩作用，能降低肾血流量及肾小球滤过率；ET 亦能刺激肾小球系膜细胞收缩，使肾小球有效滤过面积及超滤系数下降。ET 对血管及系膜细胞的这一收缩作用可能部分由 PAF 及 $PGF_{2\alpha}$ 介导。② 促有丝分裂作用：ET 能促进系膜细胞增生及合成 DNA，并表达原癌基因 c-fos、c-jun 和 c-myc。该增生作用可能部分由 PDGF 及 $TNF\alpha$ 介导，但不由 IL-1 介导。另外，ET 亦刺激平滑肌细胞增生。③ 致炎作用：ET 可刺激系膜细胞释放生长因子及细胞因子（如 ICAM-1 及 VCAM-1），花生四烯酸产物（如 PGE_2、PGI_2、$PGF_2\alpha$ 及 TXA_2），PAF 及细胞外基质（如胶原Ⅰ、Ⅲ、Ⅳ及层粘蛋白）；另外，还能刺激肾小球脏层上皮细胞分泌纤溶酶原活化剂，因此，ET 在肾小球肾炎中能促进炎症及硬化发生。

3. 血管活性酯

（1）花生四烯酸代谢产物：花生四烯酸代谢产物都具有重要生物活性，能在不同环节参与肾小球疾病发病。它们的主要作用是：① 血管活性作用：能影响肾小球血流动力学及肾小球毛细血管通透性。TXA_2、$PGF_2\alpha$、LTC_4 及 LTD_4 能刺激血管及系膜细胞收缩，LTB_4 能增加毛细血管通透性，而 PGI_2、PGE_2 能抑制系膜细胞收缩，PGI_2、PGE_2 及 LXA_4 能使血管舒张；近来研究又发现，细胞色素 P450 单氧化酶代谢途径产物 8,9-EET 及 20-HETE 亦能使肾血管收缩，而 5,6-EET 及 11,12-EET 却能使肾血管舒张；② 对循环炎症细胞的作用：能影响循环炎症细胞的趋化、黏附及活化。LTB_4、TXA_2 及 12-HETE 能趋化 PMN，促其黏附于血管内皮，而 15-HETE、LXA_4 及 LXB_4 能抑制 LTB_4 的这一趋化作用。LTD_4 能趋化单核细胞，LTB_4 能趋化 PMN 至肾小球与系膜细胞黏附；③ 对肾小球固有细胞的作用：能影响这些细胞活化、增生、产生炎症介质及细胞外基质。$PGF_2\alpha$、LTC_4 及 LTD_4 能刺激系膜细胞增生，PGI_2 及 PGE_2 能抑制系膜细胞增生，而 TXA_2 对系膜细胞增生却具双向作用（即对静止期细胞促进增生，对增生期细胞抑制增生）；近来发现，细胞色素 P450 单氧化酶代谢途径产物 8,9-EET 及 14,15-EET 亦能刺激系膜细胞增生，12-HETE 及 15-HETE 能刺激血管内皮细胞增生；除调节增生外，对肾小球细胞产生炎症介质及细胞外基质亦有调节作用；已知 LTB_4 能促进系膜细胞释放活性氧，TXA_2 能上调系膜细胞对 ET-1 的表达，TXA_2 能刺激系膜细胞合成胶原Ⅳ、纤连蛋白及层连蛋白，而 PGI_2 及 PGE_2 抑制系膜细胞对胶原Ⅰ、Ⅲ、Ⅳ及纤连蛋白的合成；④ 其他作用：花生四烯酸代谢产物还能影响系膜细胞对免疫复合物及低密度脂蛋白的摄取（TXA_2 增加摄取，PGE_2 减少摄取），并影响凝血（TXA_2 促血小板聚集，而 PGI_2、5,6-EET、11,12-EET 及 20-HETE 抑制血小板聚集）。

（2）血小板活化因子（PAF）：PAF 也是磷脂代谢产生的生物活性脂，其结构为 1-烷基-2-乙酰甘油-3-磷酸胆碱，现已能人工合成。最早发现嗜碱粒细胞能释放 PAF，后证实体内多种细胞都能产生 PAF，这些细胞包括单核巨噬细胞、PMN、血小板、血管内皮细胞、肾小球系膜细胞及内皮细胞，以及肾髓质细胞。

PAF 可通过下列几方面作用而参与肾炎致病：① 血管活性作用：能使肾小球毛细血管收缩，并增加血管壁通透性；② 对循环炎症细胞作用：能趋化并聚集血小板，并使之活化脱颗粒；能趋化 PMN 及单核细胞，使之黏附于血管壁；③ 对肾小球固有细胞作用，使之黏附于血管壁；④ 对肾小球固有细胞作用：能使系膜细胞收缩，从而减少超滤系数及肾小球滤过率；能刺激系膜细胞增生、释放 TXA_2 和 PGE_2 及产生活性氧；⑤ 其他作用：PAF 还能影响免疫复合物在肾小球内沉积，这可能与 PAF 改变肾小球滤过膜通透性以及刺激血小板释放阳离子蛋白，使肾小球滤过膜上阴离子被中和有关。

4. 活性氧及其产生　活性氧及其代谢产物（reactive oxygen species）包括超氧阴离子（O_2^-）、过氧化氢（H_2O_2）、羟自由基（OH°）、单线态氧及次卤酸，其中 O_2^- 及 OH° 是自由基。在这全部活性氧产物中以 OH° 生物活性最强。

活性氧产物能通过一系列机制损伤肾脏，这包括：① 直接损害：活性氧能导致细胞膜上不饱和脂肪酸脂质过氧化，损伤细胞膜，活性氧能进入细胞内破坏细胞器和细胞核，如此，肾脏细胞的结构及功能受破坏；活性氧能减少肾小球对细胞外基质（如蛋白聚糖）的合成并增强细胞外基质（如胶原）降解，次卤酸还能通过氧化及卤化反应损伤肾小球基膜，因此，破坏了肾小球滤过膜结构及功能；活性氧（如 H_2O_2）还能刺激系膜细胞收缩，减少肾小球滤过面积及超滤系数，损伤肾功能；② 间接反应：活性氧能激活蛋白酶并灭活酶抑制剂，故而增强蛋白酶活性，破坏肾组织；活性氧能活化磷脂酶及环加氧酶，促进肾小球合成 PGE_2、PGI_2、PGF_{2a} 及 TXA_2，改变肾小球滤过率及诱发蛋白尿；活性氧还能趋化 PMN（此趋化作用可能与它们刺激小球花生四烯酸代谢产物合成有关），加重肾小球炎症。

5. 活性氮　活性氮（reactive nitrogen）指相对分子质量为 30 的、具有高活性的气态一氧化氮（NO）。NO 具有对肾脏有益的作用：① NO 能抑制系膜细胞及血管平滑肌细胞增生，并改变白细胞黏附，因此对阻止增生性肾炎进展有益；② NO 能抑制系膜细胞收缩并扩张肾血管，故有利于改善肾小球滤过率,保护肾功能;③ NO 还能抑制血小板,对抗血栓形成,从而防止血栓所致肾脏损伤。另一方面,NO 对肾脏又具有有害作用:① NO 与超氧阴离子(O_2^-)反应将生成不稳定的过氧化亚硝酸盐阴离子($OONO^-$),$OONO^-$ 具有细胞毒性,能直接导致脂质过氧化而损伤细胞膜,而且 $OONO^-$ 解离后的产生 NO 及 OH·也有此毒性;② NO 与蛋白质中巯基(—SH)反应生成 S-亚硝基硫醇(S-nitrosothiol,RS-NO),RS-NO 具有细胞毒作用,能导致某些重要的酶灭活,使细胞代谢紊乱。

6. **补体膜攻击复合体** 补体系统无论从经典途径或旁路途径活化,最终都要激活补体后期成分,在细胞膜上形成分子复合体 C_{5b-9}。该复合体直接嵌在细胞膜的双脂层中,形成穿膜通道,能使无核细胞(如红细胞)溶解,故 C_{5b-9} 又称为膜攻击复合体。对于有核细胞(如肾小球固有细胞),C_{5b-9} 常不能致其溶解,但却能刺激它们产生炎症介质及其质成分。

补体的致病作用:① 对肾小球系膜细胞的作用:C_{5b-9} 能活化系膜细胞,使之合成与释放生长因子及细胞因子(如 IL-1 及 TNF)、花生四烯酸代谢产物(如 PGE_2、PGI_2 及 TXA_2)及活性氧(H_2O_2 及 O_2^-);② 对肾小球脏层上皮细胞的作用:C_{5b-9} 也能活化上皮细胞,使之合成及释放花生四烯酸代谢产物(如 TXA_2、$PGF_{2\alpha}$ 及 PGE_2)、活性氧及蛋白酶,并生成细胞外基质(如胶原IV)及抗黏附糖蛋白 SPARC;③ 对血管内皮细胞的作用:C_{5b-9} 能刺激内皮细胞合成与释放细胞因子(如 PGF-2 及 PDGF),增强细胞黏附分子 ICAM-1 及 E-选择素的表达,并使 E-选择素易位至细胞表面(如此将促进循环中白细胞于内膜面滚动);另外,还能促进凝血(刺激组织因子产生、von willebrand 因子释放及凝血酶原酶复合物形成)。

(曾　鸣　邢昌赢)

第二节　基本知识

一、急性肾小球肾炎

急性肾小球肾炎(acute glomerulonephritis)是以急性肾炎综合征为主要临床表现的一组疾病。

(一)病因、病理

常因 β-溶血性链球菌"致肾炎菌株"(多为 A 组 12 型)感染所致,常见于上呼吸道感染(如扁桃体炎)、猩红热、皮肤感染(如脓疱疮)等链球菌感染后,由感染所诱发的免疫反应引起。多见于儿童,男性多于女性。

病变主要累及肾小球。病理类型为毛细血管内增生性肾小球肾炎。光镜下表现:弥漫性内皮细胞和系膜细胞增生,急性期可伴有中性粒细胞和单核细胞浸润。免疫病理:IgG 及 C_3 呈粗颗粒状沿毛细血管壁和(或)系膜区沉积。电镜下表现:肾小球上皮细胞下有驼峰状大块电子致密物沉积。

（二）诊断要点

1. 前驱感染后 1～3 周(平均 10 天左右)起病。

2. 急性肾炎综合征表现:血尿、蛋白尿、水肿、高血压,甚至少尿、氮质血症。

3. 血清 C_3 及总补体下降,于 8 周内逐渐恢复正常。

4. 肾小球滤过率进行性下降或病情于 1～2 月未见明显好转者应及时做肾活检以明确诊断。

（三）治疗原则

1. 急性期卧床休息,低盐(3 g/d)饮食。氮质血症时限制蛋白质摄入,并以优质动物蛋白为主,明显少尿者限制液体入量。

2. 治疗感染灶　反复发作的慢性扁桃体炎待病情稳定后可考虑做扁桃体摘除,术前术后两周注射青霉素。

3. 对症治疗　包括利尿消肿、降血压、预防心脑并发症。

4. 透析治疗　少数发生急性肾衰竭有透析指征时,应及时给予透析治疗。

5. 中医药治疗　根据辨证分别给予宣肺利尿、凉血解毒等疗法。

二、急进性肾小球肾炎

急进性肾小球肾炎(rapidly progressive glomerulonephritis)是临床以急性肾炎综合征、肾功能急剧恶化、早期出现少尿性急性肾衰竭为特征,病理呈新月体肾小球肾炎表现的一组疾病。

（一）病因、病理

原发性急进性肾炎根据免疫病理分为三型:① Ⅰ型:抗肾小球基底膜型,由于抗肾小球基底膜抗体与肾小球基底膜(GBM)抗原相结合激活补体而致病;② Ⅱ型:免疫复合物型,因肾小球内循环免疫复合物的沉积或原位免疫复合物形成,激活补体而致病;③ Ⅲ型:非免疫复合物型,50％～80％为肾微血管炎(原发性小血管炎肾损害),血清抗中性粒细胞胞浆抗体(ANCA)常呈阳性。近年来,根据患者血清 ANCA 又可将本病分为五型:原Ⅰ型中约有 30％患者 ANCA 阳性,归为Ⅳ型;原Ⅲ型中有 20％～50％患者 ANCA 阴性,归为Ⅴ型。

病理类型为新月体肾小球肾炎。光镜下表现:广泛(50％以上)的肾小球囊腔内有大新月体(占肾小球囊腔 50％以上)形成,病变早期为细胞新月体,后期为纤维新月体。Ⅱ型常伴有肾小球内皮细胞和系膜细胞增生。Ⅲ型常可见肾小球节段性纤维素样坏死。免疫病理：Ⅰ型 IgG 及 C_3 呈光滑线条状沿肾小球毛细血管壁分布，Ⅱ型 IgG 及 C_3 呈颗粒状沉积于系膜区及毛细血管壁，Ⅲ型肾小球内无或仅有微量免疫沉积物。电镜下表现：Ⅱ型电子致密物在系膜区和内皮下沉积，Ⅰ型和Ⅲ型无电子致密物。

（二）诊断要点

1. 临床表现　起病较急，病情进展急骤。急性肾炎综合征伴肾功能急剧恶化，常伴中度贫血。伴肾病综合征者多为Ⅱ型，有不明原因发热、乏力、关节痛或咯血等系统性血管炎表现者多为Ⅲ型。

2. 免疫学检查　抗 GBM 抗体阳性（Ⅰ型），ANCA 阳性（Ⅲ型），血循环免疫复合物及冷球蛋白阳性，血清 C_3 降低（Ⅱ型）。

3. B超　双肾体积增大。

4. 肾脏病理　新月体肾小球肾炎。

5. 除外系统性疾病。

（三）治疗原则

1. 强化疗法　应在免疫病理分型的基础上尽快进行。

（1）强化血浆置换疗法：每日或隔日 1 次，每次置换血浆 2～4 L，一般约 10 次。需配合糖皮质激素[口服泼尼松 1 mg/(kg·d)，2～3 个月后渐减量]及细胞毒药物[环磷酰胺 2～3 mg/(kg·d)口服，累积量≤6～8 g]。本疗法可用于各型急进性肾炎，但主要适用于Ⅰ型，对于 Goodpasture 综合征和原发性小血管炎所致急进性肾炎伴有肺出血者，应首选。

（2）甲泼尼龙冲击伴环磷酰胺治疗：甲泼尼龙 0.5～1.0 g 溶于 5% 葡萄糖液中静脉滴注，每日或隔日 1 次。3 次为 1 个疗程，间隔 3～5 天进行下一疗程，一般不超过 3 个疗程。甲泼尼龙冲击疗法也需辅以泼尼松及环磷酰胺常规口服，方法同前。本疗法主要适用于Ⅱ和Ⅲ型。

2. 替代治疗　急性肾衰竭达到透析指征者应及时透析。肾功能无法逆转者长期维持透析。肾移植须在病情静止半年至一年（Ⅰ型患者血中抗 GBM 抗体需转阴）后进行。

3. 其他治疗　包括纠正水钠潴留、高血压，控制感染等。

三、慢性肾小球肾炎

慢性肾小球肾炎(chronic glomerulonephritis)是以蛋白尿、血尿、高血压、水肿为基本临床表现，起病方式不同，病情迁延，病变进展缓慢，有不同程度肾功能减退，最终将发展为慢性肾衰竭的一组疾病。

（一）病因、病理

绝大多数确切病因不清，起病即为慢性。起始因素多为免疫介导的炎症，在病程慢性化的机制中，除免疫因素外，非免疫、非炎症因素也占重要作用。可发生于任何年龄,但以中青年男性多见。

常见病理类型为系膜增生性肾小球肾炎(包括 IgA 肾病和非 IgA 系膜增生性肾小球肾炎)、系膜毛细血管性肾小球肾炎、膜性肾病及局灶性节段性肾小球硬化等。

(二)诊断要点

1. 临床表现 蛋白尿、血尿、高血压、水肿病史达一年以上,有不同程度的肾功能减退。

2. 肾脏病理表现。

3. 除外继发性及遗传性肾小球肾炎。

(三)治疗原则

1. 积极控制高血压 力求将血压控制在理想水平:尿蛋白≥1 g/d 者,血压控制在 125/75 mmHg 以下;尿蛋白<1 g/d 者,血压控制在 130/80 mmHg 以下。要选择能延缓肾功能恶化、具有肾保护作用的降压药物,如血管紧张素转化酶抑制剂(ACEI)和血管紧张素 Ⅱ 受体拮抗剂(ARB)。具体做法为:① 限盐(<3 g/d);② 噻嗪类利尿剂;③ ACEI,如贝那普利 10～20 mg,每日 1 次,或 ARB 如氯沙坦 50～100 mg,每日 1 次;④ 也可选用 β 受体阻滞剂或钙通道阻滞剂或血管扩张剂。顽固性高血压可选用不同类型降压药联合应用。

2. 限制饮食中蛋白及磷的入量。

3. 抗血小板药 如双嘧达莫 300～400 mg/d。

4. 避免各种加重肾损害的因素。

四、隐匿性肾小球肾炎

隐匿性肾小球肾炎,也称无症状性血尿或(和)蛋白尿(asymptomatic hematuria and/or proteinuria)是仅表现为蛋白尿或(和)肾小球性血尿而无水肿、高血压及肾功能损害的一组肾小球病。

(一)病因、病理

病因不清。病理改变多较轻,如轻微病变性肾小球肾炎、轻度系膜增生性肾小球肾炎及局灶性节段性肾小球肾炎。根据免疫病理表现又可将系膜增生性肾小球肾炎分为 IgA 肾病和非 IgA 系膜增生性肾小球肾炎。

(二)诊断要点

1. 单纯性血尿 肾小球源性血尿,无水肿、高血压及肾功能损害。必须除外其他肾小球肾炎(如系统性疾病、Alport 综合征、薄基底膜肾病等)的可能,必要时肾活检。

2. 无症状性蛋白尿 肾小球性蛋白尿,无水肿、高血压及肾功能损害。必须排除功能性、体位性等生理性蛋白尿以及其他原发性或继发性肾小球病,必要时肾活检。

（三）治疗原则

本病无特殊疗法,但应采取以下措施:

1. 每3～6个月检查1次,监测尿沉渣、肾功能和血压变化。

2. 避免肾损害因素,保护肾功能。

3. 与血尿、蛋白尿发作密切相关的反复发作的慢性扁桃体炎,可待急性期过后行扁桃体摘除术。

4. 中医药辨证施治。

五、肾病综合征

肾病综合征(nephrotic syndrome)是肾小球疾病的常见表现,包括了因多种肾脏病理损害导致的严重蛋白尿及一组相应临床表现,最基本特征是大量蛋白尿($\geqslant 3.5$ g/d)及低白蛋白血症($\leqslant 30$ g/d),常伴有水肿和(或)高脂血症。

（一）病因、病理

肾病综合征按病因可分为原发性、继发性和遗传性三大类,可由不同病理类型的肾小球疾病所引起。肾病综合征的分类和常见病因见表5－7。

表5－7　肾病综合征的分类和常见病因

分类	儿童	青少年	中老年
原发性	微小病变性肾病	系膜增生性肾小球肾炎 系膜毛细血管性肾小球肾炎 局灶性节段性肾小球硬化	膜性肾病
继发性	过敏性紫癜肾炎 乙型肝炎相关性肾小球肾炎	系统性红斑狼疮肾炎 过敏性紫癜肾炎 乙型肝炎相关性肾小球肾炎	糖尿病肾病 肾淀粉样变性 骨髓瘤性肾病 淋巴瘤或实体 肿瘤性肾病
遗传性	芬兰型肾病综合征 (nephrin基因缺陷)	podocin基因缺陷 α-actinin基因缺陷	

（二）诊断要点

1. 诊断标准

（1）肾病综合征的诊断标准是:① 尿蛋白超过3.5 g/d;② 血浆白蛋白低于30 g/L;③ 水肿;④ 血脂升高。其中① ② 两项为诊断所必需。

（2）病因诊断:必须首先除外继发性和遗传性疾病,才能诊断为原发性肾病综合征。

（3）肾活检,做出病理诊断。

2. 鉴别诊断

（1）过敏性紫癜肾炎:好发于青少年,有典型的皮肤紫癜,可伴关节痛、腹痛及黑便,一般在皮疹出现后1～4周左右出现血尿和(或)蛋白尿。

（2）系统性红斑狼疮肾炎:好发于青中年女性,有多系统受损的临床表现,免疫学检查可检出多种自身抗体。

（3）糖尿病肾病:好发于中老年,一般在糖尿病病程10年以上出现肾病综合征。早期表现为尿微量白蛋白排出增加,以后逐渐发展成大量蛋白尿。糖尿病病史及特征性眼底改变有助鉴别。

（4）肾淀粉样变性:好发于中老年,肾脏是全身多器官受累的一部分。原发性淀粉样变性主要累及心、肾、消化道、皮肤和神经;继发性淀粉样变性常继发于慢性化脓性感染、结核、恶性肿瘤等,主要累及肾、肝、脾等器官。肾受累时体积增大,常呈肾病综合征。本病需肾活检刚果红染色确诊。

（5）骨髓瘤性肾病:好发于中老年,男性多见,病人有多发性骨髓瘤的特征性临床表现,如骨痛、血清单株球蛋白增高、蛋白电泳M带及尿本周蛋白阳性,骨髓象显示浆细胞异常增生,占有核细胞的15%以上,并伴有质的改变。部分骨髓瘤病人出现肾病综合征。

（三）治疗原则

1. 一般治疗

（1）休息与活动:应卧床休息以利于增加肾血流量及利尿,但应保持适度的床上及床旁活动,以防止肢体血管血栓形成;症状缓解时可逐渐增加活动量以减少并发症及降低血脂,活动量以不增加活动后尿蛋白为度。

（2）饮食治疗:给予正常量的优质蛋白[1.0 g/(kg·d)的动物蛋白]饮食。保证充足热量,不少于30～35 kcal/(kg·d)。水肿时低盐(<3 g/d)饮食。少进食富含饱和脂肪酸的饮食,多吃富含多聚不饱和脂肪酸及富含可溶性纤维的饮食。

2. 对症治疗

（1）利尿消肿:可给予噻嗪类利尿剂如氢氯噻嗪25 mg,每日3次口服,但长期应用应防止低钾、低钠血症;或可与潴钾利尿剂合用,如氨苯蝶啶50 mg或螺内酯20 mg,每日3次口服。长期服用潴钾利尿剂需防止高钾血症,肾功能不全者应慎用。临床也常用袢利尿剂,如呋塞米20～120 mg/d,分次口服或静脉注射,常在渗透性药物应用后随即给药以增强利尿效果。应用袢利尿剂应防止低钠血症及低钾、低氯性碱中毒。渗透性利尿剂有右旋糖酐40(低分子右旋糖酐)、羟乙基淀粉(706代血浆),一般250～500 ml静滴,隔日1次,但对少尿病人应慎用此类药物,因其可诱发"渗透性肾病",导致急性肾衰竭。应用血浆或血浆白蛋白等静脉输注可提高血浆胶体渗透压,促进组织中水分重吸收而利尿,如随后应用呋塞米120 mg加于葡萄糖液中缓慢静滴,常能获得良好的利尿效果。当病人有严重低蛋白血症和营养不良时亦可考虑应用,但输注血浆制品不宜过多过频,以免造成肾小球脏层上皮细胞和肾小管上皮细胞损伤,影响激素疗效,甚至损害肾功能。对严重顽固性水肿病人,如上述治疗无效,可试用短期血液超滤脱水,严重腹水者还可在严格无菌操作条件下放腹水,经体外浓缩后自身静脉回输。

(2) 减少尿蛋白:首选血管紧张素转化酶抑制剂(ACEI),如福辛普利(蒙诺)10 mg,每日 1 次口服或血管紧张素 II 受体拮抗剂(ARB),如氯沙坦(科素亚)50~100 mg,每日 1 次口服,长效二氢吡啶类钙通道阻滞剂如氨氯地平(络活喜)5 mg,每日 1 次口服,或利尿剂等,均可通过有效降低高血压而显示不同程度的减少尿蛋白作用。此外,ACEI 和 ARB 具有不依赖降低全身血压的减少尿蛋白作用。

3. 主要治疗——抑制免疫与炎症反应

(1) 糖皮质激素:使用原则和方案是:① 起始足量:常用药物为泼尼松 1 mg/(kg·d),口服 8~12 周;② 缓慢减药:足量治疗后每 1~2 周减原用药量的 10%,当减至 20 mg/d 左右时病情易反复,应更加缓慢减量;③ 长期维持:最后以最小有效剂量 10 mg/d 作为维持量,再服半年至一年或更长。激素一般采用全日量晨间顿服,在维持用药期间两日量隔日 1 次顿服。水肿严重、肝功能异常者,可更换为泼尼松龙(同等剂量)口服。长期应用激素的病人易出现感染、药物性糖尿、骨质疏松等不良反应,少数病人可能发生股骨头无菌性缺血性坏死,应加强监护。

根据对激素的治疗反应,可将病人分为三类:① 激素敏感型:用药 8 周内肾病综合征缓解;② 激素依赖型:激素减少到一定程度即复发;③ 激素抵抗型:激素治疗无效。

(2) 细胞毒药物:可用于"激素依赖型"或"激素抵抗型"的病人,协同激素治疗。常用环磷酰胺(CTX),2 mg/(kg·d),分 1~2 次口服;或 200 mg 加入生理盐水 20 ml 中,隔日静注,累计量达 6~8 g 后停药。主要不良反应为骨髓抑制及中毒性肝损害,并可出现性腺抑制、脱发、胃肠道反应及出血性膀胱炎。

(3) 环孢素:可作为二线药物用于激素及细胞毒药物无效的难治性肾病综合征。5 mg/(kg·d),分 2 次口服,服药期间应检测并维持血药浓度谷值为 100~200 ng/ml,服药 2~3 月后缓慢减量,疗程为半年左右。主要不良反应为肝肾毒性,可导致高血压、高尿酸血症、多毛及牙龈增生等。

(4) 骁悉:即霉酚酸酯(MMF),近年来试用于治疗难治性肾病综合征,在激素治疗的基础上应用。初始剂量为 1.5 g/d,分 2 次口服,维持 3 个月后改为维持剂量 1.0 g/d,分 2 次口服,维持 3~6 个月。

4. 其他治疗

(1) 抗凝和抗血小板药物：可用于系膜毛细血管性肾炎、局灶节段性肾小球硬化以及重度系膜增生性肾炎、膜性肾病等病理类型；一般当血浆白蛋白低于 20 g/L，提示存在高凝状态，即应开始预防性抗凝治疗。常用低分子肝素钙 5000 U 皮下注射，每日 1 次，维持凝血时间长于正常 1 倍；同时辅以抗血小板药物，如双嘧达莫 50~100 mg，每日 3~4 次口服，或阿司匹林 40~300 mg/d 口服。对已发生血栓栓塞性并发症者，应尽早给予尿激酶全身或局部溶栓，同时配合抗凝治疗，抗凝药多持续应用半年以上。抗凝和溶栓治疗时应避免药物过量导致出血。

(2) 中医药治疗：一般主张与激素和细胞毒药物联合应用。常用雷公藤总甙 20 mg，每日 3 次口服。主要不良反应为性腺抑制、肝功能损害及外周血白细胞减少。

(3) 降脂治疗：可选择降胆固醇为主的羟甲戊二酸单酰辅酶 A(HMG-CoA)还原酶抑制剂，如洛伐他汀(舒降之)20 mg，每日 1 次口服或辛伐他汀(来适可)40 mg，每日 1 次口服；或选用降甘油三酯为主的氯贝丁酯类，如非诺贝特(力平之)0.2 g，每日 1 次口服。

(4) 透析治疗：对于并发急性肾衰竭达到透析指征者，应及时给予透析治疗。

六、尿路感染

尿路感染(urinary tract infection)是细菌侵入尿路引起的尿路炎症，可分为上尿路感染(主要是肾盂肾炎)和下尿路感染(主要是膀胱炎)。有临床症状的尿路感染以生育年龄的已婚妇女为最多见。

(一) 病因、病理

最常见的致病菌是革兰阴性杆菌，70% 以上为大肠杆菌。通常为上行感染，即细菌沿尿道上行至膀胱、输尿管乃至肾脏引起感染。机体的抗病能力、尿路易感因素以及细菌的致病力均参与了本病的发病机制。

急性膀胱炎时膀胱黏膜充血、潮红，上皮细胞肿胀，黏膜下组织充血、水肿、白细胞浸润。急性肾盂肾炎时肾盂肾盏黏膜充血、水肿，表面有脓性分泌物，黏膜下可有细小脓肿，肾乳头可见楔形炎症病灶。肾小管腔中有脓性分泌物，小管上皮细胞肿胀、坏死、脱落，间质内有白细胞浸润和小脓肿形成。

(二) 诊断要点

1. 临床表现

(1) 膀胱炎：尿频、尿急、尿痛、耻骨弓上不适感，一般无明显全身感染症状。

(2) 急性肾盂肾炎：除尿路刺激征以外，还可有腰痛、肋脊角压痛或(和)

叩痛,多有全身感染症状,如寒战、发热、头痛、恶心、呕吐、血白细胞计数升高等。

(3)无症状细菌尿:无任何尿路感染症状,常在健康人群体检时或因其他疾病做常规尿细菌学检查时发现。

2.实验室及其他检查

(1)尿常规:尿沉渣内白细胞多显著增加,常有脓尿(即清洁尿标本尿沉渣白细胞数≥5个/高倍视野),白细胞管型有助于肾盂肾炎的诊断。尿红细胞可增加。

(2)尿细菌学检查:① 清洁中段尿细菌定量培养:尿含菌量≥10^5个/ml为阳性,$10^4 \sim 10^5$个/ml为可疑,需复查,<10^4个/ml多为污染;② 尿涂片镜检细菌:清洁中段尿涂片革兰染色≥1个细菌/油镜视野为阳性;③ 亚硝酸盐实验。

(3)其他:血白细胞升高并有中性粒细胞核左移,以及肾浓缩功能轻度障碍,见于急性肾盂肾炎。

3.影像学检查

(1)B超:确定有无梗阻、结石。

(2)IVP:明确有无可用外科手术纠正的易感因素,但不宜在尿感急性期做。

尿路感染的诊断应依靠实验室检查,特别是细菌学检查,确诊应以真性细菌尿为准绳。根据国际细菌尿研究协会的建议,真性细菌尿的定义为:在排除假阳性的前提下,① 膀胱穿刺尿定性培养有细菌生长;② 清洁中段尿定量培养≥10^5个/ml,但如临床上无尿感症状,则要求两次清洁中段尿培养的细菌菌落均≥10^5个/ml 且为同一菌种,才能确定为真性细菌尿。理论上只有真性细菌尿才可确诊,但在实际工作中,诊断尿感时也要考虑到留尿培养的多个环节可能造成培养结果的假阴性,因此需结合临床综合考虑。

(三)治疗原则

1.急性膀胱炎

(1)初诊用药:3天疗法:复方磺胺甲噁唑(SMZco)2片或氧氟沙星(泰利必妥)0.2 g或阿莫西林0.5 g,口服,每日2次,连用3天。嘱病人疗程完毕后1周复查,做尿细菌培养。

(2)复诊处理:停服抗菌药物1周后病人复诊,做清洁中段尿细菌培养:① 如已无尿路刺激症状且尿培养阴性,表明病人原先确为细菌性膀胱炎,已治愈,嘱病人1月后再来复诊1次,以确定有无复发;阳性且为同一种致病菌,提示尿感复发,病人为隐匿性肾盂肾炎,应按照致病菌药物敏感试验给予药物治疗。② 如仍有尿路刺激症状,且有细菌尿及白细胞尿,可诊断为症状性肾盂肾炎,给予相应处理;如无细菌尿,但病人有白细胞尿,可拟诊为感染性尿道综合征,给予相应治疗;如无细菌尿,也无白细胞尿,则很可能为非感染性尿道综合征。

2. **急性肾盂肾炎**　在无药物敏感试验结果时,选用对革兰阴性杆菌有效的抗菌药物,并根据病情轻重用药。

（1）病情轻:口服抗菌药物 14 天,如复方磺胺甲噁唑(SMZco)2 片或氧氟沙星(泰利必妥)0.2 g 或阿莫西林 0.5 g,口服,每日 2 次。一般用药 72 小时应显效,如有效则不必按药物敏感实验结果换药,因体内药物敏感实验最可靠。如用药 72 小时仍未显效,应按药物敏感试验换药。

（2）病情较重:肌内或静脉注射抗菌药物。无药物敏感试验结果时,可暂用头孢噻肟钠 2 g,每 8 小时 1 次,或头孢呋肟 1.5 g,每 12 小时 1 次;获得药物敏感试验后酌情调整。

（3）重症:未获得药物敏感试验之前,联合应用:① 半合成广谱青霉素如哌拉西林 3 g,每 6 小时静滴 1 次;② 第 3 代头孢霉素类,如头孢曲松 1 g,每 12 小时静滴 1 次,或头孢哌酮 2 g,每 8 小时静滴 1 次,或头孢曲松 1~2 g 静脉注射,每日 1 次。获得药物敏感实验后酌情调整。病情允许时,尽快做有关尿路影像学检查,确定有无尿路梗阻,如尿流不畅不能加以纠正,复杂性肾盂肾炎很难彻底治好。

七、糖尿病肾病

糖尿病肾病(diabetic nephropathy)是指与糖尿病代谢异常有关的肾小球硬化症,为糖尿病全身性微血管并发症之一。糖尿病病人一旦发生肾脏损害,出现持续蛋白尿,则病情不可逆转,往往进行性发展直至终末期肾功能衰竭。糖尿病肾病是糖尿病病人的主要死因。

（一）病因、病理

糖尿病肾病的肾脏微血管病变的发病机理迄今仍未完全阐明,研究显示有多种因素参与,可总结为图 5-1。

糖尿病肾病的主要病理变化:光镜检查可分两型:① 弥漫性肾小球硬化(非 DN 特异性病变);② 结节性肾小球硬化,可出现 Kimmelstiel-Wilson 结节(为 DN 特异性病变)。严重 DN 病人有时可见肾小球渗出性病变,即"肾小囊滴"和"纤维素冠"。免疫病理可见 IgG 等呈细线条状沉积于肾小球毛细血管壁。电镜可早于光镜检查到肾小球系膜基质增宽及肾小球基底膜弥漫性增厚。

按 Mogensen 建议,将糖尿病肾病患者肾功能和结构病变的演变及临床表现分为 5 期,见表 5-8。

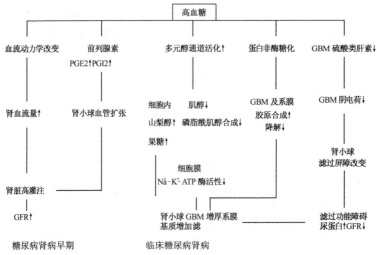

图 5-1 糖尿病肾病的发生机制

表 5-8 糖尿病肾病病理、临床联系与分期

分期	主要特征	GFR (ml/min)	UAE (μg/min)	血压	主要病理改变
I	高滤过肾体积增大	升高	正常	正常	肾小球肥大
II	正常白蛋白尿	升高或正常	<20,应激后升高	正常或轻度升高	GBM 增厚和系膜基质增加
III	微量白蛋白尿 (早期 DN)	大致正常	20～200	升高	GBM 增厚和系膜基质明显增加
IV	大量白蛋白尿 (临床 DN)	降低	>200	明显升高	上述病变更重,部分肾小球
V	终末期肾衰	严重减低	尿蛋白大量→↓	严重高血压	肾小球广泛硬化、荒废

注:UAE:尿白蛋白排泄率。

(二) 诊断要点

1. 糖尿病病史 一般超过 5 年。

2. 尿蛋白 是诊断糖尿病的主要线索,UAE 20～200 μg/min,即微量白蛋白尿,可临床诊断早期糖尿病肾病。

3. 血、尿 β_2 微球蛋白。

4. 糖尿病视网膜病变。

5. 必要时可行肾活检。

(三) 治疗原则

1. 内科治疗 对早期 DN 和临床 DN,应尽可能将血糖控制接近正常

(GhbA1c<8%),将血压降至 140/90 mmHg 以下,限制蛋白质入量不超过 0.8 g/(kg·d)。

(1) 糖尿病的治疗:包括饮食治疗和药物治疗。

① DN 早期即应限制蛋白质摄入量,对已有大量尿蛋白、水肿和肾功能不全者,除限盐外,应对蛋白质摄入采取限量保质的原则[0.6 g/(kg·d),动物蛋白为主]。

② 口服降糖药:首选格列喹酮,可用于 DN 早期和临床期。

③ 应用胰岛素:对单纯饮食和口服降糖药控制不好并已有肾功能不全的病人,应尽早使用胰岛素,同时应经常监测血糖,及时调整剂量,以免发生低血糖。

(2) 降压治疗:包括行为治疗和药物治疗。

① 限制钠摄入,戒烟戒酒,减轻体重,适当运动。

② 降压药物:a. 利尿剂:肾功能正常时,可选用噻嗪类利尿剂,肾功能不全的病人可选用袢利尿剂;b. ACEI 或 ARB:应首选;c. 钙通道阻滞剂、α受体阻滞剂可合并应用。

2. 透析治疗　包括长期血液透析和不卧床持续腹膜透析(CAPD)。

3. 肾或胰-肾联合移植。

八、狼疮性肾炎

几乎所有系统性红斑狼疮(SLE)病人的肾组织均有病理变化,但仅约 75% 有临床表现。狼疮性肾炎(lupus nephritis)早期多为无症状的尿异常,随着病程进展出现大量蛋白尿、血尿、各种管型尿、氮质血症、水肿和高血压等,晚期发生尿毒症,是 SLE 的常见死因。

(一)病因、病理

SLE 是一种累及多系统、多器官,具有多种自身抗体的自身免疫性疾病。男女发病率之比为 1∶9,多见于育龄妇女。由于患者体内存在大量致病性自身抗体和免疫复合物,造成组织损伤,导致不同程度肾脏病变。

狼疮性肾炎的肾脏病变多样化、多变化,基本病变是免疫复合物沉积,主要病变在肾小球,但间质、肾小管及血管病变也很重要。

活动性病变表现为:① 肾小球节段性坏死;② 肾小球细胞明显增生;③ 基底膜铁丝圈样改变;④ 电镜示内皮下及系膜区较多电子致密物沉积,核碎片较多以及苏木素小体;⑤ 细胞新月体;⑥ 肾小血管病变;⑦ 间质广泛水肿及单核细胞浸润。

慢性病变表现为:① 肾小球硬化;② 纤维新月体;③ 肾小管萎缩;④ 肾间质纤维化;⑤ 肾小囊粘连;⑥ 肾小血管硬化。

狼疮性肾炎如肾功能突然恶化,除病理转型、病变活动等因素外,也可能

是病变发展及治疗过程中发生了急性肾小管坏死或急性间质性肾炎，

（二）诊断要点

1. 按照 SLE 的诊断标准确定诊断,可参照美国风湿病学会 1982 年提出的标准进行诊断(参见"系统性红斑狼疮"章节)。

2. 肾脏受损表现　如持续性蛋白尿合并镜下血尿和(或)管型尿和(或)肾功能不全。

3. 肾活检　病理检查确定病理分型。1982 年世界卫生组织(WHO)根据肾小球组织学病变及免疫复合物沉着部位将狼疮性肾炎分为六型(见表 5 - 9)。

表 5 - 9　狼疮性肾炎肾小球病变的分型(WHO,1982)

分型	光镜		荧光显微镜			电镜		发生率
	系膜增生(细胞及基质)	肾小球毛细血管祥病变	系膜区	基膜	系膜	内皮下	上皮下	
Ⅰ.正常	0	0	±	0	±	0	0	
Ⅱ.系膜增生型	±~+++	0	+	0	+	0	0	10%~30%
Ⅲ.局灶节段型	+	(<50% 肾小球)	+	+	+	++	+	10%~25%
Ⅳ.弥漫增生型	++++	(>50% 肾小球)	++++	++++	++	++++	++	20%~60%
Ⅴ.膜型	++	++++	+	++++		+	++++	10%~20%
Ⅵ.硬化型	++++	++	++	++		+		

（三）治疗原则

本病应早诊断、早治疗。病情活动且严重者,予以强有力的药物控制;病情缓解后,继续维持性治疗。

1. 糖皮质激素

（1）轻症病例:大剂量泼尼松或泼尼松龙,每日 1~1.5 mg/kg,晨起顿服。若有好转,继续服至 8 周,然后逐渐减量,每 1~2 周减 10%,减至小剂量(每日 0.5 mg/kg),在能控制病情的前提下,更缓慢地继续减量,直至最小量以维持治疗。如大剂量激素未见效,应尽早加用细胞毒药物。

（2）急性暴发性的危重病例:激素冲击疗法,即甲泼尼松龙 1 000 mg,溶于葡萄糖液中,缓慢静脉滴注,每天 1 次,连用 3 天,接着继用大剂量泼尼松或泼尼松龙口服(同上)。

2. 细胞毒药物　病变活动程度严重者应在激素基础上加用。

（1）环磷酰胺(CTX):冲击疗法为每次 10~16 mg/kg,加入 0.9%氯化钠注射液 200 ml 内,静脉缓慢滴注(不少于 1 h)。通常可 4 周冲击 1 次(病情危重者 2 周冲击 1 次),冲击 6 次后,改为每 3 个月冲击 1 次,至活动静止后 1 年,停止冲击。也可采用 CTX 口服,每日 2 mg/kg,分 2 次服。

(2) 硫唑嘌呤:每日口服 2 mg/kg。

3. 环孢素 应用大剂量激素联合细胞毒药物 4～12 周,病情仍不改善者可加用,每日 5 mg/kg,分 2 次服,服用 3 个月以后每月减 1 mg/kg,至每日 3 mg/kg,维持。

4. 霉酚酸酯(MMF) 即骁悉,初始剂量 1.5 g/d,分 2 次口服,维持 3 个月;维持剂量 1.0 g/d,分 2 次口服,维持 6～9 个月。

5. 雷公藤多甙 每次 20 mg,每日 3 次,病情控制后逐步减量或间歇使用,1 个月为 1 个疗程。

6. 静脉滴注大剂量丙种球蛋白 病情严重、并发全身严重、感染或极度衰竭者,每日 0.4 g/kg,连用 3～5 天为 1 疗程。

7. 血浆置换 用于弥漫性增生型狼疮性肾炎活动期,尤其适用于激素冲击治疗合并细胞毒类药物仍不能控制活动性病变且肾功能急骤恶化时。

8. 抗凝药物 低分子肝素 5 000 U 皮下注射,每日 1 次,维持凝血时间较正常长 1 倍。同时可辅以抗血小板药,如双嘧达莫 300～400 mg/d,分 3～4 次口服,或阿司匹林 40～300 mg/d 口服。

9. 中医药辅助治疗。

10. 肾替代治疗 包括透析治疗、肾移植。

九、肾小管酸中毒

肾小管酸中毒(renal tubular acidosis,RTA)是因远端肾小管管腔与管周液间氢离子(H^+)梯度建立障碍,或(和)近端肾小管对碳酸氢盐离子(HCO_3^-)重吸收障碍而引起的酸中毒。部分患者存在肾小管酸化功能障碍,但临床尚无酸中毒表现,称不完全性 RTA。根据病变部位及发病机制,可将 RTA 分为 4 型。

(一)远端肾小管性酸中毒(Ⅰ型)

1. 病因、发病机制 病因很多,可分为原发性和继发性两大类,前者多为先天性肾小管功能缺陷,与遗传有关,后者由各种肾小管-间质疾病继发,常见于慢性间质性肾炎。

本病由远端肾小管酸化功能障碍所致,主要表现为管腔液与管周液间无法形成高 H^+ 梯度。可能机制有:① 肾小管细胞 H^+ 泵衰竭,主动泌 H^+ 入管腔减少;② 肾小管管腔负电位下降,泌 H^+ 入管腔速率减慢;③ 肾小管细胞膜通透性变化,泌于腔内的 H^+ 又被动扩散至管周液,使 H^+ 梯度无法维持。

2. 诊断要点

(1) 高血氯性代谢性酸中毒:尿中可滴定酸及铵离子(NH_4^+)减少,尿 pH 上升(>6.0),血 pH 下降,血清氯离子增高,但阴离子间隙(AG)正常。

(2) 低钾血症:重者表现为低钾性麻痹、心律失常及低钾血症肾病(多尿、尿浓缩功能障碍)。

(3) 钙、磷代谢障碍:出现低血钙、低血磷、骨病、肾结石或肾钙化。

具备(1)、(2)两条诊断即成立,出现(3)则更支持诊断。

(4) 对于不完全性远端 RTA 的诊断:可进行氯化铵负荷试验,阳性结果为尿 pH 不能降至 5.5 以下,则本病成立。

3. 治疗原则

(1) 病因治疗。

(2) 对症治疗:包括:① 纠正酸中毒:补充碱剂,常用枸橼酸合剂(枸橼酸 100 g、枸橼酸钠 100 g,加水至 1000 ml)治疗,亦可服用碳酸氢钠;② 补充钾盐:口服枸橼酸钾(常与枸橼酸或枸橼酸钠配成合剂);③ 防治肾结石、肾钙化及骨病。

(二) 近端肾小管性酸中毒(Ⅱ型)

1. 病因、发病机制　病因也可分为原发性和继发性两大类,前者常与遗传有关,后者致病疾病很多,通过损害肾小管-肾间质诱发本病。近端 RTA 常伴复合性近端肾小管功能缺陷,构成 Fanconi 综合征。

本病由近端肾小管酸化功能障碍引起,主要表现为 HCO_3^- 重吸收障碍。可能机制有:① 肾小管细胞腔侧 H^+-Na^+ 交换(泌 H^+、重吸收 Na^+)障碍;② 肾小管细胞或管腔内碳酸酐酶活性减低,HCO_3^- 生成减少;③ 肾小管细胞基底侧 Na^+-HCO_3^- 协同转运障碍。因此,可造成肾小管细胞泌 H^+ 不足、HCO_3^- 生成及入血障碍,从而导致酸中毒。

2. 诊断要点

(1) 出现 AG 正常的高血氯性代谢性酸中毒、低钾血症、尿 HCO_3^- 增多,近端 RTA 诊断即可成立。

(2) 疑诊病例可做碳酸氢盐重吸收试验,口服或静脉滴注碳酸氢盐后,HCO_3^- 排泄分数大于 15% 即可确诊。

3. 治疗原则

(1) 病因治疗。

(2) 纠正酸中毒、补充钾盐与治疗远端 RTA 相似,但碳酸氢盐用量要大($6\sim12$ g/d)。

(3) 重症病例应口服氢氯噻嗪,进低钠饮食。

(三) 混合型肾小管性酸中毒(Ⅲ型)

远端和近端 RTA 表现均存在,尿中可滴定酸或(和)NH_4^+ 减少,HCO_3^-

增多,临床症状常较重。治疗与远端及近端 RTA 治疗相同。

（四）高血钾型肾小管性酸中毒（Ⅳ型）

1. 发病机制　尚未完全清楚。醛固酮分泌减少或远端肾小管对醛固酮反应减弱,可能起重要致病作用,这将损害肾小管 Na^+ 重吸收及 H^+、K^+ 排泄,故导致酸中毒及高钾血症。

2. 诊断要点

（1）多见于老年人,大多数患者具有肾脏病(以糖尿病肾病及慢性间质性肾炎最常见),并已发生轻、中度肾功能不全(GFR$>$20 ml/min)。

（2）临床以高血氯酸中毒、高血钾为主要特征,其程度严重,与肾功能不全不平行。

3. 治疗原则

（1）病因治疗。

（2）纠正酸中毒:口服碳酸氢钠。

（3）降低高血钾:低钾饮食,口服离子交换树脂及利尿剂呋塞米;出现严重高血钾($>$6.5 mmol/L)时应及时透析治疗。

（4）肾上腺盐皮质激素:口服氟氢可的松,低醛固酮血症者 0.1 g/d,肾小管抗醛固酮者 0.3$\sim$0.5 mg。

十、急性肾衰竭

急性肾衰竭(acute renal failure,ARF)是由于各种病因引起肾功能在短期内(数小时或数天)急剧下降的临床综合征,包括肾前性、肾后性和肾实质性急性肾衰竭。本文主要叙述狭义的 ARF,即急性肾小管坏死。

（一）病因、病理

急性肾小管坏死分肾缺血和肾毒素两大类,前者主要是各种原因导致心脏搏出量急剧减少,细胞外液特别是血管内液严重不足,使肾脏灌注不足;后者包括外源性毒素(如生物毒素、化学毒素、抗菌药物、造影剂等)和内源性毒素(如血红蛋白、肌红蛋白等)。

缺血所致急性肾小管坏死的发病机制主要有:① 肾血流动力学异常;② 肾小管上皮细胞代谢异常;③ 肾小管上皮脱落,管腔中管型形成。

肾毒素引起者,病变主要在近曲小管,上皮细胞变性,坏死多累及细胞本身,肾小管基底膜完整。病程一周左右,坏死的肾小管上皮细胞开始再生并重新覆盖于基底膜上,肾小管形态逐渐恢复正常。肾缺血所致者,小叶间动脉末梢部分最早受累且程度严重,皮质区小管,特别是小管髓袢升段和远端小管的病变最为明显,上皮细胞呈灶性坏死。上皮细胞坏死脱落、脂肪变性,小管基底膜也可断裂、溃破,以致血栓形成或间质出血。肾小管上皮细胞基底膜损害严重者,细胞常不能再生。

（二）诊断要点

根据患者尿量突然明显减少，肾功能急剧恶化（血肌酐每日升高 ≥ 44.2 μmol/L），即应考虑 ARF 可能。在确定为 ARF 后，应按以下所述鉴别其为：肾前性、肾实质性、肾后性。

1. 病史与体征

（1）发病前有摄入过少、体液丢失，或有基础心脏、肝脏疾病，或有休克、交感神经过度兴奋等情况，同时体检发现皮肤黏膜干燥、直立性低血压、颈静脉充盈不明显，应首先考虑肾前性 ARF（肾前性氮质血症）。在高度怀疑肾前性 ARF 又不能确诊时，可试用输液（5%葡萄糖液 200～500 ml）及注射利尿剂（呋塞米 40～100 mg），观察反应再确定。观察输液后循环系统负担情况，如测定中心静脉压或肺毛细血管楔压、留置导尿管等。如补足血容量后血压恢复正常、尿量增加、氮质血症改善，则支持肾前性 ARF 诊断。

（2）有肌肉挤压、明显抽搐史者，应考虑横纹肌溶解所致的急性肾小管坏死；有皮疹、发热、关节痛等提示药物过敏所致急性间质性肾炎；有明显全身系统症状，如皮肤、肺、关节、中枢神经、消化道症状者，则应高度怀疑系统性疾病引起的 ARF，包括 SLE、Wegener 肉芽肿等所致的肾实质性 ARF；突然出现浮肿、血尿、高血压，眼底有出血、渗出、严重动脉痉挛，提示急进性肾炎或恶性高血压引起的肾实质性 ARF。

（3）突然无尿、腰痛、血尿，提示尿路结石梗阻引起肾后性 ARF；尿频、尿急、尿痛或尿流不畅或无尿与多尿交替出现，有腹内、前列腺或子宫颈、后腹膜、盆腔肿瘤史者，提示肾后性 ARF。

2. 尿液检查

（1）一般检查：① 尿比重：肾前性多大于 1.020，肾后性或急性肾小管坏死呈等渗性尿；② 尿蛋白：肾小球病时量多，其他 ARF 时常较少；③ 尿红细胞管型：多由肾小球肾炎或血管炎引起。

（2）诊断指标检查：包括比重、尿渗透浓度/血渗透浓度、尿钠、尿/血尿素氮或尿/血肌酐、肾衰指数以及钠排泄分数，有助于鉴别肾前性 ARF 和急性肾小管坏死。肾前性 ARF 时，尿比重大于 1.020，尿渗透浓度大于 500 mOsm/（kg·H_2O），尿钠小于 20 mmol/L，尿/血尿素氮比值常大于 8，肌酐比值常大于 40，肾衰指数及钠排泄分数均小于 1。

3. 影像学检查　包括 B 超、肾区腹部平片、CT、尿路造影、放射性核素扫描等。

4. 肾活检　用于已完全排除肾前性、肾后性 ARF，而肾内病变不能明确者。

（三）治疗原则

1. 少尿期的治疗

1）预防和治疗基础病因：纠正全身循环血流动力学障碍，避免应用及处理各种外源性或内源性肾毒性物质。少尿型 ARF 患者可试用小剂量多巴胺（每分钟 1.5 μg/kg，发病后 24 小时内应用）、呋塞米。

2）营养疗法：给予能量 30～45 kcal/(kg·d)，葡萄糖小于 100 g/d，应用脂肪乳剂提供必需脂肪酸和总热量，蛋白质 0.6 g/kg，至少一半为优质蛋白。

3）纠正水、电解质、酸碱失衡

（1）控制水摄入：按照"量出为入"的原则补充入液量。

（2）高钾血症：血钾超过 6.5 mmol/L，心电图表现为 QRS 波增宽等变化时，需立即采取抢救措施：① 10% 葡萄糖酸钙 10～20 ml 稀释后静脉缓慢推注（5 min）；② 5% 碳酸氢钠 100～200 ml 静脉滴注；③ 50% 葡萄糖 50 ml 加普通胰岛素 10U 静脉注射；④ 11.2% 乳酸钠 40～200 ml 静脉注射；⑤ 透析疗法是最有效的方法；⑥ 其他：积极控制感染，清除病灶及坏死组织。

（3）低钠血症：稀释性者仅需控制水分摄入；出现水中毒症状者，需给予高渗盐水滴注或透析治疗。

（4）代谢性酸中毒：如血浆 HCO_3^- 低于 15 mmol/L，可选用 5% 碳酸氢钠治疗，剂量自 100 ml 开始，酌情加量；顽固性酸中毒者应立即透析治疗。

（5）处理低钙血症、高磷血症。

4）治疗心力衰竭

（1）保守治疗以扩血管为主，应选扩张静脉、减轻前负荷的药物为佳。

（2）透析疗法。

5）治疗贫血和出血。

6）预防和治疗感染。

7）透析疗法：出现下列情况，应透析治疗：① 急性肺水肿；② 高钾血症，血钾≥6.5 mmol/L；③ 血尿素氮≥21.4 mmol/L 或血肌酐≥442 μmol/L；④ 高分解代谢状态，血肌酐每日升高超过 176.8 μmol/L 或血尿素氮每日升高超过 8.9 mmol/L，血钾每日上升 1 mmol/L 以上；⑤ 无尿 2 天以上或少尿 4 天以上；⑥ 酸中毒，二氧化碳结合力＜13 mmol/L，pH＜7.25；⑦ 少尿 2 天以上，伴有下列情况之一者：体液潴留，如眼结膜水肿、心音呈奔马律、中心静脉压增高；尿毒症症状，如持续呕吐、烦躁、嗜睡；高血钾，血钾＞6.0 mmol/L，心电图有高钾改变。

2. 多尿期的治疗　重点为维持水、电解质和酸碱平衡，控制氮质血症，治疗原发病和防治各种并发症。

3. 恢复期的治疗　定期随访肾功能，避免使用肾毒性药物。

十一、慢性肾衰竭

慢性肾衰竭(chronic renal failure,CRF)是发生在各种慢性肾实质疾病的基础上,缓慢地出现肾功能减退直至衰竭的一个临床综合征。根据肾功能损害的程度可分为肾功能不全代偿期、肾功能不全失代偿期、肾功能衰竭期、尿毒症期。

(一)病因、发病机制

任何破坏肾的正常结构和功能的泌尿系统病变,均可引起 CRF。在我国最常见的病因依顺序为:原发性慢性肾炎、梗阻性肾病、糖尿病肾病、狼疮性肾炎、高血压肾病、多囊肾等。

CRF 进行性恶化的机制有下述几种学说:① 健存肾单位学说和矫枉失衡学说;② 肾小球高滤过学说;③ 肾小管高代谢学说;④ 其他:肾组织内的血管紧张素Ⅱ水平增高,转化生长因子 β 表达增加;大量蛋白尿是一个独立的致病因素;脂代谢紊乱。

尿毒症各种症状的发生除了与水、电解质和酸碱平衡失调有关外,还与尿毒症毒素有关。由于绝大部分肾实质破坏,因而不能排泄多种代谢废物,也不能降解某些内分泌激素,以致蓄积在体内起毒性作用,引起某些尿毒症症状。

(二)诊断要点

1. 慢性肾功能不全代偿期

(1) 有导致肾实质损害的病史(包括原发性、继发性、先天遗传性)、症状、体征。

(2) 肾功能受损程度轻,GFR 在 50～80 ml/min,血尿素氮(BUN)、血肌酐(Cr)维持在正常水平。

(3) 临床症状主要为原发病的表现。

2. 慢性肾功能不全失代偿期

(1) 在上述基础上,肾功能进一步恶化,GFR 降至 20～50 ml/min,血 BUN 在 9～20 mmol/L,血 Cr 升至 186～442 μmol/L。

(2) 除原发病表现外,有乏力、纳差等症状,并有轻度贫血等。

3. 肾功能衰竭

(1) GFR 进一步降至 10～20 ml/min,血 BUN 增高至 20～28.6 mmol/L,血 Cr 增高至 451～707 μmol/L。

(2) 病人出现明显贫血,代谢性酸中毒,钙、磷代谢紊乱,水、电解质紊乱等。

(3) 双肾 B 超可表现为双肾固缩。

4. 尿毒症期

（1）GFR 降至 10 ml/min，血 BUN 在 28.6 mmol/L，血 Cr 在 707 μmol/L 以上。

（2）酸中毒症状明显，全身各系统症状更严重。有些病人以急性左心衰竭、昏迷等为首发症状。

（三）治疗原则

治疗原则为：积极治疗、控制原发病，延缓慢性肾衰竭进展；根据肾功能损害程度采取适当的饮食治疗；防止各种近期及远期并发症；肾替代治疗。

根据肾功能损害程度，选择以下治疗方案：

1. 慢性肾功能不全代偿期

（1）蛋白质摄入量 0.5～0.8 g/kg，以优质蛋白为主。

（2）开同（α-酮酸）4～6 片，每日 3 次。

（3）ACEI 或 ARB：可选用贝那普利（洛汀新）10～20 mg，或福新普利（蒙诺）10～20 mg，或氯沙坦（科素亚）50～100 mg，或缬沙坦（代文）80～160 mg，均为每日 1 次。

2. 慢性肾功能不全失代偿期

（1）蛋白质摄入量 0.3～0.6 g/kg，以优质蛋白为主。

（2）开同 4～6 片，每日 3 次。

（3）包醛氧淀粉 5～10 g，每日 2 次。

（4）明显贫血（HCT<0.35 L/L）时应用促红细胞生成素（EPO），如红细胞生成素 1500～3000 U，或益比奥 2000～3000 U，均为皮下注射，隔日 1 次。

（5）有代谢性酸中毒时，可口服碳酸氢钠 1.0～2.0 g，每日 3 次。

（6）体内有铁缺乏时应在用 EPO 时补充铁剂，如口服速立菲 0.1 g，每日 3 次，或肌注右旋糖酐铁 50～100 mg，每日 1 次。

（7）有低钙高磷者，应限制磷摄入，每日不超过 600～900 mg，同时补充钙剂，如碳酸钙 1～3 g，每日 3 次。

（8）活性维生素 D，可选用骨化三醇 0.25～0.50 μg 或阿法 D_3 0.25～0.50 μg 口服，均为每日 1 次。

3. 尿毒症期

（1）蛋白质摄入量 0.5 g/kg，透析开始后为 1～1.5 g/kg。

（2）其他治疗同"慢性肾功能不全失代偿期"。

（3）口服胃肠透析液，每周 2～3 次。

（4）肾替代治疗：血液透析，腹膜透析或肾移植。

4. 慢性肾衰竭合并高钾血症的治疗

（1）解除引起高钾血症的诱因（停用 ACEI、保钾利尿剂等）。

（2）10% 葡萄糖酸钙 10～20 ml 加 50% 葡萄糖液 20 ml 缓慢静注。

（3）5％碳酸氢钠 100～250 ml 静滴。

（4）50％葡萄糖液 50～100 ml 加普通胰岛素 6～12 U 静滴。

（5）若血钾＞6.5 mmol/L 合并心电图高钾血症图形,经上述处理后应立即血液透析治疗。

5. 慢性肾衰竭并发急性左心衰竭的治疗

（1）限制液体摄入。

（2）有残余肾功能时可试用呋塞米 100～200 mg 静注。

（3）控制高血压:可选用:① 硝苯地平 10～20 mg 舌下含服;② 佩尔地平 2～10 mg 静注或静滴;③ 乌拉地尔 12.5～25 mg 静注或静滴;④ 硝酸甘油 5～10 mg 加入 5％葡萄糖液 250 ml 静滴;⑤ 酚妥拉明 10～20 mg 加入 5％葡萄糖液中静滴。上述措施同时应紧急透析超滤脱水。

6. 肾性贫血的治疗

（1）EPO1500～3000 U 皮下或静注,3 次/周。

（2）补充铁剂、叶酸。

（3）严重贫血者可适量输血。

7. 继发性甲旁亢(血 PTH≥200 ρg/ml)的治疗

（1）骨化三醇 0.5 μg,或阿法 D_3 0.5 μg,每日 1 次,无效时冲击治疗。

（2）甲状旁腺瘤体局部注射:注射无水酒精或注射 $1,25(OH)_2D_3$。

（3）甲状旁腺全切加自身前臂移植术。

8. 高磷血症的处理

（1）磷摄入控制在 600～900 mg/d。

（2）选用磷结合剂:碳酸钙 1.0～3.0 g,每日 3 次,或醋酸钙 500～700 mg,每日 3 次,或酮酸钙 4～6 片,每日 3 次。

9. 铝中毒的防治

（1）纯净透析用水。

（2）去铁胺(DFO)30 mg/kg,静滴。

（何伟春　邢昌赢）

第三节　基本技能

一、血气分析

（一）适应证

疑有气体代谢及酸碱失衡的疾病时。

（二）操作步骤

1. 常选择桡动脉或股动脉为穿刺点。

2. 充分暴露穿刺部位,确定动脉走向,扪及搏动最明显处。

3. 常规广泛性皮肤消毒。

4. 术者以左手食指及中指固定欲穿刺的动脉,右手持注射器,在两指间垂直穿入动脉,穿刺成功后,右手固定针头,保持针头方向与深度,右手以最大速度采血。

5. 操作完毕迅速拔针,局部用无菌纱布加压不少于 15 min。

（三）注意事项

1. 穿刺点应选动脉搏动最明显处,消毒面积较静脉穿刺广。

2. 做血氧分析时,空针内绝不能进入空气。

3. 操作完毕,局部必须加压 15 min 以上,直至无出血为止,否则可发生皮下淤血及感染。

（四）临床意义

临床意义见表 5 - 10。

表 5 - 10 血气分析的临床意义

项　目	代　号	正常参考值	临床意义
二氧化碳分压	$PaCO_2$	成人 35～45 mmHg	升高:肺通气不足、呼吸性酸中毒及代谢性碱中毒 降低:肺通气过度、代谢性酸中毒或呼吸性碱中毒
氧分压	PaO_2	成人 80～100 mmHg	＜60 mmHg　呼吸衰竭 ＜30 mmHg　严重缺氧
血氧饱和度	SaO_2	＞90%	＜90%　　呼吸衰竭 ＜80%　　严重缺氧
血浆实际碳酸氢盐	HCO_3^-	22～28 mmol/L	AB＞SB 均高,为代谢性碱中毒(未代偿);AB＜SB 为呼吸性碱中毒
血浆标准碳酸氢盐	SB	22～28 mmol/L	升高:代谢性中毒 降低:代谢性酸中毒应结合 pH、SB 等综合分析
剩余碱	BE	－3～＋3 mmol/L	增高:代谢性碱中毒 降低:代谢性酸中毒
血液酸碱度	pH	7.35～7.45	增高:为机体碱中毒 降低:为机体酸中毒
阴离子障碍	AG	7～16 mmol/L	增高:酮症酸中毒、乳酸中毒及肾功能不全

二、肾穿刺活检术

（一）适应证

凡有弥漫性肾脏病变，其诊断、治疗和预后等问题不明确，又无禁忌证者，均为肾活检的适应证。具体有：

1. 急性肾功能衰竭。

2. 急性肾小管间质疾病。

3. 肾病综合征。

4. 急性肾炎综合征。

5. 蛋白尿。

6. 血尿，伴或不伴蛋白尿（排除肿瘤或感染、结石后）。

7. 系统性疾病、结缔组织病。

8. 肾移植。

9. 妊娠期间发生的肾脏病。

（二）禁忌证

肾穿刺活检的绝对禁忌证为有明显的出血倾向和凝血功能下降者。

相对禁忌证有：严重不能控制的高血压、明显钙化的动脉粥样硬化、心功能不全、肾动脉瘤、多囊肾、巨大肾囊肿、肾肿瘤、独肾、脓毒败血症、肾实质感染、肾周围脓肿、急性肾盂肾炎、终末期肾病和不能配合的患者。

（三）操作步骤

1. 经皮肾活检

（1）定位：一般选择右肾下极，避开肾门及集合系统，避免穿刺损伤大血管或穿入肾盏和肾盂内，可获得较多的肾皮质。B超定位是目前最常采用的方法。

患者排尿后，俯卧于检查台上，腹部垫以直径 10～15 cm、长 50～60 cm 的硬枕，将肾脏推向背侧固定，双臂前伸，头偏向一侧。以右肾区为中心，常规消毒背部皮肤，铺无菌巾。无菌B超穿刺探头成像，选择右肾下极为穿刺点，用1‰～2%利多卡因于穿刺点部位局麻。取 10 cm 长心内注射针垂直从穿刺点刺入至肾囊，探测肾脏深度，退出探针时，注入利多卡因，拔出探针测量肾脏深度。

移植肾穿刺：肾轮廓易触及，一般选择上极外侧缘。由于移植肾包膜已去除，肾周常有瘢痕，因此进针不宜过深。

（2）穿刺针的选择及用法：常用有负压吸引法和活检枪穿刺。

① 负压吸引型穿刺针：针尖斜面上有锐利的刀口，针柄通过硅胶管与 50 ml 注射器相连。穿刺前先使注射器和硅胶管中充满无菌生理盐水，穿刺时将针连同针芯刺入，刺入肾囊达肾表面后，嘱病人憋气，固定穿刺针，拔出

针芯,放入小内芯,以阻挡吸取的肾组织,连接注射器,给予负压,快速刺入肾组织 2~3 cm,通过负压和针尖刃口的切割作用,使组织吸入穿刺针内,获取的肾组织长度一般为 1~1.5 cm。

②Tru-cut 型穿刺针:有手动、半自动和自动穿刺枪 3 种,目前国际上多使用半自动穿刺针和自动穿刺枪两种,以后者穿刺成功率最高、最安全。

此种穿刺针基本结构包括套管针和针芯两部分,针芯尖端为锐利的斜面,后方有长 1.5~2.0 cm 的凹槽,套管针管壁菲薄,其内型和针芯紧密接触,针尖也为锐利的斜面。穿刺时将套管针和针芯一起刺入肾囊内,固定套管针,将针芯迅速推入肾组织,使肾组织嵌入凹槽内,固定针芯,向前推进套管针,切割下槽内组织,然后将套管针连同芯一同拔出。

将穿刺针垂直刺入达肾囊,深度同探针深度。观察肾脏下极随呼吸移动情况,当肾脏下极移动到穿刺最佳位置时,令患者屏气,立即快速将穿刺针刺入肾脏内 2~3 cm,拔出穿刺针,嘱患者正常呼吸,检查是否取到肾组织,如为肾皮质分别进行光镜、电镜和免疫荧光检查。

2. 开放肾活检　通过手术,直视下肾活检,一般适用于儿童、不能合作者或经皮肾穿刺活检有禁忌者。在局麻或全麻下逐层分离,暴露肾下极后,直视下用穿刺针采取肾组织,然后缝合。此种方法并发症少,可多点采取肾组织,安全,但较繁琐,少用。

(四)注意事项

1. 术前准备

(1)向患者及家属说明肾活检的意义、穿刺的安全性和可能出现的并发症。

(2)了解有无出血疾病史和出血疾病的体征。

(3)控制血压。

(4)检查血红蛋白、血小板计数、出凝血时间、凝血酶原时间及活动度。

(5)鉴定血型,必要时备血。

(6)B超检查肾脏,了解是否为单肾,肾脏的大小、位置。

(7)女性是否在经期。

(8)训练患者仰卧位憋气。

(9)肾功能明显损害者,术前可做数次血液透析,穿刺前 24 h 行无肝素透析,肾穿前复查试管法凝血时间。

2. 术后常规按压穿刺部位 5 min,沙袋加压包扎。令患者仰卧回病房,平卧 24 h,嘱患者多饮水,使其尿量增加以防止血块形成而阻塞输尿管。密切观察血压、脉搏及尿色。有肉眼血尿时,应延长卧床时间直至肉眼血尿连续阴性 3 次以上。同时观察有无肾周血肿的表现,如腰痛、下腹部胀痛、腰部出现包块或血红蛋白进行性下降等,可疑时应做 B 超或 CT 检查。

（五）肾穿刺并发症

1. 血尿　镜下血尿发生率为 80%～90%,常于 1～5 日内消失,无须处理。当穿刺针穿入肾盏或肾盂内时,可出现肉眼血尿,因穿刺针和穿刺技术不同发生率为 2%～16%,大多于 1 天内消失。下列情况常发生血尿:术前有肉眼血尿,尤其 IgA 肾病者;持续性高血压者;肾功能受损者;取出组织过长,包括整个皮质-髓质-皮质组织者。对于一过性肉眼血尿者,除严格卧床休息及多饮水外,无须特别治疗。如出现明显肉眼血尿或伴血块时,应静滴维生素 K_1 促进凝血因子合成,多饮水,碱化尿液,防止血块形成而阻塞肾小管。无效可用少量垂体后叶素,首剂 6～8 U/h,尿色转淡后渐减至 4 U/h,直至血尿完全消失 24 h 后。严重时应输血或外科处理。

2. 肾周血肿　较大血肿发生率为 0.5%～1.5%,多因肾撕裂或穿至大中血管尤其动脉而致,患者表现为腹痛、腰酸痛,穿刺局部有压痛或较对侧稍膨隆,穿刺侧腹部压痛或反跳痛,严重时可有血压下降,红细胞比容下降,行 B 超或 X 线检查可进一步证实,一般多可通过保守治疗使之缓解。同时使患者绝对卧床休息,适当使用抗生素,防止血肿感染,血肿常在 1 个月内吸收、消失。若出血不止、血压下降者可手术切开结扎止血或应用动脉造影,数字减影下栓塞止血,此种情况仅占 0.15%。

3. 腰痛　发生率 17%～60%,多因血肿、穿刺损伤和卧床时间过长所致,多于 3～5 日内消失。

4. 损伤其他器官　多因穿刺点选择不当或进针过深而致,可损伤肝、脾、结肠、回肠、十二指肠、胰腺、胆囊、肾上腺、输尿管、肠系膜动脉、胸膜腔等,严重者应手术治疗。

5. 动静脉瘘　易发生于高血压、肾硬化、肾间质纤维化和血管炎患者。若体检肾区闻及血管杂音,静脉肾盂造影偶见肾盏扭曲,可疑为动静脉瘘,确诊需行血管造影。一般无临床症状,但当出现高血压、大出血和心力衰竭时,应手术处理。

6. 感染　发生率为 2%～2.6%,多为无菌措施不严,肾周已存在感染或伴有肾盂肾炎所致,如出现发热、剧烈腰痛和白细胞计数上升时,应使用抗生素。

7. 死亡　发生率为 0.1%,因严重大出血、感染、脏器损伤或出现其他系统并发症而致。

（六）临床意义

1. 诊断肾脏疾病。

2. 评价预后。

3. 监测疾病的进展情况。

三、深静脉置管术

（一）适应证

1. 急性肾衰竭。

2. 慢性肾衰竭尚未形成有功能的动-静脉内瘘。

3. 急性中毒。

4. 血浆置换或血液灌流术。

5. 多脏器功能衰竭行连续性肾脏替代治疗。

6. 肾移植患者发生严重排斥反应，需行临时血透等。

（二）禁忌证

无绝对禁忌证。有严重出血倾向、不能合作及不愿插管者等为相对禁忌证。

（三）操作步骤

中心静脉导管多为双腔导管，为减少血流再循环，经典动脉孔位于静脉近端 2～3 cm 处（如图 5 - 2），这种导管可提供体外循环，血流量达 300～400 ml/min。

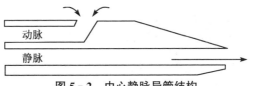

图 5 - 2　中心静脉导管结构

1. 股静脉导管

（1）最适用于以下患者：① 各种肺水肿不能平卧，仅需 1～2 次透析解除水负荷即可停止血透者；② 并发各种呼吸系统疾病；③ 只需行 1～2 天治疗的血透析、血液灌流及血浆置换者；④ 重症卧床者；⑤ 儿童。

（2）操作步骤和注意事项：① 腹股沟备皮、剃毛；② 患者仰卧，臀部垫高，大腿外旋外展，膝关节稍屈曲；③ 消毒、铺巾、1%利多卡因局麻；④ 穿刺点：于腹股沟韧带下 2～3 cm，股动脉内侧 0.5～1 cm；⑤ 穿刺孔连接在 10 ml 充满肝素盐水的注射器上，与皮肤呈 30°～50°角，边进针边抽吸，有暗红色回血即为到静脉；⑥ 经针孔插入导丝无阻力，推进 10～15 cm 后拔出穿刺针，若有抵抗，不可强行推进，以免损伤血管；⑦ 插导管：先用手术刀切开皮肤 2 mm，顺导丝将扩张导管轻轻捻入，随即拔出，再轻轻捻入留置导管至硅胶段，有回血后拔出导丝，注入肝素盐水，夹住导管末端；⑧ 缝针固定，加无菌敷料。

2. 颈内静脉留置导管

操作步骤和注意事项：① 仰卧，去枕头后仰 15°～30°，肩部垫高，头转向穿刺对侧,使颈内静脉充盈变粗。② 穿刺点定位:首选右侧颈内静脉,因其进入上腔静脉较直,易通过导丝,且右侧肺尖较低;而左侧颈内静脉后有胸导管通过,易损伤。取胸锁乳突肌胸骨头和锁骨头与锁骨围成的锁骨上小窝的三角形顶点作穿刺点。③ 穿刺方向:穿刺针与体表呈现45°,针尖向下向后并稍向外,沿胸锁乳突肌锁骨头内缘,在颈总动脉搏动处稍外侧(朝乳头方向)缓慢进针约3.5~4.5 cm,以不超过锁骨为度。若已刺入静脉可见暗红色血回流入注射器内,此时放低针尾呈30°,再向前推进少许,手压固定。换针筒时令患者暂时屏气,勿咳嗽,以免针移位和气栓。④ 放导丝和导管与股静脉留置方法相似。

（四）深静脉置管部位的优缺点

深静脉置管部位的优缺点见表5-11。

表5-11　临时静脉插管部位的优缺点

部位	优点	缺点
股静脉	插管容易,危险性低	活动受限,感染率高;要使用较长导管,否则再循环多
锁骨下静脉	感觉舒适,使用时间长	静脉狭窄和插管并发症的发生率最高
颈内静脉	使用时间延长,危险性低	插管较困难

（五）中心静脉插管的并发症

中心静脉插管的并发症见表5-12。

表5-12　中心静脉插管的并发症

即刻并发症	延迟的并发症
穿刺到动脉	栓塞
气胸(多见于颈内静脉留置导管)	感染
血胸(多见于颈内静脉留置导管)	
心律失常(多见于颈内静脉留置导管)	血管狭窄
空气栓塞(多见于颈内静脉留置导管)	
静脉穿孔或心脏穿孔	动静脉瘘
心包填塞(多见于颈内静脉留置导管)	相邻的结构损伤
	支气管胸膜损伤 ⟍ 颈内静脉留
	气管损伤 ⟋ 置导管常见
	喉返神经损伤

四、实验室检查

（一）尿红细胞形态检查

1. 原理　肾小球源性血尿是由于红细胞通过肾小球基膜时,受到挤压损伤,其后在各段肾小管中受到不同 pH 和渗透压变化的影响,使红细胞出现多形性变化;非肾小球源性血尿主要指肾小球以下部位与泌尿道的出血,常与毛细血管破裂有关,因此红细胞形态不受影响。

2. 参考值　正常人尿红细胞计数<10 000 /ml;肾小球源性血尿:多形性红细胞大于计数的 80%。

3. 临床意义　肾小球源性血尿呈多形性改变(>80%),见于各类肾小球疾病;非肾小球源性血尿呈均一型,见于尿路系统炎症、结石、肿瘤、畸形、血液病、机械损伤等。

(二)尿蛋白电泳

1. 原理　用十二烷基磺酸钠-聚丙烯酰胺凝胶(sodium dodecylsulfate-polylamide gel electrophotrsis,SDSPAGE)通过电泳的方法,区分不同分子量的蛋白质。在凝胶中蛋白质分子量越大,泳动越慢;反之分子量越小,泳动越快。与已知分子量的标准蛋白质一起电泳,可以判断蛋白尿组分的性质与分子量范围。

2. 参考值与临床意义

(1)以肾小球损害为主的疾病,如各类原发性、继发性肾小球肾炎、肾病综合征等,常出现中分子及中大分子量蛋白,主要电泳区带在白蛋白附近及以上。

(2)以肾小球损害为主的疾病,如急性肾盂肾炎、重金属及药物引起的肾损害等,常出现小分子量蛋白,主要电泳区带在白蛋白以下。

(3)整个肾单位严重受损常出现混合性蛋白尿。

(三)24 小时留尿蛋白和肌酐定量

1. 24 小时留尿方法

(1)病人连续 3 天低蛋白饮食(<40 g/d),并禁食肉类(无肌酐饮食),避免剧烈运动。

(2)第 4 天晨 8 时将尿液排净,以后收集所有排尿,次日晨 8 点再排一次尿并留下,收集记录 24 小时总尿量并加入防腐剂。

2. 测定 24 小时混合尿中的平均尿蛋白和肌酐浓度,分别乘以 24 小时尿总量即为 24 小时尿蛋白和肌酐定量。24 小时尿蛋白定量能准确地反映病人尿蛋白量的真实情况,避免了饮水等因素的影响,是诊断肾病综合征的重要指标(>3.5 g/d)。用 24 小时尿肌酐和血肌酐值可计算 Ccr,较准确地反映肾功能(见 Ccr 章节)。

(四)尿酸化功能

1. 原理　近端肾小管全部回收经肾小球滤出的 HCO_3^-,肾小管上皮细胞分泌的 H^+ 与肾小管滤液中的 NH_3 或 HPO_4^{2-} 结合,形成 NH_4^+ 或可滴定酸

（$H_2PO_4^-$）随尿排出。通过测定尿中碳酸氢根离子（HCO_3^-），可滴定酸（TA）及尿铵（NH_4^+），了解近端肾小管重吸收 HCO_3^- 及远端小管泌氨、产氨的功能情况。

2. 参考值　尿 HCO_3^- <30 mmol/L，TA>10 mmol/L，NH_4^+>20 mmol/L。

3. 临床意义

（1）尿酸化功能异常：可见于慢性肾盂肾炎、慢性间质性肾炎、高血压、糖尿病、慢性肾衰竭等小管间质损害。

（2）筛选肾小管酸中毒：① HCO_3^- 增高，提示 Ⅱ 型肾小管酸中毒；② TA、NH_4 下降，提示 Ⅰ 型肾小管酸中毒。

（五）尿 NAG

1. 原理　NAG 广泛存在于各组织的溶酶体中，是一种高分子质量（140 000）的溶酶体酶。在正常情况下，血清中的 NAG 不能通过肾小球滤过膜。NAG 在近端肾小管上皮细胞中含量特别丰富，是肾小管功能损害的敏感指标之一。

2. 参考值　尿液 NAG<18.5 U/L。

3. 临床意义　尿 NAG 升高主要反映肾小管损伤。

（六）禁饮 10 小时尿渗透压

1. 参考值　正常人禁饮后尿渗透压为 600～1 000 $mOsm/kgH_2O$，平均 800 $mOsm/kgH_2O$；血浆渗透压为 275～305 $mOsm/kgH_2O$，平均 300 $mOsm/kgH_2O$。尿/血浆渗量比值为 3：1～4.5：1。

2. 临床意义　这是评价肾小管功能的重要指标。

（1）判断肾小管浓缩功能：禁饮尿渗透压在 300 $mOsm/kgH_2O$ 左右时，为等渗尿；若小于 300 $mOsm/kgH_2O$，称低渗尿。禁水 10 小时后尿渗量若小于 600 $mOsm/kgH_2O$，表明肾浓缩功能障碍，见于慢性肾盂肾炎、多囊肾等慢性小管间质性病变，也可见于长期高血压、慢性肾炎后期、急或慢性肾衰竭累及肾小管和间质。

（2）用于鉴别肾前性、肾性少尿。肾前性少尿时，肾小管浓缩功能完好，故尿渗透压较高；肾小管坏死致肾性少尿时，尿渗透压降低。

（七）ANCA

1. 原理　抗中性粒细胞胞质抗体（ANCA）是一种以中性粒细胞和单核细胞质成分为靶抗原的自身抗体；可在多数原发性小血管炎疾病的患者血清中检测到。pANCA 沿核周分布，主要靶抗原为 MPO；cANCA 在细胞质内，小团块或颗粒样，核叶之间重染，主要靶抗原为 PR_3。

2. 临床意义

（1）WG 肉芽肿：主要特点为上、下呼吸道的坏死性肉芽肿性小血管炎、肾小球肾炎及其他系统性小血管炎性损害。cANCA 在 WG 的诊断、指导治疗及判断复发中有重要意义,cANCA 的敏感性可达 81%～90%,特异性达 97%,少数患者也可以表现为 pANCA 阳性。

(2) 显微镜下型多血管炎(MPA):MPA 的特点是累及小血管的非免疫复合物性坏死性血管炎,常可累及肾脏,引起坏死性新月体性肾小球肾炎,可侵犯全身多数器官,如肾、肺、眼、皮肤、关节、肌肉、消化道及神经系统。一般认为既往经典分类中的部分原发性急进性肾炎Ⅲ型(非免疫复合物型 RPGN)就是 MPA 的肾脏局限型。绝大多数 ANCA 阳性的 MPA 患者具有抗 MPO 自身抗体,与临床病情密切相关,可用于帮助诊断、指导治疗和判断复发。也有小部分患者具有抗 PR3 自身抗体。

(3) 过敏性肉芽肿性血管炎(CSS):一般有过敏表现,如哮喘、高嗜酸性粒细胞血症及系统性血管炎。CSS 的 ANCA 靶抗原并非仅限于 MPO,还有尚未发现的抗原。

(4) 过敏性紫癜(HSP):可侵犯皮肤、关节、消化道及肾脏。有报道 HSP 患者可能与 IgA 型 ANCA 有关。

(5) 结缔组织病:血管炎也是系统性红斑狼疮(SLE)的一个病理特点。有作者认为 pANCA 阳性的 RA 患者多有关节外病变和血管炎,也称为 Felty 综合征。

(6) 炎症性肠病(IBD):与自身免疫性肝病、长期感染有关。

(7) 药物引起的 ANCA 相关疾病:如肼屈嗪、丙硫氧嘧啶(PTU)。

(八) 血甲状旁腺激素(iPTH)

1. 原理　由甲状旁腺细胞分泌,是机体调节钙、磷代谢的重要激素,由 84 个氨基酸组成,其生物活性部分位于 N-末端部位。生理状态下 PTH 可抑制肾小管磷和碳酸氢根重吸收,促进钙重吸收,刺激 $1,25(OH)_2D_3$ 产生;动员骨钙和骨磷入血。慢性肾功能衰竭时,由于磷潴留、低血钙、$1,25(OH)_2D_3$ 缺乏、甲状旁腺细胞表面钙敏感受体和活性维生素 D 受体表达减少,使甲状旁腺组织增生、分泌亢进,出现继发性甲状旁腺功能亢进。

2. 参考值　10～65 pg/ml。

3. 临床意义　大于 250～300 pg/ml 提示存在继发性甲状旁腺功能亢进,常与纤维性骨炎的严重程度有关。一些维持性血液透析患者血 iPTH 的水平正常或降低,可能由于铝中毒所致,也可在长期过量补钙后发生,可伴无动力型骨病。

(王宁宁　邢昌赢)

第六章 血液内科

第一节 基础理论

一、造血细胞的生成与破坏

人类胚胎发育过程中造血细胞的发生很早,由受精卵经数次分裂产生的胚胎干细胞在分化为胚胎和胚外结构的同时就开始向血液干细胞分化。在胚外结构中,血液干细胞首先见于胚外的卵黄囊血岛,这是由胚外中胚层的原始生殖细胞(primordial germ cells ，PGCs)在卵黄囊壁上形成的细胞丛,其外层细胞分化为血管内皮细胞,它们逐渐变长,相互连接成原始的血管网。血岛的内层细胞则保持为圆形,游离于发育中的原始血管网内,分化为最早的血液干细胞。在妊娠16～19天的胚胎期,卵黄囊壁、体蒂和绒毛膜等胚外组织中均有血液干细胞,并有部分干细胞发育成红细胞,称为卵黄囊造血期。此期间,胚内外血液循环的建立为细胞迁移提供了条件。存在于胚外尿囊底部的原始生殖细胞开始迁移到胚胎的主动脉旁胚脏壁(para-aortic splanchno-pleura,PAS)及其进一步发育形成的主动脉-性腺-中肾区(aorta-gonad-me-soneph site，AGM),它们的一部分在PAS/ AGM区分化为血液干细胞。在胚内形成的血液干细胞迁移到肝脏,使肝脏成为胎儿期的主要造血器官,也有部分迁移到脾、胸腺和骨髓,为胎儿发育过程中造血器官的形成提供了最原始的血液干细胞。卵黄囊造血终止于两个半月的胚胎,由肝造血所取代而进入肝造血期。在3～5个月的胎儿肝脏中约50％的有核细胞为幼稚红细胞,仅有少量粒系幼稚细胞和巨核细胞。此期间,淋巴细胞的发育主要在胸腺、脾脏和淋巴结等处。肝造血于胎儿第6个月开始减退,至出生时终止,由骨髓造血所取代。骨髓是终生造血器官,开始造血于第10周的胎儿,但全面生成各种造血细胞是在第7个月胎儿以后,至出生时骨髓腔中富含造血细胞,来自AGM和胎肝的造血细胞在骨髓腔中找到了最适宜的生长发育场所,成人时骨髓以外的造血均属异常表现。

血细胞的生成经历了一个比较长的细胞增殖(proliferation)、分化(dif-ferentiation)、成熟(maturation)和释放(release)的动力过程。整个血细胞的生成过程,是造血实质细胞在形态上经历不同阶段的变化过程,这一过程是造血干细胞在造血微环境中经多种调节因子的作用逐渐完成的,最终增殖分化为红细胞、血小板、各种粒细胞、单核细胞、浆细胞、淋巴细胞等。

正常人红细胞的寿命为 120 天,衰老的红细胞主要在肝、脾和骨髓中破坏,并由单核-巨噬细胞清除。中性粒细胞在血液中时间极短,半存期仅 6～7 h,然后离开血液循环进入组织或炎症部位,成熟粒细胞的存活期为 9 天,主要在单核-吞噬细胞系统破坏。正常人血小板的寿命为 9～12 天,脾脏是血小板的主要破坏部位。

二、血细胞的生化

1. 红细胞的生化组成　人的成熟红细胞无细胞核,缺乏合成蛋白质、脂质的能力。其活动所需能量依靠葡萄糖的酵解作用供给,因此细胞的结构比较简单。人红细胞膜由蛋白质、脂质、糖类及无机离子组成,其中蛋白质占49.2%,脂质 43.6%,糖类约 8%,与其他细胞相比,红细胞含脂质较多。血红蛋白是红细胞内的主要结合蛋白,它由珠蛋白和亚铁血红素两部分组成。组成血红蛋白的珠蛋白肽链分为 α 和 β 两大类。每个血红蛋白分子由两条 α 肽链和两条 β 肽链连接而成,每条珠蛋白链含有一个亚铁血红素。

2. 粒细胞的生化组成

(1) 细胞质的颗粒成分:在早幼粒细胞阶段开始出现嗜苯胺蓝颗粒,以后不再生成,故随着细胞分裂而逐渐减少。中幼粒细胞又出现特异性颗粒。嗜苯胺蓝颗粒为典型的溶酶体。特异性颗粒除含溶酶体外,还含有乳铁蛋白,能将游离铁蛋白浓度降低到细菌所需水平之下。粒细胞含髓过氧化物酶。

(2) DNA 及 RNA:正常成熟粒细胞与不成熟骨髓粒细胞都含有 0.7×10^{-12} g DNA 磷/细胞。

(3) 氨基酸:白细胞有结合及浓缩氨基酸的功能,故其浓度比血浆获红细胞高数倍。

(4) 糖原:血液的糖原主要存在于粒细胞中,在中幼粒细胞开始出现,随成熟度增加而增多。

(5) 脂类:粒细胞中脂类 35% 为磷脂,1/3 为中性脂类,约 1/6 为糖脂。

(6) 维生素及辅酶叶酸:含有 60～123 ng/ml 细胞,维生素 B_{12} 为 400 pg/10^6 细胞,尚有维生素 C、核黄素、维生素 B_1、维生素 B_6 等。

(7) 肝素、组胺及微量金属,如锌、镁、铜、钴和铁等。

3. 血小板的生化组成　血小板的生化组成有蛋白质、脂质、碳水化合物、氨基酸、腺苷酸等。

三、干细胞的概念

干细胞(stem cell)是人体的起源细胞,其特点为具有自我复制、高度增殖和多向分化的潜能。干细胞由受精卵发育分化而来,最初形成原始胚胎干细胞,进一步分化增殖形成囊胚样结构,其内细胞团的胚胎干细胞具有形成人体各种组织的全能性,并最终逐步分化发育成不同阶段胎儿的各组织器官,干细胞也随之丧失其全能性,成为亚全能、多能干细胞或具有特定功能的组织干细胞。

造血干细胞(hematopoietic stem cell,HSC)是各种血细胞和免疫细胞的始祖细胞,也是人们认识最多和应用最广泛的组织干细胞。造血干细胞具有向各种髓细胞和淋巴细胞分化发育的潜能和自我更新的能力,可通过移植重建受损害的造血和免疫系统。造血干细胞移植(HSCT)是经过大剂量放化疗或其他免疫抑制剂预处理,清除受体体内的肿瘤细胞,而后将自体或异体造血干细胞移植给受体,使后者重建正常造血免疫的一种治疗手段。目前HSCT广泛应用于恶性血液病、非恶性难治血液病、遗传性疾病和某些实体肿瘤的治疗。

根据HSC的来源,HSCT可以分为骨髓移植(BMT)、外周血干细胞移植(PBSCT)和脐带血干细胞移植(UCBSCT);按免疫遗传学,HSCT可以分为同基因HSCT(syn-HSCT,供者为同卵孪生同胞)、异基因HSCT(allo-HSCT,供者为非同卵孪生亲属和非血缘性无关供者)以及自体HSCT(auto-HSCT,供者为患者本人);按供受者的血缘关系,HSCT又可以分为血缘性和非血缘性HSCT。

1. HSCT的适应证 allo-HSCT适应证较广泛,可以治疗恶性血液病、非恶性难治性血液病、严重遗传性及代谢性疾病,而auto-HSCT主要治疗恶性血液病、某些实体瘤、严重自身免疫性疾病。对于移植时机的选择,常规化疗效果较好者如儿童急性淋巴细胞白血病、急性早幼粒细胞白血病等,可在复发后再移植,而其他类型白血病则宜在疾病早期进行,可提高疗效,减少移植相关死亡。对于慢性粒细胞白血病、重型遗传性血液病,allo-HSCT为唯一治疗手段,应尽早移植。

2. 禁忌证 allo-HSCT一般要求受者年龄在50岁以下,auto-HSCT和同基因HSCT可放宽至60岁以内。接受移植的患者不应有严重的心、肝、肺、肾等重要脏器功能损害或严重精神障碍。

3. 移植方法与过程 请参考专门论著。

4. HSCT植活的证据 供者造血干细胞在受者体内植活的直接证据包括受者体内检出供者的性染色体、HLA抗原、红细胞抗原、同工酶、粒细胞抗原或标记、血小板抗原和供者的分子遗传学标记(DNA限制性片段多态性)。植活的间接证据为出现移植物抗宿主病(GVHD)。

5. HSCT并发症 参见表6-1。

表 6-1 HSCT 常见并发症

早　期	晚　期
肝静脉闭塞病(HVOD)	间质性肺炎(IP)
出血性膀胱炎(HC)	不育
血栓性微血管病	儿童生长停滞或延迟
感染	白内障
急性移植物抗宿主病(aGVHD)	内分泌功能异常
	继发肿瘤
	慢性移植物抗宿主病(cGVHD)

四、遗传与血液病

血液与遗传的关系十分密切。有证据表明,相当多数的血液病均与遗传因素有关。有些是遗传因素作为直接病因,如血红蛋白病、各种凝血因子的遗传性缺乏;有些是遗传因素导致容易患某种血液病的倾向性,即遗传易感性(heritable susceptibility),如葡萄糖-6-磷酸脱氢酶(G6PD)缺乏症;还有一些是由于个体间的遗传学差异(如血型、HLA 等)引起的疾病,如骨髓移植引起的排异反应等等。目前已经发现的遗传性血液病大致分为 5 类:

(一) 染色体病(chromosome disease)

由于染色体的数目或(和)结构异常所致。血液系统的肿瘤,包括各种类型白血病和淋巴瘤以及骨髓瘤等,几乎都显示出染色体的异常变化。

(二) 单基因病(monogenic disease)

由基因突变所致,并按一定的遗传规律在家系中传递的遗传病。

1. 染色体显性遗传　致病基因在常染色体上,其特点是患者双亲必有一方患病,患者子女有 50% 的概率表现病理性状,男女患病机会均等,如椭圆形红细胞增多症。

2. 常染色体隐性遗传　致病基因在常染色体上,其特点是杂合子不发病,仅纯合子才表现病理性状,如遗传性 FXI 缺乏症。

3. X 连锁遗传　致病基因在 x 染色体上,包括血友病 A、B 及葡萄糖-6-磷酸脱氢酶(G6PD)缺乏症等。

(三) 体细胞遗传病(somatic cell genetic disease)

大部分的造血系统恶性肿瘤都伴有特异的体细胞遗传物质异常,这些遗传物质的异常能扰乱细胞正常生长、发育及分化调节控制,从而在肿瘤的发病机制中起着重要作用。

(四) 多基因病(polygenic disease)

该类疾病起因于遗传物质和环境因素的相互作用,有明显的家族"易感性",而无单基因病那样明确的家系遗传模式,如先天性叶酸吸收障碍性贫血、巨噬细胞增生性疾病等。

（五）线粒体病（mitochondrial gene disease）

如 Pearson 胰腺-骨髓综合征。

此外,染色体断裂和易位导致的原癌基因的位置发生移动和活化也是某些恶性血液病的发病机制。最典型的例子是慢性粒细胞白血病的白血病细胞 9 号染色体上的原癌基因 abl 易位,致 22 号染色体的断裂集中区(bcr)形成 bcr/abl 融合基因,编码具有酪氨酸活性的蛋白 P210,后者对慢性粒细胞白血病的发病有重要作用。

五、免疫与血液病、血细胞、免疫补体与疾病的关系

免疫系统功能紊乱或缺陷与某些血液系统疾病的发生密切相关。

血液的同种免疫反应,较多见于输血反应,如血管性水肿、新生儿溶血病、输血后紫癜等。

血液的自身免疫反应是指机体内具有免疫原性的组织成分释出或组织成分经修饰后获得免疫原性成为自身抗原,刺激机体免疫系统产生自身抗体。正常情况下,B 淋巴细胞克隆可产生红细胞自身抗体,自身免疫调节的 T 淋巴细胞抑制了这种活性,故其作用极微。如果抑制 T 淋巴细胞减少或功能降低,辅助 T 淋巴细胞增多或功能增强,使这种平衡机制被打乱,就会引起自身免疫性溶血性贫血(AIHA),触发红细胞的破坏。

血细胞的自身抗体有抗红细胞抗体引起溶血性贫血,抗粒细胞抗体致粒细胞减少或缺乏,抗血小板抗体引起特发性血小板减少性紫癜。

在获得性溶血性疾病中,其溶血的发生常有补体参与。经典的补体活化途径是:C_1 和免疫球蛋白重链 Fc 段结合后,具备蛋白水解作用的 C_1 脂酶(IS) 活性,将 C_4 裂解为两个片段(C_{4a} 和 C_{4b}),初生的 C_{4b} 可共价结合在红细胞膜上,并结合 C_2,C_2 被 C_{1s} 裂解为 C_{2a} 和 C_{2b}。$C_{4b.2a}$ 膜复合物作用为经典途径 C_3 转化酶,结合并裂解 C_3 成为 C_{3a} 和 C_{3b},初生的 C_{3b} 也可共价地结合在红细胞膜上,完成经典途径 C_5 转化酶的装配($C_{4b.2a.3b}$),结合后,C_5 被 C_{2a} 裂解,这样激活了补体序列反应的最后"膜攻击单位"($C_{5\sim9}$)。活化后的 C_3 插入红细胞膜,引起膜渗透性的不稳定,造成血红蛋白渗出。正常血浆和红细胞膜上有补体抑制剂和失活剂,能遏制上述溶血过程,故不会发生溶血。已知血浆中的 I 因子、H 因子和 C_4 结合蛋白,红细胞膜上 C_{3b} 受体(CR1)、同种限制因子(C_8结合蛋白)及膜反应溶解抑制剂(MIRL) 等均有这种补体抑制剂和失活剂的作用。

（刘　澎　李建勇）

六、放射性核素在血液和造血器官方面的应用

(一)血容量测定

血容量测定有:红细胞血容量测定、血浆血容量测定、全血血容量测定。在几种特殊情况下证明血容量有相当大的价值。例如用^{51}Cr-RBC 测定红细胞容量能准确鉴别真性红细胞增多症与血浆容量减少所致的红细胞比积升高。此外,血容量测定对手术出血量的估计、烧伤、休克以及电解质紊乱引起的血浆容量减少患者的处理等均有价值。

(二)红细胞寿命和脾死亡指数测定

1. 临床上,单独做红细胞寿命测定意义不大,因为有许多血液病均可出现红细胞寿命缩短。例如溶血性贫血、白血病或发育不全性贫血,甚至肝硬化等均可发现红细胞寿命缩短。如能在红细胞寿命测定的同时配合进行红细胞破坏场所测定,则对贫血原因的鉴别诊断意义更大。

2. 体表测定结果可能有以下 4 种类型的变化:① 脾脏内有过度的破坏红细胞积聚;② 肝、脾都有积聚;③ 肝、脾都无异常积聚;④ 仅肝内有过度积聚。属于①、②类者有遗传性球形细胞增多症和某些获得性溶血性贫血,属③类的有镰刀状细胞贫血,它们常常合并血管内溶血。④类常见于先天性非球形细胞增多症和夜间阵发性血红蛋白尿患者。体表测定结果在判断脾切除术是否可改善贫血的预测方面尚有一定的意义,如果体表测定的脾/心比值大于1,脾死亡指数大于1,可以认定脾脏为红细胞主要破坏场所。行脾切除术后贫血可以改善。

3. 红细胞寿命测定还可以鉴定库存血的红细胞存活率,以便合理使用库存血。

4. 在红细胞寿命测定中应予以注意的问题

(1)^{51}铬的比活性:铬是一种潜在的毒性物质。过多的金属铬可以引起红细胞的破坏。铬量为 5 μg/ml 红细胞能抑制谷胱甘肽还原酶的活性、糖酵解以及红细胞的呼吸(为大量铬产生的氧化血红蛋白所致),当铬量为 20～30 μg/ml 红细胞时,可出现毒性;大于 50 μg/ml 红细胞时,脆性将增高,从而导致红细胞破坏增加,致使检测结果不可靠。虽然如此,但一般用作红细胞寿命的^{51}铬含量甚微,多小于 0.1 μg/ml 全血,此量不到金属铬中毒量的 1%。

(2)关于^{51}铬的辐射损伤问题:分布实验证明,^{51}铬-红细胞破坏后释放出的^{51}铬主要蓄积于网状内皮系统内,1/3～1/2 经肾排泄,经粪便排出的甚少。静脉注射的^{51}铬-红细胞随血液循环分布全身,因^{51}铬量甚微,辐射损伤无须考虑。但溶血性贫血时,被破坏的红细胞释放出的^{51}铬大量蓄积于肝、脾等脏器,辐射损伤的问题应予以注意。故有人建议溶血性贫血患者进行红细胞寿命测定时,用药量可以减半。

（3）输血问题：检测前 3 周及检测期间应暂停输血，否则可致结果不准。因为前者所得结果不能代表受检者自身红细胞的真实寿命。后者由于非标记血对标记血的大量稀释可以导致人为的红细胞寿命缩短。

（三）血小板和白细胞的标记及其寿命

1. 用放射性核素标记血小板除作寿命测定之外，^{111}In-血小板还被用作显像，以观察身体任何部位所形成的血栓，以及确定血栓沉积的位置；还可以用于确定治疗药物对血栓形成速度的影响及肾移植排斥反应的监测。

2. 标记白细胞最常用于隐性炎症的定位诊断。标记白细胞的闪烁照相对急性炎症病变的检出敏感性在 85%～95%。特异为 90% 左右，假阴性比假阳性更常见。假阴性常常出现在抗生素或类固醇治疗期间、炎症区域缺血以及标记白细胞失去活力等情况。另外，与肝、脾毗邻的异常浓集也常被认为阴性。在胸部感染的病员中，因吞噬脱屑细胞也可引起假阳性。标记白细胞最适合检出急性和亚急性感染灶。

（四）铁动力学

铁动力学研究可以提供有关体内的造红细胞骨髓的分布、造血功能的计算评价、红细胞破坏场所的确定及肝铁库蓄积状况的估计等资料。

1. 血浆^{59}Fe 半消失期和血浆铁转换率主要反映血浆铁被转运的速度。它随红细胞生成速度及网状内皮系统吞噬活性的变化而改变。例如缺铁性贫血、恶性贫血、新近失血、溶血性贫血和真性红细胞增多症时，均表现出血浆^{59}Fe 半消失期缩短和^{59}Fe 转换率增加。在发育不全性贫血时，血浆^{59}Fe 半消失期延长，转换率降低。血浆^{59}Fe 半消失期测定对再生障碍性贫血和再生不良性贫血的预后判断有意义。半消失期在 140～250 min 以内者预后较好，经治疗后有可能恢复，而半消失期超过 300 min 的患者预后差。

红细胞利用铁测定是观察有效红细胞生成的重要指标。正常值为 60%～80%，常可以维持 3 个月左右。

2. 铁体表测定是一种协助临床判断血浆中被清除铁的沉积部位和数量的诊断方法。缺铁性贫血时，随着血浆^{59}Fe 的迅速离开血浆，骨髓的放射性升高。以后随着成熟红细胞进入血液循环，骨髓的放射性逐渐下降；溶血性贫血时，因红细胞生成增加，大量放射性^{59}Fe 随新生红细胞离开骨髓而导致早期骨髓的放射性升高被掩盖。如有脾功能亢进，则显示出后期脾脏的放射性升高，提示脾对红细胞的破坏加强；骨髓纤维化存在髓外造血时，注射^{59}Fe 后骨髓的放射性并不升高，甚至还下降，而脾脏的放射性变化近似正常骨髓曲线；再生障碍性贫血时，与缺铁性贫血相反，骨髓中的放射性呈低平曲线，而肝、脾曲线呈上升趋势；恶性贫血时，由于维生素 B_1 缺乏，致使造血细胞分裂、增殖障碍，红细胞不能正常释放，因而骨髓的放射性下降缓慢。由此不难看出,体表测定有助于血液病的诊断分析。

3. 铁吸收实验因多种因素的影响而结果波动较大。正常人口服放射性铁的吸收量为口服量的 35% 以上,缺铁时可以增高,其增高程度随缺铁程度而异,可以高达 50%～80%。再生障碍性贫血、恶性贫血以及失血时铁的吸收可以降低。

4. 在铁代谢研究中,单项检查测定所得结果的价值有限,若将铁吸收、血浆铁的半消失期、血浆铁的转换率、红细胞利用铁以及 ^{59}Fe 体内动态变化测定等综合应用进行分析,其价值更大。

(五) 维生素 B_{12} 代谢的研究

1. 通过对小便中维生素 B_{12} 的排泄百分数的测定,来了解机体吸收维生素 B_{12} 的情况,可以鉴别诊断单纯的肠道维生素 B_{12} 吸收不良或内因子缺乏所致的吸收不良以及肠道细菌繁殖所致的吸收不良。

2. 血清维生素 B_{12} 的浓度与细胞内的浓度非常相关,血清维生素 B_{12} 浓度的降低能真实反映出维生素 B_{12} 的缺乏。由于放射性维生素 B_1 测定能在体外进行,因而不会有辐射损害,用于追踪某些儿童的内分泌疾患和恶性贫血的前期情况。

放射性维生素 B_{12} 吸收试验结果降低,除真正的吸收障碍或内因子缺乏外,还应特别注意与其他一些能导致吸收异常的因素相鉴别。这些因素包括:

(1) 泌尿系疾患(特别是对于尿排泄试验异常),例如尿潴留(如前列腺肥大等)或严重肾病会引起维生素 B_{12} 排出量过低,但在 24～48 h 尿内可能有较多放射性排出,其总排出量仍正常。因此,可采取分别收集两个 24 h 尿液进行测定的方法进行校正。

(2) 检查时肌内注射非放射性维生素 B_{12} 的量不足。

(3) 尿液收集不完整。

(4) 试验前 3 天内曾给予过大量的稳定维生素 B_{12} 或检查前不久或检查后不久吃过含高维生素 B_{12} 的食物等。

(5) 某些药物如对氨基水杨酸、秋水仙碱、皮质类甾体以及 ACTH 等,均可能抑制所有吸收位置而使维生素 B_{12} 的吸收缺乏,分析结果时应予以注意。

(六) 骨髓显像

1. 骨髓活检时穿刺点的定位。

2. 全身造血器官功能的间接估计。

3. 骨髓增生性疾病的鉴别诊断。

4. 急、慢性溶血过程的鉴别诊断。

5. 骨髓局灶性病变的检出。

6. 骨髓疾病治疗效果的判断和追踪。

（七）脾显像

1. 确定脾脏大小。

2. 左上腹包块的鉴别诊断。

3. 副脾的检出。

4. 先天性脾发育不全和功能性无脾的检出。

5. 怀疑脾破裂或腹部损伤血肿的诊断。

6. 血液病患者疑有脾梗死的检出。

7. 脾内脓肿、囊肿、淋巴瘤以及其他肿瘤等的检出。

8. 左膈下脓肿的鉴别诊断。

（八）淋巴显像

1. 确定恶性肿瘤的淋巴结转移以及可能存在的隐匿性的淋巴结转移。

2. 术前淋巴结转移的估计，术中引流淋巴的定位。

3. 确定恶性肿瘤淋巴转移的放疗范围。

4. 肿瘤患者疾病发展情况和治疗效果的判断。

5. 协助诊断因炎症、寄生虫病（如丝虫病等）以及下肢动、静脉瘘等所出现的淋巴回流不畅和水肿。

（九）^{32}P 治疗血液性疾病

1. 真性红细胞增多症。

2. 慢性白血病。

3. 原发性血小板增多症。

4. 其他疾病　^{32}P 除用于上述疾病的治疗外，根据^{32}P 在细胞内聚集的程度与细胞分裂速度成正比的原理，还可用于治疗其他包括血液及造血组织的肿瘤在内的疾病，例如多发性骨髓瘤和淋巴瘤等。多发性骨髓瘤一般对射线不敏感，故应以化疗为主，但^{32}P 治疗也能部分减轻全身骨骼的疼痛，作为对症治疗也有一定作用。在淋巴瘤中，不同组织类型的淋巴瘤对射线的敏感性不同，以淋巴细胞为主要成分的淋巴瘤（^{32}P 在病变组织内有较大聚集），疗效较好；而以淋巴细胞和网状细胞共同增生的淋巴网状细胞肉瘤用^{32}P 治疗效果要差些。此外，还有人对未根治的继发性红细胞增多症患者使用^{32}P 治疗，用小剂量^{32}P 抑制红细胞的生成率。

七、激素与血液病

糖皮质激素类药物有很强的抗炎作用和一定的免疫抑制作用，几乎无直接解热和镇痛作用，主要用于严重毒血症、炎症后遗症、自身免疫病和过敏性疾病等的治疗。

（一）药理作用

1. 抗炎作用　在急性炎症初期，本类制剂能增加血管张力，减轻充血，显著降低毛细血管通透性,减少白细胞浸润以及抑制吞噬细胞功能,从而缓解红、肿、热、痛等症状。对慢性炎症或急性炎症的后期,能抑制成纤维细胞的增生和肉芽组织形成,减轻炎症引起的瘢痕与粘连。长期应用不良反应甚多,甚至掩盖病情的发展。所以一般不作为首选的抗炎药,仅用于 NSAIDs 无效或有严重并发症的患者。

2. 免疫抑制作用 糖皮质激素能抑制免疫过程的许多环节,如抑制巨噬细胞对抗原的吞噬和处理;溶解淋巴细胞,导致 T 淋巴细胞、B 淋巴细胞及它们产生的淋巴因子减少,其中辅助性 T 细胞的减少更显著;尚抑制敏感动物各种类型的抗原抗体反应。另外还可阻碍一种或多种补体成分附着于细胞表面。

3. 抗毒素作用 提高机体对细菌内毒素的耐受力,减轻内毒素对机体的损害,但不能中和内毒素,也不能保护机体免受细菌外毒素的损害。糖皮质激素对于严重中毒性感染如肝炎、伤寒、脑膜炎、急性血吸虫病及晚期癌症的发热,常有良好的解热作用,这与它稳定溶酶体膜,减少内源性致热原的释放和降低下丘脑体温调节中枢对致热原的敏感性等因素有关。

抗休克作用超大剂量的糖皮质激素类药物已广泛用于各种严重休克,特别是中毒性休克的治疗。

(二)对血液和造血系统的作用

糖皮质激素能刺激骨髓造血机能,使红细胞和血红蛋白含量增加,大剂量可使血小板增多并提高纤维蛋白原浓度,缩短凝血时间;使中性白细胞数增多,但却降低其游走、吞噬消化及糖酵解等功能,因而减弱对炎症的浸润与吞噬功能。该类制剂可使血液中嗜酸性粒细胞和淋巴细胞减少。

(三)临床应用

1. 急性炎症

(1)细菌感染:必须与足量有效的抗生素同时使用。

(2)结核病:在有效抗结核药物的作用下,同时辅以短程糖皮质激素。

(3)眼部炎症。

2. 器官移植排斥反应。

3. 自身免疫性疾病。

4. 变态反应性疾病 包括:① 支气管哮喘;② 药疹。

5. 休克。

6. 肿瘤。

7. 急慢性皮质机能减退症(包括肾上腺危象)。

(四)用于血液病(具体用法详见各相关章节)

1. 恶性血液病 包括:① 急性淋巴细胞白血病;② 淋巴瘤;③ 多发性骨

髓瘤;④ 慢性淋巴细胞白血病。

2. 与免疫因素有关的血液病 包括:① 再生障碍性贫血;② 粒细胞减少症;③ 血小板减少症;④ 过敏性紫癜。

3. 骨髓移植中抗排斥反应。

八、电离辐射对血液和造血器官的影响

射线损伤造血细胞的一个重要途径是诱导细胞凋亡,射线对处于细胞周期内的造血细胞杀伤较为严重,而对成熟血细胞的直接杀伤效应并不十分明显。但是机体受到照射以后,造血干细胞、祖细胞以及幼稚造血细胞数量急剧减少,增殖功能降低或丧失,从而导致外周血中成熟血细胞数量下降。

(一)全身大面积照射对造血系统的影响

1. 放射对外周血细胞的影响

1)血液白细胞的辐射损伤与修复

(1)放射后白细胞计数的变化:受照后淋巴细胞最早出现急剧变化。照射后 24~48 h 淋巴细胞绝对数对骨髓型急性放射病病情和受照剂量的判断极有价值。大剂量照射后,白细胞计数的变化可分为 5 个时相:

① 早期增多时相:照射后数小时至 2 天白细胞增多,高峰值为正常值的 2 倍,主要是中性粒细胞的增加。照射剂量越大,早期增高越明显,出现亦越早。

② 初期下降时相:早期增高后白细胞数开始逐渐降低,其下降的速度和程度与照射剂量成比例。

③ 暂时性回升时相:主要为中性粒细胞回升,回升的时间在 10~15 天左右。暂时性回升的出现和回升峰值与射线剂量呈反比,因此它通常被用作受照剂量范围、病情轻重和预后好坏的指标之一。

④ 最低值时相:白细胞最低值反映了病情的严重程度,与预后也有密切关系。白细胞最低值水平和出现时间与照射剂量有关,受照剂量越大,最低值越小,出现亦越早。

⑤ 恢复时相:度过最低值阶段后,患者白细胞数逐渐恢复(回升时相)。各类白细胞恢复至正常的先后顺序是单核细胞、嗜碱性粒细胞、嗜酸性粒细胞、淋巴细胞。在中性粒细胞恢复之前,外周单核细胞增多,在白细胞分类中可占 50%~60%。

(2)放射后血液白细胞形态的变化

① 中性粒细胞的形态变化:中性粒细胞先呈核左移,后为核右移,胞体大小异常,早期可见巨型中性粒细胞。极期可出现小型中性粒细胞,大小近似红细胞,胞浆颗粒减少或消失,出现中毒性颗粒及空泡形成。可见核碎裂、核固缩、溶解等凋亡或坏死征。

② 淋巴细胞的形态变化:早期可出现核固缩、核碎裂、核疝、双叶核、双

核、微核及胞浆深浊、空泡等变化。在极期可见有异型淋巴细胞,如单核淋巴细胞、浆细胞样淋巴细胞等。胞浆中可有多数空泡,色深而混浊,或出现异常颗粒。

（3）在白细胞功能上可见:吞噬能力降低、丝裂原刺激后增殖能力受抑、抗体生成和细胞因子表达失衡等等。

2）放射后血液红细胞的变化:照射后网织红细胞很快减少,是辐射损伤的敏感指标,仅次于淋巴细胞。照射后早期外周血中红细胞数变化不大。2周左右时患者可发生贫血,贫血维持一至几周后,自行缓慢恢复。网织红细胞逐渐回升并超过正常,以后再恢复到照前水平,红细胞数和血红蛋白量相继恢复。照射后红细胞除数量的变化外还有大小不匀、异型和多染性细胞出现等形态学变化。有时,尤其恢复期,外周血中可见到幼稚红细胞。

3）放射后血小板的变化:照射后外周血中的血小板数1～2周内才有下降。随后,血小板数进行性减少并降低到最低值。血小板数下降的速度与程度与照射剂量有关。剂量越大,血小板数的减低越快越显著。血小板数在最低水平持续一段时间后可缓慢恢复,恢复起始前多先有骨髓巨核细胞的再生。血小板的形态变化初期为固缩型和无结构型等变性型血小板增多;恢复期出现大型、不整型等再生型血小板。血小板超微结构可见到伪足消失,致密颗粒减少,β颗粒膨胀液化和颗粒空泡化等变化。照射后血小板的聚集功能、抗出血功能等均受损,成为临床出血症候群发生的重要环节。

2. 放射对骨髓的影响

（1）照射后骨髓象的变化:骨髓象的辐射损伤与射线剂量有关。骨髓象的变化大致可分为 4 个阶段:

① 初期破坏阶段:照射后数日内,骨髓有核细胞总数减少。骨髓中各系造血细胞的辐射敏感性顺序为:淋巴细胞＞红系细胞（原红、早幼红）＞粒系细胞（原粒、早幼粒和中幼粒）＞单核细胞＞巨核细胞。

② 暂时回升阶段:照射后 11～15 天,骨髓造血细胞有丝分裂指数及红、粒系细胞数都有一定回升。

③ 严重抑制阶段:红系造血细胞极度减少,粒系幼稚细胞数也基本消失,粒系较成熟细胞数也明显减少。网状细胞、浆细胞、破骨细胞等可大量出现。骨髓失去正常红色粥状外观,或呈灰黄色。

④ 恢复阶段:照射后骨髓造血细胞恢复的先后次序是红系造血、淋巴系造血,最后是粒系和巨核系造血细胞。幼稚和成熟单核细胞出现为粒系造血细胞开始恢复的前奏,单核细胞增多为造血功能恢复的一个重要指征。巨核系细胞恢复较慢而晚,开始恢复时,巨核细胞体积较小,核分叶较少、血小板生成功能差,以后才出现有生成血小板能力的、形态正常的巨核细胞。

（2）放射对骨髓中造血干细胞的影响：造血干细胞对射线极为敏感，但对亚致死损伤也存在一定的修复能力，因此在分次照射时其细胞存活曲线有所变化，其影响因素包括两次照射间隔时间、照射剂量、射线能量等。照射后造血干细胞因坏死和凋亡，其数量迅速减少，照射后1天内，造血组织中干细胞进行早期修复，主要是损伤细胞中的亚致死性损伤的修复，而无细胞的增殖；照射1天以后，细胞开始增殖。照射后残存的造血干细胞，进行增殖和分化两个过程。但一般认为，照射后细胞池中造血干细胞降到正常水平10%以下时，造血干细胞增殖的速率超过分化速率，故而造血干细胞池得以迅速恢复。但当照射剂量较小时，造血干细胞损伤较轻，其数量的减少亦不严重，造血干细胞既增殖又分化，分化速率可大于增殖的速率，因而干细胞池的恢复可能较慢。造血干细胞的增殖和分化相互制约、相互影响，处于相对稳定状态，从而维持干细胞池大小的动态平衡。此外，造血干细胞向红系和粒系分化的概率可不同，恢复早期向红系分化多占优势。

应当注意的是骨髓的辐射损伤常常不能完全恢复。一些患者有时会长期遗留下红细胞数低下或粒系造血灶小的情况，这被认为是一种残余损伤。残余损伤有时是潜隐性的，患者在正常情况下并无造血异常表现，但当机体处于急需造血的应急状态时，则表现造血细胞增殖能力降低，血细胞生成数减少。

（3）放射对骨髓造血微环境的影响：一般认为：造血微环境的辐射敏感性低于造血干细胞，但造血微环境的辐射损伤较持久。随着照射剂量的增大，造血微环境的辐射损伤在放射后造血功能障碍发病机制中的重要性也不断增加。这种损伤或明显影响造血功能的恢复过程或潜隐存在，当骨髓再度损伤时将影响造血重建的速度，甚至成为长期或永久性骨髓再生低下的因素。

（二）局部照射对造血系统的影响

如果照射范围小于造血骨髓的3%，则对全身的血象没有太大的影响。此外，造血干细胞具有迁移能力，它可以从某一造血部位经过血液循环迁移到另一部位"落户"，这对局部区域骨髓造血功能损伤后造血恢复具有重大意义。实验证明：只要屏蔽全身骨髓的6%～8%，就足以防止受最低致死剂量照射动物的死亡。只要保存体内0.1%的造血干细胞，照射动物就可能有50%的存活机会。

有的学者提出局部照射范围内的骨髓接受10～20 Gy时即可出现骨髓功能的明显抑制；大于20 Gy，局部骨髓不能再生。但是由于肿瘤患者在接受放射治疗时，局部照射剂量一般较高，血窦系统被彻底破坏，造血干细胞无从得以植入，局部造血将不能恢复。

（三）放射对造血系统的远后影响

放射所致的造血系统远后效应有诱发白血病、白细胞减少症、白细胞增高、再生障碍性贫血、骨髓纤维化症、辐射相关的嗜酸性粒细胞增多症、真性红细胞增多症,其中最为严重的是诱发白血病。一般在照射后 5～15 年白血病的发生率达到峰值,受照射时年龄越小,白血病发病的潜伏期越短。电离辐射诱发的白血病主要来自骨髓粒细胞系统,如急性粒细胞白血病、慢性粒细胞白血病和多发性骨髓瘤,少数来自淋巴系统的急性淋巴细胞白血病和恶性淋巴瘤,而未见慢性淋巴细胞白血病、单核细胞白血病或红白血病与电离辐射有关。

不同射线诱发白血病的作用不同。中子诱发白血病和其他实体肿瘤的作用比 γ 线强,受照剂量越大,白血病发生率越高。此外,青年人接受照射后的白血病发生率高于老年组,男性高于女性。

（卢瑞南）

九、细胞动力学在白血病化疗中的应用

（一）概述

20 年来抗肿瘤药物治疗白血病进展迅速,急性白血病的完全缓解及无病存活期已有明显提高和延长。细胞动力学是细胞在增殖周期中的动态变化。通过研究发现正常细胞与白血病细胞的增殖特性有差异,这为化疗提供了理论依据。

1. 细胞周期　细胞从一次分裂结束到下一次分裂终止的一段时间称细胞周期,期间细胞发生了一系列复杂、有秩序的变化,DNA 含量增加一倍,然后平均分配到两个子细胞。正常细胞和肿瘤细胞的生长都经历四个阶段:① G_1 期,也称 DNA 合成前期,此期合成 RNA、蛋白质和酶,为 DNA 合成做准备。② S 期,也称 DNA 合成期,主要合成及复制 DNA,同时合成几种和核酸代谢有关的酶,也合成 RNA 和蛋白质。③ G_2 期,也称 DNA 合成后期或有丝分裂前期,合成子代细胞必需的底物,即与细胞分裂有关的 RNA 和蛋白质。④ M 期,也称有丝分裂期,增殖细胞经纺锤体的形成,分裂为两个子细胞。

2. 增殖比例与化疗的关系　增殖比例是指某一时刻整个细胞群体中处于增殖周期中的细胞所占的比例。肿瘤细胞在细胞分裂后,只有部分子细胞再进入下一增殖周期,其余部分停止细胞周期进程,处于休止状态,也称 G_0 期细胞。而处于增殖周期中的细胞,对化疗敏感,G_0 期细胞通常对化疗不敏感,但此类细胞在一定的条件下可重新进入细胞周期,这可解释白血病完全缓解后复发的原因。

3. 肿瘤细胞的周期与增殖特点　细胞增殖一倍所需的时间称为倍增时

间(TD)。白血病细胞的倍增时间明显长于正常造血细胞,故白血病并非是肿瘤细胞的快速增殖,而是白血病细胞分化、成熟受阻、大量堆积,抑制正常骨髓造血细胞的增殖。随着肿瘤负荷的增大,肿瘤倍增时间逐渐延长,G_0 期细胞逐渐增多,增殖比例逐渐减少,因此化疗应在疾病早期、增殖比率较高的时期进行。化疗后正常造血细胞的恢复较白血病细胞快,经过多次化疗,正常骨髓细胞通过间歇期可恢复正常,而白血病细胞却不断被杀灭。

4. 抗肿瘤药物的分类　根据药物对肿瘤细胞作用的时相,抗肿瘤药物可分为:

(1)细胞周期非特异性药物(CCNA):对处于细胞周期中各期细胞均有杀灭作用的药物。直接破坏 DNA 双链或与 DNA 形成复合体,快速杀灭白血病细胞,且杀伤能力和剂量呈直线关系。本类药物主要包括烷化剂及抗生素类抗肿瘤药物。

(2)细胞周期特异性药物(CCSA):仅作用于处于细胞周期中某一时期的药物。阻断 DNA 的生物合成(S 期)或有丝分裂(M 期)而发挥抗白血病作用。其杀伤能力在低剂量时呈直线关系,达到一定剂量后成一渐近线。根据药物作用细胞分期的不同,可将此类药物分为 S 期和 M 期特异性药物。本类药物主要为抗代谢药及部分植物药。

(二)常用的抗白血病药物

目前已明确化疗药抗白血病的共同机制为启动凋亡过程,即消除不需要的功能不正常的或有害的细胞。虽然由抗白血病药物造成严重损伤的白血病细胞最后均经凋亡过程致死,但各种抗白血病药物损伤细胞的机制仍各不相同。下面介绍各类抗白血病药物的作用机制。

1. 烷化剂　属细胞周期非特异性药物,阻碍 DNA 双螺旋结构的分离,导致 DNA 不能复制。常用的有环磷酰胺(cyclophosphamide,CTX)、异环磷酰胺(ifosfamide,IFO)、二甲酸丁酯氮芥(busulfan,BUS)、苯丁酸氮芥(chlorambucil,CLB)、美法仑(melphalan,MEL)。其他烷化剂,如亚硝脲类,包括卡司莫汀(carmanstine,BCNU)、洛莫司汀(lomustine,BCNU),此类烷化剂脂溶性强,易透过血脑屏障,故常用于中枢神经系统白血病的防治。

2. 抗代谢药　通过干扰 DNA 合成,影响白血病代谢,大多影响某些代谢物的生成或酶的活性,使 DNA 合成所必需的原料或酶缺乏的药物,均属 CCSA,主要作用于细胞周期 S 期。

(1)氨甲蝶呤(methotrexxate,MTX):为一种叶酸类似物,抑制二氢叶酸还原酶,影响二氢叶酸转变为四氢叶酸,而叶酸是嘌呤、嘧啶生成的辅因子,故间接阻抑 DNA 的合成,导致白血病细胞死亡。氨甲蝶呤作用于细胞周期 S 期和 G_1 期,主要用于治疗急性淋巴细胞白血病、中枢神经系统白血病、淋巴瘤。

（2）6-巯基嘌呤（6-mercaptopurine，6-MP）：该药有抗嘌呤代谢的作用，其杀伤细胞的确切机制尚不清楚，常联合其他药物用药，主要治疗急性白血病、慢性髓细胞白血病及其加速期。

（3）6-硫鸟嘌呤（6-TG，thioguanine）：该药取代鸟嘌呤掺入 DNA 和RNA，从而抑制核酸的生物合成及其功能。主要用于急性白血病和慢性髓细胞白血病。

（4）阿糖胞苷（Cytosine Arabinoside，Ara-C）：为脱氧胞嘧啶核苷类似物，最重要的作用可能是掺入到 DNA 中，DNA 一经掺入 Ara-C，细胞就不能切开核苷，从而影响 DNA 的模板功能和链的延伸。Ara-C 的作用强度取决于药物浓度和用药时间。该药主要用于治疗急性白血病，尤其急性髓系白血病，也用于中枢神经系统白血病。

（5）羟基脲（hydroxyurea）：该药主要抑制核糖核酸还原酶，阻断核苷酸磷酸化成脱氧核苷酸，从而限制 DNA 的合成。该药为选择性杀伤 S 期细胞，主要用于治疗慢性髓细胞白血病、原发性血小板增多症、真性红细胞增多症及急性白血病危象等。

（6）嘌呤核苷类似物：这是一类新药，临床上应用的主要是腺苷类似物，主要治疗慢性淋巴细胞增殖性疾病。腺苷脱氨酶（ADA）是一种嘌呤解救酶，通过腺嘌呤和脱氧腺嘌呤的不可逆脱氧而调节细胞内腺嘌呤的水平。

（7）氟达拉宾（fludarabine）：是一种 9-β-D-阿糖呋喃腺苷的氟化类似物，其在体内被磷酸化，转化为 2-F-Ara-A，进入细胞内经脱氧胞嘧啶核苷酸酶作用，进而转化为 2-F-Ara-ATP。此代谢物抑制 DNA 多聚酶和核糖核酸还原酶，从而抑制 DNA 的合成和功能，主要用于恶性淋巴细胞系增生性疾病。

（8）二氯脱氧腺苷（2-CDA，2-chlorodeoxyadenosine）：是一种腺苷类似物，不被 ADA 降解。用于毛细胞白血病、低分期的非霍奇金淋巴瘤。

3. 抗生素类抗肿瘤药　一类通过微生物发酵产生的抗肿瘤复合物，属周期非特异性药物，包括蒽环类、博莱霉素类、放线菌素 D 和丝裂霉素等。对白血病有效的主要为蒽环类药物，是核酸酶 DNA 拓扑酶Ⅱ的抑制剂。最常用于急性白血病的为柔红霉素（DNA，Daunorubicin）、4-去甲氧柔红霉素（IDR，Idarubicin），该药白血病细胞摄取量较多，血浆半衰期长，脂溶性高，可透过血脑屏障。阿克拉霉素（ACC，aclacinomycin）药效同 DNR，唯心脏毒性较低。米托蒽醌（MTZ，mitoxantrone）结构和阿霉素接近，作用同 DNR，心脏毒性较低。

4. 生物碱

（1）长春碱类：属细胞周期特异性药物，作用于细胞周期 M 期。通过结合管蛋白,抑制细胞分裂,从而使细胞停滞在分裂期。最常用于急性白血病的是长春新碱(VCR,Vincristine)、长春酰胺(VDS,Vindesine)。VDS 的作用强于 VCR,且有一定的骨髓抑制作用。

(2)鬼臼类:从毒参茄植物中提取的鬼臼毒素的糖苷衍生物,可以抑制拓扑酶 II,引起 DNA 链断裂。常用的药物为依托泊苷(etoposide,VP16)、替尼泊苷(teniposide,VM26),主要用于治疗急性白血病。

(3)三尖杉碱类:是在三尖杉植物中提取的植物碱,抑制蛋白质合成及 DNA 合成而发挥作用,为细胞周期非特异性药物,能杀伤 S、G_1、G_0 期细胞,阻滞 G_2 期细胞。常用药物有三尖杉碱(HRT,harringtonine)及高三尖杉酯碱(HHRT,homoharringtonine),主要用于急、慢性白血病。

(4)金属类

① 铂类:能与 DNA 结合,通过形成 DNA 链内和链间的交叉键链,从而干扰 DNA 的功能。常用的药物有顺铂(DDP,displatin)及卡铂(CBP,carboplatin),主要用于实体瘤的治疗。

② 砷剂:对急性早幼粒细胞(APL)有显著的诱导凋亡作用,可使 APL 的 PML/RARα 融合蛋白降解、Bcl-2 基因下调,主要用于治疗 APL。

(5)酶制剂:门冬酰胺酶(L-ASP,L-Asparaginase)是目前对白血病唯一有效的酶制剂,门冬酰胺酶能分解血液中的门冬酰胺,从而使肿瘤细胞缺乏门冬酰胺,抑制蛋白质的合成,阻滞细胞在 S 期。该药主要用于治疗急性淋巴细胞白血病和分化不良的淋巴细胞型淋巴瘤。

(6)维 A 酸类:是维生素 A 的衍生物,是白血病的诱导分化剂。该药通过与细胞核内维 A 酸受体结合,调节控制某些癌基因以及某些细胞生长因子基因的表达,从而诱导细胞分化。该药是诱导 APL 缓解的特效药物。

(7)糖皮质激素:类皮质激素通过和受体结合发挥细胞毒作用,可溶解淋巴细胞,对增殖期和非增殖期都有效。主要用于治疗淋巴系统起源的恶性疾病。

(8)新药介绍

① topotecan:该药是拓扑异构酶 I 抑制剂,可特异性与 DNA 单链断端上的拓扑异构酶 I 结合,阻止拓扑异构酶 I 对单链断端的修复,致 DNA 双链结构破坏,导致细胞死亡。该药可与 CTX、Ara-C 等联合,可能有增强抗白血病的作用。

② STI571(gleevec):是一种化学合成的特异性酪氨酸激酶抑制剂,能选择性抑制 Ph 染色体阳性克隆而不抑制正常血细胞克隆,是慢性粒细胞白血病和 Ph 染色体阳性急性白血病的最适宜的治疗药物。

③ 美罗华(rituximab):是一种抗 CD20 的人鼠嵌合型单克隆抗体,通过

抗体依赖的细胞介导性和补体介导性细胞毒等作用发挥抗肿瘤效应,主要治疗低度恶性 B 细胞非霍奇金淋巴瘤和滤泡性淋巴瘤。

④ 抗 CD33 单克隆抗体:正常造血干细胞不表达 CD33,而 90％以上的急性髓系白血病(AML)表达,因此 CD33 单抗是 AML 治疗较理想的靶抗原。

(钱思轩)

十、白血病染色体异常及其临床意义

(一)白血病染色体异常

1. 慢性粒细胞白血病(CML)　Ph 染色体约见于 95％的 CML 患者,通常被认为是 CML 的重要诊断标志。20％的 CML 急变期患者保持 46,t(9;22)核型不变,80％的患者可出现额外的染色体异常。最多见的为 2 Ph、+8、i(17q)、+19 和+21。少数病例 Ph 可和 t(8;21)、t(15;17)、t(9;11)、inv(16)或 inv(3)同时出现,分别提示 CML 急粒变、早幼粒变、急单、急粒单变或巨核细胞变。额外异常通常比临床或血液学急变征象早出现 2～4 个月,因此 CML 病程中定期进行染色体检测有助于早期诊断 CML 急变。

2. 急性淋巴细胞白血病(CLL)　大约 1/3～1/2 的 CLL 患者有克隆性核型异常。数目异常中 12 号染色体三体最常见,约发现于 19％的 CLL 患者。还可见 3 号染色体三体和 18 号染色体三体。结构异常中,13q$^-$、14q$^+$、del(11q22～23)、6q$^-$ 和 17p$^-$ 较常见。del(11q)与晚期 CLL、病情加速期和短的生存期有联系。T 细胞 CLL 的特征性染色体异常为 inv(14)(q11q32)。CLL 患者核型演变很少见,一旦发生则往往提示预后不良。

3. 急性髓性白血病(AML)　AML 的染色体畸变检出率为 80％～90％,可归纳为两大类:一类是和 FAB 亚型相关的特异性染色体重排,约占 60％;另一类是和 FAB 亚型不相关的异常,大多为数目异常。原有异常 CR 后一般不再被检出,复发时又可重现。部分病例由于核型演化而产生继发性异常,其中三体-8 最为常见。

(1) t(8;21)(q22;q22):该易位约见于 15％～20％的 AML。它和 AML-M2 有特别的联系(92％为 AML-M2,7％为 AML-M4,个别为 AML-M1)。

(2) t(15;17)(q22;q12 或 21):该易位只见于早幼粒细胞白血病(APL)。约见于 85％的 AML-M3,因而成为该型白血病高度特异性的细胞遗传学标志。APL 还有 t(5;17)(q32;q21)、t(11;17)(q13;q21)和 t(11;17)(q23;q21)3 种少见的变异型易位,伴有 t(11;17)(q23;q21)的 APL 对维 A 酸治疗不敏感。

(3) inv(16)(p13q22):该异常约见于 8％的 AML 和 25％的 AML-M4 患者,常有显著的骨髓嗜酸细胞的数量增加或形态异常。

(4) t/del(11)(q23):该异常和单核细胞白血病有特别的联系,约见于

22%的 AML-M5 患者。它可以是单纯缺失,也可以是易位。

(5)其他少见的染色体重排

① t(6;9)(p23;q34),见于伴有骨髓嗜碱性粒细胞增多的 AML-M2 或 AML-M4。

② t(8;16)(p11;p13),见于 AML-M5b。

③ inv(3)(q21q26),见于 AML-M3 以外的各 AML 亚型。

④ t/del(12)(p12-p13),见于伴有骨髓嗜碱性粒细胞增多的 AML-M2。

⑤ t(9;22)(q34;q11),见于 AML-M3 以外的各 AML 亚型,但以 AML-M1 为多见。

⑥ 涉及 11p15 核孔素 98(NUP98)基因的易位,见于原发性或治疗相关性 AML、MDS、CML 和 T-ALL。

⑦ t(16;21)(p11;q22),主要见于 AML-M2 或 AML-M5,其次还见于 MDS 和 CML-BC。

⑧ t(1;22)(p13;q13),仅见于小儿 AML-M7。

(6)和 FAB 亚型不相关的异常:大多为染色体的增加(三体)、丢失(单体)或部分缺失,几乎可涉及每条染色体,但以 $+4$、$5q-$、$-7/7q-$、$+8$、$9q-$、$+11$、$+13$、i(17q)、$20q-$、$+21$、$+22$ 和 $-Y$ 等较为常见。

4. 急性淋巴细胞白血病(ALL) 大约 60%~85%的 ALL 患者可检出克隆性染色体畸变,其中 66%为特异性染色体重排。

(1)染色体数目畸变:ALL 按染色体众数可分为以下 6 种亚型:

① 大于 50 的超二倍体:约见于 25%~30%的儿童 ALL 患者,染色体众数在 51~65,峰值 55,数目增加的染色体常见为 4、6、10、14、17、18、20、21 和 x 等。62%的病例还可见染色体结构畸变,其中易位见于 20%的病例。FAB 分型为 ALL-L1 或 L2,免疫学检测显示早期前 B 细胞表型。

② 47~50 的超二倍体:见于 10%~15%的 ALL 患者,FAB 分型为 ALL-L1 或 L2,免疫学检测示早期前 B 细胞表型,预后居中。各条染色体的增加均可见到,但以 21、8 和 10 号染色体的增加最为多见。

③ 假二倍体:见于 40%的 ALL 患者,染色体数目为 46,但有各种数目和结构畸变,常伴有高白细胞计数和 SLDH 增高,预后大都恶劣。

④ 正常二倍体:见于 10%~15%的 ALL 患者,FAB 分型为 ALL-L1 或 L2,T 细胞 ALL 中正常核型者高达 30%,预后居中。

⑤ 亚二倍体/近单倍体:前者染色体数目小于 46,见于 7%~8%的 ALL 患者,后者染色体数目小于 30,见于不到 1%的 ALL 患者。FAB 分型为 ALL-L1 或 L2,免疫学检测示早期前 B 细胞表型,预后较差。

⑥ 近三倍体或近四倍体:见于 1%儿童 ALL,部分为 T 细胞表型,预后一

般不佳。

（2）染色体结构畸变：ALL 的特异性染色体重排主要和白血病细胞的免疫学亚型相关。B-ALL 系列常见：

① t(8;14)(q24;q32)，见于有表面免疫球蛋白的成熟 B 细胞 ALL。少数患者则有变异易位如 t(2;8)(p12;q24)或 t(8;22)(q24;q11)，FAB 分型为 ALL-L3。

② t(4;11)(q21;q23)，见于新生儿和婴儿 ALL，FAB 分型为 ALL-L1 或 L2，免疫学检测显示前 B 或早前 B ALL 表型。

③ t(1;19)(q23;p13)，见于前 B 细胞 ALL。

④ t(9;22)(q34;q11)，见于 2％～5％的儿童 ALL 和 15％～30％的成人 ALL，FAB 分型为 ALL-L1 或 L2，免疫学检测显示前 B 或早前 B ALL 表型。

⑤ t(12;21)(p13;q22)，为儿童 B 细胞 ALL 中最常见的畸变，CR 率高，复发少见，预后较好。

⑥ 其他少见易位：t(17;19)(q21;p13)；dic(9;20)(p13;q11)；t(8;14)(q11.2;q32)。

大约 30％～40％伴有异常核型的 T 细胞 ALL，其染色体断裂点常涉及 T 细胞受体基因 α/δ、β 和 γ 所在位点，其中 t(11;14)(p13;q11)、t(10;14)(q24;q11)、t(1;14)(p32;q11)、t(8;14)(q24;q11)和 t(11;14)(p15;q11)分别见于 25％、5％～10％、3％、2％和 1％的 T 细胞 ALL，较少见的异常还有：t(7;9)(q34;q34)、t(7;19)(q34;p13)和 t(7;11)(q35;p13)等，其预后除 t(11;14)和 t(10;14)较好外，其余均不佳。

可有 T-ALL 或 B-ALL 的表型：6q－见于儿童 ALL，预后较好；9p－见于 7％～12％的 ALL，预后不良；12p－见于 10％～12％ ALL，可以是缺失或易位，最常见累及 12p12，其中 dic(9;12)(p11;p12)，具有前 B 或早前 B ALL 表型，预后较佳。

（二）白血病、MDS 染色体异常临床意义

1. 克隆性染色体异常的检出有助于白血病的诊断和鉴别诊断。克隆性染色体异常的发现是诊断 MDS 或白血病的主要依据。据此可将 MDS 或白血病与其他非恶性血液病进行鉴别。

2. 特异性染色体重排的发现有助于 AML 和 ALL 的分型。白血病形态学、免疫学和细胞遗传学（morphologic, immunologic and cytogenetic, MIC）分型将特异性染色体重排和细胞形态学特征、免疫学表型等一起列为白血病诊断分型的重要指标，即以 MIC 分型代替既往单纯以细胞形态学为基础的 FAB 分型。新近世界卫生组织（WHO）提出的关于恶性血液肿瘤的诊断分型，建议对白血病分型不再使用 FAB 分型的命名法，而是直接用特异性染色

体易位或免疫表型来命名其亚型,这就进一步显示了细胞遗传学和免疫学在白血病诊断分型中的地位和作用。

3. 染色体畸变可作为监测白血病病情的重要指标。急性白血病最初的核型异常经治疗后完全消失而代之以正常核型提示 CR。CR 后原有异常重新出现,提示白血病复发。除原有异常外,又增添了新的异常,提示发生了克隆性核型演变,通常意味着疾病的进展,如 CML 加速期或急变期。因此病程中反复多次染色体检查有助于判断急白的 CR、复发和 CML 急变。

4. 染色体是独立的预后指标。急性白血病诊断时的核型是最有价值的预后因素,根据核型可将急性白血病患者分 3 个不同的预后亚型(表 6 - 2)。核型对治疗方案的选择也有一定的指导意义,最典型的例子为早幼粒细胞白血病患者,若发现 t(15;17)易位或 PML-RARα 融合基因转录本,则提示将对柔红霉素为主的化疗方案、全反式维 A 酸或三氧化二砷治疗有良好反应;反之,则疗效不佳。t(12;21)易位/TEL-AML1 或高超二倍体 ALL 对门冬酰胺酶和抗代谢药物为主的化疗方案反应良好。t(1;19)/E2A-PBX1 则需更强烈的方案方能获得较好疗效。t(4;11)/MLL-AF4 和 t(9;22)/BCR-ABL 几乎总是预后不良,需高剂量化疗和在首次 CR 后进行异基因骨髓移植治疗。

表 6 - 2　急性白血病预后相关的染色体异常

分类	AML	ALL
低危	t(8;21)、t(15;17)、inv(16)	大于 50 的超二倍体、t(12;21)
中危	正常核型、+8、+21、+22、11q23 异常、del(9q)、del(7q)、del(12p)、—Y	正常核型、6q—、t(10;14)、t(11;14)
高危	—5、—7、del(5q)、3q 重排、复杂异常(3 种或 3 种以上异常)	t(9;22)、(8;14)、t(4;11)、亚二倍体/近单倍体

5. 染色体发现为分子学研究提供了重要线索　染色体易位断裂点的克隆导致一系列与白血病有关的重要基因被相继发现,这不但对于白血病的诊断及其微小残留病的检测有很大的应用价值,而且对于研究白血病的发病机制和探索新的治疗手段也有重要的理论意义。如涉及维 A 酸受体(RARα)的易位,该类易位主要包括 t(15;17)、t(11;17)(q23;q21)、t(11;17)(q13;q21)和 t(5;17)(q32;q21)等 4 种,其中 t(15;17)对 ATRA 治疗敏感,t(11;17)(q23;q21)则对 ATRA 不敏感。

(陆　化)

十一、流式细胞术在血液学中的应用

流式细胞术(flow cytometry,FCM)又称荧光激活的细胞分选(fluorescence activated cell sorting,FACS)。流式细胞仪能对大量的单个细胞(含细胞组分)同时进行多个物理和化学参数检测。这些参数包括细胞的大小、细

胞内颗粒和细胞的相对荧光强度等。它借鉴了荧光显微镜技术与血球计数原理,同时利用荧光染料、激光技术、单抗技术以及计算机技术的发展,将荧光显微镜的激发光源改为激光,使之具有更好的单色性与激发效率,因而大大提高了检测灵敏度、速度与精确性,且可同时测得多种参数,为生物医学与临床检验学发展提供了一个全新的视角和强有力的手段。以下简述流式细胞术在血液学中的应用。

(一)白血病免疫分型

是 MICM 分型(M:形态学;I:免疫学;C:细胞遗传学;M:分子生物学)的重要组成部分。免疫标志能够提供正常细胞在演变成恶性肿瘤过程中细胞基因及抗原标志发生变化的信息,而这种变化常常是细微的,以至于常规 FAB 分型不能分辨。属于同一种 FAB 型的病例,可能具有不同的免疫表型。免疫表型在 AML 和 ALL 上与 FAB 的不一致并不减低免疫分型在白血病患者中的应用价值,相反,免疫表型使我们对血液肿瘤细胞的生物学特征有了更深入和更精确的认识。免疫表型对肿瘤的诊断、治疗策略的制订、预后判断及肿瘤发病机制的研究都具有重要作用。

免疫分型的两个阶段:① 根据白血病细胞表达的系列相关抗原,确定其系列来源。如:淋系 T/B、粒单系、红系、巨核系等。② 根据白血病细胞表达的系列分化其相关抗原进一步分型,如:B 细胞系 ALL 又分早前 B、前 B、普通 B、成熟 B。

1. 急性白血病

(1)急性白血病的四大免疫类型:

① 单表型急性白血病;

② 表达某一个系列抗原为主的急性白血病;

③ 双表型/双克隆急性白血病;

④ 未分化型急性白血病。如何根据白血病细胞表达的抗原来确定分类参照表 6-3。

表 6-3　1998 年欧洲白血病免疫分型组织确立的积分系统

分值	B 系	T 系	髓系
2	CD79a(cyt) CD22(cyt)IgM	CD3 TCRα/β TCRγ/δ	MPO
1	CD19 CD20 CD10	CD2 CD5 CD8 CD10	CD117CD13 CD33 CD65
0.5	TdTCD24CD1a	TdT CD7 CD64	CD14 CD15

* 当髓系和一个淋系积分均>2 分时,则诊断为急性混合细胞型白血病。

（2）急性白血病免疫分型的价值

① 确定 ALL 的细胞类型（B 细胞或 T 细胞）和 ALL 的分化阶段。

② 鉴定 AML 的特征。

③ 对形态学上未分化的急性白血病有助于鉴定细胞类型。

④ 诊断一些少见类型的白血病如 M6、M7、M0 等。

⑤ 诊断双表型/混合细胞型急性白血病。

⑥ 鉴别诊断 ALL 伴有髓系抗原表达（My＋）或 AML 伴有淋系抗原表达（Ly＋）。

⑦ 鉴别急性白血病与其他造血系统和非造血系统恶性肿瘤。

⑧ 根据一些特殊的免疫表型特征诊断与某核型异常相关的亚型如 M3/t（15；17）；M2/t（8；21）；M4Eo/inv（16）等。

2. 慢性粒细胞白血病　流式细胞技术对急变期亚型的诊断具有极高价值，直接影响到治疗效果。CML 急变期的免疫分型同急性白血病。急变期 CML 主要表现为髓系，偶为淋系。髓系急变可表现出多种形态包括未分化细胞；淋系急变具典型特征，为 CD10＋B 祖细胞 ALL，极少有 T 细胞型 ALL。最近的研究显示 B 系急变的 CML 预后相对较好，而髓系或未分化型则较差。

3. 慢性淋巴细胞增殖性疾病　95％CLL 来源于 B 细胞，具有免疫球蛋白重链或轻链基因重排，CLL 细胞主要为较正常淋巴细胞稍大的小淋巴细胞。免疫分型主要为：SIgM、SIgD 弱表达，B 系抗原为 CD19、CD20、CD23、CD79a 与 CD5 共表达。CLL 与其他某些淋巴瘤（毛细胞型白血病、套状淋巴瘤、绒毛样脾淋巴瘤、滤泡型淋巴瘤）在形态学上相似，但在免疫表型上却各有特点。

（二）再生障碍性贫血的研究

AA 是一组由不同发病机制介导的骨髓造血功能障碍综合征，其发病机制复杂，目前尚未完全明了，但越来越多的临床和实验证据表明，免疫介导的造血抑制是 AA 最常见的病理机制之一。而且，具有免疫表型异常（如：CD4/CD8 倒置，CD8＋、活化 T 细胞或 TCRγδ 异常增高等）的患者，临床表现相对严重，但免疫抑制治疗相对有较好的疗效。

（三）血栓与止血

1. 血小板糖蛋白检测

（1）血小板质膜糖蛋白

GPⅠa：CDw49b　　GPⅢa：CD61

GPⅠb：CD42b　　GPⅣ：CD36

GPⅠc：CDw49f　　GPⅨ：CD42a

GPⅡa：CD29　　GPⅡb：CD41

GPⅡa′:CD31

（2）血小板颗粒膜糖蛋白

α颗粒:CD62P(GMP140、PADGEM)

λ颗粒:溶酶体完整膜糖蛋白CD63

溶酶体相关膜糖蛋白-1 LAMP-1

溶酶体相关膜糖蛋白-2 LAMP-2

2. 活化血小板检测 CD62P、CD63、GPⅡb/Ⅲa复合物(CD41/61)、GPⅣ(CD36)、PAC-、Thrombospondin、血小板内钙离子。

3. 遗传性血小板功能缺陷性疾病诊断

（1）巨血小板综合征(BSS):GPIb-Ⅸ(CD42a/CD42b)缺陷或缺乏。

（2）血小板无力症(GT)GPⅡb/Ⅲa(CD41/61)缺陷或缺乏。

（3）贮存池疾病:-SPD下降。

4. 血小板的免疫计数法 血小板免疫计数法是运用细胞特异性免疫标志物在流式细胞仪上进行血小板计数,已代替血细胞计数仪法和相差显微镜法,被推荐为一种新的血小板计数的参考方法。当血小板计数低于 $10000/\mu l$ 时须输注血小板,而这一治疗原则的应用需要血小板的准确计数。该法能在血小板数很低的情况下校准血小板计数。

（四）造血干细胞移植

1. 移植物中干细胞的定量 CD34。

2. 移植物中CD34阳性细胞质量分析 细胞活力,细胞成分(CD34＋CD38＋;CD34＋CD38-等)。

3. 移植后监测 免疫功能监测,预测排斥反应;治疗监测,OKT3治疗过程中外周血CD3的浓度监测(即CD3的绝对定量)。

（五）多药耐药的研究

耐药机制主要有几个方面:药物吸收减少、细胞解毒作用增强、靶分子改变、DNA损伤修复能力增强、细胞内药物溢出增多、细胞凋亡的抑制等。

常见的流式检测项目:参与药物在细胞内外转运的蛋白(P-170、MRP、LRP、BCRP、MVP),参与细胞解毒的酶(ALK、GST、GSH、MS),抑制细胞凋亡的蛋白(bcl-2/bax、P53),药物泵的功能检测。

（六）阵发性睡眠性血红蛋白尿

流式细胞术检测CD55、CD59以能从病理上提供直接的证据而得到广泛的应用。正常人的红细胞、网织红细胞、粒细胞、血小板上CD55、CD59表达完全阳性,而PNH患者细胞则分为三型(依据CD55、CD59缺乏或减少的程度)。

（七）多发性骨髓瘤

正常浆细胞为 CD38＋/CD45dim/－，使用 CD38/CD45 双标记检测，可以准确划定浆细胞群。另外，正常浆细胞的表面标记为 CD19＋/CD56－，MM 细胞为 CD19－/CD56＋。CD138 目前认为是浆细胞最特异的指标。这样，使用流式细胞仪对外周血或骨髓标本进行多参数分析，并计算异常浆细胞含量，对于多发性骨髓瘤的诊断和治疗评估具有重要意义。

（八）微小残留病灶检查

微小残留病灶（MRD）是白血病复发的根源。早期探测 MRD，可避免复发，延长缓解期。

可用于 MRD 检测的白血病相关表型（LAP）特点：系列的不保真性、发育不同步性、细胞表面和细胞质内抗原同时表达、细胞成熟过程中正常表达的抗原缺失或过表达、抗原异位表达、出现异常光散射。依据这些特征可以鉴别白血病细胞与正常的再生细胞。

（九）血液免疫性疾病

对急性白血病免疫性溶血性贫血、特发性血小板减少性紫癜、免疫性粒细胞减少症等疾病，一般检测红细胞、血小板、粒细胞相关的 IgG/IgM/IgD/补体 C3 等，用以鉴别诊断和辅助临床治疗。

（十）血液病的其他检查

细胞凋亡的检查：Fas 及 FasL、Apo 2.7、bcl-2、TUNEL、Annexin V、Caspase（半胱氨酸蛋白酶）；细胞 DNA 分析；网织红细胞；网织血小板检测。

（张晓艳）

十二、血型与输血技术

（一）血型

1. ABO 血型

（1）特性

① 凡红细胞上具有 A 抗原者为 A 型；有 B 抗原者为 B 型；A 和 B 抗原都没有者为 O 型；A 和 B 抗原均有者为 AB 型。

② 血清中常存在反应强的抗体，而红细胞上缺少相应的抗原。

③ 许多组织细胞上有规律地存在着 ABH 抗原，以及分泌型机体的分泌液中存在着 ABH 物质。

（2）ABO 血型鉴定：常规的 ABO 定型，必须包括用已知抗体型特异性试剂血清检测红细胞的抗原，称之正向定型或红细胞定型，以及用已知血型的 ABO 试剂红细胞检测血清中的抗体，则称为反向定型或血清定型。O 型血清中的抗 A、B，在测定 A 或 B 亚型中具有重要地位。当区分 A1 和 A2 时，可用抗 A1 血清。在反向定型中，一般用 A1、B 和 O 型红细胞。O 型红细胞用于检查不规则抗体。当怀疑有抗 A1 时,必须用 A2 细胞鉴定。

2. Rh 血型系

(1) 特性 Rh 血型系可能是红细胞血型系中最为复杂的一个血型系。至今已发现 Rh 血型系的抗原 40 多个,但涉及临床输血工作的 5 个主要抗原:即 D(Rho)、C(rh′)、E(rh″)、c(hr′)和 e(hr″),以及相应的特异性抗体。

(2) Rh 血型鉴定:常规情况下,红细胞只作 Rho(D)定型。当有特殊理由时,如家系调查、父权鉴定、产前检查需确定纯合子或杂合子,以及配血试验中发现有不规则抗体存在等情况下,才需做全部表现型定型。尤其是抗 e 试验血清来源困难,一般不轻易测定,在大多数情况下,不经试验即可推测出 e 抗原阴性的细胞是 e 抗原阳性。特别需指出的是在鉴定工作中,应该严格设定对照系统包括试剂对照和抗原阳性、阴性对照,并应对采用的试验介质、浓度、保温条件、离心条件、反应时间等严格控制。定型用抗血清试剂要严格注意反应相、特异性、亲和力等。受检细胞还需注意是否存在变异性、是否存在两群红细胞。受检细胞最好先用盐水洗涤和悬浮,以避免血清蛋白的干扰。

(3) Rh 血型系抗体及其临床意义:受血者血浆中如含有 Rh 抗体,在输入含相应抗原血液后,将导致严重输血反应。IgG 类的 Rh 抗体易通过胎盘,从而可破坏胎儿相应抗原红细胞,引起新生儿溶血病,反之,当少量 Rh 阳性红细胞进入 Rh 阴性受血者的血循环,可应用大剂量人 Rh 免疫球蛋白来防止 Rh 阳性红细胞的免疫作用。

(二) 输血技术

1. 输血的目的 维持氧/二氧化碳的输送;纠正失血状态和凝血混乱;纠正免疫缺陷;维持血容量。过去输血治疗都用全血,很显然,单一的全血并不是对所有的患者都适合,即便是用了全血,全血本身的缺点也决定了其不能替代血液成分的治疗。这是因为不同成分血有最适合的储存条件和储存期限。红细胞在冷藏储存时(2~6℃)可保持其最佳功能;血浆成分在冷冻储存(-20℃以下)时质量最佳;而血小板需连续振荡下室温储存(22℃)最佳。现代输血治疗的发展方向是在有临床输血指征时使用特定的血液成分,根据患者的实际需要,选择性地给患者输血。

2. 全血与成分输血

1) 全血输注

(1) 特性:全血是由静脉采集的血液与一定量抗凝保存液混合的血液,存放在原始容器内 2~6℃储存,保留血液中的全部成分。随着储存时间的增长,全血在储存中的各种成分均会发生不同程度的变化,全血体外保存的时限是由储存全血中的红细胞输入受血者体内 24 h 后至少保留输入的 70%复原率来决定的。使用 ACD 和 CPD 抗凝保存液保存期限为 21 天,CPDA 为

35 天。

（2）适应证：输注全血的适应证为患者需要补充红细胞携氧，同时又需要补充血浆，增加循环血量。适宜输入全血的适应证主要有：① 急性创伤；② 大手术，如心脏搭桥手术体外循环；③ 大量失血；④ 器官移植；⑤ 换血。

有些病情不适宜输全血，如慢性贫血患者，需要补充白细胞抗感染患者，需要补充血小板和凝血因子预防或制止出血的患者，肾功能不全或肾衰竭以及心脏病或心衰的患者，应慎用或不用全血。

2）红细胞输注

（1）特性：由全血分离出血浆后，制成的血液成分称红细胞；随之在红细胞中加入适当的保养液，成为加添加剂红细胞（AS-RBC）。全血离心后，将红细胞与血浆分离，然后加入添加剂于红细胞中，2～6℃保存，红细胞比积依添加剂保养液成分、离心方法和血浆剩余量而定，不超过 70%，一般在 50%～55%，有利于临床输注。输红细胞的优点：在治疗贫血患者方面与输全血相比较，可尽快纠正贫血，减少血浆的输入，减少由输血浆引起的过敏反应、循环过量和病毒感染的机会。

（2）适应证

① 严重贫血的患者应输红细胞，因为患者血容量正常，不需要补血浆，若输全血，会增加患者循环血量，增加心脏负荷。

② 高血钾的烧伤患者应输红细胞，因为随着保存期延长，贮存血中血钾不断增加，所以输入含钾的血浆会影响患者的心脏功能。

③ 补充性心力衰竭并伴有贫血者应输入红细胞，可防止输全血后过重地增加患者的心脏负担而导致心力衰竭加重。

④ 老年人贫血。

⑤ 肾衰竭。

⑥ 肝硬化患者。

⑦ 外科手术。

（3）下列情况不适宜输注红细胞：

① 以扩充血容量为目的的不输红细胞。

② 以促进伤口愈合为目的的不输红细胞。

③ 以营养为目的的不输红细胞。

④ 以增加患者血小板和粒细胞为目的的不输红细胞。

（4）特殊处理的红细胞：

① 去白细胞的红细胞：从红细胞中去除大部分白细胞而获得的一种成分制品，称去白细胞的红细胞，常用方法有去白膜法和过滤法。适应证与使用红细胞的适应证相同，尤其适合用于防止输血引起的发热反应和同种异体免

疫反应。

② 洗涤红细胞：全血经离心分离全部血浆，随后加生理盐水于红细胞洗涤后制成的血液成分称洗涤红细胞。洗涤红细胞有一定的质量要求，需清除其中 90% 以上的血浆，82% 的白细胞；保留 70%～80% 的红细胞。由于在洗涤过程中破坏了原来的密闭系统，故应在 4～6℃ 下保存，并且必须在 24 h 内输注。适用于自身免疫性溶血性贫血（AIHA）患者，输血有过敏反应史和输血发热反应的患者，还适用于含抗 IgA 血浆蛋白抗体患者，如 PNH 患者。

③ 照射红细胞是指红细胞在输注前经过放射线照射，杀死其中的淋巴细胞。照射红细胞能很好地防止输血引起移植物抗宿主病。适应证为血液病患者和骨髓移植患者的输血，胎儿、新生儿和婴儿的输血，霍奇金淋巴肉瘤和非霍奇金淋巴肉瘤的患者，大剂量化疗患者的输血。

3）血小板输注

① 特性：根据血小板制备方法，分为两种：浓缩血小板是新鲜全血经离心分离出的血小板；单采血小板是应用自动的血细胞分离机，从单一供者中所获得的血小板。血小板的质量要求：浓缩血小板含量大于等于 $4.0 \times 10^{10} / 400$ ml 全血制备；单采血小板一次采集大于等于 2.5×10^{11}，红细胞含量小于 0.4 ml。保存方式及保存温度：血小板专用袋制备，轻震荡，在保存箱中（22℃±2℃）可保存 5～7 天。

② 适应证：预防或控制由于血小板数量减少引起的出血，或由于血小板功能异常引起的出血。

③ 禁忌证：免疫性血小板减少性紫癜未查明原因前不可输血小板，否则会引起血小板下降而使病情加重。

④ 血小板输注的血型配合：ABO 血型一般情况下同型输注。Rh(D)阴性的患者尽可能接受 Rh(D)阴性血小板。

⑤ 血小板输注的效果评价：评价血小板输注疗效的指标主要用血小板校正增加值（CCI 值）。CCI 值计算方法如下：

$$CCI = \frac{输注血小板后计数 - 输注血小板前计数}{输入血小板数(10^{11})} \times 体表面积(m^2)$$

血小板输注后 1 h CCI $< 10 \times 10^9$/L 和输注后 24 h CCI $< 7.5 \times 10^9$/L 为血小板输注无效。输后 1 h 血小板计数可了解输入的血小板数是否足量，协助了解并检测有无效果，如同种免疫，而 24 h 后计数可了解血小板的存活期，让医生决定血小板输注的频率。临床评价血小板输注效果主要观察是否控制了出血。

影响血小板输注效果的因素主要有两大类：一类为非免疫因素，如患者发热，有感染存在，脾功能亢进及 DIC 均可影响输注效果；另一类为免疫性输注无效,是由 HLA-Ⅰ类抗体和 HPA 抗体引起。除了以上两个因素以外,血小板制剂的质量是一个重要因素,如血小板采集的过程、贮存条件、血小板数量、白细胞混入数、红细胞混入数等均可影响输注效果。当血小板输注无效时,应分析原因。如果是由于免疫性血小板输注无效者,应进行血小板交叉配合试验,寻找血小板相合的供者,进行血小板输注。

4) 新鲜冰冻血浆

(1) 特性:新鲜冰冻血浆是指从全血分离出来的或单采采集的血浆,在 6~8 h 内冻结并在−20℃以下储存。血浆在冷冻期间,不稳定的凝血因子可相当稳定。新鲜冰冻血浆含有全部凝血因子、白蛋白和免疫球蛋白,至少含有原血浆中 70% 的Ⅷ因子和相当数量的其他不稳定凝血因子。新鲜冰冻血浆在−20℃以下保存 1 年,−30℃以下可保存 2 年。

(2) 适应证:新鲜冰冻血浆主要适用于凝血因子异常患者,尤其是有多种凝血因子缺乏的患者。如:① 严重肝病;② 甲、乙型血友病;③ 大面积烧伤;④ 血小板减少性紫癜。

新鲜冰冻血浆在下列情况下慎用:① 缺乏 IgA 抗原的患者或已有 IgA 抗体者,禁用血浆,以防止严重过敏反应,可输注无 IgA 的血浆。② 以补充血容量为目的应慎用,可采取输入晶体盐溶液或胶体溶液及白蛋白。③ 以补充营养、增强抵抗力为目的应慎用,不如输入白蛋白或免疫球蛋白。

5) 冷沉淀

(1) 特性:冷沉淀通过加工新鲜冰冻血浆,获得容量为 10~20 ml 内含冷球蛋白组分的一种成分。主要含有凝血因子第Ⅷ因子和纤维蛋白原。每袋由 200 ml 新鲜冰冻血浆制备,含有:第Ⅷ因子 80~100 U;VWF 因子 20%~30%;第ⅩⅢ因子 20%~30%,纤维蛋白原 150~250 mg,纤维结合蛋白 500 mg。在 −20℃以下保存 1 年。

(2) 适应证:① 甲型血友病;② DIC;③ 血管性血友病(vWD);④ 纤维蛋白原缺乏症。

3. 输血反应

1) 速发性反应

(1) 急性溶血反应

① ABO 血型不合常出现血管内溶血,也可出现血管外溶血。

② 血管内溶血可引起弥散性血管内凝血(DIC)或组织缺血坏死,尤其是肾脏。

③ 患者可出现发热、后背下部疼痛、胸部压迫感、低血压、恶心或呕吐。

④ 怀疑急性溶血反应时,应立即停止输血,并采取措施控制出血,防止肾损害。

⑤ 实验室诊断是在溶血(血红蛋白血症、正铁血红蛋白血症、血红蛋白尿)的基础上,发现血型不合。

⑥ 肾损害:a. 水化并加用利尿剂,维持尿量>100 ml/h 可防止肾脏损害;b. 20％甘露醇起始剂量 100 ml 静脉输注,5 分钟输完;c. 呋塞米可能更有效,剂量为 40～80 mg 静脉注射;d. 如果出现少尿,应采取急性肾衰竭的治疗措施。

⑦ 后遗症的危险性与输入血型不合血液的量有关。如输入红细胞少于 200 ml,很少出现严重的并发症。

(2) 发热反应

① 发热可能由于溶血反应、对白细胞或血小板敏感、细菌致热源或不明原因引起。

② 在所有输血反应中,30％是非溶血性发热反应。

③ 发热反应本身并不是停止输血的指征,但如果发热原因不明,则应立即停止输血。

④ 寒战提示情况更严重,但没有可靠的指标。

⑤ 对白细胞和血小板敏感是发热反应的常见原因。

⑥ 至少输血 7 次才会致敏,但以前妊娠过的妇女输血 1～2 次即可致敏。

⑦ 临床表现主要为发热,输血停止后体温可继续升高 2～6 h,并持续 12 h。

⑧ 诊断依据是产生的白细胞或血小板抗体,大部分发热反应是粒细胞抗体所致。

⑨ 支持治疗。

⑩ 使用白细胞过滤器可预防过敏反应。

(3) 肺超敏反应(非心源性肺水肿)

① 白细胞不相容导致肺水肿,引起急性呼吸窘迫、寒战、发热及心动过速。

② 供者白细胞与受者抗体反应,或供者抗体与受者白细胞反应。

③ 约 25％多次妊娠妇女体内存在抗体,可引起本病。

④ 输注血小板、血浆、全血或压积红细胞时也可发病。

⑤ 通常在输血 4 小时内发生。

⑥ 胸片示两肺弥散性、斑片状致密影,无心脏扩大。

⑦ 支持治疗。

⑧ 健康人 24 小时内症状消退,4 天内肺部浸润消失。

(4) 过敏反应

① 输血可引起全身瘙痒和荨麻疹,偶尔可引起支气管痉挛、血管神经性

水肿或过敏反应。

② 原因不明确,可能由于对血制品中的血浆蛋白或其他物质过敏。

③ 过敏反应通常较轻,抗组胺药物治疗有效,某些患者需肾上腺素治疗。

（5）IgA 缺乏受血者的抗 IgA 反应

① IgA 缺乏者体内产生了抗 IgA 抗体反应,可发生严重的过敏。

② 约 800 人中有 1 例 IgA 缺乏者。

③ 血制品中的 IgA 与受血者血循环中的抗体发生反应,不足 10 ml 血浆即可引起抗 IgA 反应。

④ 症状包括:呼吸困难、恶心、寒战、腹部痉挛、呕吐、腹泻和严重低血压,无发热。

⑤ 诊断须证实受血者 IgA 缺乏且产生了抗 IgA 抗体。

⑥ 输注洗涤红细胞可预防抗 IgA 反应。致敏患者输注的血小板或粒细胞,应采自 IgA 缺乏的献血者。

（6）细菌污染

① 血液可被嗜冷细菌(假单胞菌属或结肠产气菌属)污染。细菌利用枸橼酸盐生长,形成肉眼可见的凝块。

② 输入含大量革兰阴性细菌的血液可引起内毒素休克,出现发热、低血压、腹痛、呕吐、腹泻和虚脱,输血后立即发生或 30 min 及更长时间后发生。

③ 诊断应取部分血液低速离心,取血浆部分进行革兰染色。如果血液污染严重,则每个油镜视野均可看到细菌。

④ 使用一次性塑料血袋后,血液细菌污染已不常见。但室温储存的浓缩血小板,污染仍是严重问题。

（7）循环负荷过重

① 心血管功能不全的患者,输血后可发生充血性心力衰竭和肺水肿,主要予以利尿剂治疗。严重慢性贫血患者,输血速度过快也可发生充血性心力衰竭,应予利尿剂治疗,并且限制输血速度为 2 ml/(kg·h)。

② 血液微凝聚物。微凝集物颗粒 13～100 μm,主要由库存血中的血小板和纤维蛋白组成,输血器中的普通过滤器不能去除。使用普通输血过滤器输入大量库存血时,这些颗粒可引起肺功能不全。使用微凝集物过滤器可预防。

（8）枸橼酸盐中毒

① 成人 10 min 内输血超过 1 000 ml 时可引起钙离子浓度明显下降,并导致心肌抑制和心电图改变。

② 每输入 1 000 ml 枸橼酸盐抗凝血,静脉注射 10% 葡萄糖酸钙 10 ml 可预防枸橼酸盐中毒。

2) 迟发性反应

（1）迟发性溶血反应

① 输血后 4～14 天可出现以前未测到的同种抗体,破坏输入的红细胞。

② 通常是对既往输血或妊娠免疫的回忆性反应。

③ 临床表现为黄疸、血红蛋白水平降低、直接抗人球蛋白实验（Coombs 实验）阳性。

④ 迟发性溶血反应症状轻微,常不被发现。

（2）输血后紫癜:输血后由于产生血小板特异抗原的抗体,很快出现血小板减少。

（3）疾病传播最大的危险是传播病毒性疾病如乙型或丙型肝炎、HIV。

（4）其他不良效应

① 移植物抗宿主病是一种不常见的输血后并发症,输注照射后的血液可预防本病的发生。

② 多次输血患者铁负荷加重。

③ 多次输血患者产生免疫活性,对常规交叉配血漏测的抗原产生同种免疫,因此,给有些慢性贫血患者输血带来困难。

十三、血浆置换术在血液病中的应用

（一）血浆置换术特性

血浆置换通过去除血浆中的病理性物质,治疗已知或未知血浆成分异常的疾病。1 倍血浆容量的血浆置换可减少约 65% 的异常血浆成分,2 倍血浆容量的血浆置换可减少约 88% 的异常血浆成分。血浆置换后血浆成分发生改变:① 大量血浆置换后代之以白蛋白和晶体,凝血因子水平下降,但出血罕见。72 h 后凝血因子水平恢复至术前水平。② 反复进行 1 倍血浆容量的血浆置换后,血清免疫球蛋白水平下降,代之以白蛋白,几周后恢复正常。血浆置换的死亡率为 3/10 000。

（二）血浆置换的适应证

1. 血栓性血小板减少性紫癜。

2. 与多发性骨髓瘤相关的肾衰竭。

3. 副蛋白质（特别是巨球蛋白血症）引起的高黏滞度综合征。

4. 冷凝集病伴严重溶血,其他治疗无效。

5. 并发脉管炎的冷球蛋白血症、肾小球肾炎、重度雷诺综合征。

6. 去除凝血因子抑制物。

7. ABO 不相容受者进行骨髓移植前。

8. 输血后紫癜。

9. 其他抗体介导的疾病:重症肌无力、肌无力样综合征、吉兰-巴雷（格林-

巴利)综合征、慢性炎性脱髓鞘多神经根神经病、冷凝集病、获得性血友病、Goodpasture 综合征。

（卢瑞南）

第二节　基本知识

一、缺铁性贫血

（一）病因、病理

缺铁性贫血(iron deficiency anemia，IDA)是最常见的贫血，多见于儿童和育龄妇女。造成缺铁的病因为铁摄入不足(食物缺铁)、吸收障碍(胃肠道疾病)及慢性失血。

（二）诊断要点

1. 缺铁病因。

2. 症状

（1）原发病表现。

（2）贫血表现：头晕、乏力、心慌、气短、纳差。

（3）组织缺铁表现：精神行为异常；儿童发育迟缓，智力低下，注意力不集中，Plummer-Vinson 综合征。

3. 体征　皮肤黏膜苍白，毛发干燥、指甲扁平或匙状甲。

4. 实验室及器械检查

（1）血象：典型的小细胞低色素贫血；男性 Hb$<$120 g/L，女性 Hb$<$110 g/L，孕妇 Hb$<$100 g/L；MCV$<$80 fl，MCH$<$26 pg，MCHC$<$0.31；红细胞形态可有明显低色素表现。

（2）骨髓象：增生性贫血，增生活跃，中晚幼红为主，有核老浆幼现象，铁染色示内铁、外铁减少或消失，铁粒幼红细胞$<$15%；

（3）血清(血浆)铁$<$10.7 μmol/L(60 μg/dl)，总铁结合力$>$64.44 μmol/L(360 μg/dl)，血清铁蛋白(SF)$<$14 μg/L，运铁蛋白饱和度$<$0.15。

（三）治疗原则

1. 一般治疗　改变不合理的饮食结构，治疗原发病。

2. 药物治疗

（1）首选口服铁剂：方便、安全，是治疗本病首选的方法。成人治疗剂量以每天 180～200 mg 元素铁为宜，预防剂量每天 10～20 mg。铁剂种类很多，常用的铁剂如下：硫酸亚铁：0.3～0.6 g，每日 3 次，每片 300 mg(含元素铁 60 mg)；硫酸亚铁控释片(福乃得)：1 片，每日 1 次，每片 525 mg(含元素 105 mg)；富马酸亚铁:1～2片,每日3次,每片200 mg(含元素铁70 mg);葡萄糖酸亚铁:0.3～0.6 g,每日3次,每片300 mg(含元素铁34.5 mg);琥珀酸亚铁(速力菲):每日200～400 mg;多糖铁复合物(力蜚能):150 mg,每日2次,4周后改为150 mg,每日1次。硫酸亚铁对胃肠道黏膜刺激明显,硫酸亚铁控释片可减少铁剂对胃肠道刺激。维生素C可增加铁吸收,但是亚铁盐本身是二价铁,易于吸收,故不必同时服用维生素C。茶、牛奶、咖啡、抗酸药物等不利于铁剂吸收,应避免同时服用。

(2) 口服不能耐受可注射铁剂:补铁总剂量(mg)=[正常血红蛋白(g/L)-病人血红蛋白(g/L)]×体重(kg)×0.33,常用右旋糖酐铁,首次0.5 ml作为试验剂量,1 h无过敏可足量治疗,第一天给50 mg,以后每日或隔日100 mg,直至总需量。

二、巨幼细胞贫血

(一) 病因、病理

巨幼细胞贫血(megaloblastic anemia)是由于叶酸或(和)维生素 B_{12} 缺乏或某些影响核苷酸代谢的药物引起 DNA 合成障碍所致。

(二) 诊断要点

1. 病史。

2. 症状 贫血症状如面色苍白、乏力、头晕、心悸,重者全血细胞减少;消化道症状如食欲不振、腹泻腹胀,口腔黏膜、舌乳头萎缩,可伴舌痛;神经系统症状如对称性远端肢体麻木、深感觉障碍、共济失调、锥体束征阳性、视力下降;叶酸缺乏者有易怒、妄想,维生素 B_{12} 缺乏者有抑郁、失眠、谵妄。

3. 体征 舌质红、乳头萎缩、表面光滑。

4. 实验室及器械检查

(1) 血象:大细胞低色素贫血,MCV>100 fl,多数红细胞呈大卵圆形。白细胞和血小板常减少,中性粒细胞核分叶过多(5叶者>5%或6叶者>1%)。

(2) 骨髓象:骨髓明显增生,红系呈典型巨幼红细胞生成。巨幼红细胞>10%。粒细胞系及巨核细胞系统亦有巨型变,特别是晚幼粒细胞改变明显,核质疏松、肿胀,巨核细胞有核分叶过多、血小板生成障碍。

(3) 血清叶酸及(或)维生素 B_{12} 水平下降。血清叶酸测定(放射免疫法)<6.91 nmol/L(<3 ng/ml),红细胞叶酸测定(放射免疫法)<227 nmol/L(<100 ng/ml)。

(三) 治疗原则

1. 一般治疗 去除病因。

2. 叶酸 5mg/d,用至血象正常。

3. 维生素 B_{12}　营养不良性维生素 B_{12} 缺乏者 $50\sim100\ \mu g/d$,肌内注射,连用 $2\sim3$ 周,血象正常后可以停用。恶性贫血者:$100\sim1\ 000\ \mu g$,每周 $1\sim3$ 次,肌内注射,血象正常后改为 $100\ \mu g$,肌内注射,每月 1 次。治疗中需注意补充钾盐,防止低血钾。一些患者同时合并缺铁,应及时给予铁剂。给予 B 族维生素和维生素 C 有助于造血功能和整个机体状况的改善。

4. 贫血严重的患者可输注少浆红细胞,但需防止血容量增加引起的心力衰竭。

三、遗传性球形细胞增多症

(一)病因、病理

遗传性球形细胞增多症(hereditary spherocytosis,HS)是一种红细胞膜骨架蛋白先天性缺陷,使其柔韧性及变形性减退,红细胞被阻留在脾窦内破坏溶解的一种溶血性贫血。其临床特点为贫血、黄疸、脾肿大,球形细胞显著增多。大部分常染色体显性遗传,有 8 号染色体短臂缺失。细胞膜缺陷造成物质代谢、转运异常。

(二)诊断要点

1. 病史,家族史。

2. 症状　溶血性贫血表现、黄疸,发热、腹痛,严重时全血细胞减少,可并发再障危象。

3. 体征　脾大,先天性畸形,如塔形头、鞍状鼻及多指(趾)。

4. 实验室及器械检查

(1)外周血片中红细胞胞体小、染色深、中心淡染区消失的小球形红细胞,数量从正常到 $60\%\sim70\%$,大多在 10% 以上(正常人 $<5\%$),网织红细胞增高。

(2)骨髓象:幼红细胞增生象。

(3)红细胞渗透脆性实验(OF):正常人开始溶血 $0.42\%\sim0.46\%$,完全溶血 $0.28\%\sim0.32\%$。本症多于 $0.50\%\sim0.75\%$ 开始溶血,0.40% 完全溶血。如开始溶血在 0.50% 以下,但高于对照管 0.08% 以上亦有诊断意义。如常温下试验结果正常,经 $24\ h$ 温育后渗透脆性增加,开始溶血浓度较正常人对照高出 0.08% 以上,亦可认为有诊断意义。

(三)治疗原则

1. 脾切除　一般用于中-重型病人,且有较明显溶血症者。有效率达 90% 以上,术后数天黄疸及贫血即可消退。红细胞计数一般于 $2\sim4$ 周恢复正常。适用于:有贫血或有明显溶血的 HS 病人;HS 因胆结石需行胆切除术病人。手术年龄以 $6\sim10$ 岁手术为佳,年龄太小术后易合并严重感染,10 岁以后胆结石的危险可能会迅速增高。术前准备宜用肺炎双球菌疫苗预防接种,手术中应注意副脾及清除脾小块碎片。术后常见的并发症是严重感染和血栓形成。因此术后应用抗生素预防感染。若血小板≥800×10⁹/L应给抗血小板药物,如阿司匹林、双嘧达莫(潘生丁)等。

2. 叶酸　5 mg,一日3次,可预防巨幼细胞危象。

3. 再障危象处理　重要的是解除或治疗诱发病因,可以输血和应用肾上腺皮质激素,待危象解除后可施脾切除。

四、再生障碍性贫血

(一)病因、病理

再生障碍性贫血(aplastic anemia,AA)是由于药物、化学物质、病毒感染、电离辐射等损伤造血干细胞,导致造血微环境缺陷及免疫异常。

(二)诊断要点

1. 病史。

2. 症状　贫血、出血、感染。急性再障发病急,贫血呈进行性加剧,常伴严重感染,内脏出血。

3. 体征　一般无肝脾肿大。

4. 实验室及器械检查

(1)血象:全血细胞减少,网织红细胞降低;急性再障除血红蛋白下降较快外,须具备下列诸项中之两项:① 网织红细胞<1%,绝对值<15×10⁹/L。② 白细胞明显减少,中性粒细胞绝对值<0.5×10⁹/L。③ 血小板<20×10⁹/L。

(2)骨髓象:骨髓至少1个部位增生减低或重度减低(如增生活跃,须有巨核细胞明显减少),骨髓小粒非造血细胞增多(有条件者做骨髓活检等检查,显示造血组织减少,脂肪组织增加)。能除外引起全血细胞减少的其他疾病,如阵发性睡眠性血红蛋白尿症、骨髓增生异常综合征中的难治性贫血、急性造血功能停滞、骨髓纤维化、急性白血病、恶性组织细胞病等。

(三)治疗原则

1. 一般治疗　注意卫生,保护隔离;对症治疗包括成分输血、止血及控制感染。

2. 药物治疗

(1)雄激素:丙酸睾酮50~100 mg/d,肌内注射,6月以上;司坦唑醇2~4 mg,每日3次,1~2年;美雄酮15~30 mg/d,6月以上;十一酸睾酮40 mg,每日2~4次;达那唑0.4~0.8 g/d,6月以上。

(2)中药。

3. 重型再障的治疗

(1)免疫抑制剂:抗淋巴细胞球蛋白(ALG)或抗胸腺细胞球蛋白

(ATG),兔 ALG(或 ATG)5～10 mg/kg,猪 ALG(或 ATG)15～20 mg/kg,马 ALG(或 ATG)5～40 mg/kg,加氢化可的松 100～200 mg,掺入生理盐水或 5％葡萄糖液 500 ml,静脉滴注,疗程 4～10 天。环孢素 A(CSA)一般剂量为每日 3～10 mg/kg,分 2～3 次口服,或调整剂量使血浓度在 200～400 μg/L。用药至少 2 个月,小剂量长期维持对减少复发有利。大剂量甲泼尼龙(HD-MP):每日 20～30 mg/kg,共 3 天,以后每隔 4 天减半量直至每日 1 mg/kg,30 天后根据病情决定维持量。

（2）造血细胞因子。

（3）骨髓移植。

五、阵发性睡眠性血红蛋白尿

（一）病因、病理

阵发性睡眠性血红蛋白尿(paroxysmal nocturnal hemobinuria,PNH)的病因是由于骨髓损伤致造血干细胞基因突变,在红细胞膜上缺乏抑制补体激活及膜反应性溶解的蛋白质。

（二）诊断要点

1. 病史。

2. 症状

（1）血红蛋白尿:早晨较重,常与睡眠有关,伴乏力、胸骨后及腰腹疼痛。

（2）贫血、出血及感染,有的表现为再障-PNH 综合征。

（3）血栓形成,Budd-Chiari 综合征表现为肝大、黄疸、腹水等。

3. 体征 1/4 轻度肝大,15％轻度脾大。

4. 实验室及器械检查

（1）血象:全血细胞减少,网织红细胞增高。

（2）骨髓象:增生性贫血。

（3）尿潜血阳性。

（4）Ham 试验阳性。

（5）糖水溶血试验阳性。

（三）治疗原则

1. 急性溶血的治疗

（1）积极寻找诱因:感染易加重溶血,故需积极加强抗感染。

（2）支持治疗:严重者吸氧、补液、利尿,保证每日有足够尿量,防止急性肾功能衰竭。

（3）首选肾上腺糖皮质激素:作用机制可能与激素抑制交替途径的补体激活有关,或者与保护红细胞免受膜攻击复合物的破坏有关。可用氢化可的松 100～200 mg/d 或地塞米松 10～15 mg/d,静脉滴注数天,尿潜血转阴后改为泼尼松 0.5 mg/(kg·d)或地塞米松 5 mg/d,维持 1~3 月后停用。

(4) 输血:可迅速提高血红蛋白,维持组织需氧,抑制红细胞生成,间接减少补体敏感的红细胞,从而制止或减轻溶血。目前主张采用去除血浆并经盐水洗涤 3 次的红细胞悬液输注。

(5) 右旋糖酐:中分子或低分子 6％右旋糖酐 500~1 000 ml,静脉注滴数天,逐渐减量至停药。突然停药可引起反跳溶血。但有出血倾向、过敏反应史者慎用。

(6) 碳酸氢钠:口服 1.0 g,每日 3 次,或每日 5％碳酸氢钠 100~250 ml,静脉滴注。

2. 慢性贫血期的治疗

(1) 异体骨髓移植:适用于重症者,反复治疗无效或严重贫血伴骨髓增生不良的病人。

(2) 雄激素:抑制补体激活及刺激骨髓红系增生。可选用下列药物之一:司坦唑(康力龙)2 mg,每日 3 次;氟羟甲睾酮每日 5~20 mg;炔羟雄烯异恶唑(达那唑)每日 200 mg,连用 3~4 月,有效率达 80％,若用 8 周后无效可停用。注意定期检查肝功能。

(3) 抗氧化药物:保护细胞膜,常用 VitE 每日 0.1 g。

(4) 补充铁剂和叶酸:缺铁剂者补充铁剂,但注意铁剂会加重溶血,应小剂量口服,硫酸亚铁每日 0.1 g。叶酸相对缺乏者可予以叶酸每日 15 mg。

(5) 化疗:对于无条件行骨髓移植、顽固性的反复发作病人可用 COAP 方案(环磷酰胺 800 mg,长春新碱 2 mg/次,阿糖胞苷 100 mg/d,连用 7 日,泼尼松 30 mg/d 连用 7 日),部分病人有效。

3. 其他治疗

(1) 脾切除:对多数病人无效,且手术也易诱发腹内静脉血栓形成,或术后并发严重感染。此治疗可用于脾肿大同时并发血小板与白细胞减少的病人。

(2) 并发症的防治

① 深静脉血栓病人及时用泼尼松及抗凝或溶栓治疗。肝素用量 2 000~5 000 U/h,静脉滴注;或速避凝 0.6 ml,皮下注射,每 12 h 注射 1 次,连续10 日。

② 胆石症:手术会诱发溶血,因此要做好充分的术前、术后处理,纠正贫血,避免脱水和有损肝脏或能激活补体的麻醉剂。

③ 感染:PNH 病人中性粒细胞常减少,且有功能缺陷,又对补体敏感,机体抵抗力低下,常见呼吸道、泌尿道等感染,应注意早期防治。

六、自身免疫性溶血性贫血

（一）病因、病理

自身免疫性溶血性贫血（autoimmune hemolytic anemia，AIHA）是由于免疫调节功能紊乱，自身抗体吸附于红细胞表面。按抗体反应最适温度分为温抗体型和冷抗体型，后者又分为冷凝集素综合征及阵发性冷性血红蛋白尿。

（二）诊断要点

1. 病史　继发性自身免疫性溶血性贫血常伴有原发疾病的临床表现。

2. 症状　贫血，发热、寒战，腰背部疼痛。

3. 体征　黄疸，1/3 病人有轻度肝大，1/2 病人有轻度脾大。

4. 实验室及器械检查

（1）血象：正常细胞性贫血，白细胞增高，血小板正常，网织红细胞增高；贫血程度不一，有时很严重，呈暴发急性溶血现象。外周血涂片上可见多量球形细胞及数量不等的幼红细胞。偶见红细胞被吞噬现象。网织红细胞增多。骨髓涂片呈幼红细胞增生象，偶见红细胞系统轻度巨幼样变。再生障碍危象时网织红细胞极度减少，骨髓象呈再生障碍，血象呈全血细胞减少。

（2）骨髓象：增生性贫血。

（3）直接 Coombs 试验阳性，主要为抗 IgG 和抗 C3 型，偶有抗 IgA 型；间接试验可为阳性或阴性。

（三）治疗原则

1. 一般治疗　治疗原发病。停用一切与溶血有关的药物。支持治疗，输洗涤后红细胞悬液；血小板$<2\times10^9/L$ 者，应输血小板悬液；感染者积极使用抗感染治疗。

2. 药物治疗

（1）糖皮质激素，开始泼尼松 $1\sim1.5$ mg/(kg·d)。如果病人贫血严重，可用地塞米松 $10\sim20$ mg/d 或氢化可的松 $100\sim200$ mg，静脉滴注数日后改口服泼尼松。等溶血停止红细胞数恢复正常后可逐渐缓慢减少激素剂量。泼尼松每日 $5\sim10$ mg，维持至少 $3\sim6$ 月。

（2）免疫抑制剂：对激素治疗无效或必须依据大剂量泼尼松维持者；脾切除术有禁忌，切脾无效者可选用。口服硫唑嘌呤每日 $2.0\sim2.5$ mg/kg，环磷酰胺每日 $1.5\sim2.0$ mg/kg。长春新碱每周静脉滴注 $1\sim2$ mg，用 $4\sim6$ 周。

（3）其他：大剂量丙种球蛋白，环孢素或血浆置换。

3. 手术治疗脾切除。

七、药物免疫性溶血性贫血

（一）病因、病理

药物或化学品通过免疫机制产生抗体，使正常红细胞溶血。药物主要有氧化剂类化学物质如苯、硝基呋喃妥英、水杨酸偶氮、磺胺嘧啶、对氨基水杨酸,化学毒物包括三氢化砷、铜、甲醛、硝酸盐等。

(二)诊断要点

1. 病史。

2. 症状　头晕、乏力等。

3. 体征　黄疸,1/3 病人有轻度肝大,1/2 病人有轻度脾大。

4. 实验室及器械检查

(1) 血象:血色素减低,网织红细胞增高。

(2) 血清胆红素增高,以间接胆红素为主。

(3) 直接 Coombs 试验阳性。

(三)治疗原则

1. 一般治疗　立即停药。

2. 药物治疗　血色素恢复缓慢予肾上腺皮质激素。

八、蚕豆病(葡萄糖-6-磷酸脱氢酶缺乏症)

(一)病因、病理

伴性不完全显性遗传,突变基因在 x 染色体上,男多于女。

(二)诊断要点

1. 病史。

2. 症状　大多为 1～5 岁的儿童,男性明显多于女性,男女之比为 9：1。发病多急骤,急性血管内溶血,头痛、腰背痛,寒战、高热,厌食,发热,嗜睡,烦躁,口渴,血红蛋白尿。重症可有急性循环衰竭和急性肾衰竭。溶血自限为本病特点。

3. 体征　黄疸,肝、脾肿大。

4. 实验室及器械检查

(1) 血象:正常细胞性贫血,白细胞增高,血小板正常,网织红细胞增高。

(2) 骨髓象:增生性贫血。

(3) 高铁血红蛋白还原试验 75% 以下,严重缺乏者在 30% 以下。

(4) G6PD 定量测定:有确诊价值,结果比正常值降低 40% 以上;但在溶血高峰期或恢复期接近正常。

(三)治疗原则

1. 一般治疗　加强高发区蚕豆病的宣传工作。避免诱因,纠正水电解质紊乱及酸中毒,控制感染。

2. 药物治疗

(1) 严重贫血时须输血,要选择正常供者。

(2) 危重病人短程大剂量使用肾上腺皮质激素。

（3）加强补液。

（4）避免使用伤肾药物。

九、地中海贫血

（一）病因、病理

地中海贫血（thalassemia）属常染色体显形遗传。由于基因组中 DNA 发生不同程度的缺失和缺陷，血红蛋白的珠蛋白链有一种或几种的合成受到部分或完全抑制。

（二）诊断要点

1. 病史　父母相关病史。

2. 症状　α海洋性贫血静止型或标准型 α海洋性贫血无贫血或任何症状；血红蛋白 H 病多数贫血较轻或有中度贫血；血红蛋白 Bart 胎儿水肿综合征贫血严重，胎儿多在妊娠 30～40 周宫内死亡或产后数小时死亡。β海洋性贫血轻型可无症状或仅轻度贫血；中间型中度贫血。重型（Cooley 贫血）患儿产时正常，出生后半年逐渐苍白，生长发育迟缓，骨质疏松，甚至发生病理性骨折。

3. 体征　严重者黄疸，水肿，肝、脾肿大，重型 β海洋性贫血鼻梁凹陷，眼距增宽，呈特殊面容。

4. 实验室及器械检查

（1）血象：小细胞低色素性贫血，靶形细胞 10％～35％；

（2）骨髓象：增生性贫血，内、外铁增多；

（3）Cooley 贫血血红蛋白电泳 HbF 30％～90％，HbA 低于 40％甚至 0％；

（4）X 线：颅骨板障增厚，皮质变薄，骨小梁条纹清晰，似短发直立状。

（三）治疗原则

1. 一般治疗　去除诱发因素。尚无根治方法。

2. 药物治疗　输血使血色素在 100 g/L。为减少输血反应，使用洗涤后的浓集红细胞或冰冻保存的红细胞。防止反复输血铁负荷过重，可用铁螯合剂促进铁排泄，如去铁胺每日 12～13 mg/（kg·d）肌注，每月 4～6 次。

3. 手术治疗　脾切除用于重型 β地中海贫血。

4. 异基因骨髓移植　已有成功报道。

十、遗传性椭圆形红细胞增多症

（一）病因、病理

遗传性椭圆形红细胞增多症（hereditaryelliptocytosis，HE）属常染色体显性遗传，有家族遗传史。膜蛋白缺陷或膜异常导致红细胞椭圆形变。

（二）诊断要点

1. 病史。

2. 症状 分为普通型、纯合子型、遗传性热异型、球形红细胞型及西南亚卵圆形型 5 种，分别有轻至中重度贫血。

3. 体征 间歇性黄疸，轻中度脾肿大。

4. 实验室及器械检查

（1）轻中度贫血和增生性贫血骨髓象，外周血涂片可见 25％以上椭圆形红细胞。

（2）血清胆红素：正常或轻度升高。

（3）红细胞渗透脆性试验阳性。

（4）自体溶血试验阳性。

（三）治疗原则

1. 一般治疗 无症状或轻度贫血无须治疗。

2. 手术治疗 脾切除，但易发生明显的溶血性贫血。

十一、血红蛋白病和不稳定血红蛋白病

（一）病因、病理

珠蛋白合成缺陷。异常血红蛋白病主要分为镰状细胞贫血、不稳定血红蛋白病、血红蛋白 M 病、氧亲和力异常的血红蛋白病及其他。

（二）诊断要点

1. 病史。

2. 症状 贫血轻重不一。严重者出生后 1 年内即发生反复的慢性溶血，呈重度贫血。溶血严重时有深褐色或黑色尿。

3. 体征 黄疸，脾大。

4. 实验室及器械检查

（1）血象呈不同程度的贫血，一般白细胞和血小板正常。网织红细胞计数增高。血涂片可见红细胞大小不均，形状不规则，有多染性和嗜碱性点，可见 Heinz 小体。

（2）热不稳定试验不稳定血红蛋白＞5％。

（3）异丙醇试验阳性，可作为初筛试验。

（三）治疗原则

1. 一般治疗 避免感染、误服氧化性药物等诱发因素。

2. 药物治疗 针对溶血可应用糖皮质激素、碱化尿液。

3. 手术治疗 4 岁后酌情行脾切除，可改善溶血发作次数和程度。

（洪 鸣 钱思轩）

十二、骨髓增生异常综合征

骨髓增生异常综合征(myelodysplastic syndrome,MDS)是源于造血干细胞水平损伤的异常克隆性疾病,可引起一至三系血细胞的减少,可有病态造血,可有原、早幼粒细胞稍增加,病程中可转化为白血病。

(一)病因、病理

原发性 MDS 病因不明;继发性 MDS 常与因其他疾病接受放疗或化疗(尤其烷化剂),或接触苯、辐射等致癌物有关。其发病是多步骤的。

(二)诊断要点

1. 分类方法

(1) FAB 分类:难治性贫血(RA)、环状铁粒幼细胞增多性难治性贫血(RARS)、原始细胞增多性难治性贫血(RAEB)、转化型原始细胞增多性难治性贫血(RAEB-T)、慢性粒-单核细胞白血病(CMML)。

(2) WHO 分类:RA(一系)(持续 6 个月以上,排除其他原因)、5q-综合征(骨髓中原始细胞少于 5%,有小巨核细胞,血小板增多)、难治性血细胞减少伴多系增生异常(RCMD);RARS(一系)、难治性全血细胞减少伴多系增生异常(伴环状铁粒幼细胞);RAEB-Ⅰ、RAEB-Ⅱ;骨髓增生异常综合征/骨髓增生性疾病(MDS/MPD)、不能分类的 MDS。

(3) MICM 分类:形态学可有病态造血;染色体异常发生率 26%~80%,常见有+8、20q−、−5、5q−、−7、7q−。

2. 症状、体征 可有贫血、出血、感染等表现,取决于血细胞异常的程度。

3. 实验室检查 骨髓象细胞增生正常或增生活跃并伴病态造血的形态学特征,原始细胞比例低于 20% 可诊断为 MDS。对某些呈现巨幼红细胞的病例,应检查血清叶酸和维生素 B_{12} 的水平。克隆性核型异常可进一步支持诊断。

4. 鉴别诊断 需与再生障碍性贫血、溶血性贫血、巨幼细胞贫血、特发性血小板减少性紫癜、骨髓增生性疾病、一些非造血组织恶性肿瘤相鉴别。

(三)治疗原则

1. 支持治疗 根据贫血程度和心肺脏器功能输红细胞,严重的血小板减少和血小板减少性出血时输血小板,发生感染时用抗生素。

2. 诱导分化 13-顺式维 A 酸、维 A 酸、维生素 D_3、干扰素。

3. 刺激造血 雄激素、集落刺激因子(G-CSF、GM-CSF、M-CSF、IL-3)、红细胞生成素(EPO)。

4. 免疫抑制治疗 糖皮质激素、抗胸腺细胞球蛋白、环孢素 A。

5. 化疗

(1) 如单用小剂量阿糖胞苷、小剂量高三尖杉酯碱均有诱导分化的作用。

（2）口服去甲氧柔红霉素。

（3）G-CSF 联合小剂量阿糖胞苷和阿克拉霉素的预激诱导治疗。

（4）FLAG 方案。

（5）其他联合化疗。MDS 转化为急性白血病时化疗方案类同急性白血病处理，但应考虑到年龄和核型。

6. 造血干细胞移植术　同种异基因骨髓移植，50 岁以上患者不宜施行，但大部分 MDS 患者均为老年人，且伴有其他方面的疾病，使标准预处理方案无法实施；非清髓移植，降低了预处理的毒性，可发挥 GVM 效应。

7. 治疗进展　治疗新药有：① 反应停，具有抗血管形成和抑制 TNFα 的作用；② CC5013；③ SU5416；④ 三氧化二砷；⑤ 基质金属蛋白酶抑制剂；⑥ 法尼脂蛋白转移酶抑制剂；⑦ 格列卫；⑧ DNA 甲基转移酶抑制剂；⑨ 组蛋白去乙酰化酶抑制剂。

十三、真性红细胞增多症

真性红细胞增多症（真红）（polycythemia vera，PV）是一种获得性克隆性的多能干细胞的骨髓增殖性疾病，伴内源性红细胞系集落不依赖红细胞生成素，其临床特点是发病慢、病程长、红细胞明显增多，全血容量增多，常伴以白细胞总数及血小板数增多、皮肤黏膜红紫色、脾肿大。

（一）病因、病理

病因不明。

（二）诊断要点

1. 症状、体征　有些可无症状，常见表现为面部发红、虚弱、头痛、轻度头晕、视觉障碍、疲劳或呼吸困难。常有出血倾向，病人常自诉瘙痒，热水浴后尤甚而且视网膜静脉充血，肝常肿大。75％以上的病人脾肿大，在发生梗死后，可听见摩擦音。病人可伴有消化道溃疡病、血栓形成、Budd-Chiari 综合征（闭塞性肝静脉内膜炎）以及骨痛。高尿酸血症并发症（包括痛风和肾结石）往往在较晚期出现。由于血小板功能异常，止血功能常发生障碍，因而选择性的手术应推迟到本病得到控制后再进行。

2. 诊断标准　凡血细胞比容男性大于 54％和女性大于 49％的都必须考虑到真红。本病是全骨髓增生，凡是外周血中三种血液成分均增多，脾大，动脉血氧饱和度正常而有如肺部疾患、肿瘤、肾脏疾病证据的病人，该病的诊断方能确立。

常需满足以下条件：① 放射性铬（^{51}铬）标记的红细胞测定，男性的红细胞容量 36 ml/kg 体重，女性的大于 32ml/kg 体重；② 血氧饱和度 $\geqslant$92％；③ 脾肿大；④ 血小板数 $\geqslant$400$\times$10^9/L；⑤ 白细胞数 $\geqslant$12$\times$10^9/L；⑥ NAP 增高；⑦ 维生素 B$_{12}$ 以及 B$_{12}$ 结合力常增高。

3. 鉴别诊断　排除继发性红细胞增多症：组织缺氧就可致继发性红细胞增多症，75％的真性红细胞增多症的病人 NAP 增高，而其他原因引起的红细胞增多的病人则通常是正常的。尿分析见镜下血尿。肾脏超声波扫描或 CT 则可发现引起继发性红细胞增多症的肾脏损害。P50（血红蛋白达到 50％饱和度的氧分压）可测定血红蛋白对氧的亲和力，因此可用以排除高亲和力血红蛋白引起的红细胞增多症。

（三）治疗原则

1. 静脉放血　适用于须立即减少血容量以减轻症状。手术前、化疗前合并放血，开始时每隔一天放血 300～500 ml，直到红细胞比容达 45％。老年以及患有心或脑血管疾病的患者行此术时要更为小心（即每次 200～300 ml，每周 2 次）。

2. ^{32}P 治疗　成功率为 80％～90％，缓解可持续 6 个月至数年，但可能提高急性白血病的转化率，故适于年过 70 岁的病人、羟基脲治疗无效或有血栓性疾病者。

3. 化疗　适用于血小板数大于 1 000×10^9/L，由于脏器肿大而感不适，有血栓形成，代谢亢进，难以控制的瘙痒者和年老，或者伴有心血管疾病而不能耐受放血的病人。

由于烷化剂被认为有致白血病的作用，应避免使用。羟基脲有抑制二磷酸核糖核苷还原酶的作用，在有骨髓抑制疗法适应证的患者使用，已见疗效。患者先放血使红细胞比容恢复正常（40％～45％）后给予羟基脲，每天剂量为 10～15 mg/（kg·d），口服。每周查血细胞数一次进行监测。当病情稳定后，血细胞数检查的间隔可延长到 2 周，以后再延长到 4 周。如白细胞数降至 <4×10^9/L，血小板数 <100×10^9/L，停用羟基脲；当血细胞计数恢复正常后再开始使用，剂量应减半。对病情难以控制的病人，常需放血。

4. 干扰素-α　可用于不能耐受羟基脲或药物不能控制外周血象的患者，标准的开始剂量为 300 万 U 皮下注射，每周 3 次。费用高昂、急性毒性和长期使用的安全性是该药应用的一些影响因素。

十四、原发性血小板增多症

原发性血小板增多症（primary thrombocytosis，PT）的特点是血小板数增多，巨核细胞增生，并有出血和血栓的倾向。

（一）病因、病理

与其他骨髓增殖性疾病一样，原发性血小板增多症也是多能造血干细胞的一种克隆异常。通常发生于 50～70 岁，两性患病机会相等。血小板计数显著增加是血小板大量产生的结果。血小板的寿命虽然也可因脾脏阻留而缩短，但通常是正常的。伴有退行性血管病变或血小板数增加的老年病人，可导致严重出血或栓塞。

(二)诊断要点

1. 症状、体征　最常见的症状是衰弱、出血、非特异性的头痛、手足部感觉异常、头晕。出血通常轻微,表现为鼻出血,碰撞后易出现淤斑或胃肠出血,也可见手指、脚趾局部缺血。60%的病人有脾肿大,常不超过左季肋下3 cm,肝大也可见到。

2. 诊断原则　红细胞量正常(真性红细胞增多症时则增加),无 Ph 染色体(慢性粒细胞白血病时可存在),无泪珠状红细胞和骨髓纤维化大量增加的现象(特发性骨髓纤维化时可见)。血小板计数虽可低至 $500\times10^9/L$,但通常大于 $1000\times10^9/L$。在末梢血涂片中,可发现血小板聚集成团,巨型血小板和巨核细胞碎片。骨髓中巨核细胞增生,释放出大量血小板。骨髓铁通常存在。

3. 鉴别诊断　排除其他骨髓增生性疾病和继发于感染、炎症、肿瘤、某种生理因素或其他原因引起的血小板增多。

(三)治疗原则

1. 骨髓抑制疗法　羟基脲,每天剂量为 $10\sim15$ mg/kg,每周一定要检查血细胞数。^{32}P 亦已成功地用于对原发性血小板增多症的治疗(剂量为2.7 mCi/m^2)静脉注射,但总量可达到但不超过 7 mCi。治疗的目的在于使血小板数小于 $600\times10^9/L$,而无明显临床毒性或抑制其他骨髓成分的现象。

2. 难治性血小板增多症　可试用阿那格雷(anagrelide),属咪唑-喹唑啉系列化合物,开始 0.5 mg,每 6 小时 1 次口服,日总剂量 2 mg;若治疗 7 天后血小板未下降(血小板数变化<15%)同时该药已被耐受,每次剂量可增加至1 mg,每 6 小时 1 次,日总剂量增至 4 mg。若 $7\sim14$ 天后血小板数维持在>$600\times10^9/L$,同时该药已被耐受,阿那格雷可逐渐增加每周 1 次($1\sim2$ mg/d)或隔周 1 次直至血小板计数在一个比较安全的范围(<$600\times10^9/L$),或每天最大总剂量达 12 mg。当患者初次治疗或阿那格雷剂量正在调整时,血小板计数应每周至少检测 2 次。不良反应可能有血压下降,直立性低血压,肾功能障碍及胃病。长期不良反应的危险性尚不清楚。

3. 血小板单采　无论是羟基脲还是 ^{32}P,显效期都相当长,需要 $2\sim6$ 周。因而当急需立即降低血小板数时(例如严重出血或栓塞或急症手术前)可应用血小板单采(置换)法处理。

4. 小剂量阿司匹林　是常用作抗血小板的药物,可防止血栓形成,但其效果不如减少血小板数量的疗效。

5. 干扰素-α　可用于维持治疗以控制血小板数。

十五、骨髓纤维化

骨髓纤维化(myelofibrosis,MF)是一种慢性的,通常是原发性的疾病。

其特点是骨髓纤维变性,脾肿大,同时有白红系原始细胞增多性贫血,伴有泪珠状红细胞。

（一）病因、病理

原因不明,可并发于慢性髓（粒）细胞性白血病（CML）,亦可见于 15％～30％真性红细胞增多症的病人。类似于特发性骨髓纤维化的综合征亦曾见于各种癌肿,感染和接触某些毒素以后。恶性或急性骨髓纤维化（通常是一种变异型）呈迅速进行性恶化的病程,事实上这可能是真正的巨核细胞白血病。

根据 G-6-PD 同工酶和染色体异常的研究,提示本病发生了异常的髓系干细胞的克隆增生。通过对骨髓移植后的骨髓成纤维细胞的研究分析,已证实骨髓成纤维细胞不是从同一造血细胞系中产生的,因而一般认为本病的主要特点是属于对原发病的反应性表现的一种并发症。

（二）诊断要点

1. 症状体征　早期病人可无症状,在常规体检中可能发现脾肿大或血象异常。随着时间的推移,可出现全身不适、体重减轻以及脾肿大或梗死所造成的症状。50％的病人可出现肝大。淋巴结肿大虽可发生,但不典型。

2. 实验室检查　通常都有贫血,而且随着时间的推移而加重。红细胞为正常大小,正色素性,但有轻度的异型红细胞症,网织红细胞增多以及多染性细胞增多,外周血中可发现有核红细胞。晚期病人,红细胞严重畸形和呈泪珠状。

白细胞计数通常增加,大多数病人可见未成熟粒细胞。血小板数开始阶段也可能增高,正常或降低,但是当疾病进展时往往出现血小板减少。

骨髓穿刺常干抽,要做骨髓组织活检才能查出纤维化。由于纤维化不是均匀分布的,应在不同部位重复做组织活检。

（三）治疗原则

尽管干扰素-α 对本病有效,然而尚无一种疗法能使基本病程逆转或得到控制。治疗只是针对并发症。雄激素、脾脏切除、化疗（羟基脲）和放疗都曾用以缓解病情。红细胞生成素水平比贫血程度相对要低的患者,皮下注射红细胞生成素可减少输入红细胞。对严重贫血患者主要疗法是输红细胞;对病情进展快的年轻病例,应考虑异基因骨髓移植。

十六、多发性骨髓瘤

多发性骨髓瘤（multiple myeloma,MM）是一种进行性的肿瘤性疾病,其特征为骨髓浆细胞瘤和一株完整性的单克隆免疫球蛋白（IgG、IgA、IgD 或 IgE）或 Bence Jones 蛋白质（游离的单克隆性 κ 或 γ 轻链）过度增生,正常免疫球蛋白的生成受抑,常引起多发性溶骨性损害、高钙血症、贫血、肾脏损害和反复感染。

（一）病因、病理

病因未完全明确，研究显示电离辐射、慢性抗原刺激、遗传因素、病毒感染可能与 MM 发病有关。MM 瘤细胞是源于造血前体细胞的恶变、射线、病毒等因素，可能引起基因突变或染色体易位，激活癌基因，如点突变激活 H-RAS 和基因重排，激活 C-MYC，导致肿瘤发生。IL-6 可促使浆细胞和 MM 瘤细胞增生。瘤细胞分泌的一些因子激活破骨细胞，从而引起溶骨性病变。

（二）诊断要点

1. 症状、体征　持续性的无法解释的骨骼疼痛（特别是在背部或胸廓）、肾功能衰竭、反复发生细菌性感染（特别是肺炎球菌性肺炎）是最常出现的症状。病理性骨折和椎骨压缩常见，后者可能导致脊髓受压迫和截瘫。有些病人以贫血、伴乏力和疲劳为主，少数病人有高黏滞综合征，淋巴结和肝、脾肿大不常见。

2. 诊断原则　骨髓瘤的诊断标准是具有下列三项症象中的任何两项：① 骨髓中浆细胞＞15％并有幼稚浆细胞出现，或组织活检证实为骨髓瘤；② 溶骨性病损（排除转移性肿瘤或肉芽肿疾病）或广泛性骨质疏松；③ 存在血清 M 蛋白或本-周蛋白尿＞300 mg/24h。诊断时血清或尿中 M 蛋白含量高，β_2 微球蛋白量高，弥散性的骨病损，高钙血症，贫血以及肾功能衰竭都是预后不良的征兆。

（三）治疗原则

1. 支持疗法　保持下床活动对防止高钙血症和维护骨骼质量极其重要。镇痛剂以及针对有症状的骨损部位的局部姑息剂量放射疗法（18～24 cGy）可显著减轻疼痛。所有患者应接受丙氨膦酸（pamidronate），该药可降低骨骼并发症和减轻骨痛及减少对镇痛剂的需要，亦可能改善生存期。充分的液体摄入是很重要的（有本-周蛋白尿的病人，在静脉内染料负荷前脱水，可促使急性少尿性肾功能衰竭发生）。别嘌呤醇则可控制高尿酸血症，注意防治感染。有症状性贫血者宜输给浓缩红细胞。重组红细胞生成素有助于贫血的治疗，特别对肾功能紊乱患者尤为如此。

2. 化疗　化疗有效的指标是血清或尿 M 蛋白降低。常规的化疗很少能根治 M 蛋白，然而口服烷化剂（美法仑或环磷酰胺）通常可改善客观症状（可降低血清或尿 M 蛋白≥50％）。中位存活期可延长 3～7 倍。

泼尼松（每日 1 mg/kg，共 4 天，每 4～6 周 1 次）或另一种糖皮质激素应合并美法仑或环磷酰胺使用，糖皮质激素也可单用于初治的骨髓瘤。

美法仑可以间断地给药（每日 0.25 mg/kg，共 4 天，每 4～6 周 1 次）。约给药后 2 周，白细胞数达最低点，若白细胞数大于 3×10^9/L，此时剂量可能是不适当的。间歇性给泼尼松(每 6 周用 4 天,每日 1 mg/kg)可提高美法仑的疗效。环磷酰胺(每日 200 mg,连用 5～7 天,以后每日用 50～100 mg 的维持量)显示其作用与美法仑相同。由于使用这些制剂可引起白细胞减少和血小板减少,对于白细胞和血小板数必须密切观察。

难治性病例可用 VAD 方案化疗。

3. 造血干细胞移植 经过几个疗程常规化疗后,取得疗效及病情稳定的,年龄在 70 岁以下的患者应考虑使用本疗法。然而,治疗相对死亡率是高的。

十七、原发性或 Waldenstrom 巨球蛋白血症

原发性或 Waldenstrom 巨球蛋白血症(Waldenstrom's macroglobuline-mia,WM)正常合成和分泌 IgM 的 B 细胞性浆细胞异常增殖,其病因病机不明,男性患者多于女性,特点是老年患者(中位年龄 65 岁)血中出现大量单克隆 IgM 成分并伴有贫血、出血、高黏滞综合征等一系列临床表现。

(一)病因、病理

原发性者病因不明。可引起巨球蛋白血症的其他疾病有:在单克隆性丙球蛋白病的患者中,有 12％为巨球蛋白血症;B 细胞 NHL 病人约有 5％血清中可发现少量单克隆 IgM 成分,被称为巨球蛋白血症性淋巴瘤;此外,偶见于慢性淋巴细胞性白血病或其他淋巴增生性疾病。

(二)诊断要点

1. 症状

(1)贫血。

(2)出血倾向。

(3)高黏滞综合征:疲劳,虚弱,皮肤和黏膜出血,视力障碍,头痛以及各种各样的其他的神经症状。当心肺功能异常为主时,是由于血浆容量的增加造成循环的损害所致。

(4)雷诺现象可能与冷球蛋白或冷凝集素有关。

(5)反复发生的细菌感染。

(6)神经系统症状。

(7)肾功能损害及蛋白尿。

(8)淀粉样变性。

2. 体征 检查时可发现全身淋巴结肿大,紫癜,肝脾肿大,视网膜静脉明显充血和局限性狭窄,酷似香肠状。

3. 实验室检查 中度贫血,显著的红细胞钱串形成和血沉很高是其典型的表现。白细胞减少,淋巴细胞相对增多,偶见血小板减少。可能存在冷沉球蛋白、类风湿因子或冷凝集素。若存在后者,抗球蛋白直接试验通常为阳

性。多种凝血和血小板功能异常的现象可发生。对浓缩尿液进行免疫电泳检查常可显示单克隆轻链。骨 X 射线检查可显示骨质疏松症，但溶骨性损害罕见。骨髓象可见浆细胞、淋巴细胞及浆细胞样淋巴细胞有程度不等的增加。

4. 诊断原则　主要依据是老年发病、血清中出现单克隆 IgM（>10 g/L）及骨髓中有淋巴样浆细胞浸润，并和可引起巨球蛋白血症的其他疾病相鉴别。

（三）治疗原则

1. 当患者没有临床表现时，不宜进行化疗。

2. 化疗　进行治疗的指征是有上述临床表现。化疗常选用烷化剂，尤其苯丁酸氮芥，每日 0.03～0.09 mg/kg，或加大剂量，每日 0.25 mg/kg，共 4 天，每隔 4～6 周 1 次。用以治疗多发性骨髓瘤的美法仑和环磷酰胺亦可任选一种使用，同时口服泼尼松（每日 1 mg/kg，共 4 天，每隔 4～6 周 1 次）。近年研究报告使用嘌呤拮抗剂氟达拉滨和 2-氯去氧腺嘌呤的疗效令人鼓舞，并建议替代治疗对标准口服烷化剂药物无效的患者。

3. 在某些病例，干扰素可降低 M 蛋白。

4. 其他　如果有高黏滞现象，应采取放血疗法，有条件用血浆单采法（血浆置换疗法）降低血清黏滞性，该疗法可迅速有效地纠正高 IgM 所致的出血和神经方面的异常。血浆置换疗法常需反复运用。

十八、意义未明的单克隆免疫球蛋白血症

意义未明的单克隆免疫球蛋白血症（monoclonal gammopathy of undetermined significance，MGUS）在无症状、看来健康的人的血清或尿中出现 M 蛋白。本病发生率随年龄增长而增加，25 岁以上者占 1%，70 岁以上占 4%。

（一）病因、病理

尚不明了。

（二）诊断要点

1. 临床表现　许多病例表现为良性。然而有 25% 的患者在 20 年后可进展为 B 细胞恶性肿瘤或多发性骨髓瘤，此时才出现临床症状。病程不可预测。意义不明的单克隆丙球蛋白病（MGUS）亦可伴随于其他疾病。在这种情况下，M 蛋白可能表现为对持续性抗原刺激反应而出的非寻常抗体。

2. 诊断标准　无临床症状或体征；无贫血、骨质破坏及正常免疫球蛋白减少；血清 M 蛋白水平或尿轻链水平均较低，其他血清免疫蛋白水平正常；骨髓象仅见轻度浆细胞增多且形态正常。符合上述条件者需随诊 3 年以上方可诊断本病。

（三）治疗原则

不主张做任何处理，患者应每 4～6 个月作临床和免疫化学随访检查。

十九、传染性单核细胞增多症

传染性单核细胞增多症(infectious mononucleosis)是由 EB 病毒(EBV)所致的急性自限性传染病。其临床特征为发热,咽喉炎,淋巴结肿大,外周血淋巴细胞显著增多并出现异常淋巴细胞,嗜异性凝集试验阳性,感染后体内出现抗 EBV 抗体。

(一) 病因、病理

发病原理尚未完全阐明。病毒进入口腔后可能先在咽部淋巴组织内增殖,后侵入血液导致病毒血症,继之累及淋巴系统和各组织器官。由于 B 淋巴细胞表面具有 EBV 受体,故极易受累。B 淋巴细胞感染后增生活跃,其抗原性发生改变,后者可引起 T 淋巴细胞防御反应,形成细胞毒性效应细胞直接破坏受染的 B 细胞。这种细胞免疫反应是本病病程呈自限性的重要因素。B 细胞受破坏后释放自身抗原,激发自身抗体的产生,从而引起一系列并发症。

(二) 诊断要点

1. 流行病学资料　应注意当地流行状况,是否曾赴流行地区出差旅游;周围有无类似患者,以便协助诊断。

2. 症状、体征　潜伏期5～15 天,约40%患者有前驱症状,如乏力、头痛、纳差、恶心、稀便、畏寒等。发热多在 38～40℃,热型不定,热程自数日至数月,可伴寒战、多汗。淋巴结肿大见于 70%的患者,颈淋巴结肿大最常见,腋下及腹股沟部次之,分散、无明显压痛、不化脓、双侧不对称等为其特点。消退需数周至数月。肠系膜淋巴结肿大引起腹痛及压痛。咽痛,大多数病例可见咽部充血,少数患者咽部有溃疡及伪膜形成,可见出血点。齿龈也可肿胀或有溃疡。喉和气管的水肿和阻塞少见。肝脾肿大。皮疹,多形性淡红色斑丘疹,亦可有麻疹样、猩红热样、荨麻疹样皮疹,多见于躯干部,一周内隐退,无脱屑。神经系统症状见于少数严重的病例,可表现为无菌性脑膜炎、脑炎及周围神经根炎等,90%以上可恢复。其他尚有肺炎(5%)、心肌炎、肾炎、眼结膜充血等。病程多为1～3 周,少数可迁延数月。偶有复发,复发时病程短,病情轻。本病预后良好,病死率仅为 1%～2%,多系严重并发症(咽部细菌感染、间质性肺炎、心肌炎等)所致。

3. 实验室检查

(1) 血象:白细胞总数正常或稍增多,最高可达(30～50)×10^9/L。单个核细胞(淋巴细胞、单核细胞及异型淋巴细胞)可达 60%以上,其中异型淋巴细胞可在 10%以上。

(2) 嗜异性凝集试验(heterophil agglutination test):该试验在病程早期即呈阳性,约为 40%,第二、三周阳性率分别可达 60%及 80%以上,恢复期迅速下降。正常人、血清病患者、淋巴网状细胞瘤或单核细胞白血病或结核病等患者,血清中也可出现嗜异性抗体,可用豚鼠肾和牛红细胞吸收试验加以鉴别。

（3）EBV 抗体检测:抗 EBV 中以抗-VCAIgM 和 IgG 较为常用,前者出现早、消失快、灵敏性与特异性高,有早期诊断价值;后者出现时间早,滴度较高且可持续终身,宜用于流行病学调查。

4. 鉴别诊断 应与以咽峡炎表现为主的链球菌感染、疱疹性咽峡炎、风湿热等,以发热、淋巴结肿大为主要表现的结核病、淋巴细胞白血病、淋巴网状细胞瘤等,以黄疸、肝功异常为特征的病毒性肝炎及化验改变较类似的传染性淋巴细胞增多症、巨细胞病毒感染、血清病等进行鉴别。此外本病还需与心肌炎、风疹、病毒性脑炎等相鉴别。

（三）治疗原则

本病无特异性治疗,以对症治疗为主,患者大多能自愈。当并发细菌感染时,如咽部、扁桃体的 β-溶血性链球菌感染可选用青霉素 G、红霉素等抗生素,有人认为使用甲硝唑（灭滴灵 0.6～1.2g/d）或克林霉素（0.45～0.9g/d）5～7 天也有一定效果。约 95％的患者应用氨苄西林或阿莫西林可出现多形性皮疹。

肾上腺皮质激素可用于重症患者,如咽部、喉头有严重水肿,出现神经系统并发症、血小板减少性紫癜、心肌炎、心包炎等,可改善症状,消除炎症。但一般病例不宜采用。用法为:泼尼松第一天 80 mg,随后逐渐减量,疗程 1 周。

抗病毒药物如阿糖腺苷、碘苷等可能对本病有效。

二十、嗜酸性粒细胞增多症

外周血嗜酸性细胞数增多的临床分级:轻度 E＜15％,计数＜1.5×10^9/L;中度 E15％～49％,计数在$(1.5～5.0) \times 10^9$/L;重度 E 50％～90％,计数＞5×10^9/L。

（一）病因、病理

嗜酸性粒细胞增多症见于多种疾病,如:

变态反应性疾病:支气管哮喘、血清病。

几乎任何组织的寄生虫侵袭均可引起嗜酸性细胞增多症,然而原虫和非侵袭性原生动物常不引发。其他非寄生虫感染可伴发嗜酸性细胞增多。

嗜酸性细胞性药物反应可能是无症状的,或有多种症状如间质性肾炎、血清病、胆汁淤积性黄疸、过敏性血管炎和免疫母细胞性淋巴结病。

感染:结核、传染性单核细胞增多症。

皮肤病:湿疹、银屑病。

血液病:非霍奇金淋巴瘤、慢性粒细胞白血病和急性淋巴细胞性白血病可伴嗜酸性细胞增多、嗜酸粒细胞性白血病。

癌肿(如卵巢癌)可引起严重的嗜酸性细胞增多。

伴有循环免疫复合物增高和血管炎的结缔组织疾病常并发嗜酸性细胞增多。

内分泌疾病:肾上腺皮质功能减退症。

常伴有湿疹的获得性和先天性免疫性疾病可见嗜酸性细胞增多。

嗜酸性细胞增多的肺浸润(PIE综合征)这一名称是指以外周血嗜酸性细胞增多和嗜酸性细胞肺部浸润为特征的多种临床表现,然而病因常不明。

特发性嗜酸性细胞增多综合征累及多脏器,可气喘、胸痛、心力衰竭,可脑梗死、共济失调、周围神经病变,可顽固性干咳、支气管痉挛。

嗜酸性细胞增多的发生具有免疫反应的特征:使用旋毛(线)虫初次刺激可引起一个初级的且相当低水平的反应;然而重复刺激导致一扩增的或继发的嗜酸性细胞增多的反应。促嗜酸性粒细胞增多的细胞因子有 IL-3、IL-5、GM-CSF。患者由于嗜酸性粒细胞增多,释放过氧化物酶、主要碱性蛋白、嗜酸性粒细胞阳离子蛋白、乙二醇二硝酸酯和产生 TNF-α、TGF-α、TGF-β、MIP-1α等多种细胞因子,引起器官损害(有心脏损害,终致血栓形成及纤维化;神经系统损害)。

(二) 诊断要点

应着重询问旅行和过敏情况以及使用药物的病史。通过体格检查和胸部 X 线检查,心电图,尿液,肝、肾功能检查可能得出基础病因诊断和对器官损害的估计。取决于临床表现的特殊诊断试验,包括大便虫卵和寄生虫的检查,以及寄生虫病和结缔组织病的血清学检查。骨髓涂片、活检与细胞遗传学可能有助于诊断骨髓增殖性疾病和恶性肿瘤。

(三) 治疗原则

若未检出基础病因,应对患者的并发症进行随访。若是反应性的而并非恶性肿瘤,给予小剂量皮质类固醇的短期试验性治疗可降低嗜酸性细胞,只要病因去除,即可恢复。如系恶性肿瘤,则治疗困难,预后差。

(张晓艳)

二十一、白细胞减少症和粒细胞缺乏症

(一) 病因、病理

1. 粒细胞生成障碍可分为:① 直接损伤造血干细胞或干扰粒细胞增殖周期,如放疗、化疗或化学毒物。② 骨髓粒细胞成熟及释放障碍,如维生素 B_{12} 或叶酸缺乏。③ 正常造血受抑制,如白血病、恶性肿瘤骨髓转移等累及造血系统的疾病。④ 其他如周期性粒细胞减少症、家族性良性粒细胞减少症等。

2. 粒细胞破坏或消耗过多,超过骨髓代偿能力的一类与免疫有关如药物所致的免疫性粒细胞减少或自身免疫性疾病。另一类如恶性组织细胞增多症、脾亢、细菌或病毒感染。

3. 粒细胞分布紊乱,大量粒细胞转移至边缘池,而循环池的粒细胞减少。

4. 粒细胞释放障碍,粒细胞不能从骨髓释放。

（二）诊断要点

外周血白细胞总数持续低于 $4 \times 10^9/L$,称为白细胞减少症,其中主要是粒细胞减少。当粒细胞绝对值低于 $1.5 \times 10^9/L$ 时,称粒细胞减少症;减少至低于 $0.5 \times 10^9/L$ 时,称粒细胞缺乏症。

（三）治疗要点

1. 去除病因或治疗原发病。

2. 粒缺患者注意防治感染。

3. G-CSF 或 GM-CSF 应用。

4. 支持治疗。

二十二、白血病

（一）病因、病理

白血病(leukemia)的病因目前不完全清楚,主要与下列因素有关:

1. **病毒** 成人 T 细胞白血病由人类 T 淋巴细胞病毒Ⅰ（HTLV-Ⅰ）引起。

2. **电离辐射** 受原子弹袭击后或接受放射治疗的患者白血病发生率高。

3. **化学因素** 苯、抗肿瘤药、乙双吗啉、氯霉素、保泰松等有致白血病的可能。

4. **遗传因素**。

5. **其他血液病** 骨髓增生性疾病、骨髓增生异常综合征（MDS）、阵发性睡眠性血红蛋白尿（PNH）、淋巴瘤、多发性骨髓瘤等可能发展为白血病。

（二）诊断要点

1. 急性非淋巴细胞白血病（ANLL）

（1）ANLL 的形态学分型

① 急性髓细胞白血病微分化型（M_0）:原始细胞在光镜下类似急性淋巴细胞白血病 L_2 型细胞,核仁明显,胞浆透明,中度嗜碱性,无嗜天青颗粒及 Auer 小体,髓过氧化物酶（MPO）及苏丹黑 B 阳性细胞<3%;在电镜下,MPO 阳性;CD33 和（或）CD13 等髓系标记可呈阳性,淋巴系抗原通常为阴性,但有时 CD7 阳性、TdT 阳性。

② 急性粒细胞白血病未分化型（M_1）:骨髓中原粒细胞≥90%（非红系细胞）,早幼粒细胞很少,中幼粒细胞以下阶段不见或罕见。

③ 急性粒细胞白血病部分分化型（M_2）

M_{2a}：骨髓中原粒细胞为 $30\%\sim90\%$（非红系细胞），单核细胞小于 20%，早幼粒细胞以下阶段大于 10%。

M_{2b}：骨髓中以异常的中性中幼粒细胞增生为主，形态明显异常，其胞核常有核仁，有明显的核浆发育不平衡，此类细胞大于 30%。

④ 急性早幼粒细胞白血病（M_3）：骨髓中以颗粒增多的异常早幼粒细胞增生为主，大于 30%（非红系细胞），细胞形态呈椭圆形，核偏于一侧、大小不一，胞浆中有大小不等的嗜天青颗粒，胞浆中常有 Auer 小体，可分为两种亚型：

M_{3a}（粗颗粒型）：嗜苯胺蓝颗粒粗大，密集或融合。

M_{3a}（细颗粒型）：嗜苯胺蓝颗粒密集而细小。

⑤ 急性粒-单核细胞白血病（M_4）

M_{4a}：原始和早幼粒细胞增生为主，原、幼单核和单核细胞 $\geqslant20\%$（非红系细胞）。

M_{4b}：原、幼单核细胞增生为主，原始和早幼粒细胞 $\geqslant20\%$（非红系细胞）。

M_{4c}：原始细胞既有粒细胞系，又具单核细胞系形态特征者 $>30\%$（非红系细胞）。

M_4E_0：除上述特点外，还有粗大而圆的嗜酸颗粒及着色较深的嗜碱颗粒，占 $5\%\sim30\%$（非红系细胞）。

⑥ 急性单核细胞白血病（M_5）

M_{5a}（未分化型）：骨髓中原始单核细胞（Ⅰ型＋Ⅱ型）（非红系细胞）$\geqslant80\%$。

M_{5b}（部分分化型）：骨髓中原始和幼稚单核细胞（非红系细胞）$\geqslant30\%$，原单核细胞（Ⅰ型＋Ⅱ型）（非红系细胞）$<80\%$。

⑦ 急性红白血病（M_6）：骨髓中有核红细胞大于 50%，伴形态学异常，骨髓非红细胞系中原粒细胞（或原始＋幼稚单核细胞）Ⅰ型＋Ⅱ型大于 30%；若血片中原粒细胞或原单细胞大于 5%，骨髓非红系细胞中原粒细胞或原始＋幼稚单核细胞大于 20%。

⑧ 急性巨核细胞白血病（M_7）：外周血中有原巨核（小巨核）细胞；骨髓中原巨核细胞大于等于 30%。光镜下原巨核细胞形态变化较大，有淋巴样小巨核细胞、单圆核巨核细胞、多圆核巨核细胞、大单圆核巨核细胞、多分叶巨核细胞等难与其他细胞鉴别，需有电镜 PPO 或单克隆抗体检测 GPⅠb、GPⅡb/Ⅲa 抗原表达证实；骨髓细胞少，往往干抽，活检有原始和巨核细胞增多，网状纤维增加。

（2）ANLL 的免疫学分型：见表 6－4。

表 6-4 ANLL 免疫学分型

粒细胞、单核细胞系	红细胞系	巨核细胞系
抗髓过氧化物酶	glycophorin A(+)(M_6)	$CD41a^+$,$CD41b^+$
$CD13^+$,$CD33^+$		$CD61^+$
$CD15^+$(M_2,M_4)		$CD42b^+$,$CD42c^+$
$CD14^+$(M_4,M_5)		(M_7)
$CD34^+$(M_0,M_1)		

（3）ANLL 形态学、免疫学、细胞遗传学（MIC）分型：见表 6-5。

表 6-5 ANLL 形态学、免疫学、细胞遗传学（MIC）分型

核型	形态	MIC 建议分型
t(8;21)(q22;q22)	M_2	M_2/t(8;21)
t(15;17)(q22;q21)	M_3	M_3/t(15;17)
t/del(11)(q23)	M_{5a}(M_{5b},M_4)	M_{5a}/t(11q)
inv/del(16)(q22)	$M_4 E_0$	$M_4 E_0$/inv(16)
t(9;22)(q34;q11)	M_1(M_2)	M_1/t(9;22)
t(6;9)(p21-22;q34)	M_2 或 M_4E 伴嗜碱性粒细胞增多	M_2/t(6;9)
inv(3)(q21;q26)	M_1(M_2,M_4,M_7)伴血小板增多	M_1/inv(3)
t(8;16)(p11;p13)	M_{5b} 伴吞噬细胞增多	M_{5b}/t(8;16)
t/del(12)(p11;p13)	M_2 伴嗜碱性粒细胞增多	M_2Baso/t(12p)
+4	M_4(M_2)	M_4/+4

2. 急性淋巴细胞白血病（ALL）

（1）ALL 的形态学分型

① L1 型：原始和幼稚淋巴细胞以小细胞（直径小于 12 μm）为主；核圆形，偶有凹陷与折叠，染色质较粗，结构较一致，核仁少而小，不清楚；胞浆少，轻或中度嗜碱。过氧化物酶或苏丹黑 B 染色阳性的原始细胞小于 3%。

② L2 型：原始和幼稚淋巴细胞以大细胞（直径可大于正常小淋巴细胞 2 倍以上，大于 12 μm）为主，混合有小淋巴细胞；核形不规则，凹陷和折叠可见。染色质较疏松，结构较不一致，核仁较清楚，一个或多个；胞浆量较多，轻或中度嗜碱。有些细胞深染。

③ L3 型：原始和幼稚淋巴细胞大小较一致，以大细胞为主；核形较规则。染色质呈均匀细点状，核仁明显，一个或多个，呈小泡状；胞浆量较多，深蓝色，空泡常明显，呈蜂窝状。

（2）ALL 的免疫学分型

① B-ALL 的免疫表型：见表 6-6。

表 6-6 B-ALL 的免疫表型

	HLA-DR	CD19	CD10	CD20	CD22	cIgM	mIgM	TdT
早 B 前体-ALL	+	-/+	-	-	-	-	-	+
普通型	+	-/+	+	-	-	-	-	+
前 B-ALL	+	+	+/-	+	+	+	-	+/-
B-ALL	+	+	-	+/-	+	-	+	+/-

② T-ALL 的免疫表型:见表 6-7。

表 6-7 T-ALL 的免疫表型

	CD2	CD3	CD4	CD8	CD5	CD7	TdT
早前 T-ALL	+/-	-	-	-	-	+	+
前 T-ALL	+	+/-	-	-	+/-	+	+
T-ALL	+	+	+/-	+/-	+	+	+

(3)ALL 的免疫学、细胞遗传学及基因分型:见表 6-8。

表 6-8 ALL 的免疫学、细胞遗传学及基因分型

ALL 亚型	免疫表型	细胞遗传学	分子生物学重排
早前-B-ALL	TdT$^+$,CD19$^+$,CD10$^+$	t(9;22)(q34;q11)	BCR/ABL
前前 B-ALL	TdT$^+$,CD19$^+$,CD10$^-$	11q23	HRX/ALL1
前-B-ALL	TdT$^+$,CD10$^\pm$,cIg$^+$	t(1;9)(q23;p13)	
B-ALL	CD19$^+$,CD20$^+$,sIg$^+$	t(8;14)(q24;q32)	MYC/IgH
T-ALL		t(11;14)(p13;q11)	RHOM/TTG2
T-ALL	CD7$^+$,Ccd3$^+$,CD2$^+$	t(1;14)(p32;q11)	TAL 1/TCR
T-ALL	HLA DR,TdT$^\pm$	t(10;14)(q24;q11)	HOX11/TCR
T-ALL		t(8;14)(q24;q11)	MYC/TCR

3. 慢性粒细胞白血病(CML)

1) 诊断标准

(1) Ph 染色体阳性和(或)bcr-abl 融合基因阳性,并有以下任何一项者可诊断:

① 外周血白细胞增高,以中性粒细胞为主,不成熟粒细胞大于 10%,原始细胞(Ⅰ型+Ⅱ型)小于 5%~10%。

② 骨髓粒系高度增生,以中性中幼粒、晚幼粒细胞、杆状粒细胞增多为主,原始细胞(Ⅰ型+Ⅱ型)小于 10%。

（2）Ph 染色体阴性和 bcr-abl 融合基因阴性者,须有以下①～④中的三项加第⑤项可诊断。

① 脾大。

② 周血白细胞增高,大于 $30\times10^9/L$,以中性粒细胞为主,不成熟粒细胞＞10％,嗜碱性粒细胞增多,原始细胞（Ⅰ型＋Ⅱ型）小于 5％～10％。

③ 骨髓增生明显至极度活跃,以中性中幼粒、晚幼粒细胞、杆状粒细胞增多为主,原始细胞（Ⅰ型＋Ⅱ型）小于 10％。

④ 中性粒细胞磷酸酶（NAP）积分降低。

⑤ 能排除类白血病反应、CMML 或其他类型的骨髓增殖性疾病。

2）分期标准

（1）慢性期

① 临床表现:无症状或有低热、乏力、多汗、体重减轻等症状。

② 血象:白细胞计数增高,主要为中性中、晚幼和杆状粒细胞,原始细胞（Ⅰ型＋Ⅱ型）小于 5％～10％,嗜酸和嗜碱性粒细胞增多,可有少量有核红细胞。NAP 积分降低。

③ 骨髓象:增生明显至极度活跃,以粒系增生为主,其中主要为中、晚幼和杆状粒细胞增多,原始细胞（Ⅰ型＋Ⅱ型）小于 10％。

④ Ph 染色体阳性和（或）bcr/abl 融合基因阳性。

⑤ CFU-GM 培养:集落或集簇较正常明显增加。

（2）加速期:具有下列 2 项或以上,排除其他原因可考虑为本期:

① 不明原因的发热、贫血、出血加重,和/(或)骨骼疼痛。

② 脾进行性肿大。

③ 非药物所致血小板进行性增高或下降。

④ 在血或骨髓中原始细胞（Ⅰ＋Ⅱ型）大于 10％,但小于 20％。

⑤ 外周血嗜碱粒细胞大于 20％。

⑥ 骨髓中有显著的胶原纤维增生。

⑦ 出现 Ph 以外的其他染色体异常。

⑧ 对常用的治疗药物无反应。

⑨ CFU-GM 增殖和分化缺陷,集簇增多,集簇与集落的比值增高。

（3）急变期具有下列之一者可诊断为本期:

① 原始粒细胞（Ⅰ＋Ⅱ型）或原淋＋幼淋,或原单＋幼单等在外周血或骨髓中大于 20％。

② 外周血中原始粒细胞＋早幼粒细胞大于 30％,或骨髓中大于 50％。

③ 有髓外原始细胞浸润。

此期临床症状、体征比加速期更恶化,CFU-GM 培养呈小簇生长或不生长。

4. 慢性淋巴细胞白血病(CLL)

(1) 临床表现

① 可有乏力、体力下降、消瘦、低热、贫血或出血表现。

② 可有淋巴结肿大(包括头颈部、腋窝、腹股沟),肝、脾肿大。

(2) 实验室检查

① 血象:外周血白细胞数增多,大于 $10 \times 10^9 / L$,淋巴细胞比例≥60%,绝对值≥$6 \times 10^9 / L$,持续增高 3 个或 3 个月以上。形态以成熟淋巴细胞为主,可见幼稚细胞或不典型淋巴细胞。晚期可有血红蛋白、血小板减少。

② 骨髓象:骨髓增生活跃或明显活跃,淋巴细胞≥40%,以成熟淋巴细胞为主。红系、巨核系到晚期增生低下。

③ 免疫分型:大多为 B-CLL,表型呈:slg 弱阳性,为 κ 或 λ 单克隆轻链型,CD5、CD19、CD20 阳性,CD10、CD22 阴性。少数为 T-CLL:CD2、CD3、CD8(或 CD4)阳性,CD5 阴性。

(3) 可除外淋巴瘤合并白血病和幼淋细胞白血病。

(4) 染色体:B-CLL 以+12,14 q^+ 等常见,T-CLL 以 inv(14)等常见。

(三) 治疗原则

1. 支持治疗

(1) 感染的防治。

(2) 出血的防治:由血小板过低引起者,输注血小板悬液,如出血系 DIC 引起,则按 DIC 处理(详见"DIC 治疗")。

(3) 贫血的治疗:如贫血较严重,常需输红细胞悬液,CLL 如有自身免疫性溶血性贫血宜输洗涤红细胞。

(4) 防治尿酸性肾病。

2. 化学治疗

(1) ANLL

① 诱导缓解

DA 方案:即柔红霉素(DNR)40～60 mg/(m² · d),静脉滴注,第 1～3 天。阿糖胞苷(Ara-C)100～150 mg/(m² · d),静脉滴注,第 1～7 天,间歇 2 周,重复 1～2 疗程后,60%～70%病人可达完全缓解(CR)。

HA 方案:即高三尖杉酯碱(H)2～4 mg/ (m² · d),静脉滴注,第 1～7 天。Ara-C 100～150 mg/(m² · d),静脉滴注,第 1～7 天。其 CR 率约 60%,近似于 DA 方案。

MA 方案:即米托蒽醌(NVT)5～10 mg/(m² · d),静脉滴注,第 1～3 天。Ara-C 100～150 mg/(m² · d),静脉滴注,第 1～7 天。米托蒽醌心肌毒

性较其他蒽环类药物小,较适宜于老年人。

IA 方案:即去甲氧柔红霉素(IDA)10 mg/(m² · d),静脉注射,第 1~3 天。Ara-C 100~150 mg/(m² · d),静脉滴注,第 1~7 天。本方案有严重的骨髓抑制作用,必须在良好的病房条件以及熟练的医师指导下谨慎使用。难治或高白细胞白血病使用本方案,也可获得较高的 CR 率。

② 缓解后治疗:缓解后治疗有三条途径:异基因造血干细胞移植(Allo-HSCT);自体造血干细胞移植(Auto-HSCT);大剂量 Ara-C。

(2) 急性早幼粒细胞白血病

全反式维 A 酸(ATRA):初治急性早幼粒细胞白血病病人诱导缓解时选用 ATRA 30~60 mg/d,口服 30~60 天,或直至 CR。CR 率为 90% 左右。使用 ATRA 过程中,要警惕 ATRA 的副作用、维 A 酸综合征和维 A 酸相关综合征。

三氧化二砷:初治或复发难治急性早幼粒细胞白血病病人诱导缓解时选用三氧化二砷 5 或 10mg,静脉滴注,第 1~28 天。间歇 1~2 周,再重复 1 疗程。

(3) ALL

① 诱导缓解:目前多使用国际标准的 VDLP 方案:即长春新碱(VCR)2 mg,静脉注射,第 1、8、15、22 天。DNR 40~60 mg/(m² · d),静脉滴注,第 1~3 天。门冬酰胺酶(L-Asp)6 000 U/(m² · d),静脉滴注,第 17~28 天。泼尼松(Pred)30~40 mg/(m² · d),口服,第 1~28 天。第 14 天作骨穿,如仍有较多的白血病细胞,骨髓增生活跃,则加 DNR 40~60 mg/(m² · d),静脉滴注,第 15~16 天,第 28 天再做骨穿,如仍未缓解,间歇 10~14 天,继续第 2 疗程。

② 巩固治疗:

第 1、3、5、7 疗程使用以下方案:即 VCR 2 mg,静脉注射,第 1、8 天。DNR 40~60 mg/(m² · d),静脉滴注,第 1~2 天。L-Asp 12 000 U/(m² · d),静脉滴注,第 2、4、7、9、11、14 天。Pred 30~40 mg/(m² · d),口服,第 1~14 天。

第 2、4、6、8 疗程使用以下方案:替尼泊苷(VM26) 165 mg/(m² · d),静脉滴注,第 1、4、8、11 天。Ara-C 300 mg/(m² · d),静脉滴注,第 1、4、8、11 天。

第 9 疗程:氨甲蝶呤(MTX)690 mg/m²,静脉滴注,滴完后 6 小时肌内注射亚叶酸钙 15 mg,每 6 小时 1 次,共 12 次。使用本方案治疗前 2 天加用碱化、水化、保肝、利胆等措施。

③ 维持治疗:常用药物有 MTX 20 mg/m²,口服,每周 1 次。6-巯嘌呤(6-MP)75 mg/m²,口服,每天 1 次。环磷酰胺 50 mg/m²,口服,每天 1 次,每

月 5～7 天。

（4）CML 羟基脲、白消安、小剂量阿糖胞苷、干扰素、格列卫或其他化疗。

（5）CLL 苯丁酸氮芥、环磷酰胺、氟达拉滨或联合化疗。

3. 造血干细胞移植（HSCT） AL 病人第一次缓解的 6 个月可行自体或异基因 HSCT，但早幼粒细胞白血病病人不主张首次完全缓解期（CR）行移植，因化疗后 CR 的时间可较长。CML 慢性期缓解后尽早进行异基因移植。

4. 其他

（1）中枢神经系统白血病的防治：MTX 7.5 mg/m^2，Ara-C 50 mg/m^2，地塞米松（Dexm）5～10 mg 隔天或隔 2 天椎管内注射，直至症状、体征消失，脑脊液恢复正常为止。预防则每 4～6 周 1 次，或头颅照射。

（2）放射治疗：脾区放射偶用于 CML，可缓解症状。还可用于 CLL 淋巴结肿大发生压迫症状或化疗后淋巴结、脾、扁桃体缩小不满者。

二十三、类白血病反应

（一）病因、病理

类白血病反应主要与严重的感染、中毒、恶性肿瘤、大出血、急性溶血、过敏性休克、服药史等有关。

（二）诊断要点

1. 有明确的病因。

2. 实验室检查

（1）红细胞和血红蛋白一般正常，血小板计数正常。

（2）粒细胞型类白血病反应：白细胞计数可达 $30×10^9$/L 以上，或外周血出现幼稚粒细胞；血象中成熟中性粒细胞胞浆中出现中毒性颗粒和空泡。骨髓象除了有增生、中毒性改变外，没有白血病细胞的形态畸形，没有染色体异常。成熟中性粒细胞碱性磷酸酶积分明显增高。

（3）淋巴细胞型类白血病反应：白细胞计数轻度或明显增多，分类中成熟淋巴细胞大于 40%，并可有幼稚淋巴细胞出现。

（4）单核细胞型类白血病反应：白细胞计数可达 $30×10^9$/L 以上，单核细胞大于 30%，可有幼稚单核细胞出现。

（5）嗜酸粒细胞型类白血病反应：血象中嗜酸粒细胞明显增加，以成熟型为主。骨髓象原始细胞不增多，也无嗜酸粒细胞形态异常以及染色体异常。

（6）红白血病型类白血病反应：外周血中有幼红幼粒细胞。骨髓象除有红细胞增生外，尚有粒细胞系增生，但无红白血病中的细胞畸形。且能排除骨髓纤维化、恶性肿瘤转移、结核等所致的幼红幼粒细胞增多症。

（7）白细胞不增多型类白血病反应：白细胞计数不增多，而血象中出现幼稚细胞，但骨髓象没有白血病细胞的形态畸形。

（三）治疗原则

治疗原发病为主,病因去除后血象变化随之恢复正常。

二十四、淋巴瘤

淋巴瘤(lymphoma)是免疫系统的恶性肿瘤。组织病理学上分为霍奇金病(HD)和非霍奇金淋巴瘤(NHL)。

（一）病因、病理

尚不清楚。可能与病毒有关,尤其是 EB 病毒和 HTLV-Ⅰ。另外,胃黏膜相关淋巴瘤与幽门螺杆菌有关。

（二）诊断要点

1. 霍奇金病(HD)

（1）临床表现

① 无痛性淋巴结肿大。

② 淋巴结肿大引起的器官压迫症状。

③ 可有发热、消瘦、盗汗、皮肤瘙痒等全身症状。

④ 病情进展可侵犯腹膜后淋巴结,以及肝、脾、骨、骨髓等结外组织并引起相应症状。

（2）实验室检查

① 可有中性粒细胞增多及不同程度的嗜酸粒细胞增多。

② 血沉增快及中性粒细胞碱性磷酸酶积分明显增高反映疾病活跃。

③ 在疾病晚期骨髓穿刺可能发现 R-S 细胞。

④ 少数患者可并发溶血性贫血。

（3）病理组织学检查:以细胞多样性及肿瘤组织中找到 Reed-sternberg 细胞为特征。

① 组织学分型:1966 年 Rye 会议将其分为 4 个亚型。淋巴细胞为主型、结节硬化型、混合细胞型及淋巴细胞减少型。

② 解剖学分期:AnnArbor 临床分期方案现主要用于 HD,NHL 也参照使用。

Ⅰ期:病变仅限于一个淋巴结区(Ⅰ)或单个结外器官局限受累(ⅠE)。

Ⅱ期:病变累及横膈同侧两个或更多的淋巴结区(Ⅱ),或病变局限侵犯淋巴结以外器官及横膈同侧一个以上淋巴结区(ⅡE)。

Ⅲ期:横膈上下均有淋巴结病变(Ⅲ),可伴脾累及(ⅢS),结外器官局限受累(ⅢE),或脾与局限性结外器官受累(ⅢSE)。

Ⅳ期:一个或多个结外器官受到广泛性或播散性侵犯,伴或不伴淋巴结肿大。如肝或骨髓受累,即使局限性也属Ⅳ期。

各期按全身症状有无分为 A、B 两组:无症状者为 A,有症状者为 B。全身症状包括 3 个方面:① 发热 38℃以上,连续 3 天以上,且无感染原因;② 6个月内体重减轻 10%以上;③ 盗汗,即入睡后出汗。

2. 非霍奇淋巴瘤(NHL)

(1)临床表现:大多也以无痛性颈和锁骨上淋巴结肿大为首发表现,易侵犯纵隔,结外病变可侵犯咽淋巴环、胃肠道、骨髓、皮肤及中枢神经系统为多。肿大的淋巴结也可引起相应压迫症状。发热、消瘦、盗汗等全身症状仅见于晚期或病变较弥散者。全身瘙痒很少见。

(2)实验室检查:骨髓受累时可发生血细胞减少。某些 NHL 易侵犯中枢神经系统,有脑脊液异常。乳酸脱氢酶升高提示 NHL 的预后不良。

(3)病理组织学检查:系确诊本病的主要依据。其特点为:淋巴结正常结构消失,为肿瘤组织所取代;恶性增生的淋巴细胞形态呈异形性;淋巴包膜被侵犯。根据组织学特征、细胞来源和免疫表型以及预后,可将 NHL 分为不同类型。1982 年提出非霍奇金淋巴瘤的国际工作分类(IWF),见表 6-9。2000年 WHO 提出了淋巴组织肿瘤分型方案,既考虑了形态学特点,也反映了应用单抗、细胞遗传学和分子生物学等新技术对淋巴瘤的新认识和确定的新病种,还把淋巴细胞白血病包括在内。

表 6-9　非霍奇金淋巴瘤的国际工作分类(IWF)(1982 年)

低度恶性	A. 小淋巴细胞型(可伴浆细胞样改变)
	B. 滤泡性小裂细胞型
	C. 滤泡性小裂细胞与大细胞混合型
中度恶性	D. 滤泡性大细胞型
	E. 弥漫性小裂细胞型
	F. 弥漫性小细胞与大细胞混合型
	G. 弥漫性大细胞型
高度恶性	H. 免疫母细胞型
	I. 淋巴母细胞型(曲折核或非曲折核)
	J. 小无裂细胞型(Burkitt 或非 Burkitt 淋巴瘤)
其他	毛细胞型、皮肤 T 细胞型、组织细胞型、髓外浆细胞瘤、不能分型及其他

(三)治疗原则

1. 放疗　ⅠA、ⅡA 期 HD 应用扩大淋巴结照射法。ⅠB、ⅡB、Ⅲ、Ⅳ期联合化疗加局部照射。NHL 低恶毒组放疗效果较好,部分中、高恶毒组以化疗为主加局部照射。

2. 化疗　HD 联合化疗方案为 MOPP、ABVD。CHOP 方案为中、高恶毒 NHL 的标准治疗方案。

3. 免疫治疗　干扰素、美罗华等。

4. 骨髓移植 难治易复发的淋巴瘤可考虑异基因或自体干细胞移植。

二十五、恶性组织细胞病

（一）病因、病理

恶性组织细胞病（malignant histiocytosis）的病因病理目前尚不清楚。

（二）诊断要点

1. 临床表现 长期发热，以高热为主，伴进行性全身衰竭，淋巴结、脾、肝进行性肿大，还可有黄疸、出血、皮肤损害和浆膜腔积液等。病情凶险，预后不良。

2. 实验室检查

（1）全血细胞进行性减少，血片中可有少量异常组织细胞和（或）不典型的单核细胞，偶可出现幼稚粒细胞和有核红细胞。

（2）骨髓涂片发现数量不等的多种形态的不正常组织细胞。异常组织细胞和（或）多核巨组织细胞是诊断本病的细胞学主要依据。所见组织细胞形态如下：

① 异常组织细胞：胞体较大（直径 20～50 μm），外形多不规则，常有伪足样突起；胞浆比一般原始细胞丰富，呈蓝色或深蓝色，深蓝者常无颗粒，浅蓝者可有少数嗜苯胺蓝颗粒，可有多少不一的空泡；核呈圆形、椭圆形或不规则，有时呈分枝状，偶有双核；核染色质致密呈网状；核仁隐显不一，常较大而清晰，1～3 个不等。尚可见早幼粒细胞样异常组织细胞。

② 多核巨组织细胞：胞体大，直径可达 50 μm 以上，外形不规则，胞浆蓝或灰蓝，无颗粒或有少数细小颗粒；含有 3～10 个或多叶核，核仁隐或显。

③ 吞噬型组织细胞：形态与一般分化的组织细胞相似，体积大，外形不规则，单核或双核，椭圆形、偏位、染色质疏松；核仁隐约可见；胞浆丰富，含有被吞噬的红细胞或其残余碎片、幼红细胞、血小板及中性粒细胞。

此外，还有一些单核样、淋巴样和浆细胞样组织细胞，其意义不清楚，不做诊断依据。

3. 骨髓或肝、脾、淋巴结及其他受累组织的病理切片中可见各种各样异常组织细胞浸润，这些细胞呈多样性，混杂存在，成灶性或片状，松散分布，极少形成团块，组织结构可部分或全部破坏。

凡具有上述第一项加第二项或第一项加第三项，且能排除反应性组织细胞增多症者可诊断为本病。

（三）治疗原则

1. 支持治疗。

2. 化疗。

3. 骨髓移植 年轻患者可试用骨髓移植。

二十六、弥散性血管内凝血

弥散性血管内凝血(disseminatedintravascularcoagulation,DIC)是指微循环内广泛性纤维蛋白沉积和血小板聚集,并伴有继发性纤维蛋白溶解(简称纤溶)亢进的一种获得性全身性血栓-出血综合征,它本身并不是一个独立的疾病,而是许多疾病发展中的一种中间病理过程。

(一)病因、病理

1. 病因

(1)感染性疾病:革兰阴性菌及革兰阳性菌感染,如脑膜炎球菌、大肠杆菌、变形杆菌、绿脓杆菌;金黄色葡萄球菌等感染;病毒感染以流行性出血热、重症肝炎、麻疹等多见。其他如立克次体感染、螺旋体感染、恶性疟疾、黑热病、组织胞浆菌病等亦可见。

(2)恶性肿瘤:急性白血病,其中以急性早幼粒细胞性白血病占首位。广泛转移的晚期肿瘤易诱发 DIC。

(3)病理产科:胎盘早期剥离、羊水栓塞、死胎滞留、感染性流产、妊娠毒血症、前置胎盘、子痫、高渗盐水引产、剖宫产、子宫破裂、葡萄胎等。

(4)手术与创伤。

(5)全身各系统疾病:几乎涉及各系统疾病,如恶性高血压、急性胰腺炎、肝衰竭、溶血性贫血、血型不符的输血、急性呼吸窘迫综合征、急性肾衰竭、糖尿病酮症酸中毒、系统性红斑狼疮等。

2. 发病机制

(1)微血栓形成:是 DIC 基本和特异性的病理变化,多见于肺、肾、脑、肝、心、肾上腺、胃肠道及皮肤黏膜。

(2)凝血功能异常:分为初发高凝期、消耗性低凝期和继发性纤溶亢进期。

(3)微循环障碍:毛细血管微血栓形成、血容量减少、血管舒缩功能失调等所致。

(二)诊断要点

1. 基础疾病　存在易致 DIC 的基础病,如感染、恶性肿瘤、病理产科、大手术及创伤等。

2. 临床表现　有下列两项以上临床表现:

(1)严重或多发性出血倾向。

(2)不能用原发病解释的微循环障碍或休克。

(3)广泛性皮肤、黏膜栓塞,灶性缺血性坏死、脱落及溃疡形成,或不明原因的肺、肾、脑等脏器功能衰竭。

(4)抗凝治疗有效。

3. 实验室检查　同时有下列三项以上实验异常：

(1) 血小板计数低于 $100 \times 10^9/L$ 或呈进行性下降(肝病,白血病患者血小板可低于 $50 \times 10^9/L$);下列两项以上血小板活化分子标志物血浆水平增高:① β-血小板球蛋白(β-TG);② 血小板第四因子(PF4);③ 血栓烷 B_2(TXB₂);④ 血小板颗粒膜蛋白-140(p-选择素,MGP-140)。

(2) 血浆纤维蛋白原含量小于 1.5 g/L(白血病者小于 1.8 g/L,肝病者小于 1.0 g/L)或大于 4.0 g/L,或呈进行性下降。

(3) 3P 实验阳性,或血浆 FDP 大于 20 mg/L(肝病者 FDP 大于 60 mg/L),或血浆 D-二聚体水平升高(阳性)。

(4) 凝血酶原时间延长或缩短 3 秒以上(肝病者凝血酶原时间延长 5 秒以上)。

(5) 抗凝血酶Ⅲ(AT-Ⅲ)活性小于 60%(不适用于肝病者)或蛋白C(PC)活性降低。

(6) 血浆纤溶酶原(PLG)小于 900 mg/L。

(7) 因子Ⅷ:C 活性小于 50%(肝病者为必备项目)。

(8) 血浆内皮素-1(ET-1)含量大于 80 pg/ml 或凝血酶调节蛋白(TM)增高。

疑难或特殊病例应有下列两项以上异常：

① 血浆凝血酶原碎片 1+2(F1+2),凝血酶-抗凝血酶复合物(TAT)或纤维蛋白肽 A(FPA)含量增高。

② 血浆组织因子(TF)含量增高(阳性)或组织因子途径抑制物(TFPI)水平下降。

③ 血浆可溶性纤维蛋白单体(SFM)含量增高。

④ 血浆纤溶-纤溶酶抑制物(PIC)水平升高。

(三) 治疗原则

1. 去除病因和诱因。

2. 抗凝治疗　抗凝药物有:① 肝素;② 抗凝血酶Ⅲ(AT-Ⅲ);③ 血小板聚集抑制剂(双嘧达莫、阿司匹林、低分子右旋糖酐等);④ 丹参或复方丹参。

3. 替代治疗　替代治疗必须在病因治疗和充分抗凝治疗的基础上进行。可用:① 新鲜冷冻血浆;② 冷沉淀物;③ 血小板浓缩剂;④ 纤维蛋白原制剂。

4. 抗纤溶治疗　DIC 早期与中期不应使用纤溶抑制剂,当纤溶亢进已成为出血的主要原因时,则可慎用抗纤溶药,而且必须在肝素抗凝的基础上使用。抗纤溶药物有:① 对羧基苄胺;② 氨甲环酸;③ 6-氨基己酸;④ 抑肽酶。

5. 溶栓治疗　DIC 晚期、脏器功能衰竭,上述治疗无效时,可试用链激酶、尿激酶及组织纤溶酶原激活剂。

6. 其他治疗。

（陆 化）

二十七、过敏性紫癜

（一）病因、病理

过敏性紫癜是临床上较常见的变态反应性、出血性疾病，主要病变为毛细血管通透性和脆性增高，表现为过敏性血管炎的征象，出现皮肤紫癜、腹痛、关节痛和（或）肾脏病变等。多见于青少年，男性略多于女性，春秋季发病较多。

（二）诊断要点

1. 临床表现

（1）发病前 1～3 周常有低热，咽痛、上呼吸道感染及全身不适等症状。

（2）以下肢关节附近及臀部分批出现对称分布、大小不等的斑丘疹样紫癜为主，可伴荨麻疹或水肿、多形性红斑。

（3）病程中可有出血性肠炎或关节痛，少数病人腹痛或关节痛可在紫癜出现前 2 周发生。40％病人有蛋白尿和血尿，儿童和成人有 10％～20％疾病进展，出现紫癜性肾炎。

2. 实验室检查　血小板计数正常，血小板功能和凝血时间正常。

3. 组织学检查　受累部位皮肤真皮层的小血管周围中性粒细胞聚集，血管壁可有灶性纤维样坏死，上皮细胞增生和红细胞渗出血管外。免疫荧光检查显示血管炎，病灶有 IgA 和 C3 在真皮血管壁沉着。

4. 能除外其他疾病引起的血管炎　如冷球蛋白综合征、良性高球蛋白性紫癜、环形毛细血管扩张性紫癜、色素沉着性紫癜性苔藓样皮炎等。

临床表现符合，特别是非血小板减少性紫癜，有可扪及的典型皮疹，能除外其他类型紫癜者，可以确定诊断。鉴别诊断确有困难的则可做病理检查。

（三）治疗原则

治疗原则为祛除病因，避免服用可疑致敏的食物和药物。药物治疗如下：

（1）轻症病例，可用抗组胺药。苯海拉明 25～50 mg，每日 2 次或 3 次，儿童 2～4 mg/(kg·d)，分 3～4 次口服。或氯苯那 4 mg，每日 1 次或 3 次，儿童 0.35 mg/(kg·d)，分 3～4 次口服。

（2）症状严重伴明显腹痛或关节痛者，泼尼松 10 mg，每日 3 次或 4 次。泼尼松治疗有效后减量应符合激素减量原则。

（3）症状严重伴明显腹痛或关节痛且糖皮质激素治疗 5～6 周不显效者，加用硫唑嘌呤 50 mg，每日 2 次或 3 次，或环磷酰胺 100～200 mg 加入生理盐水 100～250 ml 静滴，隔日 1 次或 1 日 1 次。硫唑嘌呤的毒性与剂量有关，有骨髓抑制、白细胞减少、血小板减少等作用，使用时需定期血象检测。环磷酰胺有白细胞减少、出血性膀胱炎、脱发等不良反应。

（4）伴肾脏损伤者按紫癜性肾炎治疗,见肾科具体内容。

二十八、遗传性出血性毛细血管扩张症

（一）病因、病理

遗传性出血性毛细血管扩张症是常染色体显性遗传性血管结构异常所引起的出血性疾病,主要特征为小动脉、小静脉和毛细血管有局限性的扩张和迂曲,外观有明显的血管扩张。

（二）诊断要点

1. 第一项

（1）肉眼或经内镜见皮肤、黏膜多处鲜血或暗红色毛细血管扩张灶,直径为 1～3 mm,扁平呈成簇的细点状、结节状或血管瘤样,边界清晰,重压褪色,表面无角化。

（2）如用毛细血管镜或裂隙镜可见表皮内或小血管祥。

（3）毛细血管扩张灶的分布为离心性的,多见于睑、唇、舌、耳、鼻黏膜、手脚掌。

2. 第二项　内脏如肺、肝、脾、脑、肾及视网膜等处经血管造影、X 线摄片断层摄影或 B 超等方法发现成簇毛细血管扩张或多处微小血管瘤病变。

具有第一或第二项者可诊断。

（三）治疗原则

尚缺乏特殊治疗方法,临床上以对症疗法为主。

1. 鼻出血

（1）纱条填塞,压迫止血,明胶海绵止血。

（2）鼻黏膜烧灼治疗。

（3）鼻黏膜反复烧灼易致鼻黏膜萎缩,甚至鼻中隔穿孔。

2. 肠道出血

（1）按消化道出血处理。

（2）药物不易控制或动静脉瘘伴有症状的,考虑外科手术。

（3）出血过多的病人需输血,慢性输血而有失血性贫血者应常规补充铁剂。

二十九、特发性血小板减少性紫癜

（一）病因、病理

特发性血小板减少性紫癜(idiopathicthrombocytopeniapurpura,ITP)是因免疫机制使血小板破坏增加的临床综合征,又称为免疫性血小板减少性紫癜。多数表现广泛皮肤、黏膜淤点和淤斑,或有内脏出血。以骨髓巨核细胞成熟障碍,外周血中血小板减少,血小板生存时间缩短及抗血小板自身抗体

出现等为特征。细菌或病毒感染、免疫因素的参与、脾脏因素、遗传因素、其他因素如雌激素等可能与 ITP 发病有关。

根据临床表现、发病年龄、血小板减少的持续时间和治疗效果,可将其分为急性型和慢性型,前者多见于儿童,后者好发于成人,以 20～50 岁女性多见,男:女约为 1:4。

(二)诊断要点

1. 广泛出血,累及皮肤、黏膜及内脏,轻度脾肿大。

2. 多次检查血小板计数减少。

3. 骨髓巨核细胞增多或正常,有成熟障碍。

4. 具备下列 5 项中任何 1 项:① 泼尼松治疗有效;② 脾切除治疗有效;③ 血小板相关免疫球蛋白(PAIg)阳性;④ 血小板相关补体(PAC$_3$)阳性;⑤ 血小板生存时间缩短为主要特征,严重者仅数小时。

(三)治疗原则

1. 一般支持治疗　出血严重者应注意休息,防止颅内出血。血小板低于 $20 \times 10^9/L$ 者,应严格卧床,避免外伤,应用止血药物,并给予局部止血。

2. 糖皮质激素　为本病首选药物,近期有效率约为 80%,明显改善出血症状。常用泼尼松 30～60 mg/d,分次或顿服,病情严重者给地塞米松或甲泼尼龙静脉滴注,好转后改口服。待血小板接近正常后,逐步减量,以小剂量维持 3～6 个月。

3. 脾切除

(1)适应证:① 正规糖皮质激素治疗 3～6 个月无效;② 泼尼松维持量需大于 30 mg/d;③ 有糖皮质激素使用禁忌证;④ ^{51}Cr 扫描脾区放射指数增高。

(2)禁忌证:① 年龄小于 2 岁;② 妊娠期;③ 因其他疾病不能耐受手术者。

近期切脾治疗有效率约为 70%～90%,无效者对糖皮质激素的需要量亦可减少。近年有学者以动脉插管下将人工栓子注入脾动脉分支中,造成部分脾栓塞以替代脾切除,亦有良效。

4. 免疫抑制剂

(1)适应证:① 糖皮质激素或切脾疗效不佳者;② 有使用糖皮质激素或切脾禁忌证;③ 与糖皮质激素合用以提高疗效及减少糖皮质激素的用量。

(2)常用药物:① 长春新碱为最常用者。除免疫抑制外,还可能有促进血小板生成及释放的作用。静脉滴注,每周 1 次,1 mg/次,维持 6 小时/次,4～6 周为 1 个疗程,亦可静脉注射。② 硫唑嘌呤 50～100 mg/d,3～6 周后减量,维持 8～12 周。③ 环磷酰胺静脉注射或口服,维持 4～6 周。

5. 顽固性 ITP

(1) 环孢素 A:主要用于难治性 ITP 治疗。10 mg/kg,分 2 次口服,3～6 周 1 个疗程。

(2) 静脉注射丙种球蛋白:0.4 g/kg,静脉滴注,4～5 天为一个疗程,1 个月后可重复使用。其作用机制与 FC 受体封闭、单核-吞噬细胞系统免疫廓清干扰及免疫调节等有关。

(3) 抗淋巴细胞球蛋白有效,但可有过敏性休克或血清病。

(4) 大剂量甲泼尼龙:通过抑制单核-吞噬细胞系统对血小板的破坏而发挥治疗作用,0.5～1.0 g/d,静脉注射,3～5 日一个疗程。

6. 其他治疗

(1) 输注血小板悬液:根据病情可重复使用。

(2) 达那唑:为合成雄性激素,作用机制与免疫调节及抗雌激素有关,300～600 mg/d,口服 2～3 个月为一个疗程,与糖皮质激素有协同作用。

(3) 中成药也有一定疗效。口服氨肽素,8 周为一个疗程,报道有效率可达 40%。

三十、血栓性血小板减少性紫癜

(一)病因、病理

血栓性血小板减少性紫癜(TTP)是以血栓性血小板减少,微血管病性溶血性贫血,反复易变的神经症状,发热和肾功能异常为特征的一种综合征。

(二)诊断标准

1. 主要诊断依据

1)微血管病性溶血性贫血

(1) 贫血:多为正色素性正细胞性中、重度贫血。

(2) 微血管性溶血:① 黄疸,深色尿,尿胆红素阴性。偶有高血红蛋白血症与含铁血黄素尿症。② 血片中破碎红细胞大于 2%,偶见有核红细胞。③ 网织红细胞计数升高。④ 骨髓红系高度增生,粒红比例下降。⑤ 高胆红素血症,以间接胆红素为主。⑥ 血浆结合球蛋白、血红素结合蛋白减少,乳酸脱氢酶升高。

2)血小板减少与出血倾向

(1) 血小板计数常明显减低,血片中可见巨大血小板。

(2) 皮肤和(或)其他部位出血。

(3) 骨髓中巨核细胞数正常或增多,可伴成熟障碍。

(4) 血小板寿命缩短。

3)神经精神异常:可出现头痛,性格改变,精神错乱,神志异常,语言、感觉与运动障碍,抽搐,木僵,阳性病理反射等,且常有一过性、反复性、多样性与多变性特征。

4) 肾脏损害：表现为实验室检查异常，如蛋白尿、尿中出现红、白细胞与管型，血尿素氮、肌酐升高等。严重者可见肾病综合征或肾功能衰竭。

5) 发热：多为低中度热。

2. 辅助诊断依据　皮肤、齿龈、骨髓、淋巴结、肌肉、肾、脾、肺等部位组织病理学检查异常。表现为小动脉、毛细血管中有均一性"透明样"血小板血栓，PAS 染色阳性。此外，尚有血管内皮细胞增生，内皮下"透明样"物质沉积，小动脉周围纤维化。栓塞局部可有坏死，但无炎性细胞浸润或炎性反应。

3. 分型

(1) 急性：起病快，治愈后，至少 6 个月内不复发。

(2) 慢性：不能彻底治愈，病程长期迁延。

(3) 复发性：治愈后 6 个月内复发者。在 1 个月内复发为近期复发，1 个月后复发为晚期复发。

(三) 治疗原则

1. 选血浆置换　每日交换 3～4 L，至少 5～7 日。

2. 新鲜冷冻血浆 30 ml/(kg·d)静滴或新鲜冷冻血浆上清 6～8 U/d 静滴。

3. 大剂量糖皮质激素　甲泼尼松 0.75 mg/kg 静滴，每 12 小时 1 次或泼尼松 1～2 mg/(kg·d)直至康复。

4. 抗血小板治疗

(1) 肝素治疗：1 000 U 肌注，每 4 小时 1 次，连用 4 周，或病情控制后再用 12 日。

(2) 低分子右旋糖酐 250～500 ml/d 静滴。

(3) 肠溶阿司匹林 2～3 g/d，分次口服。

(4) 潘生丁 300～600 mg/d，分次口服。

5. 大剂量静脉用丙种球蛋白(IVIG)0.4 g/(kg·d)静滴，连续 5 日。

三十一、溶血尿毒综合征

溶血尿毒综合征(HUS)与 TTP 一样发生血栓和微血管病性贫血，病理上有相似之处，一般认为是同一疾病的两种不同表现。HUS 的病变一般以肾损害为主，大多见于 4 岁以下幼儿，成人偶见，发病时常有上呼吸道感染和消化道症状，以急性肾功能衰竭的表现为突出，除微血管病性溶血及血小板减少外，一般无神经精神症状。

历史上曾认为 TTP 与 HUS 是两种不同的疾病。近年来发现，尽管两者表现有所不同，但其病理与治疗几乎与 TTP 无异，两者可一并归入血栓性微血管病(TMA)中，统称为 TTP-HUS 综合征，对此不必做过多的鉴别，以利于不失时机地尽早治疗。

三十二、Even's 综合征

（一）病因、病理

对本病病因与发病机制的意见不一，多数认为与自身免疫有关，使产生抗血小板与抗红细胞的抗体，而使血小板与红细胞同时受到破坏。还有人认为可能是一种抗体对不同抗原或是多种抗体对自身相应的抗原发生作用所致。

（二）诊断要点

1. 临床表现　主要有免疫性血小板减少性紫癜与获得性自身免疫性溶血性贫血同时出现。病人表现为全身皮肤与黏膜出血性瘀点、瘀斑、鼻衄、牙龈出血、女性月经增多。病人可有发热、黄疸、贫血及血红蛋白尿。有的病人还可出现高血压、血尿、氮质血症等。亦有的病人肝脾肿大。

2. 实验室检查

（1）血象：红细胞及血红蛋白降低，血小板减少，网织红细胞增加。

（2）血浆：游离血红蛋白增加，黄疸指数增高，血清间接胆红素增加。毛细血管脆性增加，出血时间延长。

（3）骨髓象：巨核细胞及红细胞系统均增生。

（4）Coombs 试验：阳性。

（三）治疗原则

本症治疗基本上与 ITP 治疗相同。肾上腺皮质激素治疗可获较好疗效（对溶血者 80％有效，血小板减少者 30％有效）。无效的病例可用免疫抑制剂（如硫唑嘌呤、环磷酰胺、长春新碱等）或施行脾切除术，往往能得到缓解。脾切除后若有复发者，还可采用免疫抑制疗法，剂量与用法同 ITP 治疗。

三十三、血小板无力症

（一）病因、病理

血小板无力症是血小板膜糖蛋白（GP）Ⅱb/Ⅲa 复合物的质和（或）量缺陷，引起血小板聚集功能缺陷的出血性疾病。

（二）诊断要点

1. 临床表现

（1）常染色体隐性遗传。

（2）自幼有出血症状，表现为中度或重度皮肤、黏膜出血，可有月经过多，外伤、手术后出血不止。

2. 实验室检查

（1）血小板计数正常，血涂片上血小板散在分布，不聚集成堆。

（2）出血时间延长。

（3）血块收缩不良,也可正常。

（4）血小板聚集试验加 ADP、肾上腺素、胶原、凝血酶、花生四烯酸均不引起聚集;少数加胶原、凝血酶、花生四烯酸有聚集反应。加瑞斯托霉素聚集正常或减低。

（5）血小板玻珠滞留试验减低。

（6）血小板膜糖蛋白(GP)Ⅱb/Ⅲa(CD41/CD61)减少或有质的异常。

（三）治疗原则

1. 出血时可输新鲜全血或血小板悬液。

2. 局部可压迫止血。

3. 糖皮质激素无效。避免近亲婚配是最好的预防措施。

三十四、巨血小板综合征

（一）病因、病理

巨血小板综合征(giant platelet syndrome)亦称 Bernard-Soulier 综合征,是一种常染色体隐性遗传出血性疾病。其特征为自幼即有出血症状,出血时间延长,血小板有不同程度减少,血小板形态巨大而异常,血块回缩正常而凝血酶原消耗异常。本病较少见,各地均有发现,男女均可发病,往往在一个家族中有数个孩子罹患本病,通常以近亲结婚者的子女为多见。

（二）诊断要点

1. 临床表现

（1）常染色体隐性遗传,男女均可发病。

（2）轻度至中度皮肤、黏膜出血,女性月经过多。

（3）肝脾不肿大。

2. 实验室检查

（1）血小板减少伴巨大血小板。

（2）出血时间延长。

（3）血小板聚集试验:加瑞斯托霉素,不聚集;加其他诱聚剂,聚集基本正常。

（4）血小板玻珠滞留试验可减低。

（5）血块回缩正常。

（6）vWF 正常。

（7）血小板膜缺乏糖蛋白 Ib(GpIb)。

（8）排除继发性巨血小板症。

（三）治疗原则

1. 出血时可输新鲜全血或血小板悬液。

2. 局部可压迫止血。

3. 避免近亲婚配是最好的预防措施。

三十五、血友病

血友病是一组遗传性凝血活酶生成障碍引起的出血性疾病。包括血友病 A、血友病 B 及遗传性 FⅪ缺乏症。其中以血友病 A 最为常见,约占先天性出血性疾病的 85%。以阳性家族史、幼年发病、自发或轻度外伤后出血不止、血肿形成及关节出血为特征。血友病的社会人群发病率为(5～10)/10万,出生婴儿发生率为 1/5 000。血友病 A、血友病 B 及遗传性 FⅪ缺乏症的发病比例为 16∶3∶1。

(一) 血友病 A

1. 诊断要点

(1) 临床表现

① 男性病人,有或无家族史。有家族史者符合性联隐性遗传规律。女性纯合子型可以发生,极少见。

② 关节、肌肉、深部组织出血,可自发。一般有行走过久、活动用力过强、手术(包括拔牙等小手术)史。关节反复出血引起关节畸形,深部组织反复出血引起假肿瘤(血囊肿)。

(2) 实验室检查

① 凝血时间(试管法)重型延长,中型可正常,轻型、亚临床型正常。

② 活化部分凝血活酶时间(APTT),重型明显延长,能被正常新鲜及吸附血浆纠正,轻型稍延长或正常,亚临床型正常。

③ 血小板计数、出血时间、血块收缩正常。

④ 凝血酶原时间(PT)正常。

⑤ 因子Ⅷ促凝活性(FⅧ∶C)减少或极少。

⑥ 血管性血友病因子抗原(vWF∶Ag)正常,FⅧ∶C/vWF∶Ag 明显降低。

(3) 严重程度分型:见表 6 - 10。

表 6 - 10　血友病 A 分型

分型	FⅧ∶C(%)	临床出血特点
重型	<1	关节、肌肉、深部组织出血,关节畸形,假肿瘤
中型	2～5	可有关节、肌肉、深部组织出血,关节畸形,但较轻
轻型	6～25	关节、肌肉出血很少,无关节畸形
亚临床型	26～45	仅在严重创伤或手术后出血

(4) 排除因子Ⅷ抗体所致获得性血友病 A(获得性因子Ⅷ缺乏症)。

2. 治疗原则

(1) 避免接触、使用可加重出血的物质和药物,如阿司匹林、复方阿司匹林(解热镇痛片、APC)、保泰松、吲哚美辛、噻氯匹定等抗血小板药,慎用华法林、肝素等抗凝药。

(2) 补充凝血因子

① FⅧ浓缩剂:按每输入 1 IU/kg,可提高病人 FⅧ:C2% 计算。最低止血水平要求 FⅧ:C 达 20% 以上,出血严重或欲行中型以上手术者,应使 FⅧ 活性水平达 40% 以上。FⅧ:C 半衰期为 8～12 小时,需连续静脉滴注或每日 2 次。首次输入 FⅧ:C 剂量(IU)＝体重(kg)×所需提高的活性(%)÷2。

② 新鲜全血、新鲜血浆、新鲜冷冻血浆、冷沉淀物:新鲜血浆或新鲜冷冻血浆所含成分同全血,凝血因子较全血高一倍。正常人每 ml 新鲜血浆所含 FⅧ 为 1 个国际单位(IU);冷沉淀物主要含 FⅧ、ⅩⅢ、vWF 及纤维蛋白原等,但所含 FⅧ 浓度较血浆高 5～10 倍。

(3) 药物治疗

① DDAVP(1-去氨基-8-右旋精氨酸加压素):具有促内皮细胞等释放 FⅧ:C 之作用,或因促进 vWF 释放而增加 FⅧ:C 稳定性,致其活性升高。常用剂量 16～32 μg/次,置于 30 ml 生理盐水内快速静脉滴入,每 12 小时 1 次,亦可分次皮下注射或鼻腔滴入。

② 达那唑:300～600 mg/d,顿服或分次口服,对轻、中型血友病疗效较好,其作用机制不明。

③ 糖皮质激素:通过改善血管通透性及减少抗 FⅧ:C 抗体产生发挥作用。特别是对曾反复接受治疗而疗效渐差之病人,疗效更佳。

④ 纤溶药物:如氨基己酸、氨甲环酸等,通过保护已形成纤维蛋白凝块而发挥止血作用。

(4) 外科治疗:关节出血应在替代治疗的同时,进行固定及理疗等处理。对反复关节出血而致关节强直及畸形者,可在补充足量 FⅧ:C 的前提下,行关节成形或置换术。

(二) 血友病 B

1. 诊断要点

(1) 临床表现:同"血友病 A"。

(2) 实验室检查

① 凝血时间、血小板计数、出血时间、血块收缩及 PT"同血友病 A"。

② APTT 延长,能被正常血清纠正,但不能被吸附血浆纠正,轻型可正常,亚临床型也正常。

③ 血浆因子Ⅸ:C 测定减少或缺乏。

2. 治疗原则

(1) 避免接触、使用可加重出血的物质和药物,如阿司匹林、复方阿司匹林(解热镇痛片、APC)、保泰松、吲哚美辛、噻氯匹定等抗血小板药,慎用华法林、肝素等抗凝药。

(2) 补充凝血因子

① 新鲜全血、新鲜血浆、新鲜冷冻血浆、凝血酶原复合物:凝血酶原复合物含凝血因子 FX、IX、VII、II。正常人每毫升新鲜血浆所含IX为 1 个国际单位(U),按每输入 1 U/kg 可提高病人 FIX 2% 计算,最低止血水平要求 FIX 达 20% 以上,出血严重或欲行中型以上手术者,应使 FIX 活性水平达 40% 以上。FIX 半衰期为 18~30 h,静脉滴注每日 1 次即可。

② 因子 IX 浓缩物和重组因子 IX 制品:本品含有 FIX 30~50 U/ml,首剂为 40~60 U/kg,以后每 12~24 h 输 10~25 U/kg,可达止血目的。

③ 抗纤溶药物:通过保护已形成纤维蛋白凝块而发挥止血作用。

(4) 外科治疗:关节出血者应在替代治疗的同时,进行固定及理疗等处理。对反复关节出血者而致关节强直及畸形者,可在补充足量 FVIII:C 的前提下,行关节成形或置换术。

(三) 血友病 C(因子 XI 缺乏症)

1. 诊断要点

(1) 临床表现

① 不完全性常染色体隐性遗传。

② 纯合子有出血倾向,杂合子可无出血症状。

③ 出血一般不严重,表现为鼻衄、月经过多,小手术后(拔牙、扁桃体切除)出血。关节、肌肉出血很少见。

(2) 实验室检查

① 凝血时间正常或接近正常。

② 血小板计数、出血时间、PT 正常。

③ APTT 延长或 Biggs 凝血活酶生成试验示生成障碍,能被正常吸附血浆及血清同时纠正。

④ 血浆因子 XI:C 或 XI:Ag 测定明显减少。纯合子 1%~10%;杂合子 10%~20%,有的达 30%~65%。

⑤ 血浆因子 VIII:C、IX:C 及 vWF:Ag 水平都正常。

2. 治疗原则

(1) 补充凝血因子:新鲜全血、新鲜血浆、新鲜冷冻血浆。

(2) 其余治疗同"血友病 B"。

三十六、血管性血友病

(一)病因、病理

血管性血友病(vWD)是一种常染色体遗传性出血性疾病,多为显性遗传。以自幼发生的出血倾向、出血时间延长、血小板粘附性降低、瑞斯托酶诱导的血小板聚集缺陷及血浆 vWF 抗原缺乏或结构异常为其特点。在遗传性出血性疾病中,其发病率可能仅次于血友病,约(4~10)/10 万,但在我国本病发病率较低。

(二)诊断要点

1. 家族史　有或无家族史,有家族史者符合常染色体显性或隐性遗传规律。

2. 临床表现　临床有黏膜、皮肤、内脏出血或月经过多史、创伤、手术时可有异常出血史,少数病人可有关节腔、肌肉或其他部位出血现象。

3. 实验室检查

(1)血小板计数和形态正常。

(2)出血时间(Ivy 法)延长或阿司匹林耐量试验阳性(小儿慎用)。

(3)血小板黏附率降低或正常。

(4)活化的部分凝血活酶时间(APTT)延长或正常。

(5)因子Ⅷ凝血活性(FⅧ:C)降低或正常。

(6)vW 因子抗原(vWF:Ag)减低或正常(若正常,需进一步检查是否为变异型)。

(7)必须排除血小板功能缺陷性疾病。

4. 实验室分型检查

(1)Ristocetin 诱导的血小板聚集反应(RIPA)。

(2)vWF 交叉免疫电泳。

(3)血浆中及血小板中 vWF:Ag 多聚体的分型(表 6-11)。

表 6-11　血管性血友病的分型

项目	1	2A	2B	2M	2N	3	血小板型
遗传方式	AD	AD	AD	AD	多为 AR	AR	AD
出血时间	延长	延长	延长	延长	正常	延长	延长
交叉免疫电泳	正常	异常	异常	异常	正常	常异常	异常
vWF:Ag	减低	低或正常	低或正常	低或正常	多正常	缺如	低或正常
FⅧ:C	减低	低或正常	低或正常	低或正常	显著减低	显著减低	低或正常
vWF:Rco	减低	减低	减低	减低	多正常	减低	减低

续表

项目	1	2A	2B	2M	2N	3	血小板型
RIPA	减低	减低	增加	减低	多正常	无	增加
血浆 vWF 多聚体结构	正常	异常	异常	正常	正常	无	正常
血小板 vWF 多聚体结构	正常	异常	正常	正常	正常	缺如	正常
DDAVP 治疗	多聚体增加	中多聚体增加	致血小板减少	多聚体增加	多聚体增加	无反应	致血小板减少

AD:常染色体显性;AR:常染色体隐性;DDAVP:1-去氨基-8-左旋精氨酸加压素。

（三）治疗原则

1. 一般治疗 同"血友病"。

2. 替代治疗 新鲜全血、新鲜血浆、新鲜冷冻血浆、冷沉淀物及 FⅧ浓缩制剂等均含有 vWF,适量补充可有效提高 vWF 水平。

（1）一般止血,冷沉淀物按 10 U/kg 或Ⅷ:C15~20 U/kg 计算,静脉滴入,每日 1 次。如需大型手术,则剂量应酌情增加,且最好在术前 24 h 输入。

（2）反复 vWF 制剂输入后,抗 vWF 抗体发生率为 5%~20%,此时,中等剂量糖皮质激素可能有一定治疗作用。

3. DDAVP:可促进 vWF 由内皮细胞释放并提高Ⅷ:C 活性,因此对大多数 vWD 有效。剂量 0.4 μg/kg,溶于 30 ml 生理盐水,30 min 内静脉滴入,每 8~12 h 一次。轻度出血者可皮下注射或鼻腔内滴入给药。

（四）治疗的判断指标

血管型血友病止血治疗的判断指标见表 6-12。

表 6-12 血管型血友病止血治疗的判断指标

项目	出血时间(分)*	FVIII:C
大型外科手术 （胃、胆囊、扁桃体切除）	<5	术中和术后第 1 日 40%~50% 术后 1 周内 30%~40% 第 1 周后至伤口愈合前 10%~15%
小型外科手术 （拔牙、阑尾切除术）	<5	术中 20%~40% 术后第 1 周内 15%左右
重度出血表现 （消化道、颅内出血）	<5	20%~30%
轻度出血表现 （鼻出血、表层损伤）	<10	15%~20%

注：* 以 Duck 法测定。

三十七、纤维蛋白原缺乏症

（一）病因、病理

根据纤维蛋白原数量异常的严重程度不同分为无纤维蛋白原血症或低纤维蛋白原血症。正常纤维蛋白原水平在 150～350 mg/dl。无纤维蛋白原血症，纤维蛋白原浓度＜20 mg/dl；低纤维蛋白原血症指纤维蛋白原低于正常水平。先天性无纤维蛋白原血症比较罕见，是由于肝脏合成纤维蛋白原功能混乱所致，属于常染色体隐性遗传，父母双方的纤维蛋白原水平均处于低水平。遗传性低纤维蛋白原血症是由于肝脏细胞储存纤维蛋白原功能异常所致。

（二）诊断要点

1. 临床特点

（1）出血程度从少量到严重不等。新生儿表现为脐带出血，后来出血可发展到黏膜表面、肌肉和关节。

（2）自发性流产常见。

（3）常因颅内出血致死。

2. 实验室检查

（1）所有依赖纤维蛋白形成的过筛实验异常，可以通过加入正常血浆或纤维蛋白原溶液纠正。

（2）可以通过免疫学方法纤维蛋白原浓度确诊。

（3）出血时间延长、血小板聚集异常，均可通过输入正常血浆或纤维蛋白原纠正。

（三）治疗原则

1. 可用冷沉淀治疗。冷沉淀一般每单位含有 300 mg 纤维蛋白原，50％～70％输注纤维蛋白原滞留于血循环，半衰期为 3～5 天。正常止血水平推荐首次剂量为 1 U/5kg（300 mg/5kg）。患者每日须 1/3 首剂量维持纤维蛋白原水平。

2. 为防止妊娠自发性流产或者婴儿发育不良，妊娠期可以采取冷沉淀治疗。

（卢瑞南）

第三节　基本技术

一、骨髓穿刺术

骨髓穿刺术（bone marrow puncture）是采取骨髓液的一种常用诊断技

术,其检查内容包括细胞学、原虫和细菌学等几个方面。

（一）适应证

① 贫血、出血的病因诊断；② 长期发热的鉴别诊断；③ 肿瘤骨髓转移；④ 血液病等治疗效果的随访；⑤ 骨髓移植等。

（二）手术方法

1. 选择穿刺部位

（1）髂前上棘穿刺点：位于髂前上棘后 1～2 cm，该部骨面较平，易于固定，操作方便，无危险性。

（2）髂后上棘穿刺点：位于骶椎两侧，臀部上方突出的部位。

（3）胸骨穿刺点：胸骨柄或胸骨体相当于第 1、2 肋间隙的位置，胸骨较薄（约 1.0 cm），其后方为心房和大血管，严防穿通胸骨发生意外；但由于胸骨骨髓液含量丰富，当其他部位穿刺失败时，仍需作胸骨穿刺。

（4）腰椎棘突穿刺点，位于腰椎棘突突出处。

2. 体位：胸骨或髂前上棘穿刺时：病人取仰卧位。棘突穿刺时取坐位或侧卧位。髂后上棘穿刺时应取侧卧位。

3. 常规消毒局部皮肤，术者戴无菌手套。铺无菌洞巾，用 2％利多卡因作局部皮肤、皮下及骨膜麻醉。

4. 将骨髓穿刺针固定器固定在适当的长度上（胸骨穿刺约 1.0 cm、髂骨穿刺约 1.5 cm），用左手的拇指和食指固定穿刺部位，以右手持针向骨面垂直刺入（若为胸骨穿刺，则应保持针体与骨面成 30°～40°角），当针尖接触骨质后则将穿刺针左右旋转，缓缓钻刺骨质，当感到阻力消失且穿刺针已固定在骨肉时，表示已进入骨髓腔。若穿刺针未固定，则应再钻入少许达到能固定为止。

5. 拔出针芯，接上干燥的 10 ml 或 20 ml 注射器，用适当的力量抽吸，若针头确在骨髓腔内，抽吸时病人感到一种轻微锐痛，随即有少量红色骨髓液进入注射器中。骨髓吸取量以 0.1～0.2 ml 为宜。如作骨髓液细菌培养，需在留取骨髓液计数和涂片制标本后，再抽取 1～2 ml。

6. 将抽取的骨髓液滴于载玻片上，急速做有核细胞计数及涂片数张备作形态学及细胞化学染色检查。

7. 如未能抽出骨髓液，则可能是针腔被皮肤或皮下组织块堵塞或干抽，此时，应重新插上针芯，稍加旋转或再钻入少许或退出少许，拔出针芯，如见针芯带有血迹时，再行抽吸即可取得骨髓液。

8. 抽吸完毕，左手取无菌纱布置于针孔处，右手将穿刺针一起拔出，随即将纱布盖于针孔上，并按压 1～2 min，再用胶布将纱布加压固定。

（三）注意事项

1. 术前应做出、凝血时间检查,有出血倾向患者操作时应特点注意,对血友病患者禁止做骨髓穿刺。

2. 注射器与穿刺针必须干燥,以免发生溶血。

3. 穿刺针头进入骨质后避免摆动过大,以免折断;胸骨穿刺不可用力过猛,以防穿透内侧骨板。

4. 抽吸液量如为做细胞形态学检查不宜过多,过多会使骨髓液稀释,影响有核细胞增生度判断、细胞计数及分类结果。

5. 骨髓液取出后应立即涂片,否则会很快发生凝固,使涂片失败。

6. 骨髓穿刺的局部要进行麻醉,故穿刺不会很痛;骨髓每天都在新陈代谢,抽出少量骨髓不影响身体健康;覆盖在穿刺部位的纱布,24 h 后即可除去。

二、腰椎穿刺术

（一）适应证

腰椎穿刺术(lumbar puncture)常用于检查脑脊液的性质,对诊断脑膜炎、脑血管病变、脑瘤、中枢神经系统白血病等神经系统疾病有重要意义;也可用于鞘内注射药物行鞘内化疗,以及测定颅内压力和了解蛛网膜下隙是否阻塞等。

（二）手术方法

1. 嘱患者侧卧于硬板床上,背部与床面垂直,头向前胸部屈曲,两手抱膝紧贴腹部,使躯干呈弓形;或由助手在术者对面用一手抱住患者头部,另一手挽住双下肢腘窝处并用力抱紧,使脊柱尽量后凸以增宽椎间隙,便于进针。

2. 确定穿刺点,以髂后上棘连线与后正中线的交会处为穿刺点,一般取第 3~4 腰椎棘突间隙,有时也可在上一或下一腰椎间隙进行。

3. 常规消毒皮肤后戴无菌手套与盖洞贴,用 2％利多卡因自皮肤到椎间韧带行局部麻醉。

4. 术者用左手固定穿刺点皮肤,右手持穿刺针以垂直背部的方向缓慢刺入,成人进针深度约为 4~6 cm,儿童则为 2~4 cm。当针头穿过韧带与硬脑膜时,可感到阻力突然消失,有落空感。此时可将针芯慢慢抽出(以防脑脊液迅速流出,造成脑疝),即可见脑脊液流出。

5. 在放液前先接上测压管测量压力。正常侧卧位脑脊液压力为 0.69~1.764 kPa 或 40~50 滴/分。若了解蛛网膜下隙有无阻塞,可做 Queckenstedt 试验:即在测定初压后,由助手先压迫一侧颈静脉约 10 秒,然后再压另一侧,最后同时按压双侧颈静脉;正常时压迫颈静脉后,脑脊液压力立即迅速升高 1 倍左右,解除压迫后 10~20 秒,迅速降至原来水平,称为梗阻试验阴性,示蛛网膜下隙通畅。若压迫颈静脉后,不能使脑脊液压力升高,则为梗阻试验阳性,示蛛网膜下隙完全阻塞;若施压后压力缓慢上升,放松后又缓慢下降,示有不完全阻塞。凡颅内压增高者,禁做此试验。

6. 撤去测压管,收集脑脊液 2~5 ml 送检;如需做培养时,应用无菌操作法留标本。

7. 术毕,将针芯插入后一起拔出穿刺针,覆盖消毒纱布,用胶布固定。

8. 术后患者去枕俯卧(如有困难,则平卧)4~6 h,以免引起术后低颅压头痛。

(三)注意事项

1. 严格掌握禁忌证。凡疑有颅内压升高者必须先做眼底检查,如有明显视盘水肿或有脑疝先兆者,禁忌穿刺。凡患者处于休克、衰竭或濒危状态以及局部皮肤有炎症、颅后窝有占位性病变者均禁忌穿刺。

2. 穿刺时患者如出现呼吸、脉搏、面色异常等症状时,应立即停止操作,并做相应处理。

3. 鞘内给药时,应先放出等量脑脊液,然后再等量转换注入药液。

4. 脑脊液与大脑相通,并且不断地与体内其他部位的水分进行交换而保持一定的数量。脑脊液可以反映脑和脊髓的病变,但不能由此推及抽取脑脊液会影响大脑。

5. 腰椎穿刺时,患者头要向胸前俯曲,双膝尽量向腹部屈曲,使脊背弯成弓形,尽量暴露椎间隙,便于穿刺。

6. 穿刺过程中尽量保持姿势不变,更忌乱叫乱蹬,以致操作失败。

7. 穿刺成功后,患者可稍伸直双下肢,放松身体。

8. 小儿及神志不清者由专人看护。

9. 覆盖在穿刺部位的纱布 24 小时后可去除,时间过长反而损害皮肤。饮食一般不受限制或遵医嘱。

10. 个别病人穿刺后有头痛,其特点是抬头或坐起时加重,平卧时减轻或消失,其原因可能系少量脑脊液自针孔内漏出,大多可在一周内自动消失。多饮水有助于缓解头痛。头痛还可能与病人的精神因素有关,故穿刺前后不宜过分向病人渲染穿刺的危险性。

三、鞘内注射

鞘内用药在蛛网膜表层浓度最高,对蛛网膜表层的白血病细胞杀伤作用最大,而中枢神经系统白血病(CNSL),特别是 CNSL 早期,白血病细胞主要累及蛛网膜表层,因此,鞘内用药对预防 CNSL 有重要价值。鞘内用药穿刺方法同腰椎穿刺,部位一般选在第 2~4 腰椎间隙,但亦可高或低 1 个椎间隙。鞘内注射 MTX 是目前最常用而且效果肯定的鞘内注射用药,既能用于预防也能用于治疗 CNSL,常用剂量为每次 $8 \sim 12$ mg/m^2,每周 $1 \sim 2$ 次,连用 $4 \sim 6$ 次。然后隔 $6 \sim 8$ 周重复鞘内注射 MTX1 次,维持 $1 \sim 3$ 年。鞘内注射阿糖胞苷一般用作二线鞘内注射用药,主要用于对 MTX 无效或过敏、AML、高危 ALL 等病人,也可联合用药。常用剂量为每次 $30 \sim 50$ mg/m^2,应用方法同 MTX。

(张　闰　陆　化)

第七章　风湿免疫科

第一节　基础理论

风湿性疾病是指一组肌肉骨骼系统,包括弥漫性结缔组织病和累及关节及其周围组织包括肌、肌腱、韧带等的疾病。

弥漫性结缔组织病是风湿性疾病中的一大类,属自身免疫病,又称胶原病。具有以下特点:

1. 自身免疫反应是结缔组织病的发病基础。

2. 以血管和结缔组织慢性炎症的病理改变为基础。

3. 病变累及多个系统,临床个体差异甚大。

4. 对糖皮质激素的治疗有一定反应。

5. 疗效与早期诊断、合理治疗有关。由于诊治恰当,近年来生存率明显延长。

一、风湿病的分类

1. 弥漫性结缔组织病　类风湿关节炎、幼年型关节炎、系统性红斑狼疮、干燥综合征、炎性肌病、系统性硬化病、系统性血管炎、重叠综合征、其他(包括风湿性多肌痛、复发性脂膜炎、复发性多软骨炎、结节红斑)等。

2. 脊柱关节病　强直性脊柱炎、银屑病关节炎、炎性肠病关节炎、Reiter综合征、未分化型脊柱关节病。

3. 骨关节炎　原发性和继发性骨关节炎。

4. 代谢与内分泌疾病　如:痛风、假性痛风。

5. 感染相关性疾病　如:风湿热等。

6. 肿瘤性病变。

7. 神经血管性　神经性关节病、腕管综合征、雷诺现象(病)。

8. 骨与软骨病变　如:骨质疏松症、肋软骨炎。

9. 非关节性风湿症　滑囊炎、肌腱病、附着点炎、纤维肌痛、纤维织炎、精神性风湿症。

10. 其他　复发性风湿症等。

二、自身免疫病的发病机制

自身免疫性疾病是机体免疫系统在某些因素作用下对自身组织免疫耐受的丧失,产生了特异性自身反应性淋巴细胞和自身抗体,通过有相应抗原的进一步作用导致组织、器官的免疫性损伤。

自身免疫病的发生至少取决于四种因素的作用,包括:遗传因素、病毒感染、性激素、心理神经免疫效应。自身免疫病发病是由于隐蔽抗原的释放,外源性抗原通过微生物与自身抗原(即独特型)之间的分子模拟与自身抗原的交叉反应性,受药物、生物学因素或物理因素的影响,自身组织细胞的抗原性发生改变致使机体自身免疫耐受的丧失。

机体免疫应答分为诱导阶段、增殖活化阶段和效应阶段。诱导阶段是抗原经免疫递呈细胞(APC)加工处理后被特异性的淋巴细胞识别的过程。APC包括单核-巨噬细胞、树突状细胞、B淋巴细胞。APC加工递呈抗原的过程受MHC的限制,抗原多肽与MHC分子须同时被TCR识别,参与识别的细胞表面标记有CD3、CD4/CD8、CD28、B7、CD40及其配体以及其他黏附分子等。T细胞分为CD4+T辅助细胞(Th),CD8+细胞毒性T细胞(Tc)和T抑制性细胞(Ts)。Th细胞分为Th1和Th2,前者分泌IL-2、IFN-γ,诱导细胞免疫反应;后者分泌IL-4、IL-10,诱导体液免疫反应。B细胞在Th细胞及相关细胞因子的活化下增殖分化为浆细胞,同时发生免疫球蛋白的转换,最终分泌特异性的抗体。免疫效应过程包括自身抗体与游离抗原结合形成免疫复合物,引起Ⅲ型超敏反应,抗体与靶细胞、靶组织的抗原结合,引起Ⅱ型超敏反应,并通过激活补体或通过具有Fc受体的巨噬细胞、粒细胞、NK细胞结合,抗体依赖的细胞介导的细胞毒作用导致组织、器官的损伤。也可由CD8+细胞毒性T细胞(Tc)为效应细胞,直接对靶细胞产生杀伤作用,发生自身免疫病。

自身免疫病的免疫学异常是多方面的,主要有淋巴细胞的减少,特别是某些亚群的减少,如:T细胞亚群比例失调、细胞凋亡的异常、自身反应性T细胞增殖、B细胞活化、自身抗体产生等。

目前还没有一种学说能全面解释所有自身免疫性疾病的发病过程。大多数自身免疫性疾病是由于多种因素同时或相继发生作用的结果。遗传因素可使免疫系统发生某些缺损,而致机体对自身免疫性疾病的易感性增高;外来抗原可使机体发生交叉免疫反应;机体自身抗原改变也可激发免疫反应;Th细胞和Ts细胞间功能平衡失调和免疫网失控,可使体内能够对自身抗原起反应的B细胞产生自身抗体,发生自身免疫反应,所有这些均可导致疾病的发生。

三、风湿病的遗传易感性

随着免疫遗传学的发展和对人体主要组织相容抗原系统(MHC)的深入研究,发现许多疾病与 MHC 相关,尤其自身免疫病与 MHC 的关系更为密切。现已认识到 MHC 分子至少具有以下 4 方面的功能:① 与自身抗原结合,在胸腺进行 T 细胞选择。② 与异己抗原结合,提呈给成熟 T 细胞,引起免疫反应。③ 决定抗原的免疫反应表型,即反映不同个体免疫应答的差别。④ 刺激自身(auto)或同种异体(allo)混合淋巴细胞反应,如移植物排斥反应。现在已清楚 MHC 在免疫反应中起着关键的作用,特别是自身免疫性疾病与 MHC 的确有着直接的关系,已经检测研究的与 MHC 多态性有关的疾病有几十种。

HLA 与疾病的相关作用:在人体内存在免疫反应基因(Ir 基因)和免疫抑制基因(Is 基因),这两种基因已经成为解释 HLA 疾病相关作用的学说。该学说认为,外源性因子对某种特异性疾病起致病作用,Ir 基因和 Is 基因可以调控机体对这些致病因子的反应性。机体能否对这些因子发生反应,是因为具有患某种疾病的基因素质。Ir 基因或 Is 基因与一种特异性 HLA 抗原连锁不平衡,导致 HLA 疾病的相关作用。目前已经确定一些可能的疾病易感基因,如 HLA-B27 阳性与强直性脊柱炎、瑞特综合征、克罗恩病等相关,称为血清反应阴性脊柱关节病。HLA-DR4 与类风湿关节炎相关联,且 HLA-DR4 的表达与 RA 病情轻重相关。HLA-B8、HLA-DR3 与系统性红斑狼疮、干燥综合征、自身免疫性肝炎相关。HLA-B5 与白塞病;HLA-B13、HLA-B17 可能与银屑病相关。

与风湿病相关的基因已从 MHC 系统拓展到非 MHC 系统,如 TCR 基因、免疫球蛋白基因、补体基因、细胞凋亡 Fas 基因、细胞信号传导 Lyn 及 SHP-1 基因等。随着人类基因组计划和后基因计划的展开,该研究的范围更进一步扩展到整个基因组。

四、风湿病的病理

(一) 风湿病的共同的病理改变主要有炎症反应和血管病变

1. 炎症性反应　不同的疾病出现在不同的靶组织,如类风湿关节炎表现为滑膜炎;强直性脊柱炎的附着点炎;原发性干燥综合征的唾液腺炎、泪腺炎;炎性肌病的肌炎;系统性红斑狼疮的小血管炎;痛风的关节腔炎症。除痛风为尿酸盐结晶引起外,大多为免疫性炎症,炎症局部大量淋巴细胞、巨噬细胞、浆细胞浸润和聚集。

2. 血管病变　以血管壁的炎症为主,造成血管腔狭窄、局部组织器官缺血

3. 其他病理表现　有组织间质黏液样水肿、纤维素样变性、淀粉样变性、

玻璃样变性、增生性改变如肉芽肿形成及纤维结缔组织增生等。

(二)活组织病理改变

免疫荧光染色可见 SLE 患者皮肤的表皮和真皮交界处有免疫球蛋白（IgG、IgM、IgA）和补体（C3c、C1q 等）沉积而形成一条荧光带，对诊断系统性红斑狼疮有较高特异性。狼疮肾炎的病理分型对估计预后和指导治疗有积极意义，Ⅰ型和Ⅱ型预后较好，Ⅳ型和Ⅴ型预后较差，各种类型可以相互转换同时改变预后。此外肌活检对多发性肌炎/皮肌炎，类风湿结节对类风湿关节炎，唇腺病理对干燥综合征的诊断均有价值。

五、自身抗体

1. 抗核抗体谱　抗核抗体（antinuclear antibody，ANA）是一组针对细胞核内多种成分的自身抗体的总称，是筛选结缔组织病的主要试验，包括抗双链（ds）DNA 抗体、抗组蛋白抗体、抗可提取核抗原（ENA）抗体。ANA 滴度达 1∶80 或以上需考虑结缔组织病的可能。系统性红斑狼疮（SLE）患者的 ANA 阳性率达 95％，其他自身免疫性疾病亦可出现 ANA 阳性，但阳性率远不及 SLE 高且 ANA 滴度较低，依次为 pSS、SSc、RA。低滴度 ANA 也可出现在慢性感染性疾病如结核病、感染性心内膜炎、HIV 感染等，有时也可见于健康老人。

抗双链（ds）DNA 抗体是 SLE 抗核抗体谱中的重要成分，是诊断 SLE 的特异性抗体，阳性率为 70％左右，多出现于 SLE 的活动期，与疾病的活动性密切相关。抗 ds-DNA 抗体阳性常提示有肾脏损害。

抗 SM 抗体是诊断 SLE 的标记性抗体，阳性率为 30％左右，特异性高达 99％，与疾病的活动性无明显相关性，即使病情好转也不能使该抗体转阴。无此抗体并不能排除诊断。

2. 类风湿因子（RF）　RF 是抗人或动物 IgG 分子 Fc 片段上抗原决定簇的特异性抗体。常见的 RF 有 IgM、IgG、IgA 等，IgM-RF 被认为是 RF 的主要类型。可见于 70％的 RA 患者，也出现在 SLE、SS、PSS 以及慢性感染性疾病、传染病、肿瘤。正常人中有 5％呈低滴度阳性。

3. 抗磷脂抗体（APL）　APL 抗体是一组能与多种含有磷脂结构的抗原物质发生反应的抗体，其中包括狼疮抗凝物、抗磷脂抗体、抗磷脂酸抗体等。抗磷脂抗体综合征（APS）是指由抗磷脂抗体引起的一组临床征象的总称，主要表现为血栓形成、习惯性流产、血小板减少等，出现于抗磷脂抗体综合征患者及 SLE 继发的 APS。

4. 抗中性粒细胞胞浆抗体（ANCA）　以酒精固定的白细胞为抗原底物，用间接免疫荧光法检测，可呈现有两种染色模型，即胞浆型（c-ANCA）和核周型（p-ANCA）。中性粒细胞胞浆内含有多种抗原成分，其中以丝氨酸蛋白酶

3(PR3)和髓过氧化物酶(MPO)与系统性血管炎关系密切。c-ANCA 阳性多见于 Wegener 肉芽肿的急性期和复发活动期,p-ANCA 阳性 40% 见于显微镜下多血管炎,亦可见于 SLE、SS、RA 等疾病。

5. 抗角蛋白抗体谱　抗角蛋白抗体是一组对类风湿关节炎有较高特异性的自身抗体,包括抗核周因子(APF)、抗角蛋白抗体(AKA)。其靶抗原为聚角蛋白微丝蛋白,环瓜氨酸多肽(CCP)是聚角蛋白微丝蛋白的主要抗原。抗聚角蛋白微丝蛋白抗体(AFA)、APF、AKA 及抗 CCP 抗体均可出现在 RA 早期。人工合成的 CCP 测得的抗 CCP 抗体对 RA 的诊断有更高的敏感性和特异性。

六、风湿病的药物治疗

目前抗风湿药物分为改善症状和控制疾病两大类,后者目前尚无肯定的药物,前者分为非甾体抗炎药(nonsteroidal anti-inflammatory drugs,NSAID)、糖皮质激素、慢作用抗风湿药(slow acting anti-rheumatic drugs,SAARD)。

1. 非甾体抗炎药　NSAID 具有抗炎、解热、镇痛等药理作用,用于各种关节炎和躯体各种轻、中度疼痛。本类药物的作用机制是抑制细胞分泌环氧化酶(COX),抑制花生四烯酸转化为前列腺素的合成而达到抗炎、缓解疼痛的目的,但不能改变病程。常用药物有布洛芬、奈普生、双氯芬酸、阿司匹林、吲哚美辛等。有胃肠道和肾脏副反应。

目前发现环氧化酶 COX-1 和 COX-2 两种同工酶。COX-1 为体质酶,又称结构型酶,存在于血小板、内皮细胞、胃黏膜和肾脏组织中,在生理状态下被激活,导致血栓素 A_2(TXA_2)、PGI_2 或 PGE_2 的释放,调节着正常细胞组织的功能。COX-1 受抑制与抗炎药的副作用有关。相反,COX-2 为诱导酶,受多种刺激因素诸如丝裂原、细胞因子、内毒素,由白细胞、血管平滑肌细胞、类风湿滑膜细胞、大脑神经元细胞诱导而产生,故可催化致炎性前列腺素合成。目前 NSAID 特异性 COX-2 抑制剂如塞来昔布、罗非昔布,及优先性 COX-2 抑制剂如美洛昔康、尼美舒利等,减少了胃肠道不良反应。

2. 糖皮质激素　激素具有很强的抗炎作用,抑制中性粒细胞、单核细胞向炎症部位聚集,抗原处理和递呈,细胞激活和分化,极强地抑制致炎细胞因子如 TNF-α、IL-1 及其相关介质如 γ 干扰素、PGE_2、白三烯的产生。糖皮质激素分有半衰期短、中、长三种,分别有氢化可的松、泼尼松或泼尼松龙、地塞米松。根据不同的疾病和严重程度可全身给药或局部给药,前者又可分为每日给药、小剂量时隔日给药及大剂量冲击治疗。糖皮质激素的副作用主要有继发感染、向心性肥胖、高血压、糖尿病、骨质疏松、股骨头无菌性坏死、精神兴奋、消化性溃疡等。临床应严格掌握适应证和药物剂量。

3. 慢作用抗风湿药 SAARD 也称改善病情的抗风湿药（DMARD），这类药物能抑制组织和关节的进行性损伤，常用于类风湿关节炎及血清阴性脊柱关节病，延缓和阻止病情发展，但显效慢，常需数月方能见疗效。SAARDs 的疗效因人而异，从主客观症状完全缓解到活动性病变持续发展都可能有；毒副作用明显，一部分患者不能坚持长期服用。SAABDs 主要有金制剂、D-青霉胺、柳氮磺吡啶、氯喹（羟氯喹）类抗疟药。

4. 细胞毒性药物 此类药物通过不同途径产生免疫抑制作用，是治疗系统性红斑狼疮、类风湿关节炎和血管炎等自身免疫病的二线药物。常用药物有环磷酰胺、氨甲蝶呤、硫唑嘌呤、环孢素 A、霉酚酸酯。不良反应较多且严重，如骨髓抑制、性腺抑制、胎儿致畸、肝脏损害等。

5. 免疫调节药物 如生物制剂抗 TNFα 的单克隆抗体（remicade），可溶性 TNFα 受体融合蛋白（etanercept）等在用于类风湿关节炎治疗的研究中。

第二节　基本知识

一、类风湿关节炎

类风湿关节炎（rheumamtoid arthritis，RA）是以慢性进行性对称性多关节炎为主要临床表现的异质性、系统性疾病。

1. 病因、病理 自身免疫性疾病，病因尚不清楚，可能与机体因素即遗传素质和环境因素如感染（病毒）等诱发机体的自身免疫异常有关。类风湿关节炎以 Th1 细胞介导的细胞免疫为主。

类风湿关节炎的基本病理为滑膜炎、类风湿血管炎、血管翳（pannus）形成。

2. 诊断要点

（1）症状、体征：起病缓慢而隐匿，症状前有数周的低热、乏力、全身不适、体重下降等症状。

① 关节表现：表现为对称性多关节炎，好发在掌指关节、近端指间关节、腕关节，也可出现在膝关节、肘关节、肩关节、踝关节等。有晨僵、关节疼痛和压痛、关节梭形肿胀、关节畸形和关节功能障碍。

② 关节外表现：有类风湿结节、类风湿血管炎、浆膜炎、肺间质病变或类风湿肺，RA 患者有脾大、中性粒细胞减少称 Felty 综合征、继发性干燥综合征等。

（2）实验室和特殊检查

① 血清学检查：类风湿因子见于 70% 的 RA 患者。也可出现在 RA 以外

的其他疾病或 5％的正常人。RA 早期诊断指标检查有抗 RA33/RA36 抗体、抗 Sa 抗体、抗角蛋白抗体(AKA)、抗核周因子抗体及抗环瓜氨酸肽抗体等。急性时相反应物指标:C 反应蛋白(CRP)和血沉升高。轻至中度贫血,活动期患者血小板升高。

② 滑液检查:滑液量明显增加,呈炎性关节液,白细胞总数达(10 000~100 000)×10^6/L,中性粒细胞达 70％以上,黏稠度下降,黏蛋白凝块易碎,糖含量低于血糖。

③ X 线检查手指及腕关节的 X 线最有价值。

(3) 1987 年美国风湿病学会类风湿关节炎分类标准

① 晨僵至少 1 小时,发病 6 周或 6 周以上。

② 3 个或 3 个以上关节肿痛,发病 6 周或 6 周以上。

③ 腕、掌指、近端指间关节肿痛,发病 6 周或 6 周以上。

④ 对称性关节肿痛,发病 6 周或 6 周以上。

⑤ 皮下结节。

⑥ 手 X 线像改变(至少有骨质疏松及关节间隙狭窄)。

⑦ 类风湿因子阳性(滴度大于 1:32)。

以上条件中具备 4 项或 4 项以上者可诊断为类风湿关节炎。

3. 治疗原则

(1) 一般治疗:急性期应适当休息,慢性期及缓解期关节功能锻炼;加强营养,改善环境;适当理疗;教育和心理治疗。

(2) 药物治疗

① 非甾体抗炎药(NSAIDs)是最常用的抗风湿药,作用快,疗效好,能缓解症状但不能阻止 RA 病情的进展。常用药物:芬必得、扶他林;COX-2 倾向性抑制剂:美洛昔康(莫比可),尼美舒利;COX-2 选择性抑制剂:塞来西布(西乐葆)罗非西布(万络)。

② 慢作用抗风湿药(SAARDs)是通过抑制免疫反应的不同阶段中不同环节发挥抗风湿作用。一般起效慢,能缓解病情,但控制病情进展尚不理想,缓解疼痛作用差。常用药物:氨甲蝶呤(MTX)口服或静脉注射 5~15 mg,每周 1 次;柳氮磺吡啶(SASP)每日 0.5~1.0 g,4 次/日;羟氯喹 100 mg,每日 2 次;金诺芬(瑞得)、来氟米特、雷公藤多苷。

③ 糖皮质激素常用于有关节外症状者、非甾体抗炎药及慢作用药尚未起效,而关节炎症状严重者。关节腔局部注射或口服。常用小剂量给药,泼尼松 10 mg/d,有系统性症状者每日 30~40 mg,症状控制以后减量,以每日 10 mg 以下的剂量维持治疗。

④ 联合用药选择作用机制不同,治疗作用相加或协同,副作用不会相加

或放大的两种或两种以上的 SAARDs 联合用药。

（3）手术治疗：包括关节置换和滑膜切除。

（张缪佳）

二、系统性红斑狼疮

系统性红斑狼疮（systemic lupus erythematosus，SLE）是一种累及多系统、多器官并有多种自身抗体出现的自身免疫病。我国的发病率为 75/10 万。好发于生育年龄女性，女男比例为 7：1～9：1，儿童和老人也可以发病。

1. 病因、病理　目前病因不明，一般认为是环境因素（药品、毒物、饮食、感染）、遗传背景和性激素的紊乱等相互作用形成的结果。其基本病理改变主要是免疫复合物介导的血管炎。

2. 诊断要点　多数缓慢起病，临床变化多端。有多系统受累表现（具备两个以上系统的症状）和有自身免疫的证据，应警惕狼疮。

（1）症状：可出现各种皮疹，在鼻梁和双颧颊部呈蝶形分布的红斑是 SLE 特征性的改变；此外脱发、光过敏、口腔溃疡也较常见；90% 有关节痛和关节炎；可出现双侧或单侧胸膜炎、心包炎、心包积液及腹腔积液；几乎所有患者有不同程度肾损害；可侵犯心肌、心包及心内膜，发生传导阻滞等各种心律失常和心衰等；少数患者出现急性狼疮性肺炎和肺间质纤维化；消化系统受累时可出现急腹症、恶心、呕吐、顽固性腹泻、急性胰腺炎、肝大、黄疸、转氨酶升高等；神经系统受累可出现精神障碍、癫痫发作、偏瘫、蛛网膜下隙出血等；血液受损可有溶血性贫血、白细胞、血小板减少等。

（2）体征

① 皮肤黏膜体征：有蝶形红斑、盘状红斑、网状青紫、雷诺现象、口腔溃疡等。

② 胸腔积液、心包积液、贫血等多脏器受损体征。

（3）实验室和器械检查

① 免疫异常：抗核抗体（ANA）阳性，其中抗双链 DNA（ds-DNA）和抗 Sm 抗体对 SLE 的诊断有高度特异性。

② 高球蛋白血症：IgG、IgM、IgA 升高，活动期补体 C3、C4 下降。

③ 有贫血、白细胞减少、血小板减少。自身免疫性溶血时，有网织红细胞升高，Coomb's 试验阳性。

④ 蛋白尿、血尿、管型尿及肾衰竭。

⑤ 免疫病理学检查：皮肤狼疮带试验，表现为皮肤的表、真皮交界处有免疫球蛋白（IgG、IgM、IgA 等）和补体（C3c、C1q 等）沉积；肾脏免疫荧光多呈现多种免疫球蛋白和补体成分沉积，被称为"满堂亮"。

3. 治疗原则

（1）轻型 SLE：虽有狼疮活动,但症状轻微、无明显内脏损害者可应用非甾体抗炎药或抗疟药（氯喹或羟基氯喹）,也可以加用及小剂量激素减轻症状。

（2）重型 SLE：已有明显内脏损害者要积极治疗。治疗主要分两个阶段,即诱导缓解和巩固治疗。诱导缓解：泼尼松标准剂量是 1 mg/kg,每日 1 次,病情稳定后 2 周或疗程 8 周内,开始减量,以每 1～2 周减 10％的速度缓慢减量,减至泼尼松 0.5 mg/kg。免疫抑制剂能有效地诱导缓解,阻止和逆转病变的发展,改善远期预后。常用环磷酰胺、硫唑嘌呤、环孢素、霉酚酸酯碱等；巩固治疗：目的在于用最少的药物防止疾病复发,尽可能维持患者在"无病状态"。激素以尽量少的剂量隔日一次,维持一定时间后可试停药。

（3）狼疮危象：出现严重的系统损害,以及危及生命的 SLE,常用冲击治疗,剂量为甲基泼尼松龙 0.5～1 g,每日 1 次,连续 3 天为 1 个疗程。

（沈友轩）

三、血清阴性脊柱关节病

（一）强直性脊髓炎（ankylosing spondylitis,AS）

1. 病因、病理

（1）病因

① 遗传因素：AS 家系分析表明：AS 上是寡基因致病模式（在多基因致病基因基础上,易感基因间存在优势复合作用）。HLA-B27 是迄今为止发现的和 AS 关联性最强的基因,HLA-B27 在 AS 易感性作用中约占 16％。其他可能致病基因有 LMP2 基因、TAP 等位基因、TNF、补体、B 因子、HLA-B35、HLA-B39、HLA-B40、HLA-B60、HLA-DR8。

② 环境因素：本病可能与肠道革兰阴性杆菌感染有关。

（2）病理、关节病理

① 附着点炎：关节囊、肌腱、韧带的骨附着点炎症是其主要病理特点。

② 滑膜炎：滑膜细胞肥大和滑膜增生。

③ 关节外病理：虹膜炎、主动脉根炎、心传导系统异常、上肺纤维化和空洞形成、马尾综合征以及前列腺炎等,为纤维结缔组织结构炎症。

2. 诊断要点

（1）青年男性多见,发病高峰年龄为 20～30 岁,40 岁以后发病少见。起病隐匿,腰痛或不适是最常见症状,发生率 90％左右。疼痛难以定位,由臀深部、骶髂关节放射至髂嵴或大腿内侧,休息不能缓解,活动后改善,伴晨僵。外周关节症状：髋关节、膝关节、踝关节受累多见,少见持续性和破坏性,发病年龄越小,髋关节破坏越严重,预后越差。典型表现为腰背痛、僵痛、腰椎各方向活动度受限及胸廓活动度降低,脊柱僵直,自下而上发生,腰椎前凸曲线消失,胸椎后凸呈驼背畸形。心血管表现：上行性主动脉炎、主动脉瓣膜下纤维化、主动脉瓣关闭不全等；肺部表现：本病后期表现，上肺进展性纤维化和大疱样变；神经肌肉、肾、前列腺均可受累。

（2）实验室检查：活动期见血沉、IgA、CRP升高。90％以上 HLA-B27 阳性。放射学检查：X线检查（骨盆及腰椎正侧位）、CT 检查、MRI 检查。

（3）诊断标准

① 腰痛、晨僵 3 月以上，活动后改善，休息无改善。

② 腰椎额状面和矢状面活动受限。

③ 胸廓活动度低于相应年龄、性别的正常人。

放射学标准骶髂关节炎（双侧Ⅱ级／单侧Ⅲ级以上）Ⅰ级：可疑改变；Ⅱ级：可见局限性侵蚀、硬化，关节间隙正常；Ⅲ级：明显异常，有侵蚀硬化、关节间隙增宽或狭窄，部分强直等 1 项者；Ⅳ级：严重病变，完全性关节强直。

肯定诊断：符合放射学标准和 1 项（及以上）临床标准者。

可能诊断：符合 3 项临床标准或仅符合放射学标准治疗目标；控制炎症，缓解症状；延缓进展；防止关节畸形或保持最佳功能位。

3. 治疗原则

（1）药物治疗

① 非甾体抗炎药对非甾体抗炎药反应良好是本病特点，常用药物有布洛芬、双氯芬酸等；

② 慢作用药柳氮磺胺吡啶，每日用量 2～3 g，分 3 次口服；氨甲蝶呤，10～15 mg 每周 1 次；雷公藤制剂，用法与类风湿关节炎相似。但抗疟药、金制剂、青霉胺、硫唑嘌呤对本病无效。

③ 糖皮质激素使用指征急性眼葡萄膜炎，合并关节外症状者或局部用药，儿童强直性脊柱炎，小剂量可用于非甾体抗炎药治疗效果不好者。

（2）一般治疗：适当体育锻炼维持胸廓、脊柱和肢体活动度。

（3）外科治疗：用于髋关节强直和脊柱严重畸形患者。

（二）银屑病关节炎（psoriatic arthritis，PSA）

1. 病因、病理

（1）病因

① 可能与遗传有关，本病有家族聚集倾向，其近亲患者好发关节炎和银屑病。HLAB13、B17、B37、Cw6 和 DR7 频率增加。

② 感染部分患者皮损中可能存在 HIV 病毒、链球菌、葡萄球菌。

（2）基本病理：为滑膜炎，受累关节滑膜可见绒毛增生及淋巴细胞浸润。过度纤维组织增生引起关节融合，以近端指间关节及腕关节为甚。晚期变化为软骨和骨侵蚀。

2. 诊断要点

（1）病史：中轴或外周关节关节炎。关节病变类型分为：非对称少关节型，远端指间关节型，残毁性关节炎型，对称性多关节炎型，脊柱受累型。

皮肤病变：银屑病关节炎主要依靠银屑病与其他关节炎区分。大多数银屑病先发，15％～20％银屑病发生于关节炎后。银屑病可以从轻度到广泛的剥脱型，也可以是不明显的一小片。检查部位应包括头皮、会阴、臀部及脐。

指甲：可有顶针样凹陷或匙状，甲脱离。

关节外表现：结膜炎、虹膜炎，少见表现有主动脉瓣关闭不全、肺纤维化、淀粉样变。

（2）实验室检查：本病缺乏特异性检查。较有意义的检查是X线检查，其变化为：指间关节破坏伴关节间隙变宽，末节指骨基底部增生及末节指骨骨吸收；近端指骨变尖，形成笔帽征；长骨骨干绒毛状骨膜炎；骶髂关节炎多为单侧；伴有骨桥的不典型脊柱炎。

（3）诊断：有银屑病或银屑病指甲病变及血清阴性的外周关节炎，伴有或不伴有脊柱受累可确立银屑病关节炎的诊断。

3. 治疗原则

（1）一般治疗：休息、锻炼、理疗、健康教育。

（2）轻中度活动性关节炎以非甾体抗炎药物治疗。

（3）对进行性加重的关节炎者应使用慢性作用药。

（4）糖皮质激素类一般不主张使用。

（三）赖特综合征

赖特综合征（Reiter syndrome）是以关节炎、结膜炎、尿道炎三联征为特点的一种感染反应性关节炎，常伴有肌腱附着点炎、虹膜炎、皮疹。

1. 病因、病理

（1）病因

① 感染：泌尿系统感染病原体主要为沙眼衣原体和支原体，肠道感染主要为志贺菌、沙门菌、耶尔森菌及幽门螺杆菌。

② 遗传患者中75％～95％HLA-B27阳性；

③ 内分泌：本病多见于男性，可能与男性性活动活跃有关，也有可能与性激素有关。

（2）病理：急性期为滑膜炎，慢性期滑膜血管翳形成，并有软骨破坏。

2. 诊断要点

（1）临床表现：90％患者发病前1～4周有肠道感染或不洁性交史；突发不对称性下肢关节炎，可见腊肠指（趾）；70％有尿道炎症状；60％有眼部表现如结膜炎、葡萄膜炎；10％～20％有溢脓性皮肤角化症；可有口腔溃疡、浆膜腔炎、主动脉炎、周围神经炎等。

（2）实验室检查：血白细胞、血小板升高，血沉增快，补体升高，HLA-B27阳性，尿道分泌物病原学检查可有阳性发现。骶髂关节及脊椎X光或CT检查示骶髂关节炎表现。

（3）诊断：综合症状、体征与实验室检查做出诊断。

3. 治疗原则

（1）抗感染：如：米诺环素（美满霉素）0.1～0.2 mg，每天2次；多西环素（强力霉素）50～100 mg，每日2次；罗红霉素0.15 mg，每日2次。

（2）非甾体抗炎药。

（3）慢作用药：可用氨甲蝶呤、柳氮磺胺吡啶。

（4）中药。

（5）糖皮质激素制剂：对单关节可行关节腔内注射。

（三）未分化型脊柱关节病

未分化型脊柱关节病是指有脊柱关节病的某些临床特点，而又不能分类为某种明确的脊柱关节病的临床情况。

1. 诊断要点　诊断多采用 Amor(1991)脊柱关节病诊断标准。

* Amor(1991)脊柱关节病诊断标准

临床症状或过去病史	积分
夜间腰背痛或腰背晨僵	1
不对称性少关节炎	2
臀区痛：左右交替，或一侧，或双侧	1或2
足趾或手指腊肠样肿	2
足跟痛或其他明确的附着点痛	2
虹膜炎	2
非淋菌性尿道炎并存，或关节炎起病前1月内发生	1
急性腹泻如上	1
银屑病或龟头炎或肠病(溃疡性结肠炎；克罗恩病)病史阳性	2
放射学检查：骶髂关节炎(双侧≥级，单侧≥3级)	3
遗传背景：HLA-B27阳性或一级家属中有阳性强直性脊柱炎、赖特综合征、葡萄膜炎、银屑病或慢性结肠病	2
对治疗的反应：用甾体抗炎药后风湿性主诉明显进步，停药后又复发	2

*判断标准：如12项标准积分达6分，可诊断有脊柱关节病。

2. 治疗原则　症状轻微无须特殊治疗，或用非甾体抗炎药；病情严重者参照"强直性脊柱炎"的治疗。

（梅焕平）

四、干燥综合征

干燥综合征(Sjogren's syndrome)是一侵犯外分泌腺,特别是唾液腺、泪腺为特征的自身免疫病。口眼干燥为常见症状,并可累及全身各系统。干燥综合征分为原发性和继发性两类,前者单独存在,后者与类风湿关节炎、系统性硬化症、系统性红斑狼疮等并存。

1. 病因、病理　本病病因未明,可能在遗传因素、病毒感染及雌性激素等多种因素作用下引起机体细胞免疫和体液免疫反应异常,外分泌腺高度淋巴细胞浸润,并产生多种自身抗体,造成外分泌腺及其他组织炎症性和破坏性改变。

2. 诊断要点

(1)外分泌腺症状:表现为口干舌燥、龋齿或称猖獗龋,反复发生双侧交替腮腺肿大;眼干涩、异物感、哭时无泪、角膜可混浊、有糜烂或溃疡甚至穿孔,可反复发生结膜炎。

(2)腺体外症状

① 高球蛋白血症引起皮肤紫癜、雷诺征。

② 关节肌肉症状。

③ 肾小管间质性病变所致周期性低血钾性肌肉麻痹,约1/3患者出现有临床症状的Ⅰ型肾小管酸中毒、肾性尿崩、肾性软骨病、肾实质钙化、肾盂或尿路结石形成。

④ 神经系统表现以周围神经损害多见。

⑤ 消化系统:肝胆系统可有肝损害、阻塞性胆管炎及自身免疫胆管炎。63%～70%的 SS 患者具有萎缩性胃炎。胰腺受累表现为血、尿淀粉酶升高或有急性或慢性胰腺炎的临床或病理表现。

⑥ 呼吸系统表现:干咳或反复支气管炎、肺炎、肺间质病变。

⑦ 血液系统可表现为贫血、白细胞减少、血小板下降。

⑧ 干燥综合征病人的淋巴瘤发生率是正常人群的 44 倍。

(3)诊断标准:SS 的诊断多年来各国各地的诊断标准及分类不能得到统一。直到 2002 年各国从事 SS 的专家们经反复实践和讨论后推出干燥综合征的国际分类(诊断)标准:

Ⅰ 口腔症状(3 项中有 1 项或以上):① 每日感到口干持续 3 个月以上;② 成人后腮腺反复或持续肿大;③ 吞咽干性食物时需水帮助。

Ⅱ 眼部症状(3 项中有 1 项或以上):① 每日感到不能忍受的眼干持续 3 个以上;② 感到反复的砂子进眼或砂磨感;③ 每日需用人工泪液 3 次或 3 次以上。

Ⅲ 眼部体征(下述检查任 1 项或以上阳性):① Schirmer Ⅰ 试验(＋)

(≤5 mm/5 分);② 角膜染色(+)(≥4 Van Bi-jsterveld)

Ⅳ 组织学检查:小唇腺淋巴细胞灶≥1。

Ⅴ 唾液腺受损(下述检查任 1 项或以上阳性):① 唾液流率(+)(≤1.5 ml/15 分);② 腮腺造影(+);③ 唾液腺同位素检查(+)。

Ⅵ 自身抗体:抗 SSA 和(或)抗 SSB(+)。

原发性干燥综合征的诊断:无任何潜在的疾病情况下,符合下述两条:① 具有上述条目中 4 条或 4 条以上者,但必须包括条目Ⅳ(组织学检查)和条目Ⅵ或其中之一。② 条目Ⅲ、Ⅳ、Ⅴ、Ⅵ中任 3 条阳性。

继发性干燥综合征的诊断:患者有潜在的疾病(如任一结缔组织病),符合上述条目Ⅰ和Ⅱ中任 1 条,同时符合条目Ⅲ、Ⅳ、Ⅴ中任 2 条[诊断 1 及 2 者必须除外:颈头面部放疗史,丙型肝炎病毒感染,艾滋病(AIDS),淋巴瘤,结节病,移植物抗宿主病(GVH),抗乙酰胆碱药的应用(如阿托品、莨菪碱、溴丙胺太林、颠茄等)]。

3. 治疗原则　SS 治疗目的是预防长期干燥而造成的口、眼局部损伤和纠正脏器损害对身体的影响,因本病目前尚无根治方法,主要是代替和对症治疗。

(1) 口眼干燥症的药物治疗:具有黏液溶解作用以及刺激泪液分泌作用的药物被用来减轻口、眼干燥症状,如溴己新 16 mg,每日 3 次,口服;茴三硫 25 mg,每日 3 次,口服。毛果芸香碱具有胆碱能作用,5 mg,每天 3 次,口服。泪液替代常用于治疗眼干燥症,国内常用的有 0.5%甲基纤维素液。也可用 1%环孢素 A(CsA)眼液。

(2) 腺体外症状治疗:同“系统性红斑狼疮”,可用非甾体抗炎药或抗疟药治疗关节肌肉症状。远端肾小管酸中毒致低钾性周期性麻痹者则以静脉补钾,病情稳定后口服枸橼酸合剂或口服钾盐,并需终身服用。合并有神经系统损害、肾小球肾炎、间质性肺炎、肝损害、血细胞降低、肌炎者,则要考虑用糖皮质激素以及免疫抑制剂。

(3) 免疫调节药:有人使用胸腺素治疗干燥综合征认为有效。

(张缪佳)

五、系统性血管炎

系统性血管炎(systemic vasculitis)是一组原发性、异质性,以血管壁炎性细胞浸润或坏死为基本病变的全身性结缔组织病,可引起相应的组织器官炎症、缺血、坏死或栓塞。继发于自身免疫性风湿病的如系统性红斑狼疮、类风湿关节炎的血管炎,属于继发性血管炎,不在本节讨论范围。

(一) 大动脉炎

大动脉炎(aortoarteritis,Takayasu arteritis),曾称高安动脉炎、缩窄性大

动脉炎、无脉病。

1. 病因、病理　病因不明，与链球菌、结核菌、病毒等感染后引起的自身免疫反应有关，血清中有抗主动脉内膜、中膜抗体，动脉壁有淋巴细胞、上皮样细胞、郎格汉斯巨细胞与肉芽肿形成；与雌激素水平有关，年轻女性多见；与遗传有关，有家族集聚现象。

病理累及主动脉及其一级分支，即颈动脉、椎动脉、锁骨下动脉、冠状动脉、肾动脉、腹腔动脉、肠系膜上动脉、肠系膜下动脉、肝动脉、脾动脉、髂动脉、肺动脉，84%的患者累及 2~9 支血管，80%的患者累及腹主动脉伴肾动脉，50%的患者累及肺动脉。活动期动脉壁炎性细胞浸润、纤维素渗出；慢性增殖期动脉壁全层弥漫性纤维组织增生、钙化，管腔狭窄、闭塞，血栓形成或形成动脉瘤。

2. 诊断要点

(1) 一般病史：好发于青中年，男女发病率之比为 2∶5。少数病人可有发热、乏力、消瘦等全身症状。东亚、东欧地区多见，西欧与北美地区少见。

(2) 症状与体征：根据受累血管部位与程度，临床分为 4 型：

① 头臂动脉型（主动脉弓综合征）

症状：颈动脉、椎动脉狭窄引起的脑缺血表现如头痛、头昏、眩晕，甚至昏厥、抽搐、偏瘫、失语、昏迷，视力减退、视野缩小甚至失明，咀嚼肌疼痛、无力，鼻中隔溃疡、穿孔、牙齿脱落。锁骨下动脉缺血引起一侧或双侧上肢无力、发凉、发麻、酸痛、肌肉萎缩，可有锁骨下动脉窃血综合征。

体征：颈动脉、肱动脉、桡动脉搏动减弱或消失，少数患者上肢血压测不出。半数患者于颈部或锁骨上下闻及 2 级以上收缩期血管杂音，可伴有血管震颤。前臂或手部苍白、发凉。

② 胸腹主动脉型

症状：下肢动脉缺血引起无力、发凉、发麻、酸痛、间歇性跛行，主、肾动脉狭窄性高血压引起头痛、头昏、眩晕，伴肺动脉狭窄有心悸、气促、呼吸困难，冠状动脉狭窄闭塞引起心绞痛或心肌梗死。

体征：胸主动脉狭窄性高血压时上肢血压高而下肢血压低或测不出，肾动脉狭窄性高血压时下肢血压高而上肢血压低或测不出，主动脉瓣关闭不全可有收缩期高血压。长期高血压致左心室肥大、心衰。脊柱两旁、胸骨旁、上腹部、中腹部可闻及 2 级以上收缩期血管杂音。

③ 广泛型：兼有头臂动脉型和胸腹主动脉型的部分特征，病情较重。

④ 肺动脉型：单纯肺动脉型未见报道，上述 3 型有 50%合并有肺动脉受累，其中 1/4 病例出现程度不等的肺动脉血压。表现心悸、气促、呼吸困难，肺动脉瓣区有收缩期杂音与 P2 亢进，晚期有下肢水肿、肝大、腹水、颈静脉怒张

等右心衰体征。

（3）实验与器械检查

① 实验室检查见血沉升高可达 130 mm/h,C-反应蛋白增高、正细胞正色素性贫血、轻度血小板升高、血清 α_2 或 γ 球蛋白增高等。也可出现抗链球菌溶血素"O"阳性,少数抗核抗体或类风湿因子阳性,血清抗主动脉抗体在大动脉炎的阳性率可达 90％以上。

② 数字减影血管造影（DSA）:对颈动脉、椎动脉、肾动脉、四肢动脉、肺动脉等能确定受累血管部位、长度和血管狭窄的程度,可以发现早期的大动脉炎、血管狭窄或闭塞,少数可见动脉瘤。

③ 动脉造影见动脉管腔粗细不均、向心性狭窄、闭塞或动脉瘤形成。

④ 血管彩色多普勒超声:对颈动脉、四肢动脉等血管狭窄的诊断具有较高的特异性和敏感性,可达到血管造影的效果,但不能显示肺动脉和胸主动脉的病变。

⑤ 磁共振显影（MRI）:可以清晰地显示血管壁的厚度,发现附壁血栓和动脉瘤,部分肺动脉的病变也可被发现。

3. 治疗原则

（1）内科治疗

① 有呼吸道细菌或结核感染者应有效控制,心功能不全者体力与饮食控制。

② 糖皮质激素:有发热等急性炎症时,需要大剂量的泼尼松 1 mg/(kg·d),甚至冲击剂量的甲基泼尼松龙 0.5～1.0 g/d,连用 3 天,疾病活动控制后逐渐减药并长期维持。

③ 免疫抑制剂:重症患者给环磷酰胺冲击治疗,每 3～4 周 0.5～1.0 g/m² 体表面积;硫唑嘌呤每日 2～3 mg/kg 口服,或氨甲蝶呤每周 5～15 mg,静脉或肌注或口服,可减少糖皮质激素用量。

④ 扩血管与抗凝:低分子右旋糖酐、丹参、肝素、阿司匹林、潘生丁、华法林等。

（2）手术治疗

① 对颈动脉、主动脉、肾动脉、四肢动脉狭窄可行血管重建术。

② 冠状动脉狭窄可行搭桥术。

③ 对腹主动脉、肾动脉、锁骨下动脉狭窄可行经皮腔内血管成形术。

④ 对颈动脉、肾动脉狭窄可行血管支架术。

（二）巨细胞动脉炎与风湿性多肌痛

1. 病因、病理　巨细胞动脉炎（giant cell arteritis,GCA）与风湿性多肌痛（polymyalgia rheumatica,PMR）病因不明,与自身免疫反应有关,血清中有循环免疫复合物与抗心磷脂抗体、ANCA,动脉壁有 Th1 型 CD4＋T 淋巴细胞与巨噬细胞浸润;与遗传有关,白种人多见,与 HLA-DR4 相关,有家族集聚现象。

病理主要累及主动脉弓及其主要分支,即颞浅动脉、椎动脉、睫状动脉、颈内动脉、视网膜动脉,病变呈节段性分布,可累及动脉全层。活动期动脉壁炎性细胞浸润、纤维素渗出,慢性增殖期动脉壁弹力纤维断裂,多核组织细胞、成纤维细胞与多核巨细胞聚集,形成肉芽肿。

GCA 与 PMR 在病因、病理上关系密切,均多见于 50 岁以上女性,两者易伴发。

2. 诊断要点

(1) 一般情况:发病年龄几乎均在 50 岁以上,平均 70 岁,男女发病率之比为 1∶3。可有发热、乏力、消瘦等全身症状。

(2) GCA 症状与体征

① 单侧或双侧颞部头痛伴头皮触痛,可有头皮结节、颞动脉屈曲怒张、搏动增强。

② 眼后睫状动脉或视网膜动脉炎致视力减退或失明,可有眼肌麻痹、霍纳综合征。

③ 颌部间歇性运动障碍、疼痛、味觉减退。

④ 椎基动脉供血不足致眩晕、头昏、失听,周围神经炎,或有精神症状。

⑤ 少数有干咳、咽痛,心绞痛,关节炎表现。

(3) PMR 症状与体征

① 肩胛带或骨盆带肌与肌腱附着点疼痛、僵硬,上下肢活动困难,夜间明显。

② 可有肌无力、肌萎缩但肌酶正常。

③ 可有轻度关节炎,但无骨质侵蚀。

(4) 实验与器械检查

① 实验室检查见血沉升高一般达 $50\sim100$ mm/h,C-反应蛋白增高、正细胞正色素性贫血、轻度血小板升高、血清 α_2 或 γ 球蛋白增高等。GCA 碱性磷酸酶可升高 1.5 倍以上,PMR 肝酶可升高,血清肌酶正常,抗核抗体或类风湿因子阴性。

② 颞动脉活检:取压痛结节部位颞动脉可见动脉内膜断裂、单核细胞浸润、多核巨细胞或肉芽肿形成。

(5) GCA 与 PMR 的关系:PMR 可能为 GCA 的前驱阶段或亚临床型,40％的 GCA 伴有 PMR,随访 10 年 15％的 PMR 出现 GCA。

3. 治疗原则

(1) 糖皮质激素:GCA 从泼尼松 1 mg/(kg·d)开始,PMR 从泼尼松 0.2～

0.5 mg/(kg·d)开始,2～4周后即应起效,约4～6周疾病活动控制后逐渐减药并长期维持。

(2) 免疫抑制剂:糖皮质激素反应差者或重症患者给环磷酰胺冲击治疗,每3～4周0.5～1.0 g/m² 体表面积;或氨甲蝶呤5～15 mg/每周,静脉或肌注或口服,可减少糖皮质激素用量。

(3) 非甾体抗炎药可减轻发热、头痛、肌痛症状。

(三) 结节性多动脉炎

1. 病因、病理 结节性多动脉炎(polyarteritis nodosa,PAN)病因不明,部分病人与乙型肝炎病毒感染后的自身免疫反应有关。

病理主要累及中等口径的肌型动脉,呈节段性、坏死性、非肉芽肿性全层血管炎。急性期动脉中层多形核白细胞浸润并向内膜和外膜蔓延,单核和淋巴细胞浸润,致全层坏死,以后内膜增生、管腔狭窄或伴血栓形成,少数管壁破坏扩张形成动脉瘤。坏死性病变和增殖修复共存为其特点。

2. 诊断要点

(1) 一般病史:多见于中年人,男女发病率之比为3:1。可有发热、乏力、消瘦、出汗、肌痛、关节痛等全身症状。

(2) 症状与体征

① 肾:血管性肾病或肾梗死占1/3,可致高血压、急性肾衰。

② 心脏:受累占1/2,有冠脉供血不足症状,可有心肌肥大、心衰、心包炎。

③ 消化器官:约1/3的PAN出现肠系膜血管炎,表现为持续性钝痛,可伴有腹泻甚至血便、不完全肠梗阻、腹膜炎,肠坏死和穿孔相对少见。约1/2出现肝血管炎,表现为慢性活动性肝炎甚至肝硬化。

④ 神经病变:约1/2出现多发性单神经炎和多发性神经炎,PAN颅神经损害少见。中枢神经系统受累主要表现为多发的腔隙性脑梗死,也可表现为脑出血、头痛、眩晕、症状性癫痫等,一旦出现,预后不良。

⑤ 皮肤:约50%的PAN有各种皮肤损害,包括疼痛性皮下结节、可触性紫癜、网状青斑、指(趾)端缺血坏死、溃疡等。少数有关节痛、骨骼肌痛、睾丸痛。

⑥ HBsAg阳性:约1/3的PAN患者HBsAg阳性,易出现严重高血压、肾功能损害、胃肠道受累、睾丸附睾炎。

(3) 实验与器械检查

① 实验室检查见贫血、白细胞升高、轻度血小板升高,血沉升高、C-反应蛋白与Ⅷ因子相关抗原增高、血清 α_2 或 γ 球蛋白增高、补体下降等。1/3患者 HBsAg 阳性;少数出现抗核抗体或类风湿因子弱阳性。核周型中性粒细胞胞浆抗体(p-ANCA)阳性率为 10.7%～27.3%;肾脏损害时有蛋白尿、血

尿、管型尿,血肌酐可增高。

② 组织病理学:受累组织器官的活检包括真皮层的皮肤活检、神经和肌肉活检,有睾丸肿痛的患者可行睾丸活检、有肾脏受累表现者应行肾穿刺。

③ 彩色多普勒:可探及受累血管的狭窄、闭塞或动脉瘤形成。

④ CT 和 MRI:较大血管受累者可查出血管炎症的灶性、节段性分布,受累血管壁水肿等;

⑤ 选择性内脏动脉造影:肠系膜、肾脏、肝脏血管造影常可显示多发的囊状小血管瘤。

3. 治疗原则

(1) 糖皮质激素:包括 3 个阶段:诱导缓解阶段可先给予甲基泼尼松龙冲击治疗,或泼尼松 1 mg/(kg·d),本阶段通常为 4～8 周;巩固减量阶段每 2～4 周减量 5～10 mg,直至 10～15 mg/d 的剂量,通常需要数月;维持阶段 5～10 mg/d 的剂量,长期使用。

(2) 细胞毒药物:环磷酰胺静脉 10～15 mg/kg,每月 1 次,或静脉 0.4 g,每 2 周 1 次,常需使用 1～2 年。其他药物包括氨甲蝶呤、环孢霉素等。

(3) PAN 合并 HBV 的治疗:早期给予足够剂量的激素快速控制病情,然后快速撤减激素;并结合干扰素-α 和(或)拉米夫定(lamivudine)抗病毒治疗,据报道,该疗法可使 80%PAN 合并 HBV 病人得到缓解。

(4) 血管扩张剂、抗凝剂:出现血管闭塞性病变,可使用血管扩张剂,并加用阿司匹林、双嘧达莫抗凝;也可用低分子肝素、丹参等。

(四)显微镜下多血管炎

1. 病因、病理 显微镜下多血管炎(microscopic polyangiitis,MPA)病因不明。病理主要累及微小动脉、微小静脉和毛细血管,但也可累及小和(或)中型动脉,以节段性坏死性肾小球肾炎为特征,无肉芽肿性改变。

2. 诊断要点

(1) 一般病史:多见于 50 岁以上,男女发病率之比为 2∶1。半数患者可有发热、乏力、消瘦等全身症状。

(2) 症状与体征

① 肾小球肾炎:几乎 100% 累及肾小球,主要表现为急进性肾小球肾炎,24 小时尿蛋白大于 3.0 g 和镜下血尿,几天至几周内发展至肾功能衰竭,肾血管造影通常阴性。

② 肺脏:12%～29% 患者出现肺出血,常表现哮喘、咳嗽、持续的咯血,轻者仅见血丝痰,重者可大口咯血。常伴有呼吸困难、贫血。肺脏的血管炎可导致弥漫性肺泡损害和肺纤维化。显微镜下多血管炎是肺出血-肾炎综合征(又称 Goodpasture 综合征)的主要病因之一。

③ 2/3 患者出现关节痛、骨骼肌痛、紫癜、眼耳鼻喉症状,可有胃肠道出血、周围神经炎。

（3）实验室与器械检查

① 实验室检查:见白细胞和嗜酸性粒细胞升高、轻度血小板升高,血沉升高、C-反应蛋白增高,补体正常。1/3 患者出现抗核抗体,1/2 患者出现类风湿因子弱阳性。24 小时尿蛋白大于 3.0 g,镜下血尿,血肌酐可增高。

② 中性粒细胞胞浆抗体(ANCA):ANCA 阳性率 75%,其中 60% 为核周型中性粒细胞胞浆抗体(p-ANCA,MPO-ANCA),15% 为胞浆型中性粒细胞胞浆抗体(c-ANCA,PR3-ANCA),MPO-ANCA 对 MPA 的诊断有重要意义。

③ 组织活检:肾活检病理特征是肾小球毛细血管节段性纤维素样坏死、血栓形成和新月体形成,坏死组织周围可大量中性粒细胞浸润。基底膜的免疫荧光检查见不到或仅见稀疏的免疫球蛋白、补体沉积,偶有免疫复合物沉积。肺组织活检示肺毛细血管炎、纤维化,无或极少免疫复合物沉积。

3. 治疗原则

（1）糖皮质激素:包括 3 个阶段:诱导缓解阶段:可先给予甲基泼尼松龙冲击治疗,或泼尼松 1 mg/(kg·d),本阶段通常为 4~8 周;巩固减量阶段:每 2~4 周减量 5~10 mg,直至 10~15 mg/d 的剂量,通常需要数月;维持阶段:5~10 mg/d 的剂量,长期使用。

（2）细胞毒药物:环磷酰胺静脉 10~15 mg/kg,每月 1 次,或静脉 0.4 g,每 2 周 1 次,常需使用 1~2 年。其他药物包括氨甲蝶呤、环孢霉素等。

（3）暴发性肺出血、急进性肾小球肾炎的处理:除冲击剂量的糖皮质激素与细胞毒药物外,可血浆滤过、透析、静脉用丙球。

（五）韦格纳肉芽肿

韦格纳肉芽肿(Wegener's granulomatosis,WG)以上呼吸道坏死性肉芽肿性血管炎、局灶性坏死性肾小球肾炎和全身性血管炎三联征与 PR3-ANCA 阳性为特征。

1. 病因、病理　病因不明,与呼吸道感染后诱发的自身免疫反应有关,PR3-ANCA 可攻击血管内皮细胞;与遗传因子 HLA-DR2 有关。病理主要累及微小动脉、微小静脉和毛细血管,血管壁多形核巨细胞与少量嗜酸粒细胞浸润,坏死性组织周围有栅栏状组织细胞形成的肉芽肿,血管腔狭窄闭塞。常累及器官有鼻旁窦,呈破坏性改变;肺部形成坏死空洞与纤维化;肾呈局灶性坏死性肾小球肾炎;心肌、冠脉有肉芽肿性血管炎;神经、皮肤可见坏死性肉芽肿性血管炎。

2. 诊断要点

（1）一般病史:各个年龄性别均可出现,多见于 50 岁以上。少数患者可有发热、乏力、消瘦等全身症状。

（2）症状与体征

① 上呼吸道表现：超过 70％的病例有鼻窦炎，CT 见鼻窦的骨质破坏和糜烂，可见鼻腔溃疡、鼻中隔穿孔、脓性鼻溢、鼻鞍畸形等。25％～44％的患者出现中耳炎，可合并有化脓性感染。口腔表现为痛性溃疡、草莓样牙龈肿胀、咽扁桃体肿大和溃疡、咽后壁肿胀和溃疡。喉部见声门下水肿，重者可因喉部阻塞而危及生命。

② 肺：87％的病人累及肺脏，表现为咳嗽、咯血、胸膜炎等，严重者呼吸困难、胸痛，甚至呼吸衰竭。放射学特征是肺脏的浸润性病灶和结节状阴影，也可出现纵隔或肺门淋巴结肿大或呈团块状阴影，可伴有局部的肺不张或空洞形成。

③ 肾脏损害：70％～80％的患者累及肾脏部分表现为急进性肾炎、肾衰竭。肾脏病理活检显示局灶性、节段性、坏死性肾小球肾炎，少数可见肉芽肿。

④ 眼睛：28％～58％的 WG 累及眼睛，8％的病人导致失明。表现为角膜炎、结膜炎、巩膜炎、葡萄膜炎、虹膜睫状体炎、鼻泪管阻塞、视神经炎、视网膜血管闭塞等。肉芽肿直接浸润眶后可导致眶后假瘤，引起眼球突出，预后较差。眼眶和鼻窦的 CT 或 MRI 检查具有重要的鉴别诊断意义。

⑤ 皮肤：可出现溃疡、紫癜、丘疹和疱疹等，多见于下肢。少数病人出现关节炎、肌炎等。后期有 22％～50％的病人有周围神经受累，其次是第Ⅱ、Ⅵ、Ⅶ对颅神经，也可表现为脑血管意外、癫痫、脑炎等。30％的 WG 累及心脏，心包炎多见，冠状动脉的血管炎可引起心绞痛和心肌梗死。

（3）实验室与器械检查

① 实验室检查见白细胞升高、轻度血小板升高，血沉升高、C-反应蛋白与Ig 增高，补体正常。1/2 患者出现类风湿因子弱阳性。

② c-ANCA 阳性率为 80％～90％，其靶抗原主要是分子量为 29kD 的丝氨酸蛋白酶 3（PR-3），具有高度的特异性（90％～97％），而且 ANCA 的滴度与疾病的活动性呈正相关。

③ 组织活检：典型的病理改变是受累组织的坏死性、肉芽肿性炎症和血管炎，多数病人只有其中 1～2 种病理表现。经纤维支气管镜活检的阳性率不高；手术开胸活检的阳性率可高达 90％。肾脏病理改变主要是局灶性和节段性肾小球肾炎，也可见不同程度的纤维蛋白样坏死和增殖性改变、血栓形成和新月体形成，坏死组织周围可见大量嗜中性粒细胞浸润，肾脏的肉芽肿性改变仅占 3％。肺组织活检示肺毛细血管炎、纤维化，无或极少免疫复合物沉积。

3. 治疗原则

(1) 糖皮质激素:泼尼松每日 1 mg/kg 体重,6～8 周或疾病好转后 2 周开始缓慢减药,至维持量,隔日 10～20 mg,部分病人可以试停药,但必须继续随访。对于危重的病人,如严重的肺部病变或急进性肾小球肾炎,需要采用甲基泼尼松龙冲击治疗,每日 0.5～1g,连用 3 天,然后按大剂量激素疗法。

(2) 细胞毒药物环磷酰胺 0.7 g/m² 体表面积,每月 1 次,或静脉 0.4 g,每 2 周一次,常需使用 1～2 年以上。其副作用远低于口服环磷酰胺疗法,尤其出血性膀胱炎和膀胱癌方面的副作用在冲击疗法极少出现,白细胞数和药物剂量的关系也比较容易掌握。氨甲蝶呤主要用于轻型的病例或在缓解期替代环磷酰胺作为维持治疗,用法每周 1 次,每次 7.5～25 mg。

(3) 抗生素的治疗大多数 WG 伴有呼吸道的感染。鼻道和鼻旁窦的感染菌株多是金黄色葡萄球菌。在用免疫抑制剂治疗 WG 时,须注意清除呼吸道的感染。复方新诺明适合于轻症患者或免疫抑制剂效差者,有缓解病情作用,机制不明。

(4) 大剂量免疫球蛋白 10～20 g/d,连用 3～5 天,每月一次,临床上利用其改善病人体质,暂时增强病人非特异性抗感染能力,以利于免疫抑制的治疗。

(六) 变应性肉芽肿性血管炎

变应性肉芽肿性血管炎(Churg-Strauss vasculitis,CSV)是一种累及全身小动脉、小静脉和中等血管的系统性血管炎疾病,以坏死性血管炎、血管外肉芽肿形成和高嗜酸细胞血症为特征,常发生于有哮喘或变应性鼻炎病史的患者。

1. 病因、病理 病因不明,有报道本病常伴寄生虫或霉菌感染,感染是发病病因还是结果不清楚。大部分病人的血嗜酸性粒细胞与 IgE 升高,出现 c-ANCA 阳性。本病发病与体液免疫和细胞免疫功能紊乱有关。病理特征为受累器官血管的坏死性血管炎、血管外肉芽肿形成和嗜酸性粒细胞浸润,常侵犯肺、皮肤、外周神经、胃肠道、心、肾。血管炎产生纤维素样坏死后,可引起动脉瘤与血栓形成。

2. 诊断要点

(1) 一般病史:部分患者有变应性鼻炎、鼻息肉或哮喘病史。少数患者可有发热、乏力、消瘦等全身症状。

(2) 症状与体征

① 慢性嗜酸性粒细胞浸润性肺炎:肺出现嗜酸性粒细胞浸润,继发感染后可致咳嗽、咯血、气促、肺功能减退,血嗜酸细胞升高。

② 可有嗜酸性粒细胞浸润性胃肠炎。

③ 最后出现系统性血管炎：皮肤有皮下结节、紫癜、网状青斑；关节疼痛肿胀，全身肌痛尤其是腓肠肌痛；心肌和冠状动脉可有肉芽肿性坏死性血管炎；可有轻症肾小球肾炎；可有多发性周围神经炎、意识障碍、抽搐、脑水肿。

（3）实验室与器械检查

① 实验室检查：97％的患者有血嗜酸性粒细胞升高，血沉升高、C-反应蛋白与 IgE 增高。

② c-ANCA 阳性率为 70％，其靶抗原主要是分子量为 29KD 的丝氨酸蛋白酶 3(PR-3)。

③ 组织活检：典型的病理改变是受累组织坏死性血管炎、血管外肉芽肿形成和嗜酸性粒细胞浸润，多数病人只有其中 1～2 种病理表现。

3. 治疗原则

（1）糖皮质激素：泼尼松每日 1 mg/kg 体重，6～8 周或疾病好转后 2 周开始缓慢减药，至维持量，隔日 10～20 mg，部分病人可以试停药，但必须继续随访。

（2）细胞毒药物：环磷酰胺 0.7 g/m² 体表面积，每月 1 次，或静脉 0.4 g，每 2 周 1 次，常需使用 1～2 年以上。氨甲蝶呤主要用于轻型的病例或在缓解期替代环磷酰胺作为维持治疗，用法每周 1 次，每次 7.5～25 mg。

（3）抗凝、扩血管：全身中小血管壁炎性坏死、内皮损伤，会激活、释放各种凝血因子与致炎因子，引起血液高凝状态甚至血栓形成。因此可给予抗凝药、扩血管药，如阿司匹林、潘生丁、肝素、硝苯地平、贝那普利等。

（七）超敏性血管炎

超敏性血管炎又称变应性血管炎、白细胞破碎性血管炎、皮肤血管炎，是一种主要累及皮肤微小动静脉和毛细血管的系统性血管炎疾病，以血管壁纤维素样坏死性、血管外嗜中性粒细胞浸润伴核碎裂为病理特征。广义的超敏性血管炎即非典型超敏性血管炎，包括过敏性紫癜、荨麻疹血管炎、冷球蛋白血症性血管炎、血清病。狭义的超敏性血管炎即典型超敏性血管炎，常由外源性抗原引起，为本文重点论述。

1. 病因、病理　病因不明，外源性抗原包括三类：① 药物：青霉素、磺胺药、非那西汀、吩噻嗪类；② 化学物质：杀虫剂、除草剂、石油制剂；③ 体外蛋白：蛇毒、血清、脱敏剂。

外源性抗原刺激机体产生抗体，抗原抗体复合物沉积于血管壁，激活补体，引起一系列炎性介质与生物活性物质激活释放，产生血管病变。

病理特征为受累皮肤血管的血管壁纤维素样坏死性，血管外中性粒细胞浸润伴核碎裂，有许多白细胞碎片产生，血管内皮增生。

2. 诊断要点

（1）一般病史：可有发病前使用药物、化学物品、血清等史。

（2）症状与体征

① 皮肤有隆起性紫癜、丘疹、荨麻疹、皮下结节、皮肤溃疡,慢性者有网状青斑。

② 可有肾小球肾炎。

③ 肺受累出现咳嗽、咯血、气促、肺功能减退。

④ 可有多发性周围神经炎。

（3）实验室与器械检查

① 实验室检查:血常规可见轻度贫血,活动期白细胞升高,血沉及 C 反应蛋白升高。类风湿因子、抗核抗体与 ENA 多肽七项阴性。

② 皮肤活检:可出现特征性的血管壁纤维素样坏死性、血管外嗜中性粒细胞浸润伴核碎裂改变。

3. 治疗原则

（1）一般治疗:立即停用可疑致敏药物和化学药品,以后也应避免接触。活动期有脏器损害时应卧床休息,心肾功能不全时注意低盐饮食。

（2）糖皮质激素:可抑制血管炎免疫反应的诱导、活化、效应三个时相,是治疗的首选药物。常用药物剂型有泼尼松 $30 \sim 60$ mg /d 口服,治疗有效后临床症状改善,白细胞、血沉、CRP 下降。

（3）细胞毒药物:环磷酰胺 0.7 g/m^2 体表面积,每月 1 次,或静脉 0.4 g,每 2 周一次,常需使用 $1 \sim 2$ 年以上。氨甲蝶呤主要用于轻型的病例或在缓解期替代环磷酰胺作为维持治疗,用法每周 1 次,每次 $7.5 \sim 25$ mg。

（4）秋水仙碱 0.5 mg,每日 2 次,或氨苯砜 $75 \sim 150$ mg/d。组织胺 H_1 受体拮抗剂也可选用。

（八）贝赫切特病

贝赫切特病（Behcet's disease,BD）又称为白塞病、白塞综合征,是以复发性口腔溃疡、生殖器溃疡、眼色素膜炎及皮肤脓疱疹为临床特征的系统性血管炎病。

1. 病因、病理 病因不明,HLA-B51 与本病发病有关,且有家族积聚倾向,可能与单纯疱疹病毒、链球菌、结核杆菌感染有关;本病发病与体液免疫和细胞免疫功能紊乱有关。

病理主要累及全身小动脉和静脉,小血管管壁有 IgG、IgM、C3 沉积,血管周围有淋巴细胞、浆细胞浸润。血管先渗出,后内膜增殖,管壁增厚,可有肉芽肿形成。大、中血管也可累及,大、中静脉易形成静脉血栓,大、中动脉管壁变性坏死形成动脉瘤。

2. 诊断要点

（1）一般病史:东亚与地中海沿线国家多见,多累及青壮年,以女性居多。

少数患者可有发热、乏力、消瘦等全身症状。

（2）症状与体征

① 复发性口腔溃疡，每年数次发作。

② 复发性外阴溃疡。

③ 反复发作葡萄膜炎与视网膜血管炎，可有眼底出血与视神经萎缩，易致失明。

④ 四肢多部位皮肤结节性红斑，假性毛囊炎，痤疮样毛囊炎；有非特异性皮肤过敏（针刺反应）：用无菌 20 号或更小针头斜刺入皮内，24～48 h 后在针眼处有毛囊炎样小红点或小脓疱为阳性。

⑤ 全身各器官损害：神经受累时可有器质性脑病与精神病样症状；肺受累时可有咯血、气促，肺功能减退，肺梗死；大血管累时可有无脉症，肾性高血压，上、下腔静脉阻塞综合征；消化道受累时可有肠溃疡、穿孔、出血；肾受累时可有间歇性蛋白尿、血尿。

（3）实验室与器械检查

① 实验室检查：血常规可见轻度贫血，活动期白细胞升高，血沉及 C 反应蛋白升高。类风湿因子、抗核抗体与 ENA 多肽七项阴性。补体正常。

② 50％患者 HLA-B5 或 B51（＋）。

③ 可有 APL、c-ANCA 阳性。

3. 治疗原则

（1）一般治疗：口腔溃疡，可局部涂或贴敷含肾上腺糖皮质激素或含抗生素的膏剂或贴膜，生殖器溃疡可用高锰酸钾、洁尔阴等洗液清洗后再局部涂敷抗生素软膏。眼部炎症可用 0.5％可的松眼膏，每日 3～4 次，炎症严重时予地塞米松 5 mg 球结膜下注射 1～2 次，可减轻炎迅速症渗出。

（2）糖皮质激素：可用小剂量激素（如泼尼松每日小于或等于 0.5 mg/kg），必要时可加用小剂量氨甲蝶呤（10 mg/每周）、秋水仙碱（1～2 mg/d），难治性口腔溃疡可使用沙利度胺（反应停，25～50 mg/d）。

（3）细胞毒药物：当疾病累及内脏，尤其中枢神经系统时，或者累及眼睛可能致失明时，需用环磷酰胺，同时加大剂量激素。环磷酰胺 0.7 g/m² 体表面积，每月 1 次，或静脉 0.4 g，每 2 周 1 次，常需使用 1～2 年以上。

（汤建平）

六、多发性肌炎和皮肌炎

1. 病因、病理　多发性肌炎（polymyositis，PM）和皮肌炎（dermatomyositis，DM）是以横纹肌为主要病变的非化脓性炎性肌病。PM 指有肌炎无皮肤损害，如肌炎伴皮疹者称 DM。病因不明，常与病毒感染、免疫异常、遗传及肿瘤等因素有关。病理上以横纹肌纤维变性和间质炎症为特点。

其临床特点是四肢近端、颈周、髋周肌群对称性肌无力。发病率为 $0.5\sim$ 8.4/百万人。发病年龄呈双峰型,前峰在 5～14 岁,后峰在 40～60 岁。作为系统性疾病,PM/DM 常累及多脏器,伴发肿瘤和其他结缔组织病。

2. 诊断要点

(1) 症状

① 肌肉症状:本病累及横纹肌,以肌体近端肌群无力为其临床特点,常呈进行性、对称性损害,表现为下蹲、起立、上楼、举物、梳头、抬头困难;可累及颈、咽部肌肉软弱无力,出现吞咽困难、发音不清;呼吸肌受累出现呼吸困难;可伴有肌痛和压痛。

② 皮肤症状:眼睑淡紫色,眼眶周围水肿等皮疹表现。

③ 内脏多器官损害表现:5%～10%出现肺间质病变,心肌受累主要表现为心电图 ST-T 改变,充血性心力衰竭等。

(2) 体征

① 肌肉:对称性四肢近端无力,可伴肌痛、压痛。

② 皮肤体征:DM 特征性皮疹有上眼睑和眶周水肿伴暗紫皮疹,称为向阳疹;四肢关节的伸侧面可见红斑性鳞屑性疹,称为 Gottron 征;还有胸部"V"字区红斑、"技工"手等。

(3) 实验室和器械检查

① 血清肌酶增高:包括肌酸激酶(CK)、醛缩酶(ALD)、乳酸脱氢酶(LDH)、门冬氨酸氨基转移酶(AST)、碳酸酐酶Ⅲ等,以 CK 最敏感。

② 肌红蛋白升高。

③ 自身抗体:抗 Jo-1 抗体是诊断 PM/DM 的标记性抗体。

④ 肌电图有肌源性损害。

⑤ 肌活检异常。

3. 治疗原则

(1) 糖皮质激素:是本病的首选药物。

(2) 免疫抑制剂:对病情反复及重症患者应及时加用免疫抑制,常用氨甲蝶呤、环磷酰胺、硫唑嘌呤等。

(3) 合并恶性肿瘤的患者,如果切除肿瘤,肌炎症状可自然缓解。

七、系统性硬化病

系统性硬化病(systemic sclerosis,SSc)是指临床上以局限性或弥漫性皮肤增厚和纤维化为特征的结缔组织病。除皮肤受累外,也可影响心、肺、肾和消化道等器官的全身性自身免疫病。本病患者血清中可以出现多种、特异性抗体。女性多见,发病率大约为男性的 4 倍,儿童相对少见。

1. 病因、病理 病因尚不清楚,可能与多个致病因素有关,包括遗传基础和环境因素。在受损组织中共同和突出的病理改变是胶原的增殖、组织的纤维化。根据皮肤增厚的程度和病变侵犯的部位可将本病分为两类:弥漫型系统硬化症和局限型硬化症(通常只限于手指和面部)。另外,CREST 综合征是系统性硬化症的一个类亚型,主要表现为钙质沉积、雷诺现象、食管功能障碍、指(趾)硬化及毛细血管扩张。

2. 诊断要点

(1)症状

① 皮肤表现:雷诺现象往往是本病的首发表现。皮肤改变是本病标志性症状。皮损依次经历肿胀期、浸润期、萎缩期。一般从手指及面部开始,向躯干蔓延。表现为对称性手指及掌指或跖趾近端皮肤的增厚、紧硬,或者累及整个肢体、面、颈及躯干。

② 内脏多器官损害表现:早期即可出现食管损害引起吞咽困难,是 SSc 最常见的内脏损害。肺部病变时会出现肺间质纤维化、肺动脉高压。心脏纤维化是引起心脏受累的主要原因,也是 SSc 患者发生死亡的重要原因之一。肾脏损伤一般表现胃轻度或间歇性蛋白尿,部分患者肾损害可急剧发展,演变为肾衰竭,此时又称"SSc 肾危象",也是 SSc 重要的死亡原因。其他会出现骨关节肌肉病变,神经系统、甲状腺及肝脏的损害等。

(2)体征:特征性的皮肤表现是从手开始的皮肤硬化,手指、手背发亮、紧绷,手指褶皱消失,汗毛稀疏,继而面部、颈部受累。面部皮肤受累可表现为面具样面容,其特征为口周出现放射性沟纹,口唇变薄伴张口困难,鼻端变尖似鹰嘴。

(3)实验室和器械检查

① 一般化验无特殊异常,血沉可正常或轻度增快。

② 免疫学检测示血清 ANA 阳性率达 90% 以上,抗着丝点抗体和抗 Scl-70 抗体为 SSc 特异性抗体。

③ 病理检查:硬变皮肤活检见网状真皮致密胶原纤维增多,表皮变薄,表皮突消失,皮肤附属器萎缩。真皮和皮下组织内可见 T 淋巴细胞大量聚集。

3. 治疗原则　早期诊断,早期治疗,有利于防止疾病进展。无特效药物,原则是抗纤维化、扩血管、免疫抑制和免疫调节。

(1)抗纤维化药:如青霉胺、秋水仙碱等,对皮肤硬化、雷诺现象和食道病变有一定效果。

(2)糖皮质激素:一般不主张应用,适用于治疗炎症性肌炎,或用于有内脏损害者如间质性肺部疾患的炎症期、心肌病变、心包积液、浆膜炎、发热等。

(3)免疫抑制剂:对有内脏损害尤其是伴有肾脏、肺脏损害者,在用激素的同时常需要联合使用免疫抑制剂,常用的有环磷酰胺、硫唑嘌呤。

（4）血管活性药物：常用如钙离子阻滞剂、血管扩张剂及阻抑血小板聚集药等。

（沈友轩）

八、雷诺现象与雷诺病

雷诺现象（Raynaud phenomenon）是指患者在寒冷或紧张刺激后，肢端小动脉间歇性痉挛所引起的周围血管病变，表现为肢端阵发性苍白、发绀、发红，伴局部发冷、感觉异常和疼痛的临床现象。常反复发作、继发于其他明确疾病者称雷诺现象，出现在无其他明确疾病者称雷诺病。前者常为自身免疫性疾病的一个症状，在系统性硬化症中发病率达 95％，其次是系统性红斑狼疮和混合性结缔组织病。此病好发于 40 岁以下女性，秋冬季多发，男女发病率之比约为 1∶5。

1. 病因、病理　病因至今无一致看法，可能与交感神经活性过高、动脉血管壁病变等有关，目前认为血管内皮细胞功能异常是本病的病理生理基础。

早期小动脉无明显异常，以后出现血管内膜及中层增厚，使小动脉管腔狭窄、末梢循环障碍，导致指腹变薄、远端指骨吸收，严重者出现肢端溃疡坏疽。

2. 诊断要点

（1）起病及诱因：起病缓慢，一般在寒冷和情绪紧张时出现，对称性分布，最多发于手指和足部。

（2）发作时表现：起病时累及部位皮肤呈规律的三相变化，即先后出现苍白、发绀和潮红，同时伴有局部发凉、麻木和刺痛，持续时间长短不一，严重者可无间歇期。

（3）局部阳性体征：长期反复发作病人出现肢端皮肤营养障碍表现，如手指变尖变细、指甲变薄起嵴、指硬化和指端溃疡坏疽。

（4）实验室检查

① 激发试验：常用的有两种：冷水试验：将双手浸入 4℃冷水中 1 分钟，阳性者可诱发典型表现；握拳试验：双手握拳 1 分钟，在弯曲状态下松开手指，阳性者可诱发典型表现。

② 微循环显微镜检查：根据显微镜下甲周毛细血管血流量和流速来判断。

③ 指温恢复时间测定：手指浸冰水 20 秒后，正常者 15 min 内皮温恢复正常，超过 20 min 者为异常。

④ 甲皱微循环检查：毛细血管形态正常者常为原发性，异常者常继发于自身免疫病。

根据病史和典型的临床表现以及实验室检查结果，即可明确是否有雷诺现象存在；一旦确诊有雷诺现象，进一步根据病人的综合情况和其他实验室阳性资料来鉴别是雷诺病还是雷诺现象。本病需与肢端发绀病、红斑肢痛症、血栓闭塞性脉管炎相鉴别。

3. 治疗原则

(1) 去处诱因：避免寒冷，避免情绪紧张。

(2) 一般治疗：局部保暖，避免情绪影响，防止创伤，忌烟，继发者应积极治疗原发病。

(3) 药物治疗：以口服药为主，配合使用局部外用药。根据病人病情选用一种血管扩张药物，效果不佳者可 2~3 种联合使用。可选用钙通道阻滞剂（硝苯地平等）、影响交感神经活性药物（利血平等），也可选用血管紧张素转换酶抑制剂或肾上腺素能阻滞剂，有时配合中药制剂（丹参、三七等）有一定的治疗作用。局部外用药有 2% 硝酸甘油软膏，局部溃疡者加用莫匹罗星软膏外涂。药物治疗效果不佳者可选用交感神经切除术和血浆置换术，但长期疗效不肯定。

（柯　瑶）

九、骨性关节炎

骨性关节炎(osteoarthritis, OA)是一种常见的慢性退行性关节炎，也称退行性关节病、骨质增生或骨关节病，以关节软骨变性、骨赘形成、软骨下骨质囊性变为特点，是中老年最常见的风湿性疾病，发病率随年龄而增加，女性多见，男女之比为 1∶2。

1. 病因、病理　发病原因是多因素相互作用的结果，包括遗传因素、高龄、肥胖、内分泌、过度运动等，也可继发于创伤、炎症、关节形态异常、长期从事反复使用某些关节的职业等。

软骨变性是本病最基本和最具特征性的病理改变。早期关节软骨局灶性软化，表面粗糙，失去弹性，继而出现裂隙、剥脱，导致软骨下骨板裸露、增生、硬化，关节边缘软骨过度增生，产生软骨性骨赘，软骨性骨赘骨化形成骨赘。骨赘脱落进入关节腔形成游离体，引起滑膜炎、滑膜增生和纤维化。软骨下骨板的暴露使关节在运动时产生摩擦，骨质逐渐变得致密坚硬，形成"象牙样变"，有时出现软骨下骨板囊性病变。

2. 诊断要点

(1) 病史：多在 40 岁以后发病，进展隐匿而缓慢，随年龄增长而发病增多。

(2) 症状：多在关节活动时发生疼痛，休息后可缓解，有晨僵时提示有滑膜炎存在，但时间一般不超过 30 min。关节静止一段时间后开始活动时有关节黏着感，活动后可缓解。关节活动时常有摩擦音，关节活动受限，可出现关

491

节肿大、畸形、压痛,关节周围肌肉萎缩。

（3）体征：因局部的骨性肥大或渗出性滑膜炎引起关节肿胀,有压痛和被动活动时发生疼痛,活动时可出现关节弹响,严重者关节活动受限。晚期出现关节脱位和畸形。远端指间关节骨肥大称 Heberden 结节,近端指间关节骨肥大称 Bouchard 结节。

（4）实验室检查：血清学检查无特异性。关节滑液呈黄色或淡黄色,黏度及凝固试验正常,白细胞轻至中度增高。

（5）影像学检查：对本病的诊断十分重要。典型的 X 线表现为受累关节间隙狭窄,关节面硬化及囊性变,关节边缘骨赘形成。严重者关节面塌陷、变形及半脱位。磁共振显像有利于早期诊断。

3. 治疗原则　治疗目的是减轻症状,改善关节功能,减少关节致残。

（1）一般治疗：避免致病因素,减轻关节负荷,适当休息,康复锻炼。

（2）药物治疗：全身用药常选用非甾体抗炎药,主张间歇用药。因本病多见于年长者,胃肠功能差,必要时可选用 COX-2 抑制剂或加用胃黏膜保护剂。氨基葡聚糖和硫酸软骨素有保护软骨作用,对本病有一定疗效。透明质酸关节腔内注射有效。应尽量避免全身或局部使用糖皮质激素。关节功能严重障碍者可考虑手术治疗,行关节清理术、关节成形术、人工关节置换术。

（沈友轩）

第三节　基本技能

一、关节腔穿刺术

1. 适应证　急性发作的关节肿胀、疼痛或伴有局部皮肤发红和发热,尤其表现在单关节,怀疑感染性或创伤性关节炎。

（1）为确诊的关节肿痛伴积液,需采集关节液做诊断用途,如取关节液行偏振光镜检查尿酸盐结晶,以确诊痛风性关节炎。

（2）已确诊的关节炎,但个别关节持久不愈的关节腔较多积液,影响患者关节功能时。

（3）通过关节镜进行肉眼观察,滑膜活检或切除,及游离体清除等处理者,并同时取关节液。

（4）关节腔内注入造影剂做关节造影等检查。

（5）关节腔内注入药物的治疗措施的术前操作。

2. 操作方法

（1）术前准备：关节穿刺术与其他穿刺术一样需作术前准备,包括皮肤准备、无菌消毒、包扎及滑液收集检查所必需的器材。

(2)关节穿刺点的选择:临床最常行关节穿刺的部位是膝关节,其次是肩、肘、踝以及手和足的小关节。对于有积液的关节,关节穿刺简单容易,且痛苦较少;对于积液较少或较小的关节则需要操作者有一定的经验及患者的正确配合。穿刺的位置一般以关节伸侧为宜,这样做可防止大的神经、血管损伤。

① 膝关节:穿刺时小腿保持伸直状态,穿刺点为平髌骨下缘的内侧或外侧正中部位。膝关节不能完全伸直或积液较少者也可选髌骨下缘偏内或偏外部位穿刺。

② 肩关节:穿刺点为肩肱关节前方,于突尖下方肱骨头内侧沟部位。

③ 肘关节:在肘关节保持不完全伸直放松的位置其穿刺点在肘的后外侧,尺骨鹰嘴的外侧,正对肱骨外上髁之下部位。

④ 腕关节:腕关节穿刺应注意避免损伤桡动脉、尺神经及正中神经。穿刺时将腕保持略微屈曲状态,穿刺点为背侧伸拇肌腱的外侧部位。或选从尺骨外缘下方向下扪及与腕骨形成的凹陷处。

⑤ 踝关节:踝关节外侧穿刺点为沿腓骨头内侧方向刺入。内侧穿刺点为胫骨头部伸拇长肌腱的内侧。

(3)关节穿刺术的步骤 穿刺步骤为:① 确定关节穿刺点;② 用碘酊、乙醇消毒穿刺部位;③ 铺巾并暴露穿刺点;④ 对疼痛敏感及积液较少者可进行局部麻醉;⑤ 直接用18号针从穿刺点刺入关节间隙并吸取滑液;⑥ 抽吸完滑液后快速拔出针头,并在穿刺点部位用无菌棉球加压止血数分钟后包扎,病人即可活动。

3. 注意事项

(1)严格掌握适应证及无菌技术进行操作,穿刺局部皮肤有破损、严重皮疹或感染者禁忌关节腔穿刺,防止出现穿刺后关节感染产生并发症。

(2)有严重凝血机制障碍,血小板计数低于50×10^9/L、正在接受抗凝治疗者禁忌关节腔穿刺。必须要做的在术前应予治疗,纠正凝血障碍后再决定做关节腔穿刺,术后应制动或在关节附近用冰块或应用弹性绷带缠绕关节,防止穿刺部位血肿或关节积血。

(3)穿刺时遇到骨性阻挡时略退针稍改方向后穿刺。切忌动作粗暴损伤关节软骨或断针。

(4)滑液收集检查中的注意事项:滑液标本收集后应即刻做有关检查,尤其是滑液的培养及葡萄糖浓度测定。如滑液放置时间长则易被污染,尤其是滑液内的白细胞的糖代谢作用可能造成低葡萄糖浓度的假象。如怀疑为晶体性关节炎,收集标本时不可以用草酸盐作为抗凝剂,因为有可能形成人为的草酸盐结晶。此外在做白细胞计数时不能用醋酸稀释,因其可将黏多糖凝固从而影响计数。

(5) 注射皮质激素时的注意事项

① 避免激素在关节局部浓度太高,引起软组织萎缩,可用局麻剂稀释或先注射激素再注射局麻液至关节腔稀释。

② 有严重感染如心内膜炎、肾盂肾炎、化脓性关节炎者禁忌注射皮质激素。

③ 1 天内注射关节数在 2 个以内,1 年内同一关节注射次数最好不超过 3 次。

(张缪佳)

二、滑液检查分析

1. 正常滑液 所有滑膜关节腔都有一定量的滑液来润滑关节面和营养关节软骨,滑液来源于滑膜毛细血管的血浆滤过与滑膜衬里细胞的分泌液(主要是透明质酸)。正常滑液无色,黏度高,有指端拉丝现象,粘蛋白凝集试验阳性,自发凝集试验阴性,pH 为 $7.30\sim7.43$,滑液量依关节大小不同而异(膝关节 $3\sim5$ ml);白细胞$<200\times10^6/L$,其中单个核细胞>0.50,多个核细胞<0.25;蛋白 $12\sim30$ g/L,葡萄糖接近血浆水平;无菌,无晶体。

2. 病理性滑液 当关节受感染、外伤、晶体刺激、退行变与各种炎症刺激后,滑液产生量明显增多,滑液成分发生显著变化并参与关节病理进程,称为病理性滑液。分析其组成有助于对临床疾病的诊断。分析项目有 6 个方面:一般性状(颜色、透明度、量、pH、黏度、凝集试验)、细胞学(白细胞计数、分类、红细胞、肿瘤细胞)、生化(蛋白定量、葡萄糖、氯化物)、病原体(细菌、真菌、病毒等涂片培养)、晶体(尿酸钠、二水焦磷酸钙)、免疫指标(免疫球蛋白、补体、抗核抗体、细胞因子)等。

病理性滑液根据组成特点与临床特征分为 4 类,见表 7-1。

表7-1 病理性滑液分类与特点

项目	Ⅰ类非炎症性	Ⅱ类炎症性	Ⅲ类化脓性	Ⅳ类出血性
颜色,透明度	透明、清亮、黄色	略混浊、黄色	脓性、混浊、黄或白色	褐色或血性
黏度	高	低	很低	低
黏蛋白凝集试验	好	好~差、易碎	差、易碎	
自发凝集试验	有	有	有	
白细胞计数 ($\times10^6$/L)	200~3 000	3 000~75 000	50 000~300 000	有皱缩红细胞

续表

项目	I 类非炎症性	II 类炎症性	III 类化脓性	IV 类出血性
分类多个核	<0.25	>0.50	>0.75	
分类单个核	>0.50		结核 0.30~0.50	
狼疮细胞、类风湿细胞		可有		
葡萄糖水平	接近血糖	低于血糖> 1.4mmol/L	低于血糖> 2.8mmol/L(50%)	
病原体涂片、培养	无	无	有	
晶体	无	可有	无	
Ig、补体、抗体	无	可有	无	
常见疾病				
	骨性关节炎	类风湿关节炎	葡萄球菌关节炎	血友病
	创伤性关节炎	强直性脊柱炎	淋球菌关节炎	凝血障碍
	早期类风湿关节炎	赖特综合征	结核菌关节炎	抗凝过度
	早期红斑狼疮	银屑病性关节炎		绒毛结节性关节炎
	早期血管炎	肠病性关节炎		神经病性关节炎
	无菌性骨坏死	反应性关节炎		创伤骨折
	软骨病	炎症性肌病		
	淀粉样变	系统性血管炎		
	Wilson 病	干燥综合征		
	Paget 病	风湿热		
	褐黄病	痛风,假性痛风		

（汤建平）

三、抗核抗体检测及结果判断

检测抗核抗体(ANA)常用间接免疫荧光法。以往实验室常用鼠肝细胞作为核抗原底物,现在多采用含核质丰富的人类喉癌上皮细胞(HEP-2 细胞)作为底物,检测阳性率已得到明显提高。将患者血清与该基质结合,再用羊抗人 IgG 荧光抗体染色,在荧光显微镜下观察细胞核呈现荧光者即为抗核抗体阳性。

免疫荧光抗核抗体是一个筛选试验,它不能具体反映存在哪一种核抗原的抗体,须同时检测各种核抗原的抗体,才能对临床诊断做出更有价值的判断(见表 7-2)。

表7-2 抗核抗体与自身免疫性风湿病的相关性

抗 dsDNA 抗体	SLE(50%),特异性高
抗 ssDNA 抗体	SLE(70%),其他风湿病或非风湿病,非特异性
抗组蛋白抗体	药物诱发狼疮(95%~100%),SLE(70%),RA(30%)
抗 Sm 抗体	SLE(20%~30%),标记性抗体
抗 U1RNP 抗体	MCTD(100%),SLE,SSc 等
抗 SS-A/Ro 抗体	SS(60%~76%),SLE(30%~40%)
抗 SS-B/La 抗体	SS(50%~60%),SLE(10%~15%)
抗 Scl-70 抗体	SSc(15%~20%),标记性抗体
抗着丝点抗体	SSc 中局限型(80%),标记性抗体
抗 PCNA 抗体	SLE(3%)
抗 Ku 抗体	SLE(10%),PM+SSc 重叠(55%)
抗 Jo-1 抗体	PM(31%),标记性抗体

SLE:系统性红斑狼疮;RA:类风湿关节炎;MCTD:混合结缔组织病;SSc:系统性硬化症;SS:干燥综合征;PM:多发性肌炎。

(柯 瑶)

第八章 神经内科

第一节 基础理论

一、神经系统检查方法及其临床意义

（一）一般检查

1. 意识状态

（1）一般意识障碍通常分为 5 级：

① 嗜睡：持续地处于睡眠状态；能被唤醒，正确回答问题并配合体检，停止刺激后又入睡。

② 昏睡：需高声喊叫或较强烈疼痛刺激方能唤醒，能简单含糊地回答问题，停止刺激后立即熟睡。

③ 浅昏迷：意识丧失，高声喊叫不能唤醒，压眶可有反应，有无意识的自发动作，生命体征无明显改变。

④ 中昏迷：疼痛反应消失，四肢完全瘫痪，腱反射减弱，病理反射阳性，角膜反射、对光反射减弱，呼吸和循环功能尚稳定。抑制水平达到皮层下。

⑤ 深昏迷：患者眼球固定，瞳孔散大，所有反射均消失，四肢弛缓性瘫痪，呼吸、循环和体温调节功能障碍。抑制水平达到脑干。

（2）特殊意识障碍

① 谵妄状态：患者觉醒水平、注意力、定向力、知觉、智能和情感发生极大紊乱，多伴有激惹、焦虑、恐怖、视幻觉和片段妄想等，常见于急性弥漫性脑损害或脑部中毒性疾病。

② 模糊状态：起病缓慢，定向力障碍多不严重，时间定向相对明显，表现淡漠、嗜睡、注意力缺陷。

2. 精神状态　主要看是否有认知、情感、意志、行为等方面异常，如错觉、幻觉、妄想、情绪不稳和情感淡漠等，检查患者的理解力、定向力、记忆力、计算力、判断力，判定是否有智能障碍。

3. 脑膜刺激征　包括颈项强直、克氏（kernig）征、布鲁斯基（brudzinski）征，见于脑膜炎、蛛网膜下隙出血、脑炎、脑水肿及颅内压增高等，深昏迷时可消失。

(二)脑神经检查

1. 嗅神经(Ⅰ) 让患者闭目,闭塞其一侧鼻孔,用香皂、牙膏和香烟等置于患者受检的鼻孔前,令其说出是何气味或做出比较。刺激性物质如醋酸、乙醇和福尔马林等可刺激三叉神经末梢,不用于嗅觉检查。嗅神经和鼻本身病变可出现嗅觉减退或消失,嗅中枢病变可引起幻嗅。

2. 视神经(Ⅱ) 主要检查视力、视野和眼底。

(1)视力:分为远视力和近视力两种,分别用国际远视力表或近视力表进行检查,检查时应注意排除影响视力的眼部病变。

(2)视野:是眼睛固定不动、正视前方时所能看到的空间范围。常用的视野检查法有手动法、视野计法,后者较为精确。

(3)眼底检查:正常眼底可见视神经乳头呈圆形或椭圆形,边缘清楚,颜色淡红,生理凹陷清晰;动脉色鲜红,静脉色暗红,动静脉管径比例正常为2:3。

3. 动眼(Ⅲ)、滑车(Ⅳ)和外展神经(Ⅵ) 共同支配眼球运动,可同时检查。

(1)外观:注意是否有上睑下垂,睑裂是否对称,观察是否有眼球前突或内陷、斜视、同向偏斜,以及有无眼球震颤。

(2)眼球运动:请病人随检查者的手指向各个方向移动,而保持头面部不动,仅转动眼球;最后检查集合动作。观察有否眼球运动受限及受限的方向和程度,注意是否有复视和眼球震颤。

(3)瞳孔及瞳孔反射:注意观察瞳孔的大小、形状、位置及是否对称。正常人瞳孔直径约3~4 mm,呈圆形、边缘整齐、位置居中。直径小于2 mm为瞳孔缩小,大于5 mm为瞳孔扩大。

① 瞳孔光反射:是光线刺激瞳孔引起瞳孔收缩,光线刺激一侧瞳孔引起该侧瞳孔收缩称为直接光反射,对侧瞳孔同时收缩称为间接光反射;如受检侧视神经损害,则直接及间接光反射均消失或迟钝。

② 调节反射:两眼注视远处物体时,再突然注视近处物体出现的两眼会聚、瞳孔缩小的反射。

4. 三叉神经(Ⅴ)

(1)感觉功能:注意区分中枢性(节段性)和周围性感觉障碍,前者面部呈葱皮样分离性感觉障碍,后者病变区各种感觉均缺失。

(2)运动功能:检查时首先嘱患者用力做咀嚼动作,以双手压紧颞肌、咬肌,而感知其紧张程度,是否有肌无力、萎缩及是否对称等。然后嘱患者张口,以上下门齿中缝为标准,判定其有无偏斜。如一侧翼肌瘫痪,则下颌偏向病侧。

（3）反射

① 角膜反射:受试侧的瞬目动作称直接角膜反射,受试对侧为间接角膜反射。如受试侧三叉神经麻痹,则双侧角膜反射消失,健侧受试仍可引起双侧角膜反射。

② 下颌反射:患者略张口,轻叩击放在其下颌中央的检查者的拇指,引起下颌上提。脑干的上运动神经元病变时呈现增强。

5. 面神经（Ⅶ） 是混合神经,以支配面部表情肌的运动为主,尚有支配舌前 2/3 的味觉纤维。

（1）运动功能:首先观察患者的额纹、眼裂、鼻唇沟和口角是否对称,然后嘱患者做皱额、皱眉、瞬目、示齿、鼓腮和吹哨等动作,观察有无瘫痪及是否对称。一侧面神经中枢性瘫痪时只造成对侧下半面部表情肌瘫痪;一侧周围性面神经麻痹则导致同侧面部所有表情肌均瘫痪。

（2）味觉检查:用棉签蘸取酸、甜、苦、咸溶液检查舌前 2/3 的味觉。

6. 听神经（Ⅷ）

（1）蜗神经:是传导听觉的神经,损害时可出现耳聋和耳鸣,常用耳语、表声或音叉进行检查。传导性耳聋听力损害主要是低频音的气导,感音性耳聋是高频音的气导和骨导均下降,可通过音叉实验加以鉴别:

① Rinne 试验:正常时气导约为骨导的两倍。感音性耳聋时,气导长于骨导,即 Rinne 试验阳性;传导性耳聋时,骨导长于气导,即 Rinne 试验阴性。

② Weber 试验:正常时感觉声音位于正中;传导性耳聋时声响偏于病侧,为 Weber 试验阳性;感音性耳聋时声响偏于健侧,即为 Weber 试验阴性。

（2）前庭神经:受损时可出现眩晕、呕吐、眼震、平衡障碍等。

7. 舌咽神经（Ⅸ）、迷走神经（Ⅹ）

（1）运动功能检查:注意观察患者说话有无鼻音、声音嘶哑,甚至完全失声,询问有无饮水呛咳、吞咽困难等;然后嘱患者张口,观察其悬雍垂是否居中,双侧腭咽弓是否对称;嘱患者发"啊"音,观察双侧软腭抬举是否一致,悬雍垂是否偏斜等;一侧麻痹时,病侧腭咽弓低垂,软腭不能上提,悬雍垂偏向健侧;双侧麻痹时,悬雍垂虽仍可居中,但双侧软腭抬举受限甚至完全不能。

（2）感觉功能检查:用棉签或压舌板轻触两侧软腭或咽后壁,观察有无感觉。

（3）味觉检查:舌咽神经支配舌后 1/3 味觉。

（4）反射检查:咽反射:嘱患者张口,用压舌板分别轻触两侧咽后壁,正常时出现咽部肌肉收缩,并有恶心、呕吐反应。

8. 副神经（Ⅺ） 检查时让患者向两侧分别做转颈动作并加以阻力,比较两侧胸锁乳突肌收缩时的轮廓和坚实程度。斜方肌的功能是将枕部向同侧倾斜。检查时可在耸肩或头部向一侧后仰时加以阻力,一侧副神经损害时可见同侧胸锁乳突肌以及斜方肌萎缩、垂肩和斜颈,耸肩(病侧)及转颈(向对侧)无力或不能。

9. 舌下神经(Ⅻ) 观察舌在口腔内的位置及形态,然后嘱患者伸舌,观察其是否有偏斜、舌肌萎缩、舌肌颤动。一侧舌下神经麻痹时,伸舌向病侧偏斜;核下性损害可见病侧舌肌萎缩,核性损害可见明显的肌束颤动,核上性损害则仅见伸舌向病灶对侧偏斜;双侧舌下神经麻痹时,伸舌受限或不能。

(三)运动系统检查

运动系统检查包括肌营养、肌张力、肌力、不自主运动、共济运动、姿势及步态等。

1. 肌营养 观察和比较双侧对称部位的肌肉外形以及体积,有无肌萎缩及假性肥大。肌萎缩主要见于下运动神经元损害及肌肉疾病;假性肥大表现为肌肉外观肥大,触之坚硬,力量减弱,多见于腓肠肌和三角肌,常见于进行性肌营养不良症(假肥大型)。

2. 肌张力

(1)肌张力减低:可见于下运动神经元病变、小脑病变及肌源性病变。

(2)肌张力增高:见于锥体束病变和锥体外系病变,前者表现为痉挛性肌张力增高,即上肢的屈肌及下肢的伸肌肌张力增高明显,开始做被动运动时阻力较大,然后迅速减小,称折刀样肌张力增高;后者表现铅管样肌张力增高(不伴震颤),如伴有震颤则出现规律而断续的停顿,称齿轮样肌张力增高。

3. 肌力 指肢体随意运动时肌肉收缩的力量。肌力采用0~5级的6级记录法:

0级:完全瘫痪。

1级:肌肉可收缩,但不能产生动作。

2级:肢体能在床面上移动,但不能抵抗自身重力,即不能抬起。

3级:肢体能抵抗重力离开床面,但不能抵抗阻力。

4级:肢体能做抗阻力动作,但未达到正常。

5级:正常肌力。

常用的轻瘫检查法:① 上肢平伸试验,患者平伸上肢,手心向下,数分钟后可见轻瘫侧上肢逐渐下垂而低于健侧,同时可见轻瘫侧自然旋前,掌心向外,故亦称手旋前试验;② 下肢轻瘫试验,令患者仰卧,双下肢膝、髋关节均屈曲成直角,数秒钟后轻瘫侧下肢逐渐下落。

4. 不自主运动 注意观察患者是否有不自主的异常动作,如震颤(静止性、动作性、姿势性)、舞蹈样动作、手足徐动、肌束颤动、颤搐、肌阵挛等,以及出现的部位、范围、程度、规律,与情绪、动作、寒冷、饮酒等的关系,并注意询问家族史和遗传史。

5. 共济运动　首先观察患者的日常活动,如吃饭、穿衣、系扣、取物等,但瘫痪、不自主动作和肌张力增高也可导致随意动作障碍,应予排除。

(1)指鼻试验:共济运动障碍的患者可见动作笨拙,接近目标时动作迟缓及(或)手指出现动作性震颤(意向性震颤),指鼻不准。感觉性共济失调者睁眼做此试验时正常或仅有轻微障碍,闭眼则发生明显异常。

(2)跟—膝—胫试验:小脑性共济失调者抬腿触膝时出现辨距不良和意向性震颤,下移时常摇晃不稳;感觉性共济失调者闭眼时常难以触到膝盖。

(3)快复轮替试验:共济失调患者动作笨拙、不协调、快慢不一,称快复轮替运动不能。

(4)闭目难立(Romberg)征:用以检查平衡性共济失调,其临床意义在于:① 后索病变:睁眼站立较稳,闭眼时不稳,即通常的 Romberg 征阳性;② 小脑病变:睁眼、闭眼均不稳,闭眼更明显,蚓部病变易向后倾倒,小脑半球病变向病侧倾倒;③ 前庭迷路病变:患者闭眼后并不立即出现身体摇晃或倾倒,而是经过一段时间后才出现身体摇晃,且摇晃的程度逐渐加强,身体多向两侧倾倒。

6. 姿势及步态
(1)痉挛性偏瘫步态:多见于急性脑血管病后遗症。
(2)痉挛性截瘫步态:见于双侧锥体束损害和脑性瘫痪等。
(3)慌张步态:常见于帕金森病或帕金森综合征患者。
(4)感觉性共济失调步态:见于脊髓结核、脊髓亚急性联合变性、多发性硬化等,病变主要累及脊髓后索。
(5)跨阈步态:常见于腓总神经麻痹病人。也见于腓骨肌萎缩症、进行性脊肌萎缩症和脊髓灰质炎等。
(6)肌病步态:常见于进行性肌营养不良患者。

(四)感觉系统检查

1. 浅感觉检查
(1)痛觉:用大头针或叩诊锤的针尖轻刺皮肤,询问患者有无疼痛感觉。
(2)触觉:用棉签或软纸片轻触皮肤,询问有无感觉。
(3)温度觉:用两支玻璃试管或金属管分别装有冷水和热水,交替接触患者皮肤,让其辨别冷热。

2. 深感觉检查
(1)运动觉:患者闭目,检查者以手指夹住患者手指或足趾两侧,上下移动5°左右,让患者辨别移动的方向,如感觉不明确可加大运动幅度或测试较大关节。

（2）位置觉:患者闭目,检查者将其肢体摆成某一姿势,请患者描述该姿势或用对侧肢体模仿。

（3）振动觉:将振动的 C128Hz 音叉柄置于骨隆起处,如手指、尺骨茎突、鹰嘴、髂前上棘等处,询问有无振动感和持续时间,并两侧对比。

3. 复合感觉检查

（1）定位觉:患者闭目,用手指或棉签轻触病人皮肤后,让其指出受触的部位。正常误差:手部小于 3.5 mm,躯干部小于 1 cm。

（2）两点辨别觉:患者闭目,用分开一定距离的钝角双角规或叩诊锤的两尖端接触患者的皮肤,如感觉为两点,则缩小其间距,直至感觉为一点为止,两点须同时刺激,用力相等。正常时指尖为 2～8 mm,手背为 2～3 cm,躯干为 6～7 cm。

（3）图形觉:患者闭目,用钝针在患者皮肤上画出简单图形,如三角形、圆形或 1、2、3 等数字,请患者辨出,亦应双侧对照进行。

（4）实体觉:患者闭目,令其用单手触摸常用物品如钥匙、纽扣、钢笔、硬币等,说出物品的名称和形状,两手比较。

（五）反射检查

1. 深反射

（1）肱二头肌反射:反射中心为 $C_{5\sim6}$,经肌皮神经传导。

（2）肱三头肌反射:反射中心为 $C_{6\sim7}$,经桡神经传导。

（3）桡反射:反射中心为 $C_{5\sim6}$,经桡神经传导。

（4）膝反射:反射中心为 $L_{2\sim4}$,经股神经传导。

（5）踝反射:反射中心为 $S_{1\sim2}$。

（6）阵挛:是腱反射极度亢进的表现,临床常见:① 膑阵挛;② 踝阵挛。

（7）霍夫曼征:反射中心为 $C_7\sim L_1$,以往该征被列入病理反射,实际上为牵张反射,可视为腱反射亢进的表现,也见于腱反射活跃的正常人。

2. 浅反射　是刺激皮肤、黏膜、角膜引起肌肉快速收缩反应。

（1）腹壁反射:反射中心为 $T_7\sim T_{12}$。

（2）提睾反射:反射中心为 $L_1\sim L_2$。

（3）跖反射:反射中心为 $S_1\sim S_2$。

（4）肛门反射:反射中心为 $S_4\sim S_5$。

3. 病理反射

（1）巴彬斯基（Babinski）征:检查方法同跖反射,阳性反应为拇趾背屈,有时可伴有其他足趾呈扇形展开。Babinski 征是最经典的病理反射,提示锥体束受损。

（2）Babinski 等位征:包括:① Chaddock 征:由外踝下方向前划至足背外

侧;② Oppenheim 征:用拇指和食指自上而下用力沿胫骨前缘下滑;③ Gordon 征:用手挤压腓肠肌。阳性反应均为拇趾背屈。

(潘凤华　丁新生)

二、常见神经系统症状

（一）意识障碍

意识在医学中是指大脑的觉醒程度,是对机体自身和周围环境的感知和理解的功能,并通过语言、躯体运动和行为表达出来;或被以为是中枢神经系统对内、外环境的刺激所做出的应答反应能力,该能力减退或消失就表现不同程度的意识障碍(disorders of consciousness)。

为了便于临床观察,按意识障碍的严重程度,意识范围的大小、内容及脑干反射把意识障碍分为:

1. 意识水平下降的意识障碍

（1）嗜睡:是意识障碍的早期表现,处于睡眠状态,唤醒后定向力基本完整,但注意力不集中,记忆稍差,如不继续对答,又进入睡眠。

（2）昏睡:处于较深睡眠状态,较重的疼痛或较响的刺激方可唤醒,作简单模糊的回答,旋即熟睡。

（3）昏迷:意识丧失,对言语刺激无应答反应。可分为浅、中、深昏迷。

2. 伴意识内容改变的意识障碍

（1）意识模糊:或称朦胧状态,意识轻度障碍,表现意识范围缩小,常有定向力障碍,错觉表现突出,幻觉较少见,情感反应与错觉相关,可见于癔症发作。

（2）谵妄状态:较意识模糊严重,定向力和自知力均有障碍,注意力涣散,与外界不能正常接触,常有丰富的错觉、幻觉,以错视为主,形象生动而逼真,以至有恐惧、外逃或伤人行为。急性谵妄状态常见于高热或中毒,如阿托品类中毒;慢性谵妄状态多见于慢性酒精中毒。

3. 特殊类型的意识障碍　即醒状昏迷或称睁眼昏迷,包括:

（1）去皮层综合征:患者能无意识地睁眼闭眼,光反射、角膜反射存在,对外界刺激无反应,无自发性言语及有目的的动作,呈上肢屈曲、下肢伸直姿势(去皮层强直状态),可有病理征。因脑干上行网状激活系统未受损,故可保持觉醒-睡眠周期,可有无意识的咀嚼和吞咽动作。见于缺氧性脑病、大脑皮质广泛损害的脑血管疾病及脑外伤等。

（2）无动性缄默症:患者对外界刺激无意识反应,四肢不能活动,也可呈不典型去脑强直状态,可有无目的地睁眼或眼球运动,觉醒-睡眠周期可保留或有改变,如呈睡眠过度状态。伴有自主神经功能紊乱,如体温高、心跳或呼吸节律不规则、多汗、皮脂腺分泌旺盛,尿潴留或尿失禁等,肌肉松弛,无锥体束征。为脑干上部或丘脑的网状激活系统或前额叶－边缘系统损害所致。

（二）失语症

失语症（aphasia）是由于脑损害所致的语言交流能力障碍，即后天获得性地对各种语言符号（口语、文字、手语等）的表达及认识能力的受损或丧失。

1. Broca失语 又称运动性失语。以口语表达障碍最为突出，语量少，发音、语调障碍，找词困难，呈特征性的电报式语言；口语理解相对好；复述、命名、阅读及书写均不同程度受损。病变除累及优势半球Broca区（额下回后部），还有相应皮质下白质及脑室周围白质甚至顶叶及岛叶的损害。

2. Wernicke失语 又称感觉性失语。口语理解严重障碍，患者对别人和自己讲的话均不理解，或仅理解个别词或短语；语量多，发音清晰，语调正常，但因较多的错语而不易被人理解，答非所问；同时表现复述及听写障碍，存在不同程度的命名、朗读及文字理解障碍；病变位于优势半球Wernicke区（颞上回后部）。

3. 命名性失语 以命名不能为主要特征，呈选择性命名障碍，在供选择名称中能选出正确的名词。在口语表达中表现找词困难，多以描述物品功能代替说不出的词，赘语和空话较多。与Wernicke失语不同的是患者语言理解及复述正常或近于正常，病变多在优势半球颞中回后部或颞枕交界区。

（三）感觉障碍

1. 临床分类 感觉障碍依其病变的性质可分为以下两类：

（1）抑制性症状：感觉径路受破坏时，出现感觉缺失或减退。同一部位各种感觉均缺失称为完全性感觉缺失；同一部位仅某种感觉缺失而其他感觉保存，则称为分离性感觉障碍。

（2）刺激性症状：感觉径路刺激性病变可引起疼痛、感觉异常、感觉过敏，偶引起感觉倒错、感觉过度。

2. 临床表现

（1）末梢型：肢体远端对称性感觉缺失，呈手套袜子型分布，可伴有相应区域内运动及自主神经功能障碍。见于多发神经痛。

（2）周围神经型

① 感觉障碍局限于某一周围神经支配区，如桡神经、尺神经、总神经、股外侧皮神经等受损。

② 一个肢体多数周围神经的各种感觉障碍，为神经干或神经丛病变。

（3）节段型

① 单侧节段性感觉障碍（后根型）：见于一侧脊髓外肿瘤或椎间盘突出，出现相应支配区的节段先感觉障碍，可伴有后根放射性疼痛即跟性痛。

② 单侧节段性分离性感觉障碍（后角型）：见于一侧后角病变（如脊髓空

洞症),表现为相应节段内痛、温度觉丧失,而触觉、深感觉保留。

③ 双侧对称性节段性分离性感觉障碍(前连合型):见于脊髓中央病变,如髓内肿瘤早期及脊髓空洞症,使前联合受损,表现为两侧对称的痛、温度觉丧失而触觉保留。

(4) 传导束型

① 脊髓半切综合征:表现为病变平面以下对侧痛、温觉丧失,同侧深感觉丧失及上运动神经元瘫痪。见于髓外肿瘤早期,脊髓外伤。

② 脊髓横贯性损害:病变平面以下传导束性全部感觉障碍,伴有截瘫或四肢瘫,排便障碍。见于急性脊髓炎、脊髓压迫症后期。

(5) 交叉型:病变位于脑干,表现为同侧面部、对侧偏身痛、温觉减退或丧失,并伴有其他结构损害的症状和体征。如小脑后下动脉闭塞所致的延髓背外侧综合征。

(6) 偏身型:脑桥、中脑、丘脑及内囊等处病变均可导致对侧偏身(包括面部)的感觉减退或缺失,可伴有肢体瘫痪或面舌瘫等。

(7) 单肢型:因大脑皮质感觉区分布较广,一般病变仅损及部分区域,故常表现为对侧上肢或下肢感觉缺失,其特点为复合感觉障碍。

(四) 瘫痪

瘫痪(paralysis)是指随意运动功能减低或丧失。

1. 弛缓性瘫痪　又称下运动神经元瘫痪或周围性瘫。

(1) 临床特点:瘫痪肌肉的肌张力降低或消失,腱反射减弱或消失,无病理反射,较早发生肌肉萎缩,肌电图显示神经传导速度异常,并有失神经电位。

(2) 定位诊断:

① 周围神经:瘫痪分布与每支周围神经的支配一致,并伴有相应区域感觉障碍。多发性神经病时出现对称性四肢远端肌肉瘫痪和萎缩,并伴手套—袜子型感觉障碍。

② 神经丛:常引起一个肢体的多数周围神经瘫痪、感觉及自主神经功能障碍。

③ 前根:呈节段性分布的弛缓性瘫痪,因后根无常同时受侵犯而常伴有根性疼痛和节段性感觉障碍。

④ 脊髓前角细胞:瘫痪呈节段性分布,无感觉障碍。慢性者多因部分性损伤的前角细胞受到病变刺激可出现肉眼可分辨的肌纤维束跳动,称肌束颤动,或肉眼不能识别而仅在肌电图上显示的肌纤维性颤动。

2. 痉挛性瘫痪　又称上运动神经元瘫痪或中枢性瘫痪。

(1) 临床特点:瘫痪肌肉的肌张力增高,腱反射亢进,出现病理反射,瘫痪肌肉无萎缩,肌电图显示神经传导正常,无失神经支配电位。

（2）定位诊断

① 皮质：多为对侧上肢或下肢单瘫，刺激性病变引起对侧肢体与局限性阵发性抽搐。

② 内囊：出现典型的"三偏"征。

③ 脑干：交叉性瘫痪。

④ 脊髓：横贯性损害出现截瘫或四肢瘫；半侧损害时可出现脊髓半切综合征。

（五）眼肌麻痹

眼肌麻痹系由眼球运动神经或眼球协同运动的调节结构病变所致。临床上可分为以下 4 种类型：

1. 周围性眼肌麻痹　是由于眼球运动神经损害所致。

（1）动眼神经麻痹：可出现其所支配的全眼肌麻痹。眼外肌麻痹表现为上睑下垂、外斜视、眼球向上、向内及向下运动受限，并出现复视；眼内肌麻痹表现瞳孔散大，光反射及调节反射消失。

（2）滑车神经麻痹：可表现眼球向外下方运动受限，并有复视。

（3）外展神经麻痹：呈内斜视，眼球不能向外方转动，有复视。

2. 核性眼肌麻痹　指脑干病变损害眼球运动神经核所致的运动障碍。病变常累及邻近结构，如外展神经核损害常累及面神经和锥体束等，而出现同侧外展神经、面神经及对侧肢体交叉性瘫。动眼神经核的亚核多而分散，病变可仅累及其中部分核团而引起某一眼肌受累，也可累及双侧。

3. 核间性眼肌麻痹　病变位于连接动眼神经内直肌与外展神经核之间的内侧纵束，造成眼球水平性同向运动障碍，单眼的内直肌或外直肌的分离性麻痹，并多合并分离性水平眼震。

4. 中枢性眼肌麻痹　是皮层的眼球水平同向运动中枢（侧视中枢）病变所致的双眼水平同向运动障碍，即凝视麻痹，又称核上性眼肌麻痹。

（六）共济失调

共济失调是因小脑、本体感觉及前庭功能障碍所致的运动笨拙和不协调，而并非肌无力，可累及四肢、躯干及咽喉肌，引起姿势、步态和语言障碍。

1. 小脑性共济失调

（1）姿势和步态的改变：站立不稳、步态蹒跚、两足远离叉开、左右摇晃不定，并举起上肢以维持平衡，多见于小脑蚓部病变。小脑半球损害时，行走则向患侧倾斜。

（2）协调运动障碍：辨距不良和意向性震颤，协同不能，快复及轮替运动异常，书写障碍。

（3）言语障碍：吟诗样语言和爆发性语言。

（4）眼运动障碍：出现粗大的共济失调性眼球震颤。

（5）肌张力减低：见于急性小脑病变。

2. 大脑性共济失调

（1）额叶性共济失调：除有对侧肢体共济失调外，常伴有腱反射亢进、肌张力增高、病理反射阳性，以及精神症状、强握反射和强直性跖反射等额叶损害表现。

（2）顶叶性共济失调：对侧患肢出现共济失调，闭眼时症状明显，深感觉障碍多不重或呈一过性；两侧房中央小叶后部受损可出现双下肢感觉性共济失调及大小便障碍。

（3）颞叶性共济失调：较轻，可表现一过性平衡障碍。

3. 感觉性共济失调　站立不稳，迈步不知远近，落脚不知深浅，睁眼时共济失调不明显，闭眼时明显，闭目难立征阳性，音叉震动觉及位置觉缺失。

4. 前庭性共济失调　以平衡障碍为主，站立和步行时躯体易向病侧倾斜，改变头位可使症状加重，四肢共济运动多正常。眩晕、呕吐、眼球震颤明显。

（李弘钧）

三、大脑半球解剖生理和功能定位

大脑半球的表面有大脑皮质覆盖，在脑表面布满了许多脑沟。大脑半球由外侧沟，中央沟和顶枕沟分为额叶、颞叶、顶叶、枕叶和岛叶。

（一）额叶

额叶病变主要表现为随意运动，语言及其精神活动方面的障碍：① 额叶前部病变表现为痴呆和人格改变；② 额桥束损害，可产生对侧肢体共济失调；③ 额中回后部有侧视中枢，病损时出现两眼向病灶侧同向斜视，刺激性病损向两眼向病灶对侧同向斜视；④ 中央前回的破坏性病灶引起单瘫，刺激性病损引起 Jackson 癫痫；⑤ 旁中央小叶损害可出现痉挛性截瘫，尿潴留和感觉障碍；⑥ 优势半球额下回受损可出现运动性失语；⑦ 优势半球额中回受损可出现书写不能。

（二）颞叶

颞极的轻微病损可以无症状；颞叶的沟回受刺激时，可引起沟回发作；颞叶白质视辐射受损时，可出现两眼对侧视野的同向上象限性盲；左颞叶受损时出现感觉性失语和命名性失语。

（三）顶叶

中央后回刺激性病损可引起身体对侧感觉性癫痫，破坏性病损可引起身体对侧精细感觉障碍；左角回损害可出现古茨曼综合征；顶叶白质视辐射受损时，可出现两眼对侧视野的同向下象限性盲。

（四）枕叶

一侧视中枢损害可出现两眼对侧视野的同向偏盲,伴黄斑回避。

（储旭华）

四、小脑的解剖生理与常见临床症状

小脑位于颅后窝,居脑桥和延髓的背面,前面借三对小脑脚与脑干相连。小脑两侧的膨隆为小脑半球,中间狭细为小脑蚓,两侧的小脑半球向下突出的部分称小脑扁桃体。小脑上面平坦,前、中 1/3 交界处有一略呈 V 字形的深沟,称为原裂。原裂前方的部分称为小脑前叶,在进化上出现较晚,故又称为旧小脑;原裂后方的,占小脑的大部分,此叶在进化上出现最晚,又称新小脑。绒球小结叶是进化上出现最早的部分,又称原小脑。

小脑表面被覆薄层灰质为小脑皮质,深部的由神经纤维组成的白质又称小脑髓质。白质内埋藏有小脑核。小脑皮质主要由神经元胞体组成。小脑核共有四对,齿状核最大,位于小脑半球的白质内,呈皱缩的口袋状,袋口朝向前内方;栓状核和球状核均细小,位于齿状核内侧;顶核呈圆形,位于第四脑室的上方,小脑蚓白质内。

（唐金荣）

五、脑干的解剖生理与常见临床综合征

（一）解剖生理

脑干(brain stem)是中枢神经系统中位于间脑和脊髓之间的一个较小的部分,自上而下由中脑、脑桥和延髓三部分组成脑干内部的主要结构。

1. 脑干网状结构　在脑干内除了边界明确的脑神经核、非脑神经核团和上下行传导束以外,还能看到分布相当宽广,胞体和纤维交错排列呈"网状"的区域,称网状结构。它与大脑皮质、丘脑、下丘脑、边缘系统、小脑、脑干神经核和脊髓等有着密切的联系,几乎参与全部神经系统重要活动,调节呼吸、循环和消化等内脏功能,控制睡眠-觉醒的交替规律以及运动和感觉功能。

2. 传导束　在脑干白质中有传导束通过,包括深、浅感觉传导束,锥体束,锥体外通路和内侧纵束等。内侧纵束与眼球运动的脑神经(Ⅲ、Ⅳ、Ⅵ)及副神经(Ⅺ)有联系,尚有来自前庭的纤维,协调头、颈及眼球的协同运动。

3. 神经核　中脑有第Ⅲ、Ⅳ对脑神经核,脑桥有第Ⅴ、Ⅵ、Ⅶ、Ⅷ对脑神经核,延髓有第Ⅸ、Ⅹ、Ⅺ、Ⅻ对脑神经核。除脑神经核外尚有传导深感觉的中继核(薄束核、楔束核),以及与锥体外系统有关的核(红核、黑质)等。

脑干病变的临床特点是:交叉性麻痹,即病变同侧的周围性脑神经麻痹和对侧的中枢性瘫痪与偏身性感觉障碍。脑干损害的定位是根据脑神经的平面来决定的。

（二）常见临床综合征

1. 中脑腹侧部综合征（Weber syndrome） 大脑脚底损害，影响锥体束及动眼神经，临床表现为病侧动眼神经麻痹和对侧中枢性偏瘫。

2. 红核综合征（Benedikt syndrome） 基底动脉脚间支或大脑后动脉梗死，病变损害了一侧红核，致同侧动眼神经麻痹，对侧不完全性偏瘫；对侧运动过度（震颤、舞蹈、手足徐动）；对侧触觉、震动觉、位置觉及辨别觉减退（累及内侧丘系）；对侧强直（累及黑质）。

3. 脑桥基底内侧综合征（Foville 综合征） 病灶侧周围性面神经瘫，两眼向病灶侧同向凝视麻痹，对侧偏瘫。常见病因是脑血管疾病。

4. 脑桥腹下部综合征（Millard - Gubler syndrome） 可由小脑下前动脉阻塞造成，其临床表现为患侧眼球不能外展（展神经损害）、周围性面瘫（面神经核损害）及对侧中枢性偏瘫（锥体束受损）。若损害内侧丘系和脊髓丘脑束，可出现对侧偏身感觉障碍。

5. 脑桥被盖部综合征（Raymond - Cestan 综合征） 病变位于脑桥被盖部，损害了内侧丘系、内侧纵束、脊髓丘系、小脑结合臂。病变同侧有外展神经与面神经麻痹，小脑性共济失调，对侧肢体出现深感觉障碍，两眼持久性转向病灶对侧。

6. 脑桥上部外侧综合征 是由小脑上动脉阻塞所致，又称小脑上动脉综合征。主要临床表现为：

（1）眩晕、恶心、呕吐、眼球震颤（前庭核损害）。

（2）两眼向病灶侧水平凝视不能（脑桥侧视中枢损害）。

（3）同侧肢体共济失调（脑桥臂、结合臂、小脑齿状核损害）。

（4）同侧 Horner 综合征（下行交感纤维损害）。

（5）同侧面部感觉障碍（三叉感觉束损害）和对侧痛觉、温度觉障碍（脊髓丘脑束损害）。对侧下肢深感觉障碍（内侧丘系外侧部损害）。

7. 延髓内侧综合征（Dejerine syndrome） 椎动脉及其分支或基底动脉后部血管阻塞，引起延髓锥体发生梗死时产生同侧舌肌麻痹（第Ⅻ脑神经损害）和萎缩，对侧上下肢中枢性瘫痪以及触觉、位置觉、震动觉减退或丧失。

8. 延髓外侧综合征（Wallenberg syndrome） 又称小脑下后动脉综合征，常见于小脑下后动脉闭塞或部分梗死所致。其主要临床表现为：

（1）眩晕、恶心、呕吐、眼球震颤（前庭核损害）。

（2）吞咽困难、构音障碍，同侧软腭、声带瘫痪及咽反射消失（舌咽迷走神经疑核受损）。

（3）同侧面部痛觉、温度觉障碍（三叉神经脊束核损害）。

（4）同侧肢体共济失调（绳状体及脊髓小脑束）。

（5）同侧 Horner 综合征（交感神经下行纤维损害）。

（6）对侧偏身痛觉、温度觉障碍（脊髓丘脑束损害）。

（三）上行性网状结构解剖生理与临床意义

网状结构遍及整个脑干被盖部，其神经元群及轴突充斥于颅神经核和橄榄体间的间隙以及上行纤维束和下行纤维束之间。网状结构神经元接受来自脊髓、颅神经核、大脑和小脑的传入冲动，并发出冲动至这些结构。一些网状核下行纤维影响脊髓运动功能和自主神经功能。另一些网状核（特别是位于中脑者）主要经丘脑板内核和直接经底丘脑核与更上方的中枢相联系。这些神经核还接受各种上行纤维组（脊髓丘脑束、三叉神经脊髓束），并接受来自孤束核、前庭和耳蜗核、视觉和嗅觉系统的侧支。网状核将各种兴奋刺激以多突触形式传导至大脑皮质广大区域，并具有激活作用。刺激睡眠中动物的网状核，可使动物觉醒。目前认为，人类网状系统的这个部分对于维持机体的觉醒状态和戒备状态，以及保持觉醒-睡眠节律具有重要意义。这部分被称为上行性网状激活系统。

影响意识最重要的结构是脑干上行性网状激活系统（ascending reticular activating system），它发放的兴奋向上传至丘脑的非特异性核团，再由此弥散地投射至整个大脑皮层，对皮层的诱发电位产生易化作用，而使皮层不断维持醒觉状态，该结构的损害就不可避免地导致意识障碍。

（张化彪）

六、锥体外系

（一）概念

广义的锥体外系指锥全系以外所有与运动调节有关的中枢结构和神经通路，主要包括大脑皮质、锥体外系、小脑、脑干部分结构（红核、上丘、前庭核、脑干网状结构）等，及相关的神经通路。

（二）狭义锥体外系解剖组成

1. 纹状体（尾壳核）　新纹状体是锥体外系主要的输入接受单位，它接受来自大脑皮质的纤维投射，皮质至锥体外系输入纤维为兴奋性，其递质是谷氨酸（Glu）。

2. 内侧苍白球和黑质网状部　内侧苍白球（Gpi）和黑质网状部（SNr）具有相同的组织结构。Gpi/SNr 主要接受来自新纹状体的直接投射和间接投射。Gpi/SNr 是锥体外系的主要输出单位，输出纤维的递质是 GABA，因而对靶区神经元可能起抑制作用。

3. 外侧苍白球和底丘脑核　新纹状体的输出纤维一部分直接投射击至 Gpi/SNr，一部分经外侧苍白球（GPe）和底丘脑核（STN）间接到达 Gpi/SNr。这两条途径分别被称作直接通路和间接通路。这两条通路的活动平衡对锥体外系正常调控功能的实现至关重要。

4. 黑质致密部 黑质致密部(SNc)主要含 DA 能神经元,其传出纤维主要投射至新纹状体。

DA 对直接投射至 Gpi/SNr 的新纹状体 MSN 具有兴奋作用,对投射击至 Gpe 的 MSN 具有抑制作用。

(三) 临床意义

根据临床表现,锥体外系病变产生的运动障碍性疾病可分为多动性疾病(hyperkinetic disorders)和少动性疾病(hypokinetic disorders)两类。前者以亨廷顿病(HD)为典型代表,主要表现为各种异常不自主运动,如舞蹈症、投掷症、肌张力障碍等;后者以帕金森病(PD)为典型代表,主要表现为动作减少、运动迟缓、肌强直及震颤。

(董海蓉)

七、血脑屏障的近代概念与药物渗透性

血脑屏障是数种结构的联合体,脑毛细管内皮细胞及其间的紧密连接是血脑屏障机能与结构的主要基础。星形胶质细胞突起附着在脑毛细血管壁上,形成一层胶质界膜。毛细血管外面有一层连续的基膜,构成血脑屏障的第二道隔膜。脑毛细血管的内皮细胞没有吞饮小泡,不能使某些高分子及低分子非电解质化合物经内皮细胞主动转送。内皮细胞没有收缩蛋白。脑血管有相对的恒定的通透性,不受组胺、5-羟色胺及去甲肾上腺素等血管活性物质影响。脑毛细血管内皮细胞内含有氧化酶、水解酶、脱氢酶和 ATP 酶等,它们对转运功能有一定的调节作用。此外在脑毛细血管内皮细胞内还发现有多巴脱羧酶(此酶使进入内皮细胞中的多巴转化为多巴胺)、单胺氧化酶等与单胺类代谢有关的酶系,因而使单胺化物能选择性地通脑屏障,或可阻挡某些血源性单胺,如多巴胺、去甲肾上腺素和 5-羟色胺等通过血脑屏障。也有人提出“神经组织泵”可把进入脑组织的某些物质泵回毛细血管内(如青霉素和某些毒素)。脑内有“无血脑屏障区”,如穹窿下器、后联合下器、终板血管器官、松果体、下丘脑正中隆起、垂体后叶和延髓的最后区等。血脑屏障对各种不同药物也有不同的作用。磺胺类药物很容易进入脑脊液,青霉素则进入较少,脂溶性物质容易弥散地通过,而水溶性物质需一种载体系统才能进入脑内。血脑屏障的渗透性随血液的化学性和物理性改变、脑膜脑组织的病理性变化、血管渗透性改变而变化。脑缺血缺氧时,循环和代谢障碍,血脑屏障破坏,通透性增大。

(程 虹)

八、脑血管应用解剖及病变时症状

整个脑的血液供应来自颈内动脉和椎动脉,两组动脉分支在脑底部吻合

构成基底动脉环。

1. 颈内动脉从颈总动脉发出,进颈动脉管,经破裂孔至中颅凹后分支为:

(1)眼动脉:由颈动脉虹吸部发出,经视神经孔出颅进入眼眶,分布于眼球和前额部皮肤。闭塞时同侧失明。

(2)后交通动脉:在视束下方,向后行走与大脑后动脉吻合。

(3)脉络膜前动脉:分布于侧脑室脉络丛、视束、海马、苍白球内侧和中间部、内囊后肢腹侧、杏仁核。闭塞时可出现偏盲、感觉障碍和偏瘫。

(4)大脑前动脉:发出分支眶动脉,中央动脉前内侧组,额极动脉,胼胝体缘动脉,胼胝体周动脉,供应大脑半球内侧面前部 3/4 的皮质。其深穿支供应内囊前肢和尾状核,皮层支闭塞产生对侧下肢运动及感觉障碍,可伴有小便不易控制,深穿支闭塞时出现对侧中枢性面舌及上肢瘫痪。双侧大脑前动脉闭塞时可出现淡漠、欣快等精神症状,大小便失禁、强握等原始反射。

(5)大脑中动脉:分支有升动脉、顶后动脉、角回动脉、颞后动脉、颞前动脉。皮层支供应大脑半球外侧面;深穿支供应尾状核、豆状核、内囊上 3/5。主干闭塞引起对侧偏瘫、偏身感觉障碍和偏盲,优势半球受累时可伴有失语。皮层支闭塞出现相应的部分功能缺损症状,偏瘫及偏身感觉障碍以面及上肢为重。优势半球受累可伴有失语,非优势半球受累,可引起对侧感觉忽略等体象障碍,深穿支闭塞时引起对侧上下肢不同程度的偏瘫,一般无感觉障碍及偏盲。

2. 椎动脉有 3 个大分支:脊髓前动脉,脊髓后动脉、小脑后下动脉。小脑后下动脉是最大的一条分支,供应延髓背外侧及小脑后下部。闭塞时产生 Wallenberg 综合征。

基底动脉位于脑桥的基底沟中,在脑桥上缘分为左右大脑后动脉,有 5 条分支:

(1)桥动脉,供应脑桥血液。

(2)内听动脉,供应内耳。闭塞时引起耳鸣、耳聋、眩晕、呕吐等。

(3)小脑前下动脉,闭塞时产生小脑及脑桥症状。

(4)小脑上动脉。

(5)大脑后动脉。

基底动脉皮层支分布到枕叶内、下、外侧面的一部分,闭塞时可出现皮质盲。颞叶下面海马受损,出现近记忆力丧失,精神模糊;部分间脑受损出现对侧半身痛觉丧失和伴有特殊不适感;部分内囊受损出现偏盲和偏身感觉障碍。基底动脉闭塞可出现闭锁综合征,亦可引起脑干双侧广泛梗死或小脑梗死水肿,出现严重意识障碍,呼吸循环衰竭致死。

(龚　洁)

九、脑脊液的正常成分含量及病理化学概念

（一）蛋白质

脑脊液蛋白质成分包括白蛋白和球蛋白，正常腰池为 $0.15\sim0.45$ g/L，脑池为 $0.1\sim0.25$ g/L，脑室为 $0.05\sim0.15$ g/L。蛋白质增高多见于中枢神经系统感染、脑肿瘤、脑出血、脊髓压迫症、吉兰—巴雷综合征等。蛋白质降低见于腰穿或硬膜损伤引起的脑脊液丢失、营养不良等。

（二）葡萄糖

取决于血糖的水平。正常含量约为 $2.5\sim4.4$ mmol/L，细菌性、真菌性、结核性脑膜炎及颅内恶性肿瘤，特别是脑膜癌时，可减低。病毒性脑炎时多正常。

（三）氯化物

正常含量约为 $120\sim130$ mmol/L。细菌性或真菌性脑膜炎时含量减少，结核性脑膜炎时减少明显。氯化物减少还可见于电解质紊乱。

（四）细胞计数

正常脑脊液白细胞数为 $(0\sim8)\times10^6$/L，多为单个核的白细胞（小淋巴细胞和单核细胞），无红细胞。白细胞增多见于脑脊髓膜或其实质的炎症。

（五）细胞学检查

可进行细胞分类和发现肿瘤细胞、细菌和真菌等。中枢神经系统的化脓性感染可见中性粒细胞增多；病毒性感染可见淋巴细胞增多；结核性脑膜炎呈混合性细胞反应。蛛网膜下隙出血 $4\sim5$ 天后可出现含有含铁血黄素的巨噬细胞。

（六）免疫球蛋白

正常 CSF-Ig 含量极少，IgG 为 $10\sim40$ mg/L，IgA 为 $1\sim6$ mg/L，IgM 含量极微。CSF-Ig 增高见于中枢神经系统脱髓鞘病变和血管炎，结核性脑膜炎和化脓性脑膜炎时 IgG 和 IgA 均上升，结核性脑膜炎时 IgM 也升高。乙型脑炎急性期 IgG 基本正常，恢复期 IgG、IgA、IgM 均轻度增高。CSF-IgG 指数、CNS 24 小时 IgG 合成率的测定，以及 CSF 寡克隆 IgG 带是多发性硬化重要的辅助诊断指标。

（牛 琦）

第二节 基础知识

一、短暂性脑缺血发作

短暂性脑缺血发作（transient ischemic attack，TIA）是指脑血管病损所致

短暂的局灶性脑功能障碍。症状突起又迅速消失,一般持续数分钟至数十分钟,并在 24 小时内缓解,不留任何后遗症。

（一）病因及发病机制

TIA 的病因尚不完全清楚,其发病与动脉粥样硬化、动脉狭窄、心脏病血液成分改变及血流动力学等多种病因及多种途径有关。

1. 微栓塞　微栓子主要来自颈内动脉系统动脉硬化性狭窄处的附壁血栓和动脉粥样硬化斑块的脱落、胆固醇结晶等。

2. 脑血管痉挛　脑动脉硬化后的狭窄可形成血流漩涡,刺激血管壁发生血管痉挛。

3. 血液成分、血流动力学改变　某些血液系统疾病如真性红细胞增多症、血小板增多症、白血病、异常蛋白血症和贫血等,各种原因所致的高凝状态及低血压和心律失常等所致的血流动力学改变等都可引起 TIA。

4. 其他　如脑实质内的血管炎或小灶出血和颈椎病所致的椎动脉受压等。

（二）诊断要点

1. 临床表现

（1）50~70 岁多见,男多于女。患者常有动脉粥样硬化、高血压、心脏病、高脂血症、糖尿病史。

（2）发病突然,历时短暂,1 次发作持续数秒至 24 小时,多为 5~20 min,常反复发作,临床症状常刻板地出现,但在 24 小时内症状完全恢复,发作间期不留任何神经系统症状。

（3）发作性偏瘫或单肢轻瘫最常见,可伴有对侧肢体感觉障碍。感觉性或运动性失语者应考虑颈内动脉系统短暂性脑缺血发作;同侧一过性失明或视觉障碍及对侧偏瘫则考虑颈内动脉主干短暂性脑缺血发作;阵发性眩晕,伴恶心、呕吐、视野缺损和复视、言语不清、共济失调、双眼视物模糊、声嘶、吞咽困难、交叉性或双侧肢体瘫痪和感觉障碍或猝倒发作者应考虑椎基底动脉系统短暂性脑缺血发作。

（4）短暂性全面遗忘常发生在老年人,往往在高度紧张或精神刺激后,出现短暂性近记忆障碍,病人对此有自知力,谈话书写及计算力保存良好,无神经系统其他异常。时间持续数分钟至 24 小时。

（5）无颅内压增高。

2. 辅助检查　头颅 CT 或 MRI 检查无异常发现。

（三）治疗原则

积极治疗高血压、心脏病、糖尿病、高血脂、血液病等引起动脉粥样硬化的疾病。可根据病情进行以下处理:

1. **脑血管扩张剂及扩容剂**　10%低分子右旋糖酐静脉滴注,每日 1 次,10 天为 1 个疗程。亦可服用血管扩张剂如烟酸、培他司汀等。

2. **抗血小板聚集剂**　肠溶阿司匹林、噻氯吡啶等。

3. **抗凝治疗**　用于短暂性脑缺血发作频繁、程度严重者。应用时应掌握适应证和注意事项。常用药物有肝素、双香豆素和低分子肝素。

4. **钙拮抗剂**　尼莫地平,20～40 mg,1 日 3 次;或氯桂利嗪,5 mg,每晚 1 次。

5. **中药治疗**　采用活血化瘀、通经活络的治疗原则。

6. **血管介入治疗**　可使病变动脉管腔再通或扩张,以达到防止短暂性脑缺血发作的目的。

7. **手术治疗**　经检查确定短暂性脑缺血发作是由颈部大动脉病变如动脉粥样硬化斑块致动脉明显狭窄或闭塞所引起时,对颈动脉狭窄程度在 70%～90%者可考虑颈动脉内膜剥离—修补术或颅外颅内血管吻合术等。

（印卫兵　丁新生）

二、脑血栓形成

脑血栓形成(cerebral thrombosis,CT)是脑梗死中最常见的类型,通常指脑动脉的主干或皮层支因动脉粥样硬化及各类动脉炎等血管病变,导致血管的管腔狭窄或闭塞,并进而发生血栓形成,造成脑局部供血区血流中断,发生脑组织缺血、缺氧、软化坏死,出现相应的神经系统症状和体征。

（一）病因、发病机制

1. **动脉管腔狭窄和血栓形成**　最常见的是动脉粥样硬化斑块导致管腔狭窄和血栓形成,可见于颈内动脉和椎-基底动脉系统的动脉分叉处或转弯处;其次为各种病因(结缔组织病、细菌、病毒及螺旋体等感染)所致的动脉炎和药源性(可卡因、安非他明等)动脉炎;红细胞增多症、血小板增多症等血液系统疾病少见;其他还包括脑淀粉样血管病、Binswanger 病、Moyamoya 病等。

2. **血管痉挛**　可见于蛛网膜下隙出血、偏头痛、子痫和头外伤等病人。

3. **病因未明**　可能与来源不明的微栓子或血管痉挛有关;部分病例有高水平的抗磷脂抗体、蛋白 C、蛋白 S 以及抗血栓缺乏伴发的高凝状态等。

（二）病理

脑缺血性病变的病理分期是:

1. **超早期(1～6 h)**　病变区脑组织常无明显改变,可见部分血管内皮细胞、神经细胞和星形胶质细胞肿胀,线粒体肿胀空化。

2. **急性期(6～24 h)**　缺血区脑组织苍白,轻度肿胀,神经细胞、星形胶质细胞、血管内皮细胞呈明显缺血改变。

3. 坏死期(24～48 h)　可见大量神经细胞消失,胶质细胞坏变,中性粒细胞、单核细胞、巨噬细胞浸润,脑组织明显水肿。

4. 软化期(3 天～3 周)　病变区软化、变软。

5. 恢复期(3～4 周)　液化坏死的脑组织被吞噬、清除,胶质细胞增生,毛细血管增多,小病灶形成胶质瘢痕,大病灶形成中风囊,此期可持续数月至2 年。如梗死区继发出血称为出血性梗死。

（三）诊断要点

1. 病史　多见于 50～60 岁以上老年动脉硬化者,有高血压、吸烟、肥胖、冠心病、高血脂、糖尿病等病史。病前可能有前驱的短暂性脑缺血发作史。

2. 临床表现

（1）多于静态时发病。

（2）突然或急性起病,症状常于病后几小时或几天达高峰。

（3）除大面积脑梗死或基底动脉闭塞外,通常意识清楚,而偏瘫、失语等神经系统局灶性体征明显。其他症状可有失语、失读、失认、眩晕、眼震、复视、延髓性麻痹、共济失调、一过性视力下降、感觉障碍、尿失禁和精神症状。

（4）临床类型

① 完全型:指起病 6 h 内病情达高峰者,常为完全性瘫痪,病情较重。

② 进展型:症状逐渐加重,病情在 6 h 至数天达高峰者。

③ 缓慢进展型:起病 2 周后病情仍在加重。

④ 可逆性神经功能缺失:指发病后神经缺失症状较轻,一般持续 24～72 h 才恢复,最长可持续 3 周。

3. 辅助检查

（1）头颅 CT:多数病例于发病后 24 h 内 CT 不显示密度变化,24～48 h后逐渐显示与闭塞血管供血区一致的低密度影梗死灶,如梗死面积较大则可有占位效应。出血性梗死呈混杂密度改变。如病灶较小,或脑干小脑梗死CT 检查可不显示。

（2）MRI:脑梗死数小时内,病灶区即有信号改变,呈长 T_1、长 T_2 信号,出血性梗死中混杂有短 T_1 和短 T_2 信号。与 CT 相比,MRI 具有显示病灶早,能早期发现大面积脑梗死,清晰显示小病灶及后颅凹地梗死灶,病灶检出率 95%。功能性 MRI,如弥散加权 MRI,可于缺血早期发现病变,发病后半小时即可显示长 T_1、长 T_2 梗死灶。

（3）血管造影:DSA 或 MRA 可发现血管狭窄和闭塞的部位,可显示动脉炎、Moyamoya 病、动脉瘤和血管畸形等。

（4）脑脊液检查:通常 CSF 压力、常规及生化检查正常,大面积脑梗死压力可增高,出血性梗死 CSF 可见红细胞。如通过临床及影像学检查已经确诊为脑梗死,则不必进行 CSF 检查。

（5）其他:彩色多普勒超声检查(TCD)可发现颈动脉及颈内动脉的狭窄、动脉粥样硬化斑或血栓形成。超声心动图检查有助于发现心脏附壁血栓、心房黏液瘤和二尖瓣狭窄。

（四）治疗原则

1. 急性期治疗原则

（1）超早期治疗。

（2）针对脑梗死后的缺血瀑布及再灌注损伤进行综合保护治疗。

（3）要采取个体化治疗原则。

（4）整体化观念。

（5）对卒中的危险因素及时给予预防性干预措施。

2. 超早期溶栓治疗　目的是溶解血栓,迅速恢复梗死区血流灌注,减轻神经元损伤。溶栓应在起病 6 h 内的治疗时间窗内进行才有可能挽救缺血半暗带。

（1）临床常用的溶栓药物:尿激酶(UK)、链激酶(SK)、重组的组织型纤溶酶原激活剂(rt-PA)。溶栓治疗宜在发病后 3 小时内进行。

（2）适应证:尚无统一的标准,以下仅供参考:① 年龄低于 75 岁;② 无意识障碍,但椎基底动脉血栓形成因预后很差,故即使昏迷较深也可考虑;③ 发病在 6 h 内,进展性卒中可延长至 12 h;④ 治疗前收缩压低于 200 mmHg 或舒张压低于 120 mmHg;⑤ CT 排除脑出血,且本次病损的低密度梗死灶尚未出现,证明确为超早期;⑥ 排除 TIA;⑦ 无出血性疾病及出血素质;⑧ 患者或家属同意。

（3）并发症

① 脑梗死病灶继发出血。

② 致命的再灌注损伤及脑组织水肿也是溶栓治疗的潜在危险。

③ 再闭塞:再闭塞率可达 10%～20%,机制不清。

3. 抗凝治疗　目的在于防止血栓扩展和新血栓形成。常用药物有肝素、低分子肝素及华法林等。治疗期间应监测凝血时间和凝血酶原时间。

4. 脑保护治疗　是在缺血瀑布启动前超早期针对自由基损伤、细胞内钙离子超载、兴奋性氨基酸毒性作用、代谢性细胞酸中毒和磷脂代谢障碍等进行联合治疗。可采用钙离子通道阻滞剂、镁离子、抗兴奋性氨基酸递质、自由基清除剂和亚低温治疗。

5. 降纤治疗　药物有降纤酶、巴曲酶、安克洛酶等。

6. 抗血小板聚集治疗　药物有肠溶阿司匹林、抵克立得等,但在进行溶栓及抗凝治疗时不要同时应用,以免增加出血的风险。

7. 一般治疗　包括维持生命体征、处理并发症等基础治疗。

8. 外科治疗　如颈动脉内膜切除术、颅内外动脉吻合术、开颅减压术等对急性脑梗死病人有一定疗效。大面积脑梗死和小脑梗死而有脑疝征象者，宜行开颅减压治疗。

9. 康复治疗　其原则是在一般和特殊疗法的基础上，对病人进行体能和技能训练，以降低致残率，增进神经功能恢复，提高生活质量，应尽早进行。

10. 预防性治疗　对已确定的脑卒中危险因素应尽早干预治疗。肠溶阿司匹林 50 mg/d 有肯定的预防作用，不要长期不间断应用，有胃病及出血倾向者慎用。

三、腔隙性脑梗死

腔隙性脑梗死（lacunar infarct）是指发生在大脑半球深部白质及脑干的缺血性微梗死，因脑组织缺血、坏死、液化并由吞噬细胞移走而形成腔隙，约占脑梗死的 20%。

（一）病因、发病机制

1. 高血压导致小动脉及微小动脉壁的脂质透明变性，引起管腔闭塞而产生腔隙性病变。

2. 大脑中动脉和基底动脉的动脉粥样硬化病变及形成的小的血栓可累及和阻塞深穿支动脉而导致腔隙性脑梗死。

3. 血流动力学异常如血压突然下降可使已严重狭窄的动脉远端血流明显减少而致病。

4. 各种类型小栓子如红细胞、纤维蛋白、胆固醇、空气及动脉粥样硬化物质等阻塞小动脉。

5. 血液异常如红细胞增多症、血小板增多症和高凝状态也可能对发病起作用。

（二）病理

腔隙性梗死灶呈不规则的圆形、卵圆形、狭长形，直径多为 3～4 mm，小者可为 0.2 mm，大者可达 15～20 mm。病变血管多为直径 100～200 μm 深穿支，多见于豆纹动脉、丘脑深穿动脉及基底动脉的旁中线分布区。病灶主要分布于基底节区、放射冠、丘脑和脑干，大脑、小脑皮质及胼胝体亦偶可见到，尤以基底节区发病率最高。大体标本可见腔隙为含液体的腔洞样小软化灶，内有纤细的结缔组织小梁，并可见巨噬细胞。病变血管可见透明变性、玻璃样脂肪变、玻璃样小动脉坏死、血管壁坏死和小动脉硬化等。

（三）诊断要点

1. 病史　本病多发生于 40～60 岁及以上的中老年人，男性多于女性，长伴高血压。

2．临床表现

（1）起病常较突然，多为急性发病，部分为渐进性或亚急性起病；20％以下表现 TIA 样起病。多数学者认为，TIA 持续时间超过数小时以上考虑本病；多在白天活动中发病。

（2）临床表现多样，可有 20 种以上的临床综合征，临床特点是症状较轻、体征单一、预后较好；无头痛、颅内压增高和意识障碍。

3．辅助检查

（1）CT 可见深穿支供血区单个或多个直径 2～15 mm 病灶，呈圆形、卵圆形、长方形腔隙性阴影，边界清楚无占位效应，增强时可见轻度斑片状强化；以基底节、皮质下白质和内囊多见，其次为丘脑及脑干，阳性率为 60％～96％。

（2）MRI 显示腔隙病灶呈 T_1 等信号或 T_2 高信号，T_2 加权像阳性率几乎 100％，并可清晰显示脑干病灶。

（3）其他：脑电图、脑脊液及脑血管造影无肯定阳性发现。PET 和 SPECT 通常在早期可发现脑组织缺血变化。颈部多普勒可发现动脉粥样硬化斑块。

（四）治疗原则

目前尚无有效的治疗方法，主要是预防疾病的复发。

1．有效控制高血压病及各种类型脑动脉硬化是预防本病的关键。

2．控制其他可干预危险因素，如吸烟、糖尿病、高脂血症等。

3．应用阿司匹林、噻氯匹定等，抑制血小板聚集，减少复发。

4．急性期可适当应用扩血管药物增加脑组织的血液供应，促进神经功能恢复。

5．应用钙拮抗剂如尼莫地平，可减少血管痉挛，改善脑部血液循环，降低腔隙性梗死复发率。

6．使用活血化瘀类中药，促进神经功能恢复。

四、脑栓塞

脑栓塞（cerebral embolism）是指各种栓子随血流进入颅内动脉系统使血管腔急性闭塞，引起相应供血区脑组织缺血坏死及脑功能障碍。由于栓塞造成的脑梗死也称为栓塞性脑梗死（embolic infarction），约占脑梗死的 15％。

（一）病因、发病机制

根据栓子来源可分为：

1．心源性　最常见，占脑栓塞的 60％～75％。最常见的直接原因是慢性心房纤颤，风湿性心瓣膜病、心内膜炎赘生物及附壁血栓脱落等是栓子的主要来源。

2．非心源性　如动脉粥样硬化斑块的脱落、肺静脉血栓或血凝块、骨折或手术时脂肪栓和气栓、癌细胞、寄生虫及虫卵等。

3. 来源不明 约 30% 的脑栓塞不能确定病因。

（二）病理

脑栓塞的病理改变与脑血栓形成基本相同，但由于栓子常为多发且易破碎，具有移动性或可能带有细菌，故栓塞性脑梗死常可为多灶性的，可伴发脑炎、脑脓肿、局限性动脉炎和细菌性动脉瘤等；脂肪和空气栓子多引起脑内多发性小栓塞，寄生虫性栓子在栓塞部位可发现虫体或虫卵。栓塞性脑梗死可为缺血性和出血性，大多数为缺血性的，但合并出血性梗死发生率约 30% 以上。

（三）诊断要点

1. 病史 任何年龄均可发病，以青壮年多见。大多数病人有栓子来源的原发疾病，如风湿性心脏病、冠心病和严重心律失常等；部分病例有心脏手术、长骨骨折、血管内治疗史等。

2. 临床表现

（1）多在活动中突然发病，常无前驱症状，局限性神经缺失症状多在数秒至数分钟内发展到高峰，是发病最急的脑卒中，且多表现为完全性卒中。个别病例因栓塞反复发生或继发出血，于发病后数天内呈进行性加重，或局限性神经功能缺失症状一度好转或稳定后又加重。

（2）大多数病人意识清楚或仅有轻度意识模糊，颈内动脉或大脑中动脉主干的大面积脑栓塞可发生严重脑水肿、颅内压增高、昏迷及抽搐发作，病情危重；椎-基底动脉系统栓塞也可发生昏迷。

（3）局限性神经缺失症状与栓塞动脉供血区的功能相对应。约 4/5 脑栓塞累及 Willis 环前部，多为大脑中动脉主干及其分支，出现失语、偏瘫、单瘫、偏身感觉障碍和局限性癫痫发作等，偏瘫多为以面部和上肢为重，下肢较轻；约 1/5 发生在 Willis 环后部，即椎基底动脉系统，表现眩晕、复视、共济失调、交叉瘫、四肢瘫、发音及吞咽困难等；栓子进入一侧或两侧大脑后动脉可导致同向性偏盲或皮层盲；较大栓子偶可栓塞在基底动脉主干，造成突然昏迷、四肢瘫或基底动脉尖综合征。

3. 辅助检查

（1）头颅 CT 及 MRI：可显示缺血性梗死或出血性梗死的改变，出现出血性梗死更支持脑栓塞的诊断。MRA 可发现颈动脉及主动脉狭窄程度，显示栓塞血管的部位。

（2）脑脊液检查：脑脊液压力正常，大面积栓塞可增高；出血性梗死者 CSF 可呈血性或镜下可见红细胞；亚急性细菌性心内膜炎等感染性脑栓塞 CSF 白细胞增高；脂肪栓塞者 CSF 可见脂肪球。

（3）脑电图在栓塞侧可有局限性慢波增多，但无定性意义。

（四）治疗原则

1. 发生在颈内动脉末端或大脑中动脉主干的大面积脑栓塞，以及小脑梗死可发生严重的脑水肿，继发脑疝，应积极脱水降颅压治疗，必要时需要进行大颅瓣切除减压。

2. 由于脑栓塞有很高的复发率，有效的预防很重要。房颤病人可采用抗心律失常药物或电复律，如果复律失败，应采取预防性的抗凝治疗。

3. 心源性脑栓塞患者发病后 2～3 h 内，用较强的血管扩张剂罂粟碱静滴或吸入亚硝酸异戊酯，可收到意想不到的效果；也有用尼可占替诺治疗发病 1 周内的轻或中度的脑栓塞，可取得较满意的效果。

4. 对于气栓的处理应采取头低位、左侧卧位；如系减压病应立即行高压氧治疗；脂肪栓的处理除可用扩容剂、血管扩张剂、5％碳酸氢钠；感染性栓塞需选用有效的足量的抗生素抗感染治疗。

（印卫兵　丁新生）

五、脑出血

脑出血（intracerebral hemorrhage，ICH）是指原发性非外伤性脑实质内出血，占全部脑卒中的 20％～30％。

（一）病因、病理

高血压合并小动脉硬化是最主要病因。其他病因包括脑淀粉样血管病、动脉瘤、动静脉畸形、Moyamoya 病、脑动脉类、血液病、脑肿瘤、抗凝或溶栓治疗等。

约 70％的脑出血发生在基底节区的壳核和内囊区，其次在脑叶、脑干和小脑。

出血后脑内形成血肿，并可破入脑室或蛛网膜下隙。出血可直接破坏脑组织，同时血肿挤压周围结构，引起脑组织水肿，颅内压增高，脑组织移位、变形，严重时可形成脑疝；并可压迫脑干，引起继发脑干损害。

（二）诊断要点

1. 多有高血压病史，常在体力活动或情绪激动时突然发病。

2. 症状　在发病时多有血压明显升高，常有头痛、呕吐。

3. 体征　表现突发的病灶对侧偏瘫、偏身感觉障碍和同向偏盲，双眼球向病灶对侧同向凝视不能，主侧半球病灶可有失语，可有脑膜刺激征，出血量大者有意识障碍。

4. 辅助检查

（1）头颅 CT：应作为首选检查，急性期即可发现脑内相应部位高密度影。

（2）腰穿脑脊液检查：脑脊液多含血和压力增高，但非血性脑脊液也不能排除小量脑出血。

（三）治疗原则

1. 内科治疗　应保持安静,卧床休息。严密观察生命体征,保持呼吸道通畅。使用脱水剂控制脑水肿、降低颅内压。应用适当的降压药物以控制过高的血压。防治感染、应激性溃疡等并发症。

2. 外科治疗　小脑、丘脑出血量大于 10 ml,壳核出血量大于 30 ml,或颅内压明显增高,保守治疗显然无效的重症患者,应及时手术治疗。目前用于临床的有开颅血肿清除术、钻颅穿刺吸除术、脑室引流术等。

六、蛛网膜下隙出血

蛛网膜下隙出血(subarachnoid hemorrhage,SAH)是由于各种原因所致脑底部或表面的血管破裂,血液直接流入蛛网膜下隙,又称原发性 SAH。

（一）病因、病理

最常见的病因是颅内动脉瘤,其次为脑动静脉畸形,还有高血压脑动脉硬化、各种原因的脑动脉炎、Moyamoya 病、颅内肿瘤、血液病、溶栓或抗凝治疗后等。

血液流入蛛网膜下隙使颅内体积增加引起颅内压增高,严重者发生脑疝。脑脊液循环、吸收障碍,导致脑积水。血液释放的血管活性物质引起脑血管痉挛,严重者发生脑梗死。

（二）诊断要点

1. 病史。

2. 症状　突然发生剧烈头痛、呕吐。发病时常伴有短暂意识障碍或烦躁、谵妄等精神症状,少数有癫痫发作。

3. 体征　脑膜刺激征,以颈强直最明显。眼底检查可见玻璃体膜下出血症。脑神经麻痹,以侧动眼神经麻痹最常见。

4. 辅助检查

（1）头颅 CT:可见脑池和脑沟内高密度出血影。

（2）腰穿脑脊液检查:见均匀一致的血性脑脊液。

（3）数字减影脑血管造影:可确定动脉瘤、动静脉畸形等。

（三）治疗原则

1. 内科治疗

（1）一般治疗:须绝对卧床 4～6 周,避免一切可引起血压及颅压增高诱因,可适当给予止痛、镇静药。

（2）降颅压治疗:20％甘露醇、甘油果糖、呋塞米、白蛋白等。

（3）防治再出血:抗纤溶药物:6-氨基己酸、氨甲环酸、氨甲苯酸等。

（4）防治脑血管痉挛:钙通道拮抗剂如尼莫地平等。

（5）脑脊液置换疗法：对重症患者可腰椎穿刺放脑脊液，每次缓慢放出10～20 ml。

2. **手术治疗**　对颅内动脉瘤或脑血管畸形患者，可选用外科手术治疗、血管内介入治疗或伽马刀治疗。

（李弘钧）

七、单纯疱疹病毒性脑炎

单纯疱疹病毒性脑炎（herpes simplex virus encephalitis，HSE）是由单纯疱疹病毒（HSV）引起的中枢神经系统最常见的病毒感染性疾病。

（一）临床表现

1. 任何年龄均可患病，前驱期可有发热、头痛、肌痛、嗜睡等症状。

2. 多急性起病，约1/4患者可有口唇疱疹史；患者体温可达39～40℃，并有头痛、轻微的意识和人格改变。

3. 病情缓慢进展，精神症状表现突出，如注意力涣散、反应迟钝、语言减少、情感淡漠或有动作增多及奇特行为；智能障碍也较明显。

4. 神经系统症状可表现为偏盲、偏瘫、失语、眼肌麻痹、脑膜刺激征等；多数患者有意识障碍；约1/3患者可出现痫性发作。

5. 重症患者可因广泛脑实质坏死和脑水肿引起颅内压增高甚至脑疝而死亡。

6. 病程为数日至1～2个月。

7. 脑电图常出现弥漫性高波幅慢波，单侧或双侧颞、额区异常更明显。

8. 头颅CT可正常，也可为颞叶、海马及边缘系统局灶性低密度区；头颅MRI为长T_1、长T_2信号病灶。

9. 脑脊液检查外观正常，压力正常或轻度增高，细胞数可轻度增高，以淋巴细胞为主，蛋白质呈轻到中度增高，糖与氯化物正常。

10. 脑脊液病原学检查项目有：① HSV抗原；② HSV特异性IgM、IgG抗体；③ HSV‐DNA。

（二）诊断和治疗

临床上须与以下疾病鉴别：① 结核性脑膜炎：起病缓慢，结核中毒症状、头痛明显，脑脊液压力明显增高，外观可呈毛玻璃样或黄色，细胞数较高，蛋白增高及糖、氯化物下降明显。② 化脓性脑膜炎：起病急，畏寒、高热、剧烈头痛，脑膜刺激征显著，脑脊液压力增高明显，外观混浊，细胞数显著增加，以中性粒细胞为主，蛋白增高及糖、氯化物下降明显。

治疗上以阿昔洛韦等抗病毒药物治疗为主，辅以免疫治疗和对症支持治疗。本病多为自限性，无明显后遗症。

（张　廉）

八、艾滋病神经系统损害

（一）病因、病理

艾滋病（acquired immunodeficiency syndrome，AIDS）是由人类免疫缺陷病毒-1（HIV-1）引起的。HIV 病毒脑炎肉眼可见额叶和颞叶萎缩，半卵圆中心髓鞘呈苍白色，光镜下可见巨噬细胞、淋巴细胞和小胶质结节。血管周围可见淋巴细胞和多核巨细胞浸润。慢性进展性脊髓病呈脊髓白质空泡样变性，胸髓后索及侧索最为明显。

（二）诊断要点

1. 流行病学资料。

2. 临床表现

（1）神经系统 HIV 原发性感染：脑膜炎，脑炎，脊髓病，脊髓炎，周围神经病和肌病。

（2）中枢神经系统机会性感染：脑弓形体病，新型隐球菌性脑膜炎，病毒感染和细菌感染。

（3）继发性中枢神经系统肿瘤：原发性淋巴瘤，卡波氏肉瘤。

（4）抗 AIDS 药物诱导的疾病。

3. 确诊主要靠脑活检，HIV 抗原及抗体测定。

（三）治疗原则

1. 抗 HIV 治疗　叠氮脱氧胸苷（AZT），为 HIV 转录酶阻滞剂。

2. 治疗机会性感染　用乙胺嘧啶、磺胺嘧啶治疗脑弓形体病；用阿昔洛韦治疗单纯疱疹病毒感染，两性霉素 B 治疗真菌感染。

3. 增强免疫功能。

九、新型隐球菌脑膜炎

（一）病因、病理

新型隐球菌脑膜炎是真菌中直接侵犯中枢神经系统的最常见的一种中枢神经系统感染。隐球菌为条件性致病菌，在宿主免疫力降低时易致病，部分隐球菌病患者可同时患有其他慢性消耗性疾病或全身免疫缺陷性疾病，如艾滋病、白血病、霍奇金病、淋巴肉瘤、网织细胞肉瘤、多发性骨髓瘤、结节病、糖尿病、结核病、肾病及红斑性狼疮等。呼吸道为常见感染途径。

病理为脑膜广泛性增厚，脑组织水肿，脑膜血管充血，脑回变平；脑膜上满布小的灰色肉芽肿结节沿血管周围沿软脑膜下侵入脑内，形成多房性肉芽肿或囊肿病灶，囊内含有胶冻状渗出物和隐球菌；脑沟或脑池也可见小肉芽肿、小结节，甚至小脓肿。蛛网膜下隙内有胶样渗出物，镜检可见脑膜有淋巴细胞、单核细胞浸润，并可见隐球菌广泛存在于脑膜、脑池、脑室及脑实质内。

（二）诊断要点

1. 亚急性起病，其次慢性、急性起病。

2. 早期常见间歇性头痛，以后变为持续性头痛并渐加重，发热，多为不规则发热，恶心、呕吐；部分病例早期即出现精神症状或局灶性神经系体征。随着病情进展可有精神异常、癫痫发作、人格改变、记忆力减退、烦躁不安、意识障碍。

3. 体征　大多数患者早期即有脑膜刺激征；有脑实质肉芽肿患者可出现肢体瘫痪、共济失调等局灶性体征。颅底蛛网膜粘连，常易出现脑神经麻痹，以视神经最多见，其次为第Ⅷ、Ⅲ脑神经，亦有第Ⅴ、Ⅵ、Ⅶ脑神经损害者。病程后期脑室系统梗阻时则出现脑积水的表现。

4. 实验室及器械检查

（1）脑脊液检查：大多数患者脑脊液检查常可见压力增高明显，但也有少数病例脑脊液压力在正常范围。细胞数轻至中度增加，一般为$(10\sim500)\times10^6/L$，以淋巴细胞增加为主，糖、氯化物可降低，蛋白质增高。确诊则须依赖于脑脊液中找到隐球菌。

（2）CT 扫描：可观察到较大的肉芽肿或低密度软化灶，亦可发现梗阻性脑积水。

（3）MRI：显示脑实质肉芽肿，在 T_1 加权像上呈等或略低信号区，T_2 加权像则从略低信号到明显高信号，周围的水肿则为高信号。

（三）治疗原则

1. 抗真菌治疗　两性霉素 B、氟康唑和 5-氟胞嘧啶等。

2. 降颅内压。

3. 有癫痫发作者给予抗癫痫药物。

4. 全身支持治疗及加强护理。

十、多发性硬化

多发性硬化(multiple sclerosis, MS)是以中枢神经系统炎性脱髓鞘为特征的获得性自身免疫疾病，可能是遗传易感个体与环境因素作用而发生的自身免疫过程。其临床特征是病灶部位的多发性和时间上的多发性。

（一）病因、病理

MS 的确切病因及发病机制迄今未明。目前认为 MS 可能是中枢神经系统病毒感染引起的自身免疫病。中枢神经系统白质内有多发性脱髓鞘斑块，病灶常位于侧脑室周围、视神经、脊髓、小脑和脑干等处，病灶位于脑室周围是 MS 特征性病理表现。

（二）诊断要点

目前国内外普遍采用 Poser(1983)的 MS 诊断标准（表 8-1）。

表 8-1　Poser(1983)MS 诊断标准

诊断标准	诊断标准(符合其中 1 条)
临床确诊 MS (clinical definite MS,CDMS)	病程中 2 次发作和 2 个独立病灶的临床证据 病程中 2 次发作,1 个病灶临床证据和另 1 个病灶亚临床证据
实验室检查支持确诊 MS (laboratory-supported definite MS,LSDM)	病程中 2 次发作,1 个临床或亚临床病灶证据,CSF OB/IgG 病程中 1 次发作,2 个独立病灶的临床证据,CSF OB/IgG 病程中 1 次发作,1 个病灶临床证据和另 1 个病灶亚临床证据,CSF OB/IgG
临床可能 MS (clinical probable MS,CPMS)	①病程中 2 次发作,1 个病灶的临床证据 ②病程中 1 次发作,2 个独立病灶的临床证据 ③病程中 1 次发作,1 个病灶临床证据和另 1 个病灶亚临床证据
实验室检查支持可能 MS (laboratory-supported probable MS,LSPMS)	病程中 2 次发作,CSF OB/IgG

（四）治疗原则

目前尚无特效治疗方法能肯定根治。

1. 促皮质素及皮质类固醇　是治疗 MS 急性发作和复发的主要药物,多主张大剂量短疗程疗法。

2. 干扰素(IFN)　有较强的抗病毒作用,可增强 MS 患者免疫细胞的抑制功能。目前已有两类重组制剂可供临床使用,即 IFN-1a 和 IFN-1b。

3. 免疫球蛋白(immunoglobulin,Ig)　静脉输注大剂量 Ig 对复发-缓解型 MS 有肯定疗效。

4. 血浆置换疗法　对爆发病例可能有用,但对慢性病例的疗效令人失望。

5. 免疫抑制剂　硫唑嘌呤、氨甲蝶呤、环磷酰胺和环孢菌素 A 可选用。

6. 对症治疗。

十一、视神经脊髓炎

（一）病因、病理

视神经脊髓炎(neuromyelitis optica,NMO)病因及发病机制尚不清楚。长期以来,认为 NMO 是 MS 的一个临床亚型。MO 的病理改变是脱髓鞘、硬化斑和坏死,伴血管周围炎症细胞浸润。病变主要累及视神经和视交叉,脊髓病损好发于胸段和颈段。

（二）诊断要点

1. 发病年龄在 5～60 岁,以 21～41 岁最多,男女均可发病。

2. 急性严重的脊髓炎和双侧同时或相继出现的球后视神经炎是本病特征性的临床表现。

3. 脊髓 MRI 检查发现,88%复发型患者脊髓纵向融和病灶(3 个脊柱节段,通常为 6~10 个节段),脊髓肿胀,强化也较常见。

（三）治疗原则

同"多发性硬化"。

（储旭华）

十二、帕金森病

帕金森病(Parkinson's disease,PD)又名震颤麻痹,是一种常见的中老年人神经系统变性疾病。临床以静止性震颤、运动迟缓、肌强直和姿势步态异常为主要特征。

（一）病因、病理

本病的病因迄今未明,发病机制可能与年龄老化、环境因素、遗传因素有关。目前普遍认为,PD 并非单因素所致,可能有多种因素参与。

主要病理改变是含色素的神经元变性、缺失,尤以黑质致密部 DA 能神经元为著。胞浆内出现特征性嗜酸性包涵体即路易(Lewy)小体,α-共核蛋白基因是 Lewy 小体中的重要部分。

PD 患者由于黑质 DA 能神经元变性丢失、黑质-纹状体 DA 通路变性,纹状体 DA 含量显著降低,造成 Ach 系统功能相对亢进,导致基底节输出过多,丘脑-皮质反馈活动受到过度抑制,其对皮质运动功能的易化作用受到削弱,因此产生肌张力增高、动作减少等运动症状。

（二）诊断要点

1. 发病年龄　大部分 PD 患者在 60 岁以后发病,偶有 20 多岁发病者。

（1）临床表现：

① 静止性震颤:节律为 4~6 Hz,安静或休息时出现或明显,随意运动时减轻或停止,紧张时加剧,入睡后消失。

② 肌强直:因屈肌、伸肌张力同时升高,表现为铅管样强直;伴震颤时为齿轮样强直。

③ 运动迟缓:表现为随意动作减少,包括始动困难和运动迟缓,可有"面具脸",手指做精细动作困难,"写字过小征"。

④ 姿势步态异常:疾病早期走路时下肢拖曳,随病情进展呈小步态,步伐渐变小变慢,启动困难;晚期呈慌张步态,此与姿势平衡障碍导致的重心不稳有关。

⑤ 自主神经症状:多汗、顽固性便秘、直立性低血压等。

2. 病程　起病隐袭,缓慢发展,逐渐加剧。

3. 辅助检查 血、脑脊液常规化验均无异常，CT、MRI 检查亦无特征性所见。

（1）生化检查：脑脊液和尿中 HVA 含量降低。

（2）基因检查：少数家族性 PD 患者可能会发现基因突变。

（3）功能显像检查：采用 PET 或 SPECT 与特定的放射性核素检查可发现 PD 患者脑内 DAT 功能显著降低，D_2 型 DA 受体活性在疾病早期超敏、后期低敏，DA 递质合成减少。

（三）治疗原则

1. 药物治疗

（1）抗胆碱能药物：适用于震颤突出且年龄较轻的患者。

（2）金刚烷胺：可促进 DA 在神经末梢的释放。

（3）左旋多巴及复方左旋多巴副作用包括：① 症状波动，有疗效减退、"开-关"现象两种形式。② 运动障碍，有剂峰运动障碍、双向运动障碍、肌张力障碍三种形式。

（4）DA 受体激动剂：溴隐亭；培高利特。

（5）单胺氧化酶 B 抑制剂：司来吉兰为选择性单胺氧化酶 B 抑制剂，能阻止 DA 降解成 HVA，增加脑内 DA 含量。

（6）儿茶酚-氧位-甲基转移酶（COMT）抑制剂：tolcapone（答是美）和 entacapone（柯丹）通过抑制 L - Dopa 在外周代谢，使血浆 L - Dopa 浓度保持稳定，并能增加 L - Dopa 进脑量；tolcapone 还能阻止脑内 DA 降解，使脑内 DA 含量增加。

2. 外科治疗 立体定向手术，方法：苍白球、丘脑毁损术和深部脑刺激术。其原理是纠正基底节过高的抑制性输出。适应证是药物治疗失败、不能耐受或出现运动障碍的患者。

3. 细胞移植及基因治疗 尚在研究中。

4. 康复治疗。

（四）预后

PD 是一种慢性进展性疾病，目前尚无根治方法，多数患者在发病数年内尚能继续工作，但也有迅速发展致残者。至疾病晚期，由于严重肌强直、全身僵硬终至卧床不起。本病本身并不对身体构成威胁，死亡的直接原因是肺炎、骨折等并发症。

十三、Huntington 舞蹈病

亨廷顿舞蹈病（Huntington chorea）是一种常染色体显性遗传的基底节和大脑皮质的变性疾病。我国少见。

（一）病因、病理

致病基因位于 4 号染色体的短臂（4 q16.3）位置的 IT15 基因,该基因的上端编码区的胞嘧啶-腺嘌呤-鸟嘌呤三核苷酸（CAG）有异常的扩增性重复。

大脑皮质,特别是第 3 层的神经元丧失,尾状核和壳核含有 GABA 和脑啡肽的神经元丧失最为明显,向苍白球外侧部投射的中等大小的棘神经元最早受损,随后投射到苍白球内侧部的神经元也受累,皮质和大脑深部核团的损害与痴呆有关。

（二）诊断要点

1. 中年起病,阳性家族史。病情呈进行性发展。

2. 运动障碍 早期主要表现为舞蹈样运动,面部和肢体抽搐样运动,缓慢刻板,频率和强度逐渐增加。病情严重时,随意运动亦受累。运动笨拙、僵直、不能完成复杂的随意运动,可出现吞咽困难和构音障碍,快眼运动受损。疾病晚期运动速度变慢,具有手脚徐动和肌张力障碍的特征。深反射正常或活跃,肌张力大多正常。

3. 人格改变和智能障碍 早期出现人格改变,随后出现情感障碍和精神症状。智能障碍的初期表现为记忆和注意障碍;随后出现计算、理解、判断能力下降、找词困难和口语流利性损害;韦氏成人智力量表测定,HD 病人操作智商明显低于语言智商。病情进行性发展,出现以皮质下痴呆为主的痴呆症状群。

4. 辅助检查 血、尿和脑脊液常规检查正常。EEG 呈弥漫性异常改变,CT/MRI 显示有尾状核萎缩。脑脊液中 GABA 含量下降,基因诊断可发现亨廷顿舞蹈病的基因携带者,对不典型的 HD 患者的确诊很有帮助。

（三）治疗原则

目前尚无改变疾病过程或结局的有效治疗方法。GABA 类似物或 GABA 代谢抑制剂虽可提高中枢 GABA 含量,但尚无临床试用获得成功的报道。有运动症状者宜给予抗抑郁治疗;有精神症状者应给予抗精神病药物治疗;DA 受体阻滞剂和突触前 DA 耗竭剂对控制舞蹈运动有益。L‐Dopa 虽可减轻帕金森病样症状,但常使舞蹈样运动加重。

十四、肝豆状核变性

肝豆状核变性（hepatolenticular degeneration,HLD）又称 Wilson 病,是一种常染色体隐性遗传的铜代谢障碍性疾病。

（一）病因、病理

HLD 属常染色体隐性遗传病,突变基因位于 13 号染色体的长臂（13 q14.3）。如果突变范围大而破坏了基因的功能,则发病较早。如果基因突变仅仅降低了铜的转运功能,则发病较晚。

病理可见肝细胞脂肪变性,含铜颗粒增加,有巨大的线粒体和不全晶体的包涵体。由于多数肝细胞的灶性坏死和纤维增生,最终出现结节性坏死性肝硬化。脑的损害广泛,大脑皮质基底核特别是尾状核和豆状核、小脑、齿状核、黑质和蓝斑等部位都有神经元脱失、轴突变性和星型胶质细胞增生肥大,可见巨型细胞。铜在角膜后弹力层的内皮细胞质中沉积形成褐绿或棕绿色的 Kayser - Fleischer 环。

（二）诊断要点

1. 青少年起病,约 1/3 有家族史。临床表现复杂多样,常有肝、肾、脑、角膜、骨骼肌和肌肉等多脏器损害的证据。

2. 主要临床表现

（1）震颤、强直、肌张力障碍和精神症状:震颤可为意向性的,亦可为静止性的,但以一侧上臂为主的扑翼样震颤最多见。强直和痉挛可累及所有肌肉,咽喉部的肌肉受累时可出现言语障碍和吞咽困难。少年起病者以舞蹈、手足徐动和共济失调多见,成年期起病者以少动-强直和扑翼样震颤多见。精神症状包括头昏、头痛、失眠、注意力涣散和情绪不稳等脑衰竭症状群,以及情感障碍、幻觉、妄想、思维及人格障碍等。类似躁抑性精神病和精神分裂症的临床表现,部分病例有认知功能障碍,学习能力降低和皮质下痴呆。

（2）角膜 Kayser - Fleischer 环。

（3）肝脏损害:急性肝炎、慢性肝炎和肝硬化,偶可见以急性重型肝炎起病的病例。

3. 辅助检查　血清铜蓝蛋白下降,24 h 尿铜排出增加,血清总铜量降低,而游离铜增加。肝、肾活检可出现组织的含铜量明显增加。

（三）治疗原则

1. 增加铜的排出

（1）D-青霉胺:该药是一种含巯基的酸,属强效的金属螯合剂,螯合铜从尿中排出,尿铜的排出量与用药量有正相关关系,但长期应用可使排铜量逐渐减少。开始治疗时 0.125～0.25 g,2～3 次/d,然后逐渐加量,可间日增加 0.125～0.25 g,每日可达 1～3 g,分 2～4 次口服。有恶心、食欲下降、发热、淋巴结肿大、关节痛、血小板和白细胞减少等不良反应。

（2）三乙撑四胺双盐酸盐。

2. 减少铜的吸收

（1）低铜高蛋白膳食。

（2）硫酸锌或醋酸锌口服。

3. 症状性治疗　目的是控制神经精神症状,有震颤和强直者可选用苯海索或金刚烷胺;有精神症状者可选用氟哌啶醇、舒必利等;肌张力异常者可加用左旋多巴;有睡眠障碍者可选用安定、氯硝西泮或思诺思等。

4. 手术治疗　肝移植可改善临床症状和肝脏功能,可使 Kayser - Fleischer 环消失,铜蓝蛋白恢复正常。

(张化彪)

十五、小舞蹈病

小舞蹈病又称 Sydenham 舞蹈病(Sydenham chorea)、风湿性舞蹈病,是风湿热在神经系统的常见表现。本病多见于儿童和青少年,其临床特征为不自主的舞蹈样动作,肌张力降低,肌力减弱,自主运动障碍和情绪改变。

（一）病因、病理

与 A 族溶血性链球菌感染有关。约 1/3 患者在病前有发热、关节痛、扁桃体肿大的病史,部分患者咽拭纸培养 A 族溶血性链球菌阳性。患者血清中可查到抗神经元抗体,这类能与尾状核、丘脑底核及其他部位神经元上的抗原起反应,提示本病可能与自身免疫反应有关。本病好发于围青春期,女性多于男性,一些患者在怀孕或口服避孕药时复发,提示与内分泌改变也有关系。

病理改变主要为黑质、纹状体、丘脑底部、小脑齿状核及大脑皮质的可逆性炎性改变,如充血、水肿、炎性细胞浸润及神经细胞弥漫性变性。有的病例出现散在动脉炎、点状出血,有时脑组织可呈现栓塞性小梗死。软脑膜可有轻度炎性改变,血管周围有少量淋巴细胞浸润。尸解病例中 90% 可发现有风湿性心脏病证据。

（二）诊断要点

1. 青少年起病,多为亚急性起病,少数可急性起病。

2. 舞蹈样动作　可急性或隐袭出现,常为双侧性,约 20% 患者可偏侧甚至更为局限。舞蹈样动作以面部最为明显,肢体表现为一种极快的、不规则无目的的不自主运动,常起于一肢,逐渐累及一侧或对侧,上肢比下肢明显。躯干表现为脊柱不停地弯、伸或扭转,呼吸可不规则,可有构音、吞咽障碍。情绪紧张时加重,安静时减轻,睡眠时消失。舞蹈样动作、共济失调与肌力及肌张力降低构成小舞蹈病三联征。可有旋前肌征,舞蹈病手姿,盈亏征。膝反射常减弱或消失。可有舞蹈性精神病,随舞蹈样动作的消除,精神症状会很快缓解。

3. 急性风湿热的其他表现　关节炎、扁桃体炎、心脏病、血沉增快。

4. 辅助检查

(1) 血清学检查:白细胞增加,血沉加快,C 反应蛋白效价提高,粘蛋白增多,抗链球菌溶血素"O"滴度增加,抗链球菌 DNA 酶滴度升高;由于小舞蹈病多发生在链球菌感染后 2～3 个月,甚至 6～8 个月,故不少患者发生舞蹈样动

531

作时链球菌血清学检查常为阴性。

（2）咽拭子培养：可见 A 族溶血性链球菌。

（3）脑电图：无特异性，常为轻度弥漫性慢活动。

（4）影像学检查：29%～85%患者头部 CT 可见尾状核区低密度灶及水肿，MRI 显示尾状核、壳核、苍白球增大，T_2 加权像显示信号增强，临床好转时消退。

（三）治疗原则

1. 一般处理　轻症患者卧床休息即可，保持环境安静，降低室内亮度，避免刺激，防止外伤，适当配用镇静药物帮助静息，注意保证营养。

2. 病因治疗　确诊本病后，无论病症轻重，均应使用青霉素或其他有效抗生素治疗，10～14 天为 1 个疗程。同时给予水杨酸钠或泼尼松，症状消失后再逐渐减量至停药，目的是最大限度地防止或减少本病复发，并控制心肌炎、心瓣膜病的发生。

3. 对症治疗　对舞蹈症状治疗可用安定、硝西泮或丁苯那嗪（tetrabenazine）等；亦可用氟哌啶醇。

（张化彪）

十六、偏头痛

（一）病因

至今尚未完全明确，一般认为与下列因素有关：

1. 遗传因素。

2. 内分泌因素　在女性患者中，月经前期或月经来潮时易出现偏头痛发作，而在妊娠期头痛发作可减少或完全停止，更年期后逐渐消失。

3. 代谢因素　某些食物能诱发偏头痛发作，如奶酪、巧克力、红酒等高脂肪饮食；或饥饿能增加血中游离脂肪酸，促使血小板释放 5-HT，致头痛发作。

4. 其他因素　情绪紧张、焦虑和疲劳，气候变化，精神刺激等，在一部分患者中为重要的激发因素。

（二）发病机制

1. 血管学说　颅内血管收缩，脑血流减少，脑缺血、缺氧，出现神经系统定位症状，即偏头痛先兆期，颅外血管反应性扩张，即头痛发作期。

2. 神经学说　扩散性大脑皮层抑制。偏头痛发作期，脑内产生抑制性电活动，从枕叶开始延大脑皮层外表面向前扩散。

3. 三叉神经炎性反应学说　脑血管上的三叉神经感觉末梢在将疼痛冲动传入脑内时，产生无菌性炎症反应，三叉神经末梢释放化学物质或炎性反应介质，引起舒张、渗漏，增强并延长疼痛反应。

4. 神经血管联合学说　偏头痛作为一种原发性脑疾患，被认为是一种神经血管性头痛。脑干核团在生理状况下调节感觉神经传入信号,并将此信号传输到颅内血管。病态时,脑干活动紊乱导致血管扩张,而血管扩张反作用引起疼痛并激活神经运动。

（三）诊断要点

1. 临床表现　本病女性多于男性,多在青春期和青年期起病。发作频率不定,每年一次至数次或每月一次至数次不等。少数可每周发作数次,依临床表现可分为无先兆偏头痛、有先兆偏头痛、特殊类型偏头痛三种。

（1）有先兆偏头痛:以往又称为典型偏头痛,临床发作可分为5个阶段:

① 前驱期:出现在发作前1天或数小时,可表现为情绪改变,面色苍白,食欲改变,小便减少以及畏光、畏声等。

② 先兆期:常见的是视觉障碍如闪光、暗点、视物缺损、偏盲、异彩等。其次为躯体感觉性先兆,如一侧肢体感觉异常或面部麻木等。运动障碍先兆较少,此期可持续数分钟至1小时,下次发作可能在同侧或对侧。

③ 头痛期:先兆期后继之发生。多为一侧眶后或额颞部搏动性头痛,可扩展至半侧头部或全头部,每次发作可持续4~72小时,常伴有恶心、呕吐、畏光、畏声等症状。

④ 缓解期:服止痛药后或睡眠后醒来头痛缓解。

⑤ 后遗症期:头痛缓解后数天之内,患者常有疲乏无力、烦躁、情绪不佳,注意力不集中等症状。

（2）无先兆偏头痛:又称普通型偏头痛,此型最多见,与典型偏头痛不同,前驱症状可有可无,先兆症状表现为短暂轻微的视物模糊。头痛可为一侧、双侧或全头痛。

（3）特殊类型的偏头痛

① 眼肌麻痹型偏头痛:在偏头痛发作中或发作后伴有同侧的眼肌瘫痪,动眼神经最常受累,其次为外展神经或滑车神经。

② 偏瘫型偏头痛:可分为两类,一类有肯定家族史,多呈常染色体显性遗传;另一类为有先兆和无先兆偏头痛交替发作。表现如有偏侧轻瘫或(和)偏侧麻木、有时伴失语。数十分钟后发生同侧或对侧头痛,而偏瘫症状持续至头痛消退后一至数日后恢复,偶有部分残留不能完全恢复。

③ 基底动脉型偏头痛:儿童和青春期女性发病较多。先兆症状多为视觉先兆和轻度脑干功能障碍,如黑蒙、闪光、复视、眩晕、耳鸣、共济失调、短暂性遗忘、构音障碍等,并可出现意识模糊和跌倒发作。继而发生枕后部头痛,向后颈部放射,常伴有恶心呕吐。

④ 偏头痛等位发作:有些偏头痛患者可能周期性发生某些症状而完全无头痛或和头痛交替出现。根据其发作时主要临床症状而有许多亚型:闪光暗

点;偏瘫偏麻;腹型偏头痛;复发性眩晕;精神型偏头痛。

2. 诊断与鉴别诊断 依据长期反复发作头痛史,每次发作性质相近,伴有明显自主神经症状,间歇期正常,常有家族史,体检无异常发现,试用麦角胺或曲坦类药物有效,诊断可以确立。世界头痛协会对有和无先兆偏头痛诊断标准如下:

(1) 无先兆偏头痛的诊断标准:

① 类似头痛的发作已在 5 次以上。

② 头痛持续时间必须达到 4～72 h。

③ 无相关器官病变。

④ 头痛时,病人至少有下列症状之一:恶心、呕吐、畏光、畏声。

⑤ 头痛必须满足下列 4 种特征之二:单侧、搏动性特点;中重度疼痛影响日常生活;因日常身体运动而加重。

(2) 有先兆偏头痛的诊断标准:患者必须有两次发作,没有相关器官病变证据,伴有下列 4 种特征之三者:

① 一种或多种完全可逆的先兆症状,提示脑局灶的皮质或脑干的机能障碍。

② 至少一种先兆症状持续超过 4 min 以上。

③ 先兆症状持续少于 60 min。

④ 头痛发作必须在先兆症状出现后 60 min 内发生或继之发生。

(四) 治疗原则

治疗的目的是减轻或终止头痛发作,缓解伴发的症状,预防头痛的复发。它包括:① 避免诱发因素以预防发作;② 非药物治疗如休息、生物反馈及针灸;③ 急性发作的治疗;④ 长时期的预防治疗。

(唐金荣　宋春杰)

十七、紧张性头痛

紧张性头痛(tension headache)又称肌收缩性头痛。系由于长期紧张,焦虑或疲劳所致的颈部肌肉持久性收缩,肌肉血液循环障碍和缺血,使缓激肽、5-HT、乳酸、钾等致痛物质局部积累引起头痛。发病率多数在 30 岁前后,绝大多数患者表现为双侧头痛,多为双颞侧、后枕部及头顶部或全头部头痛,表现为钝痛、胀痛、压迫感、麻木感和束带样紧箍感,呈轻-中度发作性或持续性疼痛,很少因头痛而卧床不起或影响日常生活,患者整天头痛,但一天内可逐渐增强和逐渐减轻。多数患者可伴有失眠、焦虑或抑郁等症状,一般不伴有恶心、呕吐、畏光或畏声等。检查时局部肌肉可有压痛或肌肉痉挛感,余无其他异常。本病有时与偏头痛并存,称混合性头痛。

诊断依长期慢性持续性头痛、且各项检查无异常发现者方可考虑。国际头痛协会依据头痛的持续时间分为：① 间发性紧张性头痛：头痛时间少于180日/年，少于15日/月。② 慢性紧张性头痛：头痛时间达到或超过180日/年，达到或超过15日/月。

治疗应针对不同紧张性头痛患者，适当应用止痛剂、解痉剂、抗抑郁剂和镇静剂。应用针灸、按摩、热敷等物理疗法也有助于症状的缓解。

（唐金荣）

十八、三叉神经痛

三叉神经痛（trigeminal neuralgia，TN）是一种原因未明的面部三叉神经支配区域内反复发作的、短暂的、阵发性剧痛。分为原发性和继发性三叉神经痛。

（一）病因、病理

原发性三叉神经痛病因尚不十分清楚，有下列几种学说：

1. 半月神经节的退行性变：神经节细胞内有空泡形成，节段性脱髓鞘，髓鞘增生，轴突变细或消失。

2. 三叉神经及其中枢神经系统的功能性改变。

3. 部分患者颅后窝的异位血管压迫三叉神经根或延髓外侧面，手术解除压迫可治愈。

（二）诊断要点

1. 临床表现

（1）一般在中年后发病，年龄范围在15～89岁，女性略多于男性，发病率之比约为2∶1～3∶1。

（2）发作性剧烈的闪电样、针刺样、刀割样或撕裂样的疼痛，每次持续数秒或数分钟，间歇期完全不痛或仅有轻微的触痛。疼痛严格限于三叉神经的分布区域内，其中起始于第2支和第3支的更为常见。口角、鼻翼、颊部和舌部为敏感区，轻触即可诱发，称为"扳机点"。疼痛可由洗脸、刷牙、咀嚼、呵欠和讲话等诱发，以致患者不敢做这些动作。

（3）严重者伴有面部肌肉的反射性抽搐，口角牵向患侧，称为痛性抽搐（Tic douloureux）。可伴有面部发红、皮温增高、结膜充血和流泪等。更严重者可昼夜发作，夜不成眠或睡后痛醒。

（4）病程可呈周期性，每次发作期可为数日、数周或数月不等；缓解期亦可数日至数年不等。病程愈长，发作愈频繁、愈重，很少自愈。神经系统检查一般无阳性体征。

2. 诊断及鉴别诊断

（1）本病的诊断主要根据疼痛的部位、性质、面部扳机点及神经系统无阳性体征。

（2）需与以下疾病鉴别：

① 继发性三叉神经痛：疼痛性质多为隐痛、钝痛或胀痛，疼痛持续时间较长，无明显间歇期或间歇期疼痛症状并不完全消失，范围多超越三叉神经分布区，有三叉神经感觉和运动障碍的体征。

② 牙痛：牙痛多为持续性钝痛，口腔可见牙龈红肿，牙齿有叩击痛或张口受限，进食冷、热食物而加剧。牙齿 X 线检查有助于鉴别。

③ 舌咽神经痛：亦分为原发性和继发性两种。

（三）治疗原则

原发性三叉神经痛治疗方法很多，如药物疗法、封闭疗法、电凝术、射频热凝术和手术等。

1. 药物治疗　因原发性三叉神经痛发作疑为癫痫样放电所致，可选用抗癫痫治疗。可选用：苯妥英钠、卡马西平、丙戊酸（钠）、氯硝西泮等抗癫痫药物。

2. 封闭治疗

3. 皮半月神经节射频电凝治疗。

4. 手术治疗　方法有：① 三叉神经感觉根部分切断术；② 三叉神经显微血管减压术；③ 颅外周围支切断或撕脱术；④ 颅内周围支切断术；⑤ 三叉神经脊髓束切断术；⑥ 立体定向放射神经外科。

（唐金荣　宋春杰）

十九、特发性面神经麻痹

特发性面神经麻痹（idiopathic facial palsy）是指茎乳孔内面神经的非化脓性炎症所引起的周围性面瘫，又称面神经炎或贝尔麻痹（Bell palsy）。

（一）病因、病理

病因不明，很可能为变态反应引起的神经炎，也有认为系营养神经的血管因受凉或风吹出现痉挛，引起面神经缺血、水肿，在茎乳孔内受到压迫而发生麻痹。病毒感染是长期以来一直被怀疑为致病因子。主要病理变化是面神经管内面神经及神经鞘的水肿，髓鞘及轴突的不同程度的变性。

（二）诊断要点

1. 临床表现

（1）可发生于任何年龄，以 20～40 岁多见，男性多于女性。

（2）一般发病前一两天时感到同侧耳后、耳内、乳突区或面部的疼痛。表现一侧面部表情肌的部分或完全性瘫痪，额纹消失，不能皱额蹙眉，眼裂变大，眼裂不能闭合或闭合不全，闭目时眼球转向上、外方，露出白色的巩膜，称为 Bell 现象。病侧鼻唇沟变浅而平，口角低垂，示齿时口角歪向健侧。

（3）病变在茎乳孔内鼓索神经近端，可有舌前 2/3 味觉的减退或消失；病变在镫骨肌神经近端，可出现舌前 2/3 味觉障碍及听觉过敏；病变在膝状神经节,可有面肌瘫痪、舌前 2/3 味觉障碍、听觉过敏、病侧乳突疼痛、耳廓及外耳道感觉迟钝、外耳道或鼓膜带状疱疹,即 Ramsay—Hunt 综合征,常为带状疱疹病毒感染所致。

2. 诊断及鉴别诊断　根据本病的临床特点,诊断不难。但需与以下疾病相鉴别:

(1) 急性炎症性脱髓鞘性多发性神经病:多为双侧性周围性面瘫,并伴有四肢对称性、迟缓性瘫痪和脑脊液蛋白—细胞分离现象。

(2) 继发性面神经麻痹:如继发于腮腺炎或腮腺肿瘤、颌后的化脓性淋巴结炎、中耳炎并发症,多有原发病的特殊表现。

(3) 后颅窝病变:如桥小脑角肿瘤、颅底脑膜炎及鼻咽癌颅内转移等原因所致的面神经麻痹,多起病慢,有其他颅神经受损或原发病的特殊表现。

(4) 中枢性面瘫:由面神经核以上部分受损(如肿瘤、梗死)引起的面神经麻痹,病变对侧面下部表情肌的运动障碍,多伴有肢体瘫痪。

(三) 治疗原则

治疗的基本原则是减轻面神经水肿、炎症,减少面神经在面神经管内的压迫,防止面神经进一步变性;改善面肌血液循环,防止面肌萎缩、痉挛;促进功能恢复。

1. 物理治疗

(1) 早期主要在病侧耳后、面部用超短波深部透热治疗或茎乳孔局部热敷等。

(2) 病程 2 周后,可用低频疗法。

(3) 自我功能训练。

(4) 病程 2 周后可用针刺治疗。

2. 药物治疗

(1) 激素。

(2) 神经营养药物。

(3) 抗病毒治疗。

(4) 促进神经传导功能的恢复:药物如加兰他敏。

(5) 预防暴露性角膜炎,外出戴眼罩,滴眼药水,睡前涂眼药膏。

3. 手术治疗　早期行面神经管减压术,病后 2 年不能恢复的病人,可做面神经—副神经、面神经—舌下神经、面神经—膈神经吻合术,但疗效不肯定。

(唐金荣)

二十、急性炎症性脱髓鞘性多发性神经病

(一) 病因、发病机制

急性炎症性脱髓鞘性多发性神经病(AIDP)和实验性自身免疫性神经炎

(experimental autoimmune neuritis,EAN)模型的临床、病理所见均极为相似。目前认为AIDP与EAN是属于迟发性过敏性反应的自身免疫性疾病。免疫学检查认为细胞免疫和体液免疫均参与发病。分子模拟(molecular mimicry)机制认为,AIDP的发病是由于病原体中某些组分与周围神经组分相似,机体免疫系统发生错误的识别,产生自身免疫性T细胞和自身抗体,并针对周围神经组分发生免疫应答,引起周围神经髓鞘脱失。

(二)诊断要点

1. 临床表现

(1)多数患者病前1～4周有胃肠道或呼吸道感染症状,或有疫苗接种史。

(2)多为急性或亚急性起病。

(3)运动感觉神经症状多在前驱症状出现后3天至3周出现,运动神经麻痹多起病急、进展快,呈对称性肢体无力麻痹和迟缓性麻痹。

(4)脑神经症状:脑神经受累以面神经麻痹为最多见,后组脑神经中第Ⅸ、Ⅹ脑神经麻痹也相当常见。

(5)感觉障碍多与运动症状同时出现,绝大多数病例在起病之初即有肢体麻木、疼痛等主诉,临床检查可出现远端型、手套袜套样感觉减退或感觉消失。

(6)腱反射减低或消失为本病的重要临床体征,其严重程度与肢体麻痹程度并行。

(7)自主神经功能障碍:心血管方面可见血压波动、心律失常以窦性心动过速为多见;膀胱功能障碍以尿潴留为主要表现;肠胃功能障碍以便秘为多见;自主神经功能障碍仍以手足发凉和发绀致微循环功能紊乱为多见。

2. 辅助检查

(1)脑脊液检查:典型的脑脊液改变是蛋白质含量增高,而细胞数正常,称为蛋白—细胞分离现象,为本病特点之一。蛋白质增高于起病后第三周最明显。

(2)电生理检查:F波的潜伏期延长、神经传导速度明显减慢等。

(3)腓肠神经活检发现脱髓鞘及炎症细胞浸润可提示AIDP。

3. 诊断及鉴别诊断

(1)诊断:可根据病前1～4周有感染史,急性或亚急性起病,四肢对称性弛缓性瘫,可有感觉异常、末梢型感觉障碍、脑神经受累,常有CSF蛋白细胞分离,早期F波或H反射延迟、NCV减慢、远端潜伏期延长及波幅正常等电生理改变而做出诊断。

(2)鉴别诊断

① 低血钾性周期性瘫痪：发作时四肢肌无力、腱反射减弱，难与 AIDP 鉴别，但有多次发作史、血钾低、心电图低钾性改变，补钾后症状缓解，可以鉴别。

② 脊髓灰质炎：多在发热数天之后、体温尚未完全恢复正常时出现瘫痪，常累及一侧下肢，无感觉障碍及脑神经受累；病后 3 周 CSF 可有蛋白—细胞分离现象，应注意鉴别。

③ 急性重症全身型肌无力：可呈四肢迟缓性瘫，但起病较慢，无感觉症状，症状有波动，表现为晨轻暮重，疲劳实验、依酚氯铵实验阳性，CSF 正常。

（三）治疗原则

主要包括一般治疗、对症治疗、预防并发症和病因治疗等。

1. 一般治疗　主要危险是呼吸肌麻痹，抢救呼吸肌麻痹是治疗 AIDP 的关键。

2. 对症治疗

（1）肺部感染可用广谱抗生素治疗。

（2）预防深静脉血栓形成及并发的肺栓塞。

（3）延髓麻痹者宜及早鼻饲。

（4）尿潴留需留置导尿；便秘者依次使用大便软化剂、轻泻剂或灌肠。

3. 病因治疗　主要目的是抑制免疫反应，消除致病因子对神经的损害，并促进神经再生。

（1）血浆置换疗法（plasma exchange，PE）：去除血浆中致病因子如抗体、补体及细胞因子等。

（2）静脉注射免疫球蛋白（intravenous immunoglobulin，IVIG）。

（3）皮质类固醇。

4. 其他　康复疗法、针灸、按摩、理疗及步态训练等亦应及早进行。

（四）预后

预后取决于自然因素如年龄、病前腹泻史等，以及人为因素如治疗方法和时机。疾病早期的死亡原因主要是心搏骤停、成人呼吸窘迫综合征或辅助通气意外，后期是肺栓塞和感染。

二十一、慢性炎症性脱髓鞘性多发性神经病

慢性炎症性脱髓鞘性多发性神经病（chronic inflammatory demyelinating polyneuropathy，CIDP）是一组免疫介导炎性脱髓鞘性周围神经病。本病为慢性进行性发展的、并且是激素依赖性的脱髓鞘感觉运动神经病，累及四肢。有时可复发。

（一）发病机制

尽管 CIDP 病程中的发作和复发，脑脊液中蛋白增高及 IgG 合成率的增加，电生理与病理相一致的脱髓鞘特点，单核细胞浸润，吞噬细胞侵入神经内膜以及对激素治疗有效等,均提示免疫机制参与发病,但确切的发病机制尚不清楚。有学者认为 CIDP 发病机制与 AIDP 相似而不同,并且可能与体液免疫有更明确的关系。

（二）病理

神经病理特征为:节段性脱髓鞘及髓鞘再生,"洋葱头样"的形成,部分病例伴有轴索变性。血管变化为束间和神经内膜毛细血管的增生。浸润的细胞为吞噬细胞、单核细胞,但淋巴细胞等炎性细胞少见。

（三）诊断要点

1. 临床表现

（1）CIDP 发病率低,男女患病率比例相似,任何年龄均可发病,但儿童很少,50～60 岁患者多见。

（2）隐袭发病,多无前驱因素,进展期数月至数年,平均 3 个月;其自然病程有慢性单相型,其病程至少 6 个月以上,分慢性复发型、阶梯式进行型、慢性进展型。

（3）常见对称性肢体远端及近端无力,大多数患者同时存在运动和感觉障碍,可有痛觉过敏、深感觉障碍及感觉性共济失调,走路蹒跚,容易踩空;腱反射减弱或消失;肌萎缩相对较轻,部分患者可较严重,无自发疼痛或痉挛。

2. 辅助检查

（1）脑脊液:可见蛋白—细胞分离,尤其在复发期。

（2）电生理检查:十分重要,可判断脱髓鞘的程度。神经传导速度、远端潜伏期、F 波潜伏期等异常通常均较 AIDP 严重;病程不同时显示脱髓鞘及继发轴索损害的程度亦不同。

（3）病理检查:采用腓肠神经活检进行病理检查,在诊断有困难的患者有时需要神经活检来确定诊断。

3. 诊断及鉴别诊断　CIDP 的诊断主要根据临床症状和体征、电生理及脑脊液检查,有时需要病理检查来确诊。鉴别诊断方面由于 CIDP 的症状与急性炎症性脱髓鞘性多发性神经根神经病（AIDP）相似,特别是 AIDP 复发型,因而要注意鉴别。

（三）治疗原则

1. 首选治疗药物为类固醇皮质激素。和 AIDP 不同,多数学者认为类固醇皮质激素对大多数 CIDP 病例有效。

2. 血浆交换（PE）及静脉注射免疫球蛋白（IVIG）。

3. 经用激素治疗无效时可用免疫抑制剂如环磷酰胺、硫唑嘌呤、环孢菌素 A 及全淋巴系统照射,通常在其他治疗无效时使用。

（唐金荣　宋春杰）

二十二、急性脊髓炎

急性脊髓炎(acute myelitis)是脊髓白质脱髓鞘或坏死所致的急性横贯性损害。

（一）病因、病理

病因不清，多数患者出现脊髓症状前 1～4 周有上呼吸道感染、发热、腹泻等病毒感染症状，可能是病毒感染后诱发的异常免疫应答。

本病可累及脊髓的任何节段，但以胸段($T_3 \sim T_5$)最为常见，其次为颈段和腰段，病损为局灶性和横贯性。

（二）诊断要点

1. 病前感染史和急性起病。

2. 症状　运动障碍、感觉障碍和自主神经功能障碍。

3. 体征　早期脊髓休克表现，病变阶段以下感觉消失和大、小便潴留。

4. 辅助检查

（1）CSF 白细胞数正常或增高[$(10 \sim 100) \times 10^6$ L]，淋巴细胞为主；蛋白含量正常或轻度增高(0.5～1.2 g/L)，糖、氯化物正常。

（2）下肢体感诱发电位(SEP)可为阴性或波幅明显减低。

（3）肌电图呈失神经改变。

（4）脊髓 MRI 典型改变是病变部脊髓增粗，病变节段髓内斑点状或片状长 T_1、长 T_2 信号。

（三）治疗原则

1. 药物治疗　① 类固醇皮质激素；② 免疫球蛋白；③ 抗生素。

2. 护理。

3. 康复治疗。

（董海蓉）

二十三、脊髓亚急性联合变性

（一）病因、病理

脊髓亚急性联合变性（subacute combined degeneration of the spinal cord)与维生素 B_{12} 缺乏有关，维生素 B_{12} 是核蛋白合成及髓鞘形成必需的辅酶，缺乏会导致神经及精神病损。

病理改变主要发生在脊髓后索及锥体束，可不同程度地累及脑与脊髓白质、视神经和周围神经。

（二）诊断要点

1. 多于中年以上起病，病情渐进性发展。

2. 症状　贫血表现、末端感觉异常、双下肢乏力、步态不稳及精神症状。

3. 体征　双下肢不完全痉挛性瘫、肌张力增高、腱反射亢进、病理征阳性、Romberg 征阳性。

4．辅助检查

（1）脑脊液多正常，少数可有蛋白轻度增高。

（2）周围血象显示为巨细胞低色素性贫血。

（3）血清维生素 B_{12} 含量降低。

（三）治疗原则

一旦确认或拟诊本病，即应开始大剂量维生素 B_{12} 治疗，否则可造成不可逆性神经损害。

二十四、阿尔茨海默病

（一）病因、病理

阿尔茨海默病（Alzheimer disease，AD）病因迄今仍不清楚，一般认为可能与遗传和环境因素有关。AD 患者海马和新皮层胆碱乙酰转移酶（chAT）及乙酰胆碱（acetylcholine，Ach）显著减少引起皮层胆碱能神经元递质功能紊乱，被认为是记忆障碍和其他认知功能障碍的原因之一。

Alzheimer 病病人有颞、顶及前额叶萎缩，其病理特征包括老年斑、神经元纤维缠结、神经元减少和血管淀粉样改变。

（二）诊断要点

1．多于 65 岁以后隐匿以起病。

2．症状　记忆障碍、认知障碍、精神障碍。

3．体征　无感觉障碍和锥体束征。

4．辅助检查　目前尚无确诊 AD 的特殊检查，CSF 多正常；EEG 可有广泛慢波；CT 和 MRI 检查可见侧脑室扩大和脑沟增宽，尤其是额颞叶；MRI 冠状切面可显示海马萎缩。神经心理学检查及其相应量表使用对痴呆的诊断及鉴别诊断起重要作用。

很可能是 Alzheimer 病的诊断标准是：① 临床检查确认痴呆，简易精神状态检查（MMSE）及 Blessd 痴呆量表等神经心理测试支持；② 必须有 2 个或 2 个以上认知功能障碍；③ 进行性加重的记忆和其他智能障碍；④ 无意识障碍，可伴有精神和行为异常；⑤ 发病年龄为 40～90 岁，多在 65 岁以后；⑥ 排除其他可以导致进行性记忆和认知功能障碍的脑部疾病。确认则根据病理诊断。

（三）治疗原则

1．一般治疗　改善脑血流和糖代谢。

2．改善认知功能药物　目前常用乙酰胆碱酯酶抑制剂。

3．神经保护性治疗　抗氧化剂；雌激素替代疗法。

4．康复治疗及社会参与。

（董海蓉）

二十五、运动神经元病

运动神经元病(motor neuron disease,MND)是一组病因尚未明确的主要影响脊髓前角细胞及(或)锥体束的运动系统疾病,临床上兼有上和(或)下运动神经元的体征,表现为肌无力、肌萎缩、锥体束征及延髓性麻痹等症状及体征,感觉功能和括约肌功能一般不受影响。

(一)病因、病理、分型

1. 病因　本病病因不明,目前认为可能与下列因素有关:

(1)病毒感染:特别是慢性病毒感染。

(2)中毒因素:重金属如铝、锰、铜等中毒,以及植物毒素如木薯中毒等。

(3)免疫因素:尽管患者血清中曾检出多种抗体和免疫复合物,但尚无证据表明这些抗体和免疫复合物能选择以运动神经元为靶细胞,其为致病的原因,还是继发性改变难以确定。

(4)代谢、营养障碍:与糖耐量异常、钙代谢异常疾病等相关。

(5)遗传因素:5%～10%患者有遗传性,称为家族性肌萎缩侧束硬化(familial amyotrophic lateral sclerosis,FALS),但大多数 MND 是散发性的,未见与遗传有关。

2. 病理　病变常累及大脑皮层锥体细胞、脊髓前角细胞、脑干的运动神经核。病变处可见不同程度的神经细胞变性,神经元脱失及胶质细胞增生,皮质脊髓束、皮质延髓束变性、萎缩。脊髓前根和脑干运动神经根轴突可发生变性和继发性脱髓鞘,可见轴突侧支芽生。

3. 分型　根据病变部位不同可分为 4 型:

(1)肌萎缩侧束硬化(amyotrophic lateral sclerosis,ALS):病变部位在脊髓前角细胞、脑干运动核及锥体束,临床表现为上、下运动神经元瘫痪同时存在。

① 多发于成年人,发病年龄多在 30～50 岁,男、女发病率之比为 2：1,病情呈持续性进展,病程多为 3～7 年,最终因呼吸肌麻痹或并发呼吸道感染死亡。

② 下运动神经元损害表现:首发症状为手指运动不灵活和力弱,继而手部的大、小鱼际肌和蚓状肌萎缩,渐向前臂、上臂、肩胛带肌群发展,肌萎缩以远端明显,呈"爪形手",萎缩区出现粗大的肌束震颤。

③ 上运动神经元损害的表现:颈膨大前角细胞严重受损害时,上肢腱反射减低或消失,双上肢可同时出现或先后相隔数月。与此同时或以后出现下肢痉挛性瘫痪,肌张力增高,腱反射亢进和病理性征阳性等。

④ 延髓麻痹:发病 1～2 年左右出现延髓、脑干运动神经元受损症状,构音不清,吞咽困难、饮水呛咳,咽反射消失、舌肌萎缩出现较早,而且最严重,可见明显舌肌肌束颤动,似蚯蚓样蠕动。皮质延髓束受损害时出现假性延髓

（球）麻痹症候群。

（2）进行性脊肌萎缩症（progressive spinal muscular atrophy，PSMA）：病变部位仅限于脊髓前角细胞和脑干运动神经元。发病年龄多在 30 岁左右，以男性多见。隐袭起病，临床表现肌无力、肌萎缩和肌束颤动等下运动神经元受损症状、体征。首发症状常为一手或双手小肌肉萎缩、无力，渐向前臂、上臂及肩胛带肌肉发展。一般无锥体束征，感觉障碍及括约肌功能障碍。

（3）进行性延髓麻痹（progressive bulbar palsy）：病变仅局限于脑桥和延髓运动神经核，发病年龄较晚，多在 40～50 岁以后起病，主要表现构音不清、饮水呛咳、吞咽困难和咀嚼无力，舌肌萎缩伴肌束震颤，咽反射消失；皮质延髓束受损出现下颌反射亢进等脑干病理征；后期伴有强哭、强笑，呈现典型的真、假性延髓性麻痹并存表现。此型进展较快，常于 1～3 年内死于肺部感染。

（4）原发性侧束硬化（primary lateral sclerosis）：临床少见。病变选择性地损害锥体束，即运动神经元变性限于上运动神经元而不累及下运动神经元。多在中年以后发病，起病隐袭。临床表现为进行性强直性截瘫或四肢瘫，可伴有括约肌及感觉障碍。如病变侵及皮层延髓束则将出现假性延髓性麻痹症状，伴有情绪不稳，如无故大哭、大笑等。

（二）诊断要点

根据中年以后隐袭起病，进行性发展，临床表现为上下运动神经元性损害症状，无感觉障碍及括约肌功能障碍，典型神经源性肌电图改变，可作诊断。但需与以下疾病作鉴别：

1. 颈椎病（脊髓型）　检查时可发现颈部活动受限，或不同程度感觉障碍。脊髓 CT 或 MRI 有助诊断。

2. 脊髓空洞症和延髓空洞症　可有双手小肌肉萎缩、肌束震颤、锥体束征及延髓麻痹，但临床进展缓慢，且有节段性感觉障碍，常合并其他畸形。MRI 可见空洞形成。

3. 脊髓和脑干肿瘤　颈段脊髓肿瘤常有神经根疼痛或传导束感觉障碍，括约肌功能障碍。脑干肿瘤表现为交叉性瘫痪及不同程度的感觉障碍。脊髓及头部 CT 或 MRI 可确诊。

4. 良性肌束震颤　正常人有时可出现肌束震颤，无肌无力及肌萎缩并发症状及体征。

（三）治疗原则

本病暂无有效治疗方法

二十六、重症肌无力

（一）病因、发病机制

重症肌无力（myasthenia gravis，MG）的发病机制可能为体内产生的

AChR-Ab,在补体参与下与 AChR 发生应答,足够的循环抗体能使 80％的肌肉 AChR 达到饱和,经由补体介导的细胞膜溶解作用使 AChR 大量破坏,导致突触后膜传递障碍而出现肌无力。

MG 患者中,胸腺几乎都有异常,10％～15％的 MG 患者合并胸腺瘤,约 70％的患者有胸腺肥大、淋巴滤泡增生。MG 患者常合并其他自身免疫性疾病,如甲状腺功能亢进、系统性红斑狼疮、类风湿性关节炎、恶性贫血和天疱疮等,也提示 MG 是一种自身免疫性疾病。MG 患者 HLA 基因型（B_8、DR_3、DQB_1）的频率较高提示其发病可能与遗传因素有关。

约 70％的成人型 MG 患者的胸腺不退化,重量较正常人重,腺体有淋巴细胞增殖;约 10％的 MG 患者的胸腺含有淋巴上皮细胞型的胸腺瘤,其淋巴细胞是 T 细胞,新生的成分是上皮细胞,良性胸腺瘤组织几乎替代了正常的腺体;胸腺瘤好发于年龄较大的病人。

约 50％病例肌肉内有淋巴细胞聚集,其周围有小坏死灶,但无周围血管受累。

（二）诊断要点

1. 临床表现及分型

（1）感染、精神创伤、过度疲劳、妊娠、分娩等可为诱因。任何年龄组均可发病。40 岁前女性患病率为男性的 2～3 倍,中年以上发病者以男性居多,10 岁以前发病者仅占 10％;患胸腺瘤者主要是在 50～60 岁的中老年患者,以男性居多。家族性病例少见。

（2）大多起病隐袭,首发症状多为一侧或双侧眼外肌麻痹,重者眼球运动明显受限,甚至眼球固定,但瞳孔括约肌一般不受累,双侧眼症状多不对称,10 岁以下小儿眼肌受损较为常见。

（3）主要临床特征是受累肌肉呈病态疲劳,连续收缩后发生严重无力甚至瘫痪,经短期休息后又可好转。因此症状呈现出晨轻暮重的波动性变化。受累肌肉常明显地局限于某一组,如眼肌、延髓肌和颈肌等。

（4）多累及眼外肌及其他颅神经支配的肌肉、四肢和躯干肌。如呼吸肌和膈肌受累,可出现咳嗽无力、呼吸困难,重症可因呼吸麻痹或继发吸入性肺炎而死亡。心肌偶可受累,常引起突然死亡。一般平滑肌和膀胱括约肌均不受累。

（5）患者如急骤发生延髓支配肌肉和呼吸肌严重无力而出现呼吸麻痹,以致不能维持换气功能时即为危象,危象是 MG 死亡的常见原因。肺部感染或手术（如胸腺切除术）可诱发危象,情绪波动和系统性疾病可加重症状。

（6）临床分型

① Osserman 分型:被国内外广泛采用,便于临床治疗分期和预后判断。

Ⅰ型:眼肌型(15％～20％),仅眼肌受累。

ⅡA型:轻度全身型(30％),进展缓慢,无危象,可合并眼肌受累,对药物敏感。

ⅡB型:中度全身型(25％),骨骼肌和延髓部肌肉严重受累,但无危象,药物敏感性欠佳。

Ⅲ型:重症急进型(15％),症状危重,进展迅速,在数周至数月内达到高峰,有呼吸危象,药效差,胸腺瘤高发,常需做气管切开或借助呼吸机进行辅助呼吸。死亡率高。

Ⅳ型:迟发重症型(10％),症状同Ⅲ型,但从上述Ⅰ类发展为ⅡA、ⅡB型,经2年以上的进展期逐渐发展而来。

② 其他分型:青少年型和成人型;新生儿MG;先天性MG;药源性MG。

2. 诊断及鉴别诊断

(1) 根据病变主要侵犯骨骼肌、症状的波动性和晨轻暮重的特点,诊断并不困难。下述检查有助于确诊:

① 疲劳试验(Jolly试验):阳性表现为受累肌肉重复活动后肌无力明显加重。

② 高滴度AChR-Ab支持MG的诊断。该检查的特异性可高达99％以上,敏感性为88％。

③ 神经重复频率刺激检查:约80％MG患者于低频刺激时出现阳性反应。

④ 抗胆碱酯酶药物试验,新斯的明(neostigmine)试验:新斯的明1～2 mg肌注,20 min后肌力改善者为阳性;依酚氯铵(tensilon)试验。

(2) 临床需与以下疾病进行鉴别:

① 伴有口咽、肢体肌无力的疾病,如肌营养不良、肌萎缩侧索硬化、神经症或甲亢引起的肌无力、其他原因引起的眼肌麻痹。眼肌痉挛偶见伴有轻度眼肌无力,但其眼睑闭合力弱,涉及上、下睑。这些疾病根据病史、神经系统检查、电生理检查和新斯的明试验不难与MG鉴别。

② Lambert-Eaton综合征:见下文介绍。

③ 肉毒杆菌中毒、有机磷农药中毒、蛇咬伤所引起的神经-肌肉传递障碍,使用新斯的明或依酚氯铵后临床症状也会改善,但这些疾病都有明确的病史。其中肉毒杆菌中毒有流行病史,其毒素作用在突触前膜,影响神经-肌肉接头的传递功能,出现骨骼肌瘫痪;应及时给予盐酸胍治疗,静注葡萄糖液和生理盐水。

(三)治疗原则

1. 抗胆碱酯酶药物　常用新期的明、溴吡斯的明、安贝氯铵(酶抑宁)。

2. 病因治疗

（1）肾上腺皮质类固醇类。

（2）免疫抑制剂。

（3）血浆置换。

（4）免疫球蛋白。

（5）胸腺切除。

3. 危象的处理　一旦发生危象，应立即进行气管切开，施行人工呼吸器辅助呼吸。

（1）肌无力危象（myasthenic crisis）：最常见，往往由于抗胆碱酯酶药量不足引起，注射依酚氯铵后症状明显减轻可证实。治疗目的是维持生命体征，预防或控制感染，直到患者从危象中自然康复。无呼吸道并发症者不需用辅助呼吸。

（2）胆碱能危象（cholinergic crisis）：由抗胆碱酯酶药物过量所致。患者肌无力加重，并出现肌束颤及毒蕈碱样反应。静注依酚氯铵 2 mg，如症状加重则立即停用抗胆碱酯酶药物，待药物排出后应重新调整剂量，或改用皮质类固醇等其他疗法。

（3）反拗危象（brittle crisis）：由对抗胆碱酯酶药物不敏感所引起。依酚氯铵试验无反应，应停用抗胆碱酯酶药物而用输液维持，可改用其他疗法。

在危象的处理过程中应保证气管切开护理的无菌操作、雾化吸入和及时吸痰，保持呼吸道通畅，防止肺不张、肺部感染等并发症是抢救成功的关键。

二十七、Lambert‑Eaton 综合征

Lambert‑Eaton 综合征也称为肌无力综合征，是一组累及胆碱能突触的自身免疫病。男性患者居多，约 2/3 的患者伴发癌肿，最多见的是小细胞肺癌；也可伴发其他自身免疫病。神经症状常可早于肿瘤症状，潜伏期可长达 5 年。

（一）病因、病理

可能与病理状态下自身抗体直接作用于周围神经末梢突触前膜的电压依赖性钙通道有关。超微结构分析发现释放 ACh 区域功能紊乱。

（二）诊断要点

1. 本病男性患者居多，多在 50～70 岁发病。约 2/3 的患者伴有癌肿，尤其是小细胞肺癌，其次是胃癌、前列腺癌、直肠癌等，也偶有伴发其他自身免疫病如系统性红斑狼疮等。

2. 以肌无力和易疲劳为主要表现，但患肌的分布以四肢骨骼肌为主，下肢症状重于上肢，常合并膝、踝反射消失。患肌短暂用力收缩后肌力反而增强，而持续收缩后又呈病态疲劳。患者常有口干、肌痛症状，部分患者还可有

阳痿、便秘、少汗、唾液和泪液减少等自主神经症状。

3. 腾龙喜试验、新斯的明试验不如 MG 敏感；高频神经重复电刺激有特异性反应，其结果与 MG 表现正相反。血清 AChR - Ab 阴性。

4. 鉴别诊断　肌无力综合征与重症肌无力的鉴别要点见表 8 - 2。

表 8 - 2　Lambert - Eaton 综合征与 MG 的鉴别要点

项目	Lambert - Eaton	MG
性　别	男性患者居多	女性患者居多
伴发疾病	2/3 伴发癌症，尤以肺癌常见	其他自身免疫疾病
患肌分布	下肢症状重，颅神经支配肌受累轻或无	多有眼外肌、颅神经支配肌受累，有复视、构音障碍
疲劳试验	休息后肌力减退，短暂用力后增强，持续收缩后又呈病态疲劳	休息后症状减轻
药物试验	可阳性	阳性
电刺激试验	低频使动作电位下降，高频使动作电位升高	低频和高频均使动作电位降低 10% 以上

（三）治疗原则

1. 主要是针对肿瘤的病因治疗。

2. 盐酸胍是有效的对症药物，剂量是 20～30 mg/(kg·d)，分 3～4 次口服，但有骨髓抑制、严重震颤及小脑症状等副作用；4-氨力农可引起抽搐。

3. 血浆置换有暂时性疗效。免疫球蛋白静脉滴注也是一种可选择的有效疗法。

4. 手术切除肺癌常常可使肌无力症状得到改善。

（程　虹）

二十八、多发性肌炎

多发性肌炎（polymyositis，PM）是多种病因引起的以骨骼肌间质性炎性改变和肌纤维变性为特征的综合征。病变局限于肌肉称为多发性肌炎，如同时累及皮肤则称为皮肌炎（DM）。

（一）病因、发病机制、病理

1. 病因、发病机制　PM 病因不明，被认为是一种细胞免疫失调的自身免疫疾病，可能与病毒感染骨骼肌有关。PM 损害由细胞毒性 T 细胞介导；而 DM 主要为体液免疫机制。个别病人有家族史，提示本病与遗传因素有一定关系。

2. 病理　主要改变为骨骼肌纤维广泛破坏和细胞反应，即单核细胞和淋巴细胞浸润，及较少的粒细胞和浆细胞。可见以肌膜细胞核、嗜碱性肌浆和新生肌原纤维增生为表现的再生活动。活检均可见肌纤维变性或炎性细胞浸润的特征,而 DM 不同于 PM 单纤维坏死的特征,表现为束周肌纤维萎缩的特征,炎性细胞浸润主要在肌束膜的结缔组织。

(二)诊断要点

1. 临床表现 病变主要侵犯骨骼肌,以四肢近端力弱为主,常伴颈肌无力,无感觉障碍等表现。

2. 辅助检查

(1) 实验室检查:急性期可有血白细胞增多,约半数患者血沉加快;绝大多数 PM 和 DM 患者 CK、LDH、GOT 和 GPT 等血清肌酶活性明显增高,其增高程度与病变的严重程度相关;24 小时尿肌酸增加,部分病人可见肌红蛋白尿,提示肌肉急性坏死的可能。抗核抗体(ANA)阳性提示合并有系统性红斑狼疮或结缔组织病。约 1/3 的 PM 患者存在抗细胞质 tRNA 合成抗体(anti-Jo-1)。

(2) 肌电图:有助于诊断,但约 10% 可正常。可见自发性纤颤电位和正相尖波,表现肌原性损害为主,少数患者可为肌原性与神经源性损害同时存在。MRI 显示受累肌肉及周围组织高信号。

(3) 肌肉活检:在光镜下可见巨噬细胞和淋巴细胞浸润,细胞核内移,空泡形成,肌纤维大小不等,肌纤维纤维化及血管内皮细胞增生等。由于 PM 病损呈斑块样分布,有时一次肌肉活检不能发现异常。

应注意是否合并其他结缔组织病,对 40 岁以上患者应除外并发恶性肿瘤。

(三)治疗原则

1. 类固醇皮质激素 对 PM 及 DM 患者均为首选药物。常用泼尼松,可根据肌力有否改善及血清 CK 变化调整药量,治疗有效者 CK 降低先于肌力改善,无效者 CK 继续升高;一旦病情开始好转应逐渐减量,急性或重症患者可首选甲泼尼龙大剂量冲击疗法,然后减量或改为口服维持。如激素治疗无效或不能耐受者可选用其他免疫抑制剂如硫唑嘌呤(azathioprine)、环磷酰胺、氨甲蝶呤(methotrexate)和环孢菌素 A 等,但用药期间应注意白细胞减少。

2. 免疫球蛋白 应用大剂量免疫球蛋白是一种安全有效的方法,可替代或减少免疫抑制剂的用量。

3. 放射治疗 可采用全身放疗或淋巴结照射,抑制 T 细胞的免疫活性,用于难治性 PM 的治疗。

4. 血浆置换 免疫抑制剂治疗无效时可采用血浆置换,去除血液中的细胞因子和循环抗体以改善症状。

5. 支持疗法和对症治疗 包括注意休息、高蛋白及高维生素饮食、适当的体育锻炼和理疗等。重症卧床患者可给予肢体被动活动,以防关节挛缩及失用性肌萎缩。恢复期病人尤应加强康复治疗。

（龚　洁）

二十九、进行性肌营养不良症

（一）病因、发病机制、病理

本组疾病的遗传方式不尽相同。已确认 DMD 的基因位点在 x 染色体上,基因组长 2 500 kB,含有 79 个外显子,编码 3 685 个氨基组成 427 个 kD 的抗肌萎缩蛋白(dystrophin,Dys),分布于骨骼肌和心肌细胞膜的质膜面,起细胞支架作用,在维持肌纤维的完整性和抗牵拉方面发挥必不可少的功能。患者因基因缺陷(缺失或突变)而导致肌细胞内缺乏 Dys,造成功能缺失而发病。

PMD 的肌肉基本病理改变为肌纤维坏死和再生,肌膜核内移,出现肌细胞萎缩与代偿性增大相嵌分布的典型表现,并随病情进展这种肌细胞大小差异不断增加。肥大肌细胞的横纹消失,光镜下呈玻璃样变;坏死肌细胞出现空泡增多、絮样变性、颗粒变性和吞噬现象。肌细胞间质内可见大量脂肪和结缔组织增生。肌活检组化检查见 Dys 缺失或异常。

（二）诊断要点

1. 临床表现

（1）肥大型:由于 Dys 的空间结构变化和功能丧失的程度不同,本型又分为两种类型:

假肥大型肌营养不良症:又称 Duchenne 型肌营养不良症(Duchenne muscular dystrophy,DMD),是最常见的 X 性连锁隐性遗传性肌病,发病率约为 1/3 500 活男婴。女性为基因携带者。临床表现是:① 患儿均为男性,多在 3~5 岁发病;起病隐袭,肌无力自躯干和四肢近端开始缓慢进展,下肢重于上肢;Gower 征阳性;② 一般四肢近端肌萎缩明显,双腓肠肌假性肥大见于 90% 的患儿;③ 本型的病情是 PMD 中最严重的,其严重程度与患儿家族中遗传代数成反比,最重的是散发病例,预后不良;④ 肌电图为典型肌原性损害,血清肌酸磷酸激酶(CK)、乳酸脱氢酶(LDH)可增高,尤其是 CK 显著增高;心电图多数异常。

Becker 假肥大型肌营养不良症(BMD):比 DMD 少见,具有 DMD 必有的特征,与 DMD 不同点是发病年龄较晚(常在 12 岁以后),病情进展速度慢(病程可达 25 年以上),多不伴有心肌受累或仅轻度受累,预后较好。

（2）面肩肱型肌营养不良症:也称为 Landouzy－Derine 型,是最常见的常染色体显性遗传的肌病,也有极少数散发病例。基因定位于常染色体 49,临床表现为:① 发病年龄自儿童期至中年期不等,以青春期为多,儿童偶见,男女均可罹患。② 早期症状为面部表情肌无力和萎缩,如眼睑闭合无力,吹哨、鼓腮困难;侵犯面肌可见特殊的肌病面容,表现为"斧头脸";并逐渐侵犯肩胛带、三角肌、肱二头肌、肱三头肌和胸大肌的上半部。病情进展缓慢,一般不影响正常寿命。③ 肌电图显示为肌原性损害;血清 CK、LDH 等可正常或轻度增高,心电图正常。

(3) 肢带型肌营养不良症:也称为 Erb 型。包含一组肌营养不良症的变异型,属常染色体显性或隐性遗传,散发病例也不少见。临床表现为:① 发病多在 10～20 岁,男女均可患病;② 首发症状常为骨盆带肌肉萎缩,腰椎前凸,上楼困难,步态呈鸭步,下肢近端无力,上楼及从座位站起困难;膝腱反射比踝反射早消失。③ 病情进展缓慢,平均于发病后 20 年左右丧失行动能力;④ 肌电图和肌活检均显示肌原性损害,CK、LDH 等血清肌酶常显著增高,心电图正常。

(4) 眼咽型肌营养不良症:为常染色体显性遗传,也有散发病例。青年和成年发病,多在 45 岁以后;首发症状为上睑下垂和眼球运动障碍,双侧对称,逐步出现轻度面肌力弱,咬肌无力和萎缩,吞咽困难,构音不清;CK 正常或轻度升高。

(5) 远端型肌营养不良症(Cower 型):通常 10～60 岁开始起病,自肢端开始,主要影响手部和小腿肌肉,但较少见。

(6) 眼肌型肌营养不良症(Kiloh‐Nevin 型):又称慢性进行性核性眼肌麻痹,较为罕见,于青壮年起病;病变主要侵犯眼外肌,易误诊为重症肌无力。

(7) 先天型肌营养不良症则在婴儿期起病。

2. 诊断及鉴别诊断

根据临床表现和遗传方式,尤其是基因检测和抗肌萎缩蛋白检测,配合肌电图、肌肉病理检查及血清肌酶测定,一般均能做出明确诊断。但应与下列疾病鉴别:

(1) 少年近端型脊髓性肌萎缩症:属常染色体显性和隐性遗传。青少年时起病,主要表现为四肢近端对称性肌萎缩,有肌束颤;肌电图为神经源性损害,肌肉病理为群组性萎缩,符合失神经支配;基因检测可发现染色体 q11～13 上的 SMN 基因出现缺失、突变或移码等异常。

(2) 慢性多发性肌炎:无遗传病史。病情进展较急性多发性肌炎缓慢;血清肌酶正常或轻度升高,肌肉病理改变符合肌炎的表现;皮质类固醇疗效较好可资鉴别。

(四)治疗及预防

迄今为止尚无特效治疗。

1. 支持疗法　以一般支持疗法为主,如增加营养,适当锻炼,患者应尽可能从事日常活动,但应避免过劳,防止继发感染。

2. 药物治疗 可用:① 三磷酸腺苷、肌苷、肌生注射液、甘氨酸、核苷酸、苯丙酸诺龙及中药等;② 别嘌呤醇:治疗 Duchenne 型可不同程度地改善临床症状,CK 水平有所下降;疗效以年龄小者为好;③ 国外报道长期服用小量泼尼松对延缓病情进展有一定的作用,但应注意激素的副作用;④ 人胚肌细胞注入治疗仅见短期效果;基因治疗正在研究中。

3. 预防 对 PMD 采取预防措施非常重要,主要的措施有:检出携带者和产前诊断。

(1)检出携带者可采取家系分析。

(2)现已应用基因诊断的方法检出 DMD 的病变基因携带者,对已怀孕的基因携带者进行产前基因检查,如发现胎儿为 DMD 或 BMD,则应早期进行人工流产以防止患儿出生。

(龚 洁 程 虹)

三十、遗传性共济失调

(一)Friedreich 型共济失调

该病由 Friedreich(1863)首先报道,人群患病率为 $2/10^5$,常染色体隐性遗传,男女均受累。近亲结婚发病率高,主要临床特征是肢体进行性共济失调,腱反射消失,Babinski 征阳性,常伴有发音困难、锥体束征、深感觉异常、脊柱侧突、弓形和心脏损害等。

1. 病因、发病机制、病理 Friedreich 共济失调(FRDA)是由位于 9 号染色体长臂基因缺陷所致。Friedreich 共济失调的基因产物 Frataxin 蛋白主要位于脊髓、骨骼肌、心脏及肝脏等细胞线粒体的内膜,其缺陷可导致线粒体功能障碍而发病。

肉眼可见脊髓变细,以胸段为著。镜下可见脊髓后索、脊髓小脑束和皮质髓束变性,后根神经节和 Clark 柱神经细胞丢失;周围神经脱髓鞘,胶质增生;脑干、小脑和大脑受累较轻;心脏因心肌肥厚而扩大。

2. 诊断要点

(1)临床表现

① 通常 8~15 岁起病,偶见婴儿和 50 岁以后起病者。

② 首发症状为双下肢共济失调,步态不稳、蹒跚、左右摇晃、易于跌倒;继发双上肢共济失调,动作笨拙、取物不准和意向性震颤;常有言语不清或暴发性语言、视减退,反应迟钝。

③ 查体可见水平眼震,双下肢肌无力,肌张力低,跟-膝试验和闭目难立征阳性,下肢音叉振动觉和关节位置觉减退是早期体征;后期可有 Babinski 征、肌萎缩,偶有括约肌功能障碍。约 25% 患者有视神经萎缩,75% 有上胸段

脊柱畸形,50％有弓形足,85％有心律失常、心脏杂音,10％～20％伴有糖尿病。

④ 通常起病 15 年后不能行走,多于 40～50 岁死于感染或心脏病。

（2）辅助检查

① 骨骼 X 片可见骨骼畸形;CT 或 MRI 示脊髓变细,小脑和脑干受累较少。

② 心电常有 T 波倒置、心律失常及传导阻滞;超声心动图示心室肥大、梗阻;视觉诱发电位波幅降。

③ 脑脊液蛋白正常。

④ DNA 分析 FRDA 基因 18 号内含子 GAA 大于 66 次重复。

（3）诊断及鉴别诊断:儿童或少年期起病,逐渐从下肢向上肢发展,出现进行性共济失调、纳差、眼震、膝踝反射消失和 Babinski 征;MRI 显示脊髓萎缩,则不难诊断。如有脊侧凸,弓形足,下肢振动觉、位置觉消失,心脏损害及FRDA 基因 GAA 异常扩增,可确诊断。

3. 治疗原则　目前尚无特效治疗,轻症病人给予支持疗法,进行功能锻炼,重症者可手矫治弓形足等畸形,用胞磷胆碱、毒扁豆碱可能有一定的疗效。

（二）脊髓小脑性共济失调

脊髓小脑性共济失调(SCA)是遗传性共济失调的主要类型,其共同特征是中年发病、常染色体显性遗传和共济失调。Harding 根据有无眼肌麻痹、锥体外系症状及视网膜色素变性归纳为 3 组 10 个亚型,SCA 的发病与种族有关。

1. 病因、发病机制、病理　SCA 是由相应的基因外显子 CAG 拷贝数异常扩增产生多聚谷酰胺所致(SCAs 除外)。SCA 共同的病理改变主要是小脑、脑干和脊髓变性和萎缩。

2. 诊断要点

（1）临床表现:SCA 是高度遗传异质性疾病,各亚型的症状相似,交替重叠。其共同临床表现是:

① 一般在 30 岁隐袭起病,缓慢进展,但也有儿童期及 70 岁起病者。

② 首发症状多为下肢共济失调,走路摇晃、突然跌倒、发音困难;继而出现双手笨拙意向性震颤,可见眼震、眼慢扫视运动阳性、痴呆和远端肌萎缩;检查可见肌张力障碍、反射亢进、病理反射阳性、痉挛步态和震颤觉、本体感觉丧失。

③ 均有遗传早现现象,即在同一 SCA 家系中发病年龄逐代提前,症状逐代加重,是非常突出的表现。一般起病后 10～20 年患者不能行走。

（2）辅助检查

① CT 或 MRI 示小脑和脑干萎缩，尤其是脑桥和小脑中脚萎缩。

② 脑干诱发电位可异肌电图示周围神经损害。

③ 脑脊液检查正常。

④ 确诊及区分亚型可用外周血白细胞进行 PCR 分析，检测相应基因 CAG 扩增的情况。

（3）诊断及鉴别诊断：根据典型的共性症状，结合 MRI 检查发现小脑、脑干萎缩，排除其他累及小脑和脑干的变性病即可确诊。用 PCR 方法可准确判断其亚型及 CAG 扩增次数。不典型病例需与多发性硬化、PD 及感染引起的共济失调鉴别。

3. 治疗原则　迄今尚无特效治疗，对症治疗可缓解症状。

（1）药物治疗：左旋多巴可缓解强直及其帕金森症状；氯苯胺丁酸（baclofen）可减轻痉挛；金刚烷胺改善共济失调；毒扁豆碱或胞磷胆碱促进乙酰胆碱合成，可减轻走路摇晃、眼球震颤等；共济失调伴肌阵挛首选氯硝西泮；可试用神经营养药如 ATP、辅酶 A、肌苷和 B 族维生素等。

（2）手术治疗：可行视丘毁术。

（3）理疗、康复及功能锻炼可有裨益。

（龚　洁）

三十一、颅内压增高与脑疝

（一）病因、病理

多见于颅内占位性病变、脑外伤、脑血管疾病、颅内感染等疾病，是由于颅内压力增高等产生脑水肿和脑组织向压力相对较低处移位的结果。

（二）诊断要点

1. 病史。

2. 症状

（1）小脑幕切迹疝：常为海马沟回疝入小脑幕切迹孔，使中脑变形、移位，同侧动眼神经受牵扯及压迫，脚间池及中脑导水管受压，脑脊液循环受阻。表现为头痛加剧，烦躁，意识障碍加深，病侧瞳孔初起缩小，然后散大，血压升高，呼吸及脉搏变慢。如不及时处理，很快会死亡。根据脑干功能障碍的程度可分为 5 期：间脑早期、间脑期、中脑-脑桥上部期、脑桥下部-延髓上部期、延髓期。

（2）沟回疝：最多见于颞叶的占位性病变。颞叶内侧部向中线推移并越过大脑镰的游离缘，中脑和中脑水管受压，横径变窄，钩回楔形坏死出血，对侧大脑脚被挤向小脑幕对侧的游离缘，引起对侧锥体束受损，动眼神经被挤压在岩床韧带与大脑后动脉之间。早期表现嗜睡，同侧瞳孔散大对光反射迟钝,也可有睑下垂等其他动眼神经麻痹症状。偶见同侧锥体束征。后期昏睡或昏迷,呼吸深而快。瞳孔高度散大,对光反射消失,头颈眼反射中出现瞳孔扩大侧眼球不能内收。

（3）枕骨大孔疝:后颅凹占位性病变常因继发的非交通性脑积水,引起小脑扁桃体从枕骨大孔疝出,小脑半球及延髓亦随之下疝。可因腰穿放出脑脊液过快、过多而诱发加重。表现为突然昏迷、呼吸停止,双侧瞳孔散大,随之心跳停止死亡。慢性小脑扁桃体疝可有后组脑神经受压症状,颈部疼痛和强直,类似枕大区综合征,此时腰穿应禁忌。

（三）治疗原则

1. 内科治疗

（1）脱水降低颅内压:20%甘露醇 0.25～1.0 g/kg,每 3～6 h 给药 1 次或呋塞米 0.75～1 mg/kg,每 3～6 h 给药 1 次。

（2）对症支持治疗。

（3）治疗原发病。

2. 外科介入治疗　开颅减压术。

三十二、昏迷的鉴别诊断与急救处理

（一）病因、病理

各种原因引起脑干网状激活系统发生弥漫性损害或功能抑制时,便可引起意识障碍。而昏迷是一种严重的意识障碍。

（二）诊断要点

1. 轻度昏迷　见"神经系统检查方法"。

2. 中度昏迷　同上。

3. 深度昏迷　同上。

4. 脑死亡　指全脑功能的不可逆丧失,又称过度昏迷。自主呼吸停止;不可逆性深昏迷,无自主肌肉运动,对外界刺激如疼痛、声音、闪光等毫无反应,但脊髓反射可以存在;脑干反射完全消失,上述反射均消失,瞳孔散大并固定于中位;脑电活动消失,呈直线;辅助检查颅内血流停止;持续 24 h,经各种抢救无效。

（三）鉴别诊断

1. 脑膜刺激征（＋）,局限性脑症状（—）

（1）突然起病,以剧烈头痛为前驱症状:蛛网膜下隙出血。

（2）以发热为前驱症状:脑膜炎、脑炎。

（3）其他:神经梅毒。

2. 脑膜刺激征（＋）或（—）,局限性脑症状（＋）

（1）与外伤有关:脑挫伤、硬膜外血肿、硬膜下血肿。

（2）突然起病：脑出血、脑血栓形成、脑栓塞。

（3）以发热为前驱症状：脑脓肿、脑脊髓炎、血栓性静脉炎。

（4）缓慢起病，特征较少：脑瘤、慢性硬膜下血肿。

3. 脑膜刺激征（－），局限性脑症状（－）

（1）尿有异常：尿毒症、糖尿病、急性卟啉症。

（2）休克状态时：低血糖、心肌梗死、肺梗死、大出血。

（3）有明确的中毒原因：乙醇、麻醉药、安眠药、一氧化碳、煤气。

（4）具有黄疸：肝性昏迷。

（5）具有发绀：肺性脑病。

（6）有高热：重症感染、中暑、甲亢危象。

（7）体温过低：乙醇中毒。

（8）头部外伤：脑震荡。

（9）癫痫。

（四）治疗原则

1. 如存在休克，在采取诊断和其他治疗前首先纠正休克。

2. 呼吸浅表和不规则、鼾声呼吸及发绀要保持呼吸道通畅，并以侧卧为主，定时吸痰，必要时可作气管切开、插管、给氧及给予呼吸兴奋剂。

3. 立即建立静脉通道和抽血测血糖、药物浓度、电解质及肝、肾功能，如怀疑镇静剂过量，静脉给予纳洛酮 0.5 mg；如为低血糖引起，则注射 50％葡萄糖溶液 25～50 ml，然后静脉滴注葡萄糖液。

4. 降低大面积病损引起的颅内高压，应静脉滴注 25％甘露醇 25～50 g 且在 10～20 min 内应用。

5. 如怀疑脑膜炎或蛛网膜下隙出血应做腰穿。如 CT 已发现蛛网膜下隙出血，不必再做腰穿。

6. 控制惊厥如地西泮 10～20 mg 静推后再将 100～200 mg 加入 5％葡萄糖液 500 ml 中，于 12 h 内静脉滴注，儿童一次静脉剂量为 0.25～0.5 mg/kg，一般不超过 10 mg。

7. 如药物引起的昏迷，采用生理盐水洗胃有助于诊断和治疗。腐蚀性物质服用时不能洗胃，因为有穿孔的可能。

8. 体温调节机制可能发生紊乱，严重高热可以用物理降温及退热药。

9. 保证尿路通畅。

10. 鼻饲流质，补充液体，保持水、糖及电解质平衡。

11. 定时翻身拍背，预防呕吐，防止压疮及瘀积性、吸入性肺炎。

12. 防止下肢静脉血栓，给予皮下注射低分子肝素 1 支，1 日 1 次或 1 日 2 次。

13. 保持安静,采取适当措施防止患者从床上摔倒及惊厥时自伤。

14. 定期润滑结膜和保护口腔。

15. 根据引起昏迷的原因不同,对症治疗原发病。

(顾　萍)

三十三、常见脑血管疾病的鉴别诊断

临床常见的脑血管疾病有脑血栓形成(cerebral thrombosis,CT)、脑栓塞(cerebral embolism,CE)、脑出血(intracerebral hemorrhage,ICH)、蛛网膜下隙出血(subarachnoid hemorrhage,SAH),鉴别诊断见表 8 - 3。

表 8 - 3　常见脑血管疾病鉴别诊断

	脑血栓形成	脑栓塞	脑出血	蛛网膜下隙出血
发病年龄	多在 60 岁以上	各组年龄均可	50～65 岁多见	青壮年多见
常见病因	动脉粥样硬化	风心病、房颤	高血压及动脉硬化	动脉瘤、血管畸形
起病状况	多在安静时	不定	多在活动时	多在活动时
起病缓急	较缓(小时、天)	最急(秒、分钟)	急(分钟、小时)	急(分钟)
意识障碍	无或较轻	少、短暂	深而持续	少、短暂
头痛	无	少有	多有	剧烈
呕吐	少见	少见	多见	多见
血压	正常或增高	多正常	明显增高	正常或增高
瞳孔	多正常	多正常	脑疝时患侧大	患侧大或正常
眼底	动脉硬化	可能见动脉栓塞	可见网膜出血	可见玻璃体下出血
偏瘫	多见	多见	多见	多无
脑膜刺激征	无	无	可有	明显
脑脊液	多正常	多正常	血性,压力增高	血性,压力增高
CT 检查	脑内低密度区	脑内低密度区	脑内高密度区	蛛网膜下隙可见高密度影

(张　廉)

三十四、癫痫

(一) 病因

癫痫(epilepsy)可分为隐源性癫痫和症状性癫痫。隐原性癫痫是指用目前的各种检查不能查出器质性原因;症状性癫痫则是由于颅内的各种病变(外伤、感染、肿瘤、脑血管病、先天或遗传性疾病、变性病)或系统性疾病(内分泌疾病、代谢营养疾病、中毒、高热)所致。

（二）诊断要点

本病为一组临床症状群,其本质为中枢神经系统某一部位的神经元病态过度放电引起短暂的中枢神经系统功能失常;临床表现为意识、运动、感觉、自主神经、精神活动的障碍;一般具有反复发作,每次发作症状类似的特点。

临床表现形式多样化,但均提示为暂时性中枢神经系统功能失常。常见形式如下:

1. 部分性发作

（1）单纯部分性发作（局灶性癫痫）:表现为局部的运动障碍、感觉障碍或自主神经功能异常,不伴意识障碍。

（2）复杂部分性发作（精神运动性发作）:表现为各种精神症状或自动症,发作起始出现精神症状或特殊感觉障碍,随之出现意识障碍、自动症或遗忘症,亦有发作开始为意识障碍。

（3）部分性发作发展为全面性强直—阵挛发作:即由以上两种部分性发作转变为全面性发作。

2. 全面性发作

（1）强直—阵挛发作（大发作）:昏迷和抽搐为主要表现。

（2）失神发作（小发作）:表现为短暂的意识障碍,清醒后对发作无记忆。

（3）全面性发作的其他类型:除意识障碍外可伴有短暂的肌阵挛或肌肉失张力发作。

3. 未分类发作　有婴儿痉挛症、Lennox‐Gastaut综合征等。

4. 脑电图检查　癫痫发作时检查可助确诊,间隙期检出异常率较低;另10%正常人脑电图也可出现异常,故须结合临床做出判断。

（三）治疗原则

1. 病因治疗　对症状性癫痫必须仔细查找病因,包括头颅CT、MRI及全身系统的检查,针对病因给予相应的处理。

2. 对症治疗　对原发性癫痫或无特殊治疗的症状性癫痫应控制发作,通常采取服抗痫药的方法。药物治疗注意事项如下:

（1）首先对病人及家属进行卫生宣教,病人应避免从事危险工种;服药必须正规、长期,不得随意停药;服药期间如遇有毒性反应或控制不好随时与专科医师联系。

（2）癫痫大发作一般选用苯妥英钠0.1 g,1日3次;丙戊酸钠0.4 g,1日3次;卡马西平0.1~0.2 g,1日3次。失神发作宜选用丙戊酸钠、氯硝西泮。单纯部分性发作可选用苯妥英钠、卡马西平。复杂部分性发作首选卡马西平,其次为苯妥英钠、丙戊酸钠。以上药物如控制不好可合并用药或加用托吡酯。停药宜逐步减量,有条件应定期检测血药浓度,遇粒细胞减少、剥脱性皮炎、肝肾功能损害等严重副作用应即刻停药。

（3）癫痫持续状态系危急征象，应及时处理。处理原则为尽快控制发作和防治并发症。止痉药物可选择：① 地西泮 10～20 mg 静脉注射，未控制者半小时后可重复应用。若控制后亦应以地西泮 100～200 mg 加入 500 ml 溶液中静脉滴注。② 异戊巴比妥钠 0.25～0.5 g 静脉注射，注意呼吸。③ 副醛或水合氯醛保留灌肠。④ 丙戊酸钠 0.4 g 静脉注射。止痉同时，需改善脑水肿，纠正酸中毒，控制高热、感染及其他并发症。

（陈伟贤）

三十五、周期性瘫痪的临床表现和鉴别诊断

（一）临床表现

周期性瘫痪首次发作多在儿童期至青年期，饱餐和激烈活动、寒冷和情绪激动为诱因。多于夜间发病，晨醒时发现肢体对称性瘫痪。常从腰背、双下肢近端开始，通常不涉及颅神经所支配的肌肉，个别严重发作可能造成呼吸肌瘫痪。体检可见迟缓性瘫痪，腱反射降低或消失，感觉、意识正常，括约肌功能正常。血清钾一般轻度下降，心电图 T 波低平或倒置，U 波出现，ST 段下降等。发作一般在 0.5～2 小时达到顶点，经数小时至数日后逐渐恢复。

（二）鉴别诊断

1. 原发性醛固酮增多症　高血压、高血钠、碱中毒、高醛固酮血症。

2. 肾小管酸中毒　有 pH 和 CO_2 结合力降低，高血氯、低血钠。

3. 应用噻嗪类利尿剂、类固醇皮质激素　血钾变化明显，尿中排钾增加。

4. 格林-巴利综合征　起病较慢、发病前多有感染史。可伴有颅神经损害，感觉障碍，肌肉压痛，脑脊液蛋白—细胞分离。

5. 神经官能症　发病有精神因素，瘫痪肢体肌张力变化无常，腱反射正常或亢进，血钾正常。

6. 甲状腺功能亢进　高代谢症候群，甲状腺激素水平增高。

（张　廉）

三十六、眩晕的鉴别诊断

（一）内耳眩晕病

内耳眩晕病又称梅尼埃病，可由自主神经功能失调、迷路动脉痉挛、内淋巴产生过多及/或吸收障碍、内耳缺氧、变性引起。临床上以听力障碍、耳鸣和眩晕发作为特点。发作时伴暂时性水平眼球震颤、恶心呕吐、面色苍白及出汗，转头、翻身时均可加重眩晕发作。发作历时数分、数小时或数天不等，多数于 1～2 日内缓解。间歇期长短不一。每次发作使听力进一步减退，发作随耳聋加重而减少，至完全耳聋时发作亦终止。

（二）中耳迷路炎

中耳炎刺激迷路充血，病侧前庭功能消失。

（三）前庭神经元炎

先有"上感"，后突感眩晕，重时伴呕吐。但无听力减退、不复发。前庭功能病侧或双侧减低。

（四）中毒性前庭神经炎

有链霉素、庆大霉素、卡那霉素等用药史，自觉眩晕，站立走路不稳。前庭功能双侧减退或消失。

（五）脑动脉硬化

椎—基底动脉系梗死或缺血时，可引起眩晕，伴听力下降，共济失调等。

（六）后颅凹病变

如阻塞第四脑室出口而致脑积水，出现眩晕、眼震、颅内压增高与共济失调表现。

（七）颈椎病

称颈源性眩晕，发病与头颈转动有关，常有颈椎病变的证据。

（八）良性发作性位置性眩晕

为内耳耳石器病变，迷路损伤感染所致。听力正常，前庭功能正常。

三十七、常见内科疾病的神经系统并发症

（一）心脏病的神经系统并发症

由于心律失常可出现头痛、眩晕、一过性黑蒙等，有时突然意识丧失，四肢抽搐。心瓣膜病、心房纤颤、心内膜炎等可造成脑栓塞。先天性心脏病由于肢体供氧不足，出现多发性周围神经病变。心脏骤停、清醒后可遗有皮质盲、瘫痪等局灶症状。

（二）肺性脑病

肺性脑病可导致神经精神综合征，缺氧可导致缺氧性脑病。

（三）肝性脑病

肝脏疾病可引起肝性昏迷、精神症状和锥体外系症状称肝性脑病。

肝病患者逐渐发生痉挛性截瘫称肝性脊髓病。由病毒性肝炎和肝硬化引起多发性周围神经病称肝性神经病。

（四）尿毒症引发的尿毒症状脑病、尿毒症型神经病

表现不宁腿综合征和感觉—运动型神经病，系对称性从足趾开始，向近端发展，后期发展成四肢软瘫。也可发生透析性脑病，常于透析后 3～4 小时出现。表现为思睡或兴奋不安、恶心呕吐、言语障碍、血压高，继之出现肌束颤动、肌震挛、抽搐、昏迷。

（五）糖尿病的神经系统并发症

表现为末梢神经炎、脊髓病，主要是脊髓后索、后根受损，出现感觉性共济失调，无张力性膀胱，下肢闪电样疼痛。糖尿病的脑部病变，主要侵及血管，表现脑供血不足、脑梗死和脑出血。糖尿病引起的神经症状复杂多样，依血糖尿糖测定确诊不难。

（六）低血糖脑病

低血糖可发生低血糖脑病。成人的低血糖脑病可有自主神经症状和脑症状，两者可合并存在。

（七）血卟啉病的中枢神经系统并发症

腹部症状为腹绞痛，常伴有便秘、呕吐，间歇期症状消失。多发性周围神经病以弛缓性瘫痪为主，类似上升性瘫痪型"吉兰—巴雷"综合征。中枢神经系统症状包括精神症状和局灶性脑症状。诊断依据尿内检出卟胆原。

（八）内分泌疾病

甲状腺功能亢进常见一般的精神症状及肌肉症状、慢性甲亢性肌病、突眼性炎外肌麻痹、重症肌无力、周期性瘫痪。甲状腺功能减退，血钙降至 2.0 mmol/L 以下时出现一系列精神症状，手足抽搐最常见，严重时出现全身骨骼肌和平滑肌痉挛、癫痫样发作。甲状腺功能减退可出现呆小病、黏液性水肿，出现嗜睡、反应迟钝、精神障碍、颅神经麻痹、周围神经和肌病症状、抽搐和昏迷等。甲状旁腺功能减退可出现脑内基底节、小脑、额顶叶多发钙化灶。

（九）结缔组织病

系统性红斑狼疮可出现癫痫发作和精神症状、脑血管病等，还可有多发性神经病及肌炎样改变。结节性多动脉炎可出现周围神经病、脊髓病、脑血管病和器质性精神病。

（十）副肿瘤综合征

可出现肌病，包括多发性肌炎和皮肌炎，肌无力综合征；周围神经病，如亚急性感觉神经元病、感觉—运动混合型神经病；脊髓病，如亚急性坏死性脊髓病、癌性肌萎缩侧索硬化；脑病，如亚急性小脑变性，脑干脑炎，边缘系统脑炎。癌性代谢性、内分泌紊乱可导致的神经系统并发症的有：高血钙、低血糖、低血钠、肾上腺皮质功能亢进。

（牛　琦）

第三节　基本技能

一、腰椎穿刺的适应证与禁忌证

（一）适应证

1. 中枢神经系统炎症性疾病的诊断与鉴别诊断,包括各种原因引起的脑膜炎或脑炎。

2. 脑血管疾病的诊断与鉴别诊断,包括蛛网膜下隙出血、脑出血、脑梗死等。

3. 多发性硬化等脱髓鞘疾病的诊断。

4. 颅内肿瘤性疾病的诊断与治疗,如脑膜白血病鞘内注射化疗药物等。

5. 脊髓病变和多发性神经根病变的诊断与鉴别诊断。

（二）禁忌证

1. 颅内压升高并有明显视盘水肿者。

2. 怀疑后颅窝肿瘤者。

3. 穿刺部位有化脓性感染或脊椎结核者。

4. 休克、衰竭或濒危者。

5. 血液系统疾病、使用肝素等药物有出血倾向者,以及血小板低于 $5\times10^9/L$ 者。

（李文磊　丁新生）

二、脑电图检查的临床意义

脑电图(electroencephalograph,EEG)是应用电子放大技术将脑部的生物电流活动放大 100 万倍,通过头皮上两点间的电位差,或头皮和无关或特殊电极之间的电位差描记出的脑波图线,用以研究脑功能状态。

（一）异常脑电图

1. 弥漫性慢波　最常见,无特异性。可见于各种原因所致的脑病、中枢神经变性病和脱髓鞘性脑病等。

2. 局灶性慢波　见于局灶性癫痫、脑脓肿、颅内血肿及肿瘤等局灶性脑部病变。

3. 三相波　一般为中至高波幅、频率为 1.3～2.6 Hz 的负-正-负或正-负-正波。主要见于肝性脑病和其他中毒代谢性脑病。

4. 癫痫样放电　包括棘波、尖波、棘慢波综合、多棘波、尖慢波综合及多棘慢波综合等。50%以上的癫痫病人在发作间期也可见癫痫样放电。

5. 弥漫性、周期性尖波　通常指在弥漫性活动的基础上出现周期性尖波,可见于脑缺氧和 Creutzfeldt - Jacob 病。

（二）脑电图的临床应用

1. 脑电图可帮助了解和判定大脑功能,但脑功能变化与病变的程度并非完全一致,故脑电图异常的程度不一定能准确反映病变的情况,再者有人统计正常人可有 10%～15% 脑电图异常。因此脑电图只能在临床诊断中起辅助作用,临床医生参考脑电图结果时应与临床紧密结合。

2. 脑电图对癫痫、颅内占位性病变、中枢神经系统感染等有一定的诊断价值,也可用于判断脑外伤、脑血管疾病或躯体性疾病引起的中枢神经系统功能失调或损害,特别是对癫痫的诊断意义更大。

3. 脑电图检查可指示病变的范围,主要依据出现的异常脑波是弥漫性还是局限性,对局限性异常则要能起到定位诊断的作用。

（李弘钧）

三、肌电图的临床意义

（一）肌电图的检查内容

用肌电图仪记录神经和肌肉的生物电活动,对其波形进行测量分析,可以了解神经、肌肉的功能状态,对上运动神经元、下运动神经元或肌肉疾病进行鉴别诊断。目前常用的方法有 3 种:

1. 针极肌电图　亦称普通肌电图,是将特制的针电极刺入肌腹,或用表面电极置于肌肉表面皮肤,在示波器上或记录纸上观察肌肉在静止、轻收缩、重收缩三种状态下的电位变化,以帮助判断疾病是系神经源性或肌原性损害。

2. 神经传导速度测定　即运动神经传导速度（MCV）和感觉神经传导速度（SCV）测定。系在神经干的近端（MCV）或远端（SCV）给以脉冲刺激,在远端效应肌（MCV）或近端神经走行部位（SCV）接收波形,测出两点之间的潜伏期和距离,即可计算出运动神经或感觉神经传导速度,主要用于了解神经传导功能情况。

3. 其他　如重复频率试验,F 波、H 反射、牵张反射等检查以及单纤维肌电图检查等。

（二）检查适应证

1. 神经元疾病　脊髓前角细胞疾病:① 运动神经元疾病。② 其他脊髓前角细胞病:如脊髓灰质炎。

2. 神经根、神经丛及周围神经疾病

（1）神经损伤:臂丛神经损伤、腋神经损伤、肌皮神经损伤、尺神经、桡神经及正中神经损伤、股神经、坐骨神经、胫神经及腓总神经损伤等等。

（2）神经压迫症:颈椎病、颈肋、前斜角肌综合征、腰椎间盘突出症、腕管综合征等。

（3）周围神经病：急性感染性、多发性神经炎及其他原因引起的周围神经病。

（三）肌原性疾病

1. 进行性肌营养不良症。

2. 多发性肌炎、皮肌炎及其他胶原病并发的肌炎。

3. 肌强直综合征　先天性肌强直症、萎缩性肌强直症。

4. 周期性瘫痪。

5. 其他原因引起的肌病　甲状腺毒性肌病、甲状腺功能低下肌病、甲状旁腺机能亢进肌病等。

（四）神经肌肉接头疾病

重症肌无力病、肌无力综合征（Lambert‐Eaton Syndrome）。

（宋春杰　丁新生）

四、神经心理学检查方法与评估

通过大脑损伤病人病态心理行为的观察、测评，来分析它们和大脑功能系统结构的相互关系，是神经心理学的重要研究途径之一。

在神经心理学中，所有的测验方法较多，如智力测验、记忆力测验、人格测验、神经心理测验等。现简单介绍如下：

（一）智力测验

1. 韦克斯勒智力测验　世界上通用的智力量表是由美国医生韦克斯勒（Wechsler，简称韦氏）编制的智力量表。我国的龚耀先等对韦氏成人、儿童和学前儿童智力量表做了修订，使这些量表适合我国的国情和文化背景。它们是：

（1）修订韦氏成人智力量表：适用于16岁以上的成人。

（2）修订韦氏儿童智力量表：适用于6岁半～16岁11个月年龄组。

2. 其他的有关智力的测验　除了韦氏智力测验外，尚有斯坦福—比奈量表（The Stanford intelligence scale），该量表测验对象以儿童为主。贝利婴儿量表（Bayley scale of infant development）是美国常用的婴儿智力量表，适用于1～30个月年龄组的孩子，包括运动量表、心智量表和社会行为量表。丹佛发展筛选测验（DDST）适用于从出生到6岁儿童的智能快速筛查。另外还有格塞尔发展量表（Gesell developmental schedule）等等。

（二）神经心理测验

神经心理学的测验方法很多，分单个测验和成套测验。单个测验是测一种功能的方法，简单易行，可揭示大脑的损害情况，如连线测验、班德视觉完形测验（Bender Gestalt Test）、韦氏智力测验中的数字符号测验，都属于这一类。成套测验则是包括各种形式，能测多种功能的一组测验，如 Halstead‐

Reitan 神经心理成套测验(简称 H. R. 神经心理成套测验)、Luria – Nebraska 神经心理成套测验等。现在我国已经使用的 H. R. 神经心理测验共有 3 套：① 成人式,用于 15 岁以上的人；② 少年式,用于 9～14 岁年龄组；③ 幼年式,用于 5～8 岁年龄组。

（三）人格评估

目前采用的人格测验方法有多种,如投射测验(有罗夏墨迹测验 Rorschach inkblot test、主题统觉测验等),主题测验(有会谈法、自我概念测量),自陈量表(明尼苏达多相人格调查、艾森克个性问卷等)及行为观察。

（四）记忆力测验

修订韦氏记忆量表包括内容：

1. 长时记忆测验　如个人经历等。

2. 短时记忆测验　如视觉再认、图片回忆等。

3. 瞬时记忆测验　如顺背和倒背数目。

（五）其他测验

目前神经心理测验种类越来越多,上面介绍的是常用的测验。其他的有汉密尔顿焦虑量表(Hamilton anxiety scale,HAMA)及汉密尔顿抑郁量表(Hamilton depression Scale,HAMD)。为了测试患者的学习能力,也可用广范围成就测验(the wide range achievement test)等。

（宋春杰　丁新生）